大阪医科大学教授 黒岩 敏彦 編著

ナースの
脳神経外科学

中外医学社

執筆者（執筆順）

氏名	所属	氏名	所属
渡部 琢治	みどりヶ丘病院脳神経外科	田村 陽史	大阪医科大学脳神経外科講師
松田 奈穂子	西宮協立脳神経外科病院脳神経外科	髙橋 正嗣	大阪医科大学放射線科講師
高瀬 卓志	多根総合病院脳神経外科医長	楢林 勇	大阪医科大学名誉教授
池永 透	多根総合病院脳神経外科医長	長澤 史朗	蘇生会総合病院副院長
永野 雄三	市立枚方市民病院脳神経外科主任部長	宮武 伸一	大阪医科大学脳神経外科准教授
多田 裕一	葛城病院脳神経外科部長	古瀬 元雅	北野病院脳神経外科副部長
宮本 貴史	第一東和会病院脳神経外科部長	久我 純弘	大西脳神経外科病院副院長
黒岩 輝壮	大阪医科大学脳神経外科講師	大西 英之	大西脳神経外科病院院長
森脇 恵太	新生病院脳神経外科	谷口 博克	矢木脳神経外科病院院長
竹内 栄一	京都伏見しみず病院院長	梶本 宜永	大阪医科大学脳神経外科講師
住岡 真也	京都伏見しみず病院脳神経外科部長	山口 和伸	八戸の里病院副院長
西村 進一	畷生会脳神経外科病院副院長	南 敏明	大阪医科大学麻酔科教授
山本 浩正	交野病院脳神経外科部長	松島 滋	大阪医科大学中央手術部講師
安田 守孝	加納総合病院副院長	山田 佳孝	大阪医科大学脳神経外科
若林 伸一	翠清会梶川病院院長	東保 肇	東保脳神経外科院長
藤井 省吾	こだま病院脳神経外科	柳川 伸子	東保脳神経外科
奥田 泰章	畷生会脳神経外科病院脳神経外科副部長	黒岩 敏彦	大阪医科大学脳神経外科教授
池田 直廉	大阪医科大学脳神経外科	小畑 仁司	大阪府三島救命救急センター副所長
辻 雅夫	西宮協立脳神経外科病院副院長	三宅 裕治	西宮協立脳神経外科病院院長
浅井 直樹	松井病院脳神経外科	市岡 従道	大西脳神経外科病院脳神経外科医長
野々口 直助	大阪医科大学脳神経外科	礒野 直史	東住吉森本病院脳神経外科医長
青木 淳	青木医院院長	新井 基弘	みどりヶ丘病院院長
川端 信司	大阪医科大学脳神経外科	松川 雅則	北大阪病院脳神経外科部長
川田 祥子	みどりヶ丘病院脳神経外科	加茂 正嗣	武田総合病院脳神経外科医長
杉江 亮	大阪府三島救命救急センター 診療第一部脳神経外科担当部長	川西 昌浩	武田総合病院脳神経外科部長
山田 誠	武田病院脳神経外科医長	稲多 正充	市立枚方市民病院脳神経外科部長
須山 嘉雄	翠清会梶川病院脳神経外科部長	田中 一成	大阪医科大学総合医学講座リハビリテーション医学教室講師
田辺 英紀	城山病院脳・脊髄・神経センター長	佐浦 隆一	大阪医科大学総合医学講座リハビリテーション医学教室教授
三木 義仁	城山病院脳・脊髄・神経センター	保田 晃宏	ヤスダクリニック院長・在宅総合ケアセンターしろやまセンター長

序

　この度,「ナースの脳神経外科学」を上梓できますことを大変嬉しく思います．この本は，好評を博しているシリーズの一環として企画されたものです．本書の趣旨は，看護師，コメディカルに必要とされる最新かつ実践的な脳神経外科学の知識を，基礎から臨床まで幅広く解説しようとするものです．最大の特徴は，より専門的な内容を出来るだけ分かり易く解説したことで，この点が従来の看護師，コメディカル向けの本とは異なる点かと思います．つまり，患者さんに対する医療チームの目標は同じですが，職種によって業務内容は異なります．従って，今までの教科書はそれぞれの立場に立って書かれた本が主流でしたが，この本ではより専門的で複雑高度な内容までが分かり易く丁寧に解説されており，異なった職種の医療スタッフがこういった知識を共有することで，よりレベルの高い円滑な業務が遂行できることを目的としています．

　執筆者は，一部の項目を除いて，高名な先生方よりも実際に第一線の臨床の現場で日々活躍されている先生方にお願いしました．多忙な日常業務の合間をぬって書き下ろしてもらいましたが，執筆者が多くなった分，内容的に統一性が少し欠けた感があります．しかし，それぞれの執筆者が，自身の貴重な経験から書かれた実践的な解説書ですから，各項目が味のある内容になっていることも事実です．解剖や生理などの基礎から始まり，臨床症状や各種検査，そして脳腫瘍や脳血管障害や頭部外傷などの疾患別各論から，リスクマネジメント，NST，リハビリ，在宅医療まで，脳神経外科領域で扱う疾患だけではなく患者さんに接する際に必要な最新の情報がすべて網羅されていると言っても過言ではありません．特に，画像診断や血管内治療や脳腫瘍に対する放射線治療の進歩などは日進月歩で，最新の知識が必須です．多少詳しすぎる点があるかも知れませんが，脳神経外科医療チームの一員として共に臨床を行なう上で，こういった知識を共有することは極めて意味のあることです．

　この本を中心にして，脳神経外科領域の患者さんをケアする医療チームが一丸となって，より良い結果が得られることを切に希望しています．

2008 年 8 月

編　者

目次

1 神経解剖と神経生理

- A．頭蓋骨の解剖 〈渡部琢治〉 1
  - 1．脳頭蓋 1
  - 2．顔面頭蓋 3
- B．髄膜の解剖 〈松田奈穂子〉 5
  - 1．硬膜 5
  - 2．くも膜 6
  - 3．軟膜 6
- C．大脳の解剖 〈高瀬卓志〉 6
  - 1．前頭葉 6
  - 2．頭頂葉 8
  - 3．側頭葉 9
  - 4．後頭葉 9
  - 5．大脳基底核 10
- D．小脳の解剖 〈高瀬卓志〉 11
  - 1．小脳のはたらき 11
  - 2．小脳障害による症状 12
- E．脳幹の解剖 〈池永 透〉 12
  - 1．延髄 12
  - 2．橋 13
  - 3．中脳 14
- F．脊髄の解剖 〈池永 透〉 15
- G．錐体路の解剖 〈永野雄三〉 16
  - 1．皮質脊髄路 16
  - 2．皮質核路 17
- H．感覚路の解剖 〈永野雄三〉 18
  - 1．温・痛覚 18
  - 2．固有感覚（振動覚，位置覚，立体認知など）19
- 3．粗大な触覚 20
- I．脳神経の解剖 〈多田裕一〉 20
  - 1．嗅覚系（第 I 脳神経）20
  - 2．視覚路（第 II 脳神経）21
  - 3．動眼神経（第 III 脳神経）23
  - 4．滑車神経（第 IV 脳神経）23
  - 5．外転神経（第 VI 脳神経）25
  - 6．三叉神経（第 V 脳神経）25
  - 7．顔面神経（第 VII 脳神経）26
  - 8．聴神経（第 VIII 脳神経）26
  - 9．舌咽神経（第 IX 脳神経）27
  - 10．迷走神経（第 X 脳神経）27
  - 11．副神経（第 XI 脳神経）27
  - 12．舌下神経（第 XII 脳神経）28
- J．脊髄神経の解剖 〈宮本貴史〉 28
  - 1．脊髄神経の分布 29
  - 2．脊髄神経の前枝と神経叢 30
  - 3．脊髄神経の後枝と神経叢 31
  - 4．脊髄神経と脊椎の数え方について 31
- K．脳・脊髄血管の解剖 〈黒岩輝壮〉 32
  - 1．脳の動脈 32
  - 2．脳の静脈 34
  - 3．血液脳関門 35
  - 4．脊髄の動脈 35
- L．脳脊髄液 〈森脇恵太〉 35
  - 1．脳脊髄液の循環 36
  - 2．脳脊髄液の異常 36

2 神経学的検査法

- A．意識レベル 〈竹内栄一〉 37
  - 1．ジャパン コーマ スケール 37
  - 2．グラスゴー コーマ スケール 38
  - 3．エマージェンシー コーマ スケール 38
  - 4．小児コーマ スケール 40
- B．脳神経検査 〈住岡真也〉 40

1. I 嗅神経 ……………………………… 40
2. II 視神経 ……………………………… 41
3. III 動眼神経，IV 滑車神経，VI 外転神経 …… 41
4. V 三叉神経 …………………………… 44
5. VII 顔面神経 ………………………… 44
6. VIII 聴神経 …………………………… 45
7. IX 舌咽神経，X 迷走神経 …………… 46
8. XI 副神経 …………………………… 47
9. XII 舌下神経 ………………………… 47
C. 運動機能 ……………………〈西村進一〉 50
1. 運動麻痺の程度表現法 ……………… 50
2. 運動機能の障害 ……………………… 50
3. 麻痺のタイプ ………………………… 51
D. 感覚機能 ……………………〈西村進一〉 51
1. 症　候 ………………………………… 52
2. 徴　候 ………………………………… 52

E. 各種反射 ……………………〈西村進一〉 53
1. 表在反射 ……………………………… 53
2. 腱反射 ………………………………… 54
3. 内臓反射 ……………………………… 54
4. 病的反射 ……………………………… 55
F. 言語機能検査 ………………〈山本浩正〉 55
1. 失語症鑑別診断検査 ………………… 56
2. 標準失語症検査 ……………………… 56
3. WAB 失語症検査（日本語版） ……… 57
G. 小脳機能 ……………………〈安田守孝〉 57
1. 平衡に関する検査 …………………… 58
2. 言語に関する検査 …………………… 58
3. 眼振に関する検査 …………………… 58
4. 四肢の運動失調 ……………………… 58
5. 筋緊張低下 …………………………… 60

3 神経症状・徴候の病態

A. 認知症 ………………………〈若林伸一〉 61
1. 認知症を起こす病気 ………………… 61
2. 記憶力・知能検査 …………………… 61
3. 画像診断 ……………………………… 61
4. アルツハイマー型認知症 …………… 63
5. 脳血管性認知症 ……………………… 66
B. 頭　痛 ………………………〈若林伸一〉 66
1. 頭痛の分類 …………………………… 67
2. 片頭痛 ………………………………… 68
3. 緊張型頭痛 …………………………… 69
4. 群発頭痛 ……………………………… 69
C. めまい ………………………〈藤井省吾〉 70
1. 前庭性めまい ………………………… 70
2. 非前庭性めまい ……………………… 72
D. 眼　振 ………………………〈藤井省吾〉 72
1. 誘発眼振（生理的眼振） …………… 72
2. 病的眼振 ……………………………… 73
E. 複　視 ………………………〈奥田泰章〉 73
1. 動眼神経麻痺 ………………………… 73
2. 滑車神経麻痺 ………………………… 74
3. 外転神経麻痺 ………………………… 74
F. 視力・視野障害 ……………〈奥田泰章〉 74
1. 視力障害 ……………………………… 74
2. 視野障害 ……………………………… 74

G. 痙攣発作（てんかん） ………〈池田直廉〉 76
1. てんかんの分類 ……………………… 76
2. てんかんの治療法 …………………… 78
3. 痙攣重積発作 ………………………… 78
4. 難治性てんかんになりやすいてんかん発作 … 78
5. トッド麻痺 …………………………… 79
H. 疼　痛 ………………………〈池田直廉〉 79
1. 痛みの伝わる経路 …………………… 79
2. 疼痛の分類 …………………………… 79
I. 片麻痺 ………………………〈辻　雅夫〉 81
1. 大脳皮質，皮質近傍 ………………… 81
2. 内　包 ………………………………… 82
3. 脳幹部 ………………………………… 82
J. 感覚障害 ……………………〈辻　雅夫〉 83
1. 末梢神経障害 ………………………… 83
2. 後根神経節障害 ……………………… 83
3. 脊髄障害 ……………………………… 83
4. 脳幹部障害 …………………………… 83
5. 視床障害 ……………………………… 85
6. 大脳障害 ……………………………… 85
K. 失語症 ………………………〈辻　雅夫〉 85
1. 失語症の分類 ………………………… 85
2. 失語症の病型 ………………………… 85
L. 頭蓋内圧亢進 ………………〈竹内栄一〉 87

1. 病　態 …………………………… 87	2. 意識障害発生のメカニズム ……… 90
2. 神経症状・徴候 ………………… 88	3. 急性期意識障害の臨床像 ………… 91
M. 意識障害 ……………〈竹内栄一〉 90	4. その他の病態 ……………………… 92
1. 定義，概念 ……………………… 90	

4　脳神経外科の薬理学

A. 降圧薬 ………………〈永野雄三〉 95	D. 筋弛緩薬 ……………〈永野雄三〉 98
1. 急性期 …………………………… 95	E. 抗てんかん薬 ………〈西村進一〉 99
2. 慢性期 …………………………… 95	F. 抗認知症薬 …………〈西村進一〉 102
B. 鎮痛薬 ………………〈永野雄三〉 96	G. 制吐薬 ………………〈西村進一〉 103
1. 急性疼痛 ………………………… 96	1. 嘔吐中枢 ………………………… 103
2. 慢性疼痛 ………………………… 97	2. 化学受容体誘発領域 …………… 103
C. 鎮静薬 ………………〈永野雄三〉 97	

5　補助検査

A. 頭蓋単純写 …………〈浅井直樹〉 105	F. PET ……………………〈川端信司〉 125
1. 撮影方法 ………………………… 105	1. 概　要 …………………………… 125
2. 所　見 …………………………… 106	2. 脳神経外科領域のPET検査 …… 126
B. 頭部CT ………………〈池田直廉〉 107	G. 脳槽造影 ……………〈川田祥子〉 127
1. CTの原理 ……………………… 107	1. 方　法 …………………………… 128
2. CT値 …………………………… 107	2. 禁　忌 …………………………… 128
3. 低吸収域，高吸収域，等吸収域 … 108	3. 注　意 …………………………… 128
4. 造影CT検査 …………………… 109	H. 超音波 ………………〈杉江　亮〉 128
5. ヘリカルCT，三次元CT，多列検出器CT 109	1. 頸部超音波検査 ………………… 128
C. 頭部MRI ……………〈野々口直助〉 111	2. 経頭蓋超音波検査 ……………… 129
1. MRIの原理と脳神経外科領域で用いる基本画像 …………………………… 111	3. 血管内超音波 …………………… 130
2. MRAについて ………………… 113	I. 神経生理学検査 ……〈山田　誠〉 130
3. 脳神経外科領域で用いるその他のMRI関連画像検査 ………………… 115	1. 脳　波 …………………………… 131
	2. 誘発電位 ………………………… 131
4. むすび …………………………… 117	3. 脳磁図 …………………………… 132
D. 脳血管撮影 …………〈黒岩輝壮〉 118	J. 脳脊髄液を使った検査 ……〈森脇恵太〉 133
1. 脳血管撮影の適応 ……………… 118	1. 採　取 …………………………… 133
2. 脳血管撮影装置 ………………… 118	2. 髄液圧 …………………………… 133
3. 脳血管撮影の実際 ……………… 120	3. 肉眼的性状 ……………………… 134
E. 脳血流検査 …………〈青木　淳〉 121	4. 細　胞 …………………………… 134
1. 脳血流と脳代謝 ………………… 121	5. 生化学 …………………………… 134
2. 虚血性ペナンブラ ……………… 121	6. 脳脊髄液減少症－むち打ち症（頸椎捻挫）との関連 ……………………………… 134
3. 貧困灌流 ………………………… 122	
4. 脳血流の検査 …………………… 123	K. 下垂体機能検査 ……〈須山嘉雄〉 134
	1. 準　備 …………………………… 135

目次

- 2. 下垂体前葉ホルモン分泌刺激試験 …………135
- 3. 下垂体前葉ホルモン分泌抑制試験 …………136
- 4. 下垂体後葉ホルモン ……………………136
- 5. 検査時の注意点 …………………………137
- L. 脊椎・脊髄疾患の画像診断 …〈田辺英紀〉 138
  - 1. 知っておくべき正常解剖 ………………138
  - 2. 主な検査方法 ……………………………139
  - 3. 代表的疾患 ………………………………141

6 神経外科手術の器械・装置

- A. 開頭に必要な器械 ………〈三木義仁〉 145
  - 1. 手術台 ……………………………………145
  - 2. 頭部固定装置 ……………………………145
  - 3. 開頭用器具 ………………………………146
  - 4. パワードリルシステム …………………147
  - 5. 手術用顕微鏡 ……………………………147
  - 6. 顕微鏡下手術器具 ………………………148
  - 7. 手術補助装置 ……………………………148
- B. 経蝶形骨洞手術に必要な器械〈田村陽史〉 148
  - 1. X線透視装置（Cアーム）あるいは
    ナビゲーションシステム ………………148
  - 2. 経蝶形骨洞手術セット …………………149
  - 3. 内視鏡手術に必要な器機 ………………149
- C. 脊椎・脊髄手術に必要な器械〈田村陽史〉 149
- D. 術中超音波装置 …………〈川端信司〉 151
  - 1. 穿頭術 ……………………………………151
  - 2. 開頭術中エコー …………………………152
- E. 電気生理学機器 ……………〈青木 淳〉 153
  - 1. 脳の電気生理 ……………………………153
- 2. 電気生理学的検査法 ……………………153
- F. 神経刺激装置 ………………〈池田直廉〉 156
  - 1. 目的神経となる脳神経 …………………157
  - 2. 刺激の種類および筋電図電極の設置 …157
  - 3. 神経刺激装置が有用と思われる手術 …158
  - 4. 神経刺激装置を用いる場合の注意点 …158
- G. ナビゲーションシステム ……〈池田直廉〉 158
- H. 神経内視鏡 …………………〈田村陽史〉 160
  - 1. 神経内視鏡機器 …………………………160
  - 2. 適応疾患 …………………………………163
  - 3. 第三脳室底開窓術 ………………………163
- I. 術中CT/MRI ………………〈田村陽史〉 164
  - 1. 術中CT ……………………………………164
  - 2. 術中MRI …………………………………164
- J. 脳腫瘍手術機器 ……………〈田村陽史〉 166
  - 1. 超音波吸引装置 …………………………166
  - 2. 高周波手術装置 …………………………166
  - 3. KTPレーザー ……………………………167

7 中枢神経系疾患に対する放射線治療

- A. ライナック ………〈高橋正嗣 楢林 勇〉 169
  - 1. 装置 ………………………………………169
  - 2. 放射線照射法 ……………………………169
  - 3. 放射線治療計画 …………………………170
  - 4. ライナックによる頭部の放射線治療 …170
  - 5. 脳腫瘍に対する放射線治療による有害事象 170
- B. ガンマナイフ ………………〈住岡真也〉 171
  - 1. 原理 ………………………………………172
  - 2. 適応疾患 …………………………………172
  - 3. 利点 ………………………………………173
  - 4. 欠点 ………………………………………173
  - 5. 進化するガンマナイフ …………………173
- C. Xナイフ …………〈高橋正嗣 楢林 勇〉 174
  - 1. 定位放射線照射 …………………………174
  - 2. 固定具 ……………………………………174
  - 3. 照射 ………………………………………175
  - 4. 適応疾患 …………………………………176
  - 5. 有害事象 …………………………………176
- D. サイバーナイフ ……………〈長澤史朗〉 177
  - 1. サイバーナイフとは ……………………177
  - 2. サイバーナイフの歴史 …………………177
  - 3. 適応症例 …………………………………178
  - 4. 代表的な頭蓋内病変に対する
    治療成績の報告のまとめ ………………178
  - 5. 副作用，合併症 …………………………178
  - 6. 治療 ………………………………………178

7. サイバーナイフの特徴 ……………179
E. 強度変調放射線治療 …………〈宮武伸一〉179
F. 硼素中性子捕捉療法 …………〈宮武伸一〉180
G. 粒子線治療 …………………〈宮武伸一〉183

8　脳神経外科手術法

A. テント上開頭法と対象疾患…〈田村陽史〉187
　1. 前頭開頭術 …………………………187
　2. 前頭側頭開頭術（蝶形骨縁開頭）…188
　3. 側頭開頭術 …………………………189
　4. 頭頂開頭術 …………………………190
　5. 後頭開頭術 …………………………190
　6. 覚醒下手術 …………………………191
B. テント下開頭法と対象疾患…〈古瀬元雅〉192
　1. 正中後頭下開頭 ……………………193
　2. 外側後頭下開頭 ……………………194
C. 経鼻経蝶形骨洞手術
　　　　　　　　　　〈久我純弘　大西英之〉195
　1. 手術に必要な画像検査 ……………195
　2. 手術 …………………………………195
　3. 術後管理 ……………………………196
D. 頭蓋底外科 ………〈久我純弘　大西英之〉197
　1. 経錐体法 ……………………………197
　2. 経眼窩頬骨法 ………………………200
E. 穿頭術 …………………………〈谷口博克〉201
F. 定位脳手術 ……………………〈谷口博克〉202
　1. 定位脳手術とは ……………………202
　2. パーキンソン病における定位脳手術 …203
　3. 脳出血における定位脳手術 ………204
　4. 脳腫瘍に対する定位生検術 ………204
G. 頸動脈内膜剥離術 ……………〈谷口博克〉205
　1. 頸部頸動脈狭窄症について ………205
　2. CEAに対するエビデンス …………205
　3. 手術手技 ……………………………205
H. 頭蓋内外血管吻合術 ……………〈青木　淳〉206
　1. 概　念 ………………………………206
　2. 手術の適応 …………………………206
　3. 手術の方法 …………………………207
　4. 術後管理 ……………………………208
I. シャント手術……………………〈梶本宜永〉209
　1. はじめに
　　　－シャント術は，水頭症治療の第一歩 ……209
　2. シャント手術 ………………………209
　3. バルブの選択 ………………………211
　4. 術後のシャントの管理 ……………212
J. 腰椎くも膜下ドレナージ ……〈山口和伸〉212
　1. 目　的 ………………………………212
　2. 適応疾患 ……………………………212
　3. 方　法 ………………………………212
K. 脳室ドレナージ ………………〈山口和伸〉213
　1. 目　的 ………………………………213
　2. 方　法 ………………………………213

9　脳血管内治療法

A. 出血性疾患 ……………………〈黒岩輝壮〉215
　1. 脳動脈瘤の脳血管内治療法 ………215
　2. 脳動静脈奇形塞栓術 ………………217
　3. 硬膜動静脈瘻塞栓術 ………………218
B. 虚血性疾患 ……………………〈黒岩輝壮〉218
　1. 急性期再開通療法 …………………218
　2. 頸動脈ステント留置術 ……………220

10　脳神経外科手術の麻酔
〈南　敏明〉

1. 脳神経外科手術 ………………………223
2. モニタリング …………………………223
3. 麻酔の導入 ……………………………223
4. 麻酔の維持 ……………………………223
5. 麻酔薬の選択 …………………………224
6. 麻酔中の呼吸管理 ……………………224

7. 麻酔中の体温管理 …………………225 ｜ 8. 麻酔中の輸液・輸血管理 …………226

11 術前術後管理

A. 深部静脈血栓症 …………〈松島 滋〉227
 1. 概　念 …………………………227
 2. 原　因 …………………………227
 3. 症　状 …………………………227
 4. 診断・検査 ……………………227
 5. 治　療 …………………………228
 6. 予　後 …………………………228
 7. リスク表 ………………………228
B. 肺　炎 …………………〈松島 滋〉230
 1. 概　要 …………………………230
 2. 原　因 …………………………230
 3. 分　類 …………………………230
  a. 人工呼吸器関連肺炎 …………230
  b. 誤嚥性肺炎 ……………………232
  c. 沈下性肺炎 ……………………233
  d. 間質性肺炎 ……………………233
C. 髄液漏 …………………〈山田佳孝〉235
 1. 概　念 …………………………235
 2. 髄液漏を認めやすい手術 ……235
 3. 症　状 …………………………235
 4. 続発する病態 …………………235
 5. 治　療 …………………………236
 6. 病棟管理 ………………………236
D. 尿崩症 …………………〈山田佳孝〉236
 1. 病　態 …………………………236
 2. 尿崩症を来たす疾患 …………236
 3. 症　状 …………………………236
 4. 診断基準 ………………………237
 5. 術後管理 ………………………237
 6. 慢性期治療 ……………………237
E. ICU症候群 ……………〈松島 滋〉237
 1. 概　念 …………………………237
 2. 病　態 …………………………237
 3. 症　状 …………………………238
 4. 治　療 …………………………238
 5. 予　後 …………………………238
F. 頭蓋内圧のモニタリング ……〈山田佳孝〉238
 1. 頭蓋内圧亢進 …………………238
 2. 頭蓋内圧亢進症状 ……………239
 3. 頭蓋内圧の測定方法 …………239
 4. 頭蓋内圧亢進の管理 …………239
G. 栄養管理（NST） ………〈山田佳孝〉240
 1. 背　景 …………………………240
 2. 絶食・栄養不良の問題点 ……240
 3. 主観的包括的評価 ……………241
 4. 客観的栄養評価 ………………241
 5. 必要エネルギー量 ……………241
 6. 栄養管理での注意 ……………242

12 脳低温療法

〈古瀬元雅〉

 1. 脳低温療法とは …………………243
 2. 脳低温療法の歴史 ………………243
 3. 脳低温療法の現況 ………………244
 4. その他の治療方法としての脳低温療法 ……245
 5. まとめ ……………………………245

13 リスクマネジメント

〈山田佳孝〉

 1. リスクマネジメント ……………247
 2. インフォームドコンセント ……247
 3. 造影検査 …………………………247
 4. 脳血管撮影 ………………………248
 5. 開頭手術 …………………………248
 6. ドレーン管理 ……………………248
 7. 深部静脈血栓症 …………………249
 8. 病棟での転倒事故 ………………249

9. 経管栄養 …………………………250
10. 食事介助 …………………………250

14 脳血管障害

A. 総論（脳血管障害の分類と発症様式）
　　　　　　　　　　　〈長澤史朗〉251
　1. NINDS 分類第 III 版に基づく
　　脳血管障害分類の概要 ………… 251
　2. 頻用されている病型分類と，臨床的な意義 252
　　　a. 脳梗塞 ……………………………252
　　　b. 脳出血（脳内出血）……………253
　　　c. くも膜下出血……………………253
　　　d. 一過性脳虚血発作………………253
B. 疫　学 ……………〈長澤史朗〉253
　1. 脳卒中一般 ………………………253
　2. 脳出血 ……………………………254
　3. 脳梗塞 ……………………………254
　4. くも膜下出血 ……………………255
C. 危険因子 …………〈長澤史朗〉255
　1. 高血圧 ……………………………256
　2. 高脂血症 …………………………256
　3. 糖尿病 ……………………………256
　4. 心房細動（非弁膜性）……………256
　5. 喫　煙 ……………………………256
　6. 大量の飲酒 ………………………257
　7. その他の危険因子 ………………257
D. 脳卒中の画像診断 ……〈青木　淳〉257
　1. くも膜下出血の画像診断 ………258
　2. 脳内出血の画像診断 ……………258
　3. 脳梗塞の画像診断 ………………260
E. 脳動脈瘤 …………〈山田佳孝〉261
　1. 疫　学 ……………………………261

　2. 未破裂動脈瘤の破裂率 …………261
　3. 未破裂動脈瘤の治療方針 ………262
　4. 直達手術 …………………………263
　5. コイル塞栓術 ……………………263
　6. 症　状 ……………………………264
　7. くも膜下出血 ……………………264
F. 脳動静脈奇形 ………〈杉江　亮〉265
G. 硬膜動静脈瘻 ………〈杉江　亮〉268
H. その他の血管奇形 …〈辻　雅夫〉271
　1. 海綿状血管奇形（海綿状血管腫）… 271
　2. 静脈血管腫 ………………………272
　3. その他の脳血管障害：毛細血管拡張症 …272
I. 高血圧性脳内出血 …〈辻　雅夫〉273
　1. 好発部位 …………………………273
　2. 治　療 ……………………………274
J. 閉塞性脳血管障害 ……〈青木　淳〉275
　1. 病　態 ……………………………275
　　　a. アテローム血栓性脳梗塞………275
　　　b. 心原性脳塞栓症…………………276
　　　c. ラクナ梗塞………………………276
　2. 症状，症候 ………………………276
　　　a. 一過性脳虚血発作………………276
　　　b. 進行性卒中………………………276
　　　c. 完成卒中…………………………276
　3. 診断，検査 ………………………276
　4. 治　療 ……………………………278
K. もやもや病 ………〈東保　肇　柳川伸子〉280
L. 脳静脈血栓症 ……〈東保　肇　柳川伸子〉285

15 脳腫瘍

1. 総　論 ……………〈黒岩敏彦〉291
　1. 疫　学 ……………………………291
　2. 分類，好発年齢，好発部位 ……291
　3. 症　状 ……………………………293
　4. 診断（画像，生理学的，血液，腫瘍マーカー）
　　　　　　　　　　　　　　　　 293
　5. 遺伝子異常 ………………………294

　6. 治療（手術，放射線療法，化学療法）……294
2. 脳実質内発生腫瘍 ………………………295
A. 星細胞腫群 …………〈宮武伸一〉295
　1. 毛様性星状細胞腫 ………………295
　2. びまん性星状細胞腫 ……………296
　3. 退形成星状細胞腫 ………………297
　4. 膠芽腫 ……………………………297

- B. 希突起膠腫 ……………〈宮武伸一〉298
- C. 上衣腫 ……………………〈宮武伸一〉299
  - 1. 第四脳室上衣腫 ………………………299
  - 2. 側脳室上衣腫 …………………………299
  - 3. 脊髄上衣腫 ……………………………299
- D. 髄芽腫 ……………………〈川端信司〉300
- E. 胚細胞腫瘍 ………………〈川端信司〉302
- F. 頭蓋内原発悪性リンパ腫 ……〈山田佳孝〉304
- G. 転移性脳腫瘍 ……………〈山田佳孝〉307
- H. その他の脳実質内腫瘍 ……〈黒岩敏彦〉310
  - 1. 中枢性神経細胞腫 ……………………310
  - 2. 血管芽腫 ………………………………311
  - 3. 脈絡叢乳頭腫 …………………………312
- I. 脳実質内腫瘍に対する化学療法
  〈野々口直助〉313
  - 1. 化学療法薬の分類 ……………………313
  - 2. 化学療法の副作用 ……………………314
- 3. 脳実質外発生腫瘍 ……………………316
- A. 髄膜腫 ……………………〈田村陽史〉316
- B. 下垂体腺腫 ………………〈山田佳孝〉320
  - 1. 分 類 …………………………………320
  - 2. 疫 学 …………………………………320
  - 3. 病理学的所見 …………………………320
  - 4. 神経学的所見
    （macroadenoma による圧迫症状）………320
  - 5. 頭蓋単純写 ……………………………320
  - 6. CT ……………………………………320
  - 7. MRI ……………………………………321
  - 8. 脳血管撮影 ……………………………322
  - 9. ホルモン負荷試験 ……………………322
  - 10. 鑑別疾患 ………………………………323
  - 11. 手 術 …………………………………323
  - 12. 定位放射線治療 ………………………324
  - 13. ホルモン補償療法 ……………………324
  - 14. 非機能性下垂体腺腫 …………………324
  - 15. GH 産生腺腫 …………………………325
  - 16. PRL 産生腺腫 …………………………325
  - 17. ACTH 産生腺腫 ………………………325
  - 18. TSH 産生腺腫 …………………………326
  - 19. ゴナドトロピン産生腺腫 ……………326
- C. 神経鞘腫 …………………〈黒岩敏彦〉326
- D. 頭蓋咽頭腫 ………………〈川端信司〉328
- E. その他の脳実質外腫瘍 ……〈川端信司〉330
  - 1. 脊索腫 …………………………………330
  - 2. 類皮腫と類上皮腫 ……………………331
- 4. 頭蓋骨腫瘍 ………………〈川端信司〉332
  - 1. 骨 腫 …………………………………332
  - 2. 血管腫 …………………………………333
  - 3. 類皮腫，類上皮腫（頭蓋骨）…………333
  - 4. 好酸球性肉芽腫 ………………………334
  - 5. 転移性骨腫瘍 …………………………334
- 5. 遺伝子異常による脳腫瘍 …〈野々口直助〉335
  - 1. 神経線維腫症 …………………………335
  - 2. 結節性硬化症 …………………………336
  - 3. フォン ヒッペル・リンダウ病 ………336
  - 4. スタージ・ウェーバー症候群 ………336

16 頭部外傷

- A. 頭部外傷の病態と分類 ………〈小畑仁司〉337
  - 1. 頭部外傷の病態 ………………………337
    - a. 一次性脳損傷と二次性脳損傷 ………337
    - b. 頭蓋内圧亢進 …………………………337
    - c. 脳ヘルニア ……………………………337
    - d. 発生機序 ………………………………337
  - 2. 頭部外傷の分類 ………………………338
- B. 頭蓋顔面骨骨折 ……………〈小畑仁司〉340
  - 1. 頭蓋骨損傷 ……………………………340
    - a. 線状骨折 ………………………………340
    - b. 陥没骨折 ………………………………340
    - c. 頭蓋底骨折 ……………………………341
    - d. 視神経管骨折 …………………………341
    - e. 眼窩吹き抜け骨折 ……………………341
    - f. 気脳症 …………………………………342
  - 2. 顎顔面損傷 ……………………………342
    - a. 頬骨骨折 ………………………………342
    - b. 下顎骨骨折 ……………………………342
    - c. 上顎骨骨折 ……………………………342
    - d. 髄液漏 …………………………………343
- C. 頭蓋内血腫 …………………〈小畑仁司〉343
  - a. 急性硬膜外血腫 ………………………343
  - b. 急性硬膜下血腫 ………………………344
  - c. 脳挫傷 …………………………………346

d. びまん性軸索損傷 …………………348
　　e. 原発性脳幹部損傷 …………………349
　　f. 慢性硬膜下血腫 ……………………349
D. 外傷性脳血管障害 …………〈若林伸一〉350
　1. 外傷性脳血管閉塞 ……………………351
　2. 外傷性動脈瘤 …………………………351
　3. 外傷性動静脈瘻 ………………………352
E. 小児の頭部外傷 ……………〈若林伸一〉352
　1. 陥没骨折 ………………………………352
　2. 進行性頭蓋骨骨折 ……………………352
　3. 外傷性拡延性抑制症候群 ……………353
　4. 急性硬膜外血腫 ………………………353
　5. 急性硬膜下血腫 ………………………353
　6. 脳挫傷 …………………………………353
　7. 慢性硬膜下血腫 ………………………353
　8. 被虐待児症候群 ………………………354
F. 高齢者の頭部外傷 …………〈若林伸一〉354

　1. 転倒後症候群 …………………………354
　2. talk and deteriorate …………………354
　3. 急性硬膜下血腫 ………………………355
　4. 外傷性くも膜下出血 …………………355
　5. 脳内血腫 ………………………………355
　6. 慢性硬膜下血腫 ………………………355
G. 頭部外傷後遺症 ……………〈若林伸一〉356
　1. 外傷後症候群 …………………………356
　2. 高次機能障害 …………………………356
　3. パンチドランク症候群 ………………356
　4. 遷延性植物状態 ………………………357
H. 重症頭部外傷の治療 ………〈小畑仁司〉358
　1. 外傷初期治療 …………………………358
　2. 外科的処置 ……………………………359
　3. 保存的治療 ……………………………360
I. 脊椎・脊髄外傷 ……………〈田辺英紀〉361

17　機能脳神経外科

A. てんかん ……………………〈青木　淳〉367
B. 三叉神経痛 …………………〈田村陽史〉369
C. 顔面痙攣 ……………………〈田村陽史〉371

D. 不随意運動 …………………〈竹内栄一〉373
E. パーキンソン病 ……………〈竹内栄一〉375

18　奇　形

A. 総論（脳の発生と先天異常）〈三宅裕治〉379
B. 脳の形成不全 ………………〈三宅裕治〉379
　1. 水無脳症 ………………………………379
　2. 全前脳胞症 ……………………………380
　3. ダンディー・ウォーカー症候群 ……381
　4. 脳梁欠損症 ……………………………382
C. 頭蓋・脊椎破裂 ……………〈三宅裕治〉383
　1. 二分脊椎 ………………………………383
　2. 二分頭蓋 ………………………………383

D. くも膜嚢胞 …………………〈三宅裕治〉384
E. 頭蓋骨早期癒合症 …………〈三宅裕治〉385
　1. クルーゾン病（頭蓋顔面骨形成不全症）…386
　2. アペール症候群（尖頭合指症）………386
　3. カーペンター症候群（尖頭多指症）…386
　4. クローバー様頭蓋症候群 ……………387
F. キアリ奇形 …………………〈山田佳孝〉388
G. ダンディー・ウォーカー奇形〈市岡従道〉390
H. 頭頸移行部奇形 ……………〈礒野直史〉392

19　水頭症

〈梶本宜永〉

　1. 特発性正常圧水頭症 …………………395

　2. 水頭症 …………………………………398

20 感染症

- A. シャント感染，創部感染 ……〈新井基弘〉 401
  - 1. シャント感染 …………………………401
  - 2. 創部感染 ………………………………401
- B. 髄膜炎 ………………………〈新井基弘〉 402
  - 1. 総論 ……………………………………402
  - 2. 各論 ……………………………………403
    - a. 細菌性髄膜炎（化膿性髄膜炎）……403
    - b. ウイルス性髄膜炎 ………………404
    - c. 真菌性髄膜炎 ……………………404
    - d. 結核性髄膜炎 ……………………404
- C. 脳膿瘍 ………………………〈松川雅則〉 404
- D. 硬膜下膿瘍，硬膜外膿瘍……〈松川雅則〉 407
- E. 中枢神経系のウイルス感染症
  〈野々口直助〉 407
  - 1. ウイルス性髄膜炎 ……………………407
  - 2. ウイルス性脳炎 ………………………408
  - 3. 単純ヘルペスウイルス脳炎 …………408
  - 4. 進行性多巣性白質脳症 ………………409
  - 5. 亜急性硬化性全脳炎 …………………409
  - 6. 良性再発性無菌性髄膜炎 ……………409
  - 7. まとめ …………………………………409
- F. クロイツフェルト・ヤコブ病
  〈野々口直助〉 409
  - 1. ヒトプリオン病としてのCJD …………410
  - 2. 臨床症状 ………………………………410
  - 3. 病原体とその扱い ……………………411
  - 4. 検査所見 ………………………………411
  - 5. 治療 ……………………………………412
- G. 後天性免疫不全症候群（AIDS）
  の神経症候 …………………〈野々口直助〉 412
  - 1. AIDS ……………………………………412
  - 2. AIDSの神経学的症候 ………………412
- H. 中枢神経系の真菌感染症・
  寄生虫感染症 ………………〈野々口直助〉 414
  - 1. 真菌性髄膜炎 …………………………414
    - a. クリプトコッカス髄膜炎 …………414
    - b. カンジダ脳炎 ……………………414
    - c. 脳アスペルギルス症 ……………415
  - 2. 寄生虫感染症 …………………………415
    - a. 嚢虫症：有鉤条虫症 ……………415
    - b. 包虫症 ……………………………415
    - c. トキソプラズマ症 ………………416
    - d. 赤痢アメーバ症 …………………416
- I. 神経梅毒 ……………………〈野々口直助〉 416

21 脊椎・脊髄疾患

- A. 頸椎症 ………………………〈田辺英紀〉 419
- B. 後縦靱帯骨化症 ……………〈礒野直史〉 421
- C. 頸椎椎間板ヘルニア ………〈加茂正嗣〉 423
- D. 腰椎椎間板ヘルニア ………〈川西昌浩〉 427
- E. 腰部脊柱管狭窄症 …………〈川西昌浩〉 430
- F. 脊髄空洞症 …………………〈稲多正充〉 433
- G. 脊髄血管障害 ………………〈川西昌浩〉 434
  - 1. 脊髄動静脈奇形 ………………………435
  - 2. 脊髄梗塞 ………………………………437
- H. 脊髄腫瘍 ……………………〈川西昌浩〉 438

22 脳神経外科に関連する症候群

〈池田直廉〉

- 1. 神経眼科学に関する症候群 ……………441
  - a. アディ症候群 …………………………441
  - b. アーガイル ロバートソン症候群 ………441
  - c. ホルネル症候群 ………………………441
- 2. 大脳障害に関する症候群 ………………441
  - a. バリント症候群 ………………………441
  - b. フォスター ケネディー症候群 …………441
  - c. ゲルストマン症候群 …………………442

d. クリューバー・ビューシー症候群 ……… 442
   e. アントン症候群 ………………………… 442
   f. コルサコフ症候群 ……………………… 442
   g. モナコウ症候群 ………………………… 442
   h. 脳底動脈先端部症候群 ………………… 442
 3. 脳幹障害による症候群 …………………… 442
   a. 延髄外側症候群（ワレンベルグ症候群）… 442
   b. デジェリーン症候群（延髄内側症候群）… 443
   c. バビンスキー・ナジオッティ症候群 …… 443
   d. 閉じ込め症候群（ロックドイン症候群）… 443
   e. 内側縦束症候群 ………………………… 443
   f. ミヤール・ギュブレール症候群 ……… 443
   g. 一眼半水平注視麻痺症候群 …………… 443
   h. パリノー症候群 ………………………… 444
   i. ウェーバー症候群 ……………………… 444
   j. ベネディクト症候群 …………………… 444
 4. 脳神経障害による症候群 ………………… 444
   a. トロサ・ハント症候群 ………………… 444
   b. 海綿静脈洞症候群 ……………………… 444
   c. レイダー症候群 ………………………… 444
   d. グラデニーゴ症候群 …………………… 444
   e. 頸静脈孔症候群 ………………………… 445
   f. 小脳橋角部症候群 ……………………… 445
   g. 上眼窩裂症候群 ………………………… 445
 5. 脊髄・脊椎・末梢神経障害に関する症候群 445
   a. ブラウン・セカール症候群 …………… 445
   b. クリッペル・フェール症候群 ………… 445
   c. ギラン・バレー症候群 ………………… 446
   d. シャイ・ドレーガー症候群 …………… 446
   e. 胸郭出口症候群 ………………………… 446
   f. 手根管症候群 …………………………… 446

23 リハビリテーション　〈田中一成　佐浦隆一〉

 1. リハビリテーションの定義 ……………… 447
 2. 障害の評価 ………………………………… 447
 3. リハビリテーション医療 ………………… 448
 4. リハビリテーションナース ……………… 449
 5. 脳神経疾患における
    リハビリテーション看護のポイント …… 449

24 在宅医療　〈保田晃宏〉

 1. 介護保険 …………………………………… 451
 2. 訪問診療 …………………………………… 451
 3. 訪問看護 …………………………………… 452
 4. 訪問リハビリテーション ………………… 452
 5. 問題点 ……………………………………… 453

索　引 …………………………………………………………………………………………… 455

神経解剖と神経生理

A 頭蓋骨の解剖

頭蓋骨は脳を保護している脳頭蓋と顔の骨格である顔面頭蓋から構成されている．
（1）脳頭蓋は以下の骨からなっている．

　　　　前頭骨　（1個）
　　　　側頭骨　（2個）
　　　　頭頂骨　（2個）
　　　　後頭骨　（1個）
　　　　蝶形骨　（1個）
　　　　篩　骨　（1個）

（2）顔面頭蓋は以下の骨からなっている．

　　　　頬　骨　（2個）
　　　　上顎骨　（2個）
　　　　下顎骨　（1個）
　　　　口蓋骨　（2個）
　　　　涙　骨　（2個）
　　　　鼻　骨　（2個）
　　　　下鼻甲介（2個）
　　　　鋤　骨　（1個）
　　　　舌　骨　（1個）　　　※（2個）は対になっている骨

1．脳頭蓋

脳頭蓋は頭蓋冠と頭蓋底とに分けられる．

頭蓋冠は前頭骨，左右の頭頂骨，側頭骨，後頭骨からなる．これらの骨のつなぎ目は縫合線により連結されている．冠状縫合（前頭骨と頭頂骨の間），矢状縫合（左右の頭頂骨の間），ラムダ縫合（頭頂骨と後頭骨の間）などがある（図1-1）．

頭蓋底は前・中・後頭蓋窩に分けられ，篩骨，蝶形骨，前頭骨，側頭骨，後頭骨などで構成されている．前頭蓋窩は前頭葉，中頭蓋窩は側頭葉，後頭蓋窩は小脳，脳幹が入っている（図1-2，1-3）．

a．前頭蓋窩

前方は前頭骨で後方は蝶形骨小翼までをいう．前頭蓋窩の中央部分に細かい穴の開いた領域（**篩板**）があり，その下の鼻腔への通路となっている．左右の篩板の上に嗅神経が対に

2　　A．頭蓋骨の解剖

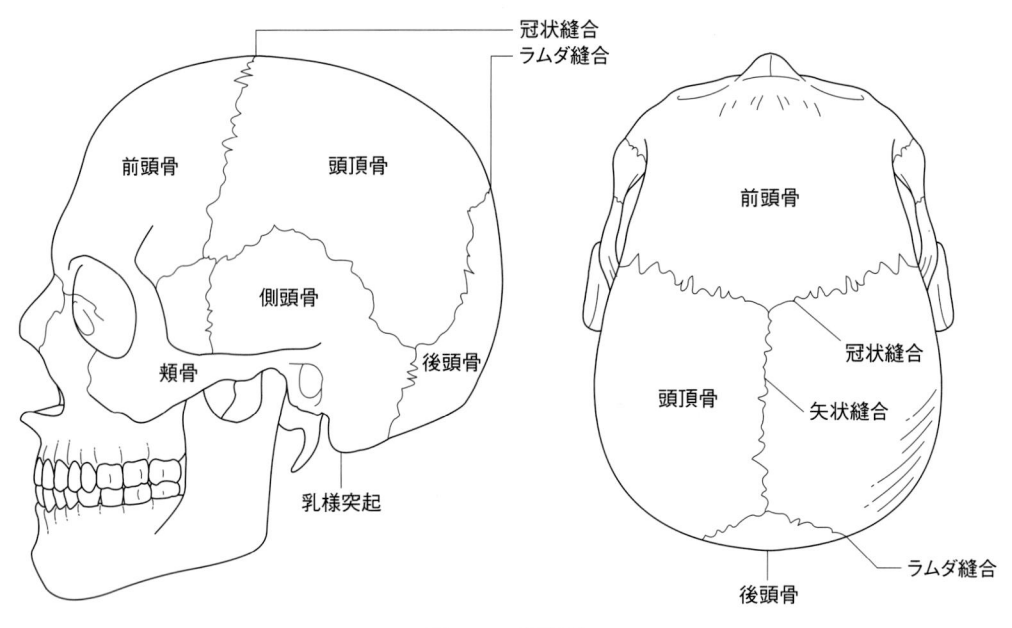

図1-1　頭蓋骨

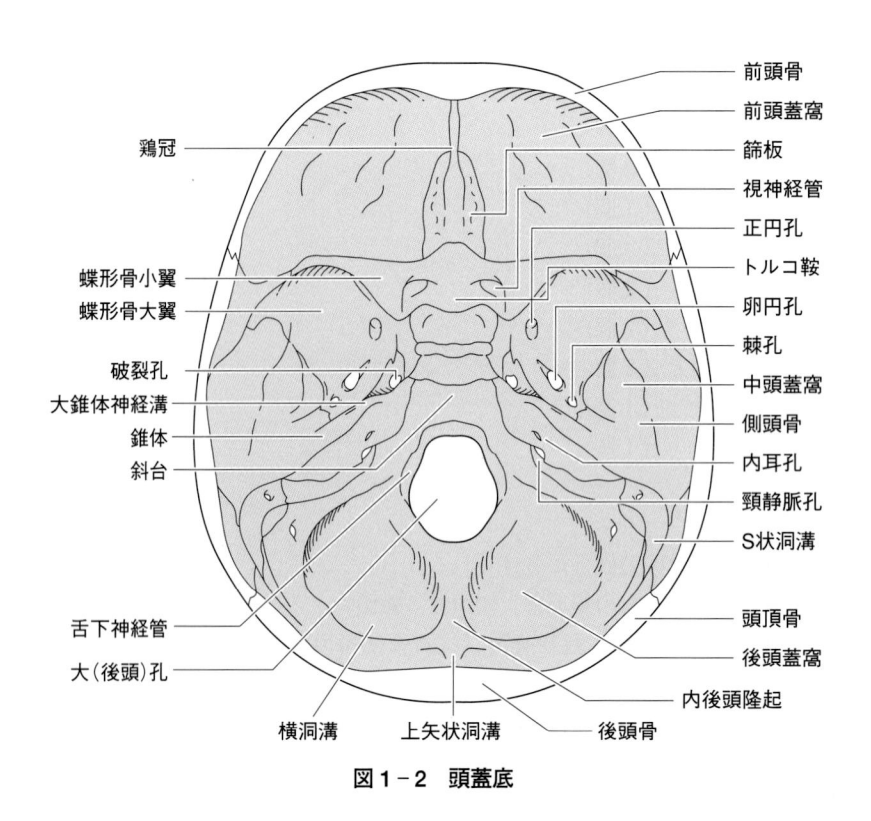

図1-2　頭蓋底

なって存在する．左右の**篩板**の間に鶏冠（鶏のとさかのような形）と呼ばれる骨隆起が存在する．

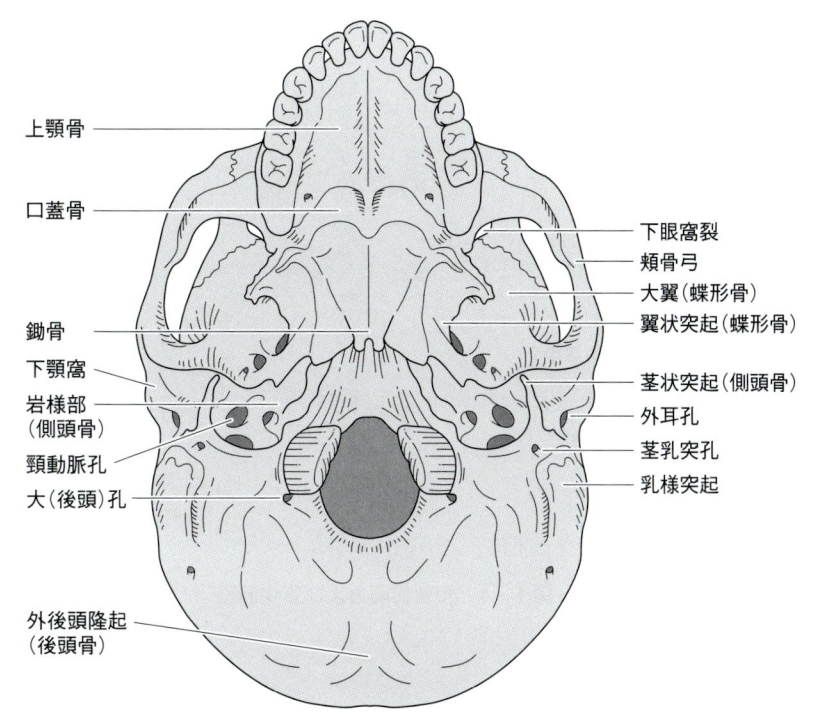

図 1-3 頭蓋骨を下方からみる

b. 中頭蓋窩

前方は蝶形骨小翼で後方は錐体骨の上縁で境される．中央部分に**トルコ鞍**と呼ばれる下垂体をおさめるくぼみがある．**視神経管**の中は視神経，眼動脈が通過する，**上眼窩裂**の中は動眼・滑車・眼（三叉神経の第1枝）・外転神経が通過，**正円孔**は上顎神経（三叉神経の第2枝），**卵円孔**は下顎神経（三叉神経の第3枝）が通過する．その他，**破裂孔**は内頸動脈，**棘孔**は中硬膜動脈が通過する．

c. 後頭蓋窩

前方は錐体骨の上縁で後方は後頭骨で境される．上方は小脳テントであり，後頭蓋窩はいわゆるテント下にあたる．下方は**大孔**と呼ばれ，延髄から脊髄へと移行する部分にあたる．**頸静脈孔**の中は内頸静脈，**内耳道**の中は顔面・前庭神経が通過する．

2. 顔面頭蓋

頭蓋の前面には眼球をおさめる眼窩と鼻腔が開いている．口は頭蓋の本体と下顎骨にはさまれて形成されている（図 1-4）．

a. 眼 窩

眼窩は眼球を入れる深い大きなくぼみである．眼窩の奥の孔には視神経管や上眼窩裂，下眼窩裂などの神経や血管の通路がある（図 1-5）．

b. 鼻 腔

頭蓋の前面にある西洋梨状の孔が鼻腔の入り口である．内部は鼻中隔という薄い骨板によって左右に仕切られている．鼻腔の周辺の骨の内部には，いくつもの空洞があり，鼻腔に

4   A．頭蓋骨の解剖

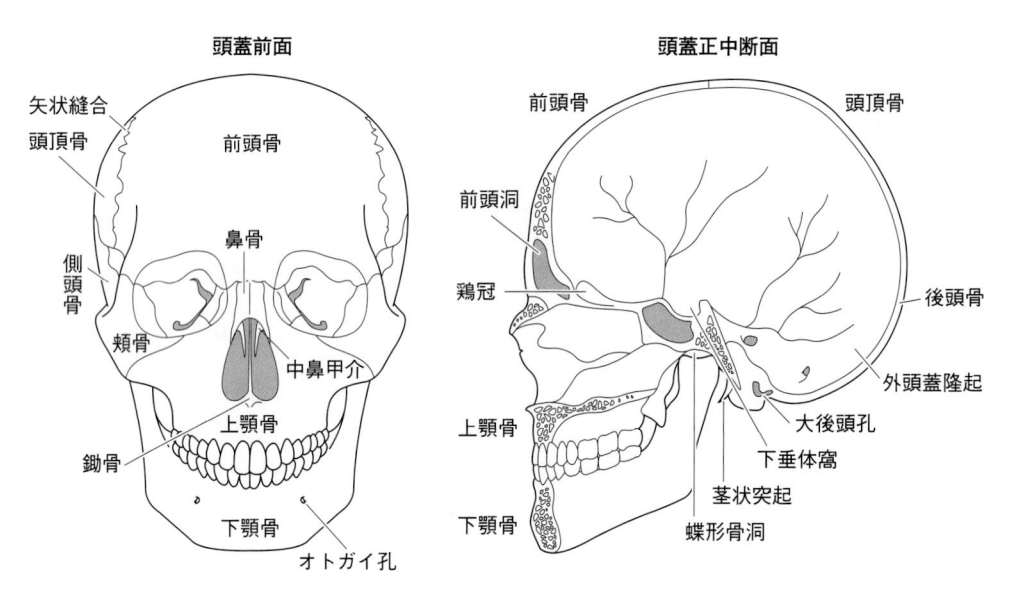

図1-4　頭蓋前面および正中断面

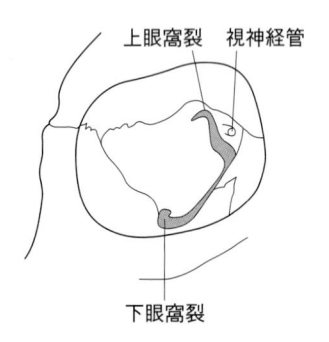

図1-5　眼窩

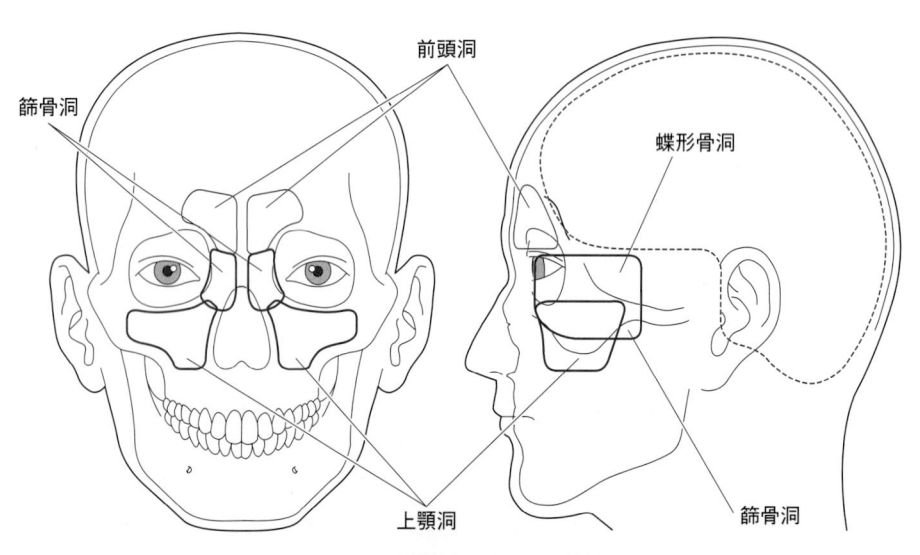

図1-6　副鼻腔正面および側面

§1. 神経解剖と神経生理　5

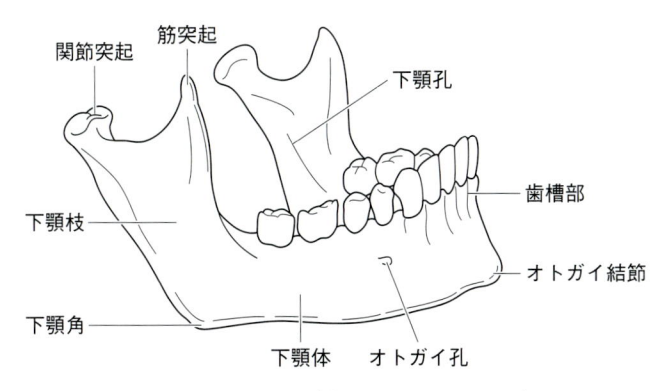

図1-7　下顎骨（右前からみたところ）

つながっているため副鼻腔とよばれる．前頭洞や，上顎洞，篩骨洞などがある（図1-6）．

c. **下顎骨**

　下顎を支え，頭蓋と顎関節をつくる骨で，水平な馬蹄形の部（下顎体）と，その後端から上方に向かう部（下顎枝）に分けられる．顎関節は，下顎骨の関節突起と側頭骨の関節窩との間の関節である（図1-7）．

〈渡部琢治〉

B 髄膜の解剖

　髄膜とは，脳および脊髄を覆いこれを保護する働きをしている膜であり，これは3層よりなり，外側から硬膜，くも膜，軟膜と呼ばれている（図1-8）．

1. 硬　膜

　硬膜は頭蓋骨および脊椎の直下にある．その名の通り，厚く強靭な膜である．これが脳お

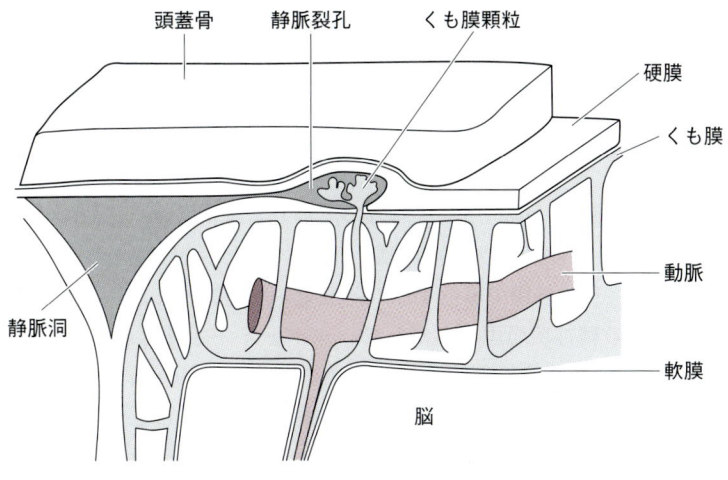

図1-8　髄　膜

よび脊髄全体を覆っている．

硬膜は外膜と内膜の2層よりなり，通常これらは密着しているが，一部でこの2層に間隙があり静脈洞が形成されている．**静脈洞**とは脳の静脈が集まり頭蓋外へ流れる重要な経路であり，この硬膜に覆われることにより，静脈壁を衝撃から守っている．静脈洞（上矢状静脈洞）の近くの硬膜内に髄液を静脈へ吸収する役割のあるくも膜顆粒が存在する（静脈裂孔）．

また硬膜には左右大脳半球を分ける**大脳鎌**，大脳と小脳および脳幹をわける**小脳テント**と呼ばれる部位がある．

2．くも膜

くも膜は非常に薄い膜よりなり，内側（脳実質）へ向け結合線維が存在し，これが脳実質および血管・神経の支持組織としての役割を担っている．またこの空間を**くも膜下腔**と呼び，ここは髄液で満たされている．くも膜下腔が特に広くなっている部分を**脳槽**と呼び，くも膜によりいくつかの部屋に区分けされており，ここを脳の主幹動脈および静脈，脳神経が走行している．

3．軟 膜

髄膜の中で一番内側にある，くも膜よりもさらに薄い膜で，脳実質に接している．

〈松田奈穂子〉

C 大脳の解剖

大脳は人間の脳のなかで最も主要な部分で，表面からみると多数のしわが走っていることが特徴的である．このしわによるくぼみを**脳溝**，ふくらみを**脳回**と呼ぶ．とくに外側を横に伸びる**外側溝**（**シルビウス溝 Sylvian fissure**：大部分の脳動脈瘤手術のアプローチ経路としても知られている）と，縦に伸びる**中心溝**はよく目立ち，解剖的区分の目安として重要である．ブロードマン Brodmann は大脳皮質を43の領野に分割しており，これは**ブロードマンの脳地図**と呼ばれている（図1-9）．左右の大脳半球はこれらの溝で前頭葉，側頭葉，頭頂葉，後頭葉に分けられる．言語機能のある側を優位半球といい，右利きの約95％，左利きの約70％は左半球が優位半球である．

1．前頭葉

シルビウス溝より上側で，中心溝より前方の部分である．優位半球の前頭葉前半部は，意志，学習，言語，類推，計画性，衝動の抑制，社会性など，ヒトをヒトたらしめている高次機能の主座である．疾患や外傷で優位半球の前頭葉が障害されると，これらの機能が低下する．かつて，難治性の精神疾患患者に対して，ロボトミーと呼ばれる前頭前野と他の部位（辺縁系や前頭前野以外の皮質）との連絡線維を切断する手術が行われていたことがある．この手術の有効性は現在では否定されているが，手術後の患者は感情の起伏や外界への反応が極端に乏しくなったと言われている

優位半球の前頭葉の下の方には，**ブローカ野 Broca area**（運動性言語野）がある．こ

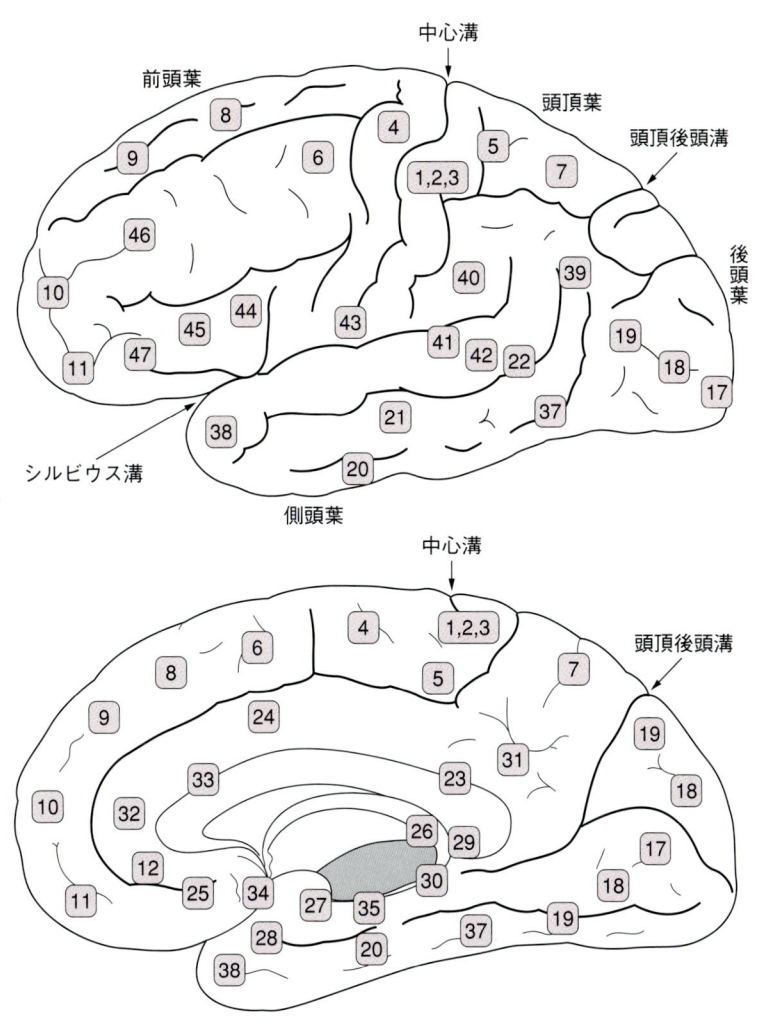

図1-9 ブロードマンの脳地図

の部分の障害による言語障害を**運動性失語**という．これは言われた言葉は理解できるものの，発話や書字のできない失語症をいう．19世紀にフランスの医師ブローカの患者で，「タン」としか発音できない患者がおり，死後解剖を行ったところ左半球の下前頭回（ブロードマンの脳地図では44）に脳梗塞を発見し，ここを運動性失語の病巣および発話等の中枢と推定した．

　両側の前頭葉の後半部，中心溝の前方には体を動かす**運動野**という部分があり，ブロードマンの脳地図では4（一次運動野）および6（運動前野）に対応する．この運動野は脳の上から下へ，足，手，顔の順に，逆立ちをした小人のように並んでいる（図1-10）．それぞれの領野の面積はその動きの重要性によって異なり，細かい動きを要求される手の指などの部分の運動野は広く，粗大な動きの体幹に近い筋肉を動かす運動野は狭くなっている．手足を動かす命令はここで出されて，内包，脳幹部，脊髄を経由して，手足に送られる．この経路は**錐体路**と呼ばれ，延髄下端で左右が交叉して，右側の運動野は左半身を，左側は右半身を

8　C．大脳の解剖

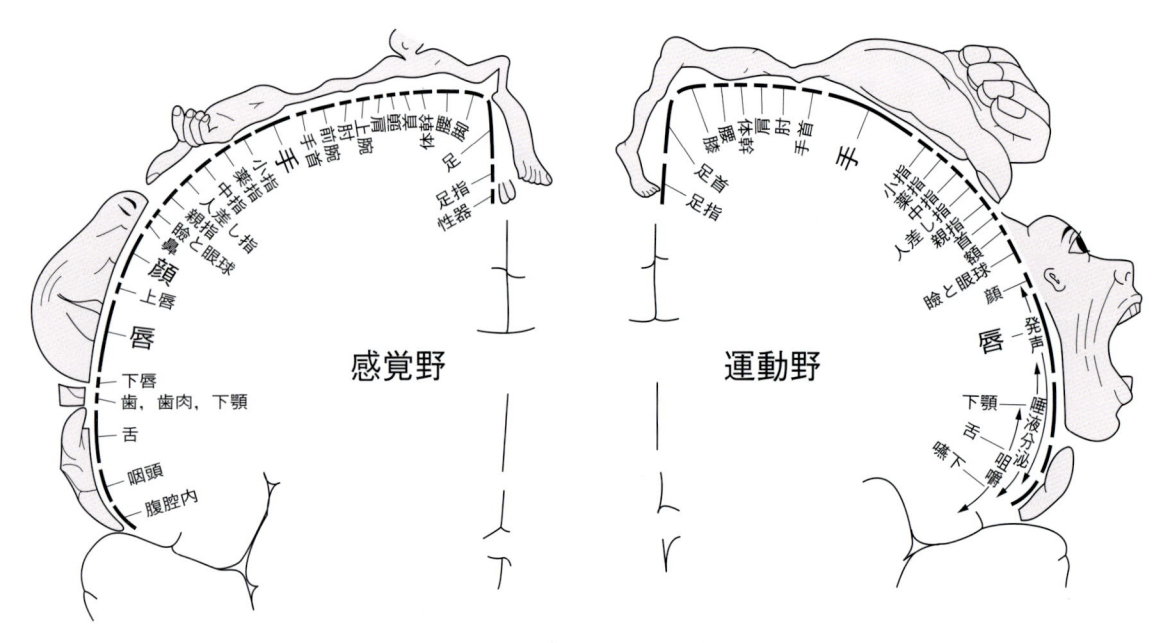

図1-10　運動野および感覚野

支配している．脳梗塞，脳出血，脳腫瘍その他何らかの疾患でこの部分が障害されると，片側の麻痺，反射の亢進をきたす．一次運動野を経頭蓋磁気刺激したり，術中に電気刺激したりすることで，誘発筋電図を計測でき，麻痺の評価や術中のモニターができる．また，MRIで脳白質の神経線維を描出することが可能となっており（トラクトグラフィー），臨床応用されつつある．

　運動前野の前方には**眼球運動の中枢**がある（8野）．この部分が刺激されると，両方の眼球はその反対側へ向く（**共同偏視**）．また脳内出血などでこの機能が障害されると，病変の方向へ向く共同偏視となる．

2．頭頂葉

　シルビウス溝より上方で，中心溝より後方の部分で，頭頂後頭溝より前側で角回（39野）をも含む部分である．外界の認識に関わる働きを受け持つ．頭頂葉の前部，中心溝のすぐ後ろには，顔，手足をはじめとする体全体からの感覚情報が集まる部分があり，**感覚野**といわれブロードマンの3，1，2野にあたる．上の方から足，手，顔の順に前述の運動野と平行に並んでいる（図1-10）．敏感な指先などの部分の感覚野は広く，背中など感覚が鈍い部分の感覚野は狭くなっている．ここの情報は頭頂連合野（5，7，39，40）に送られて，立体空間の中での体の位置・運動に関する情報を統合，認識する．この働きによって，暗闇の中でも手に触れたものが何であるかがわかるような**立体認知**が可能となる．

　頭頂葉が障害されたときの症状として，**ゲルストマン症候群　Gerstmann syndrome**がある．これは，①手指失認（たとえば人差し指を出しなさいといわれても他の指を出してしまう），②左右識別障害（右側の手を出しなさいといわれても間違う），③失算，④失書の4つの症状からなり，4症状すべてがそろう場合は優位側頭頂葉の障害を意味する．

非優位側頭頂葉の障害による症状として，**半側空間無視**がある．この障害が起こると反対側の体部・空間を認識できなくなるため，たとえば，用意された食事の健側を無視して食べないといったことが起こる．また**病態失認**が起こることがあり，たとえば片麻痺があることを認識できなくなる．そうすると手足の麻痺を無視して動こうとするため，転倒・転落の危険が生じる．

3．側頭葉

シルビウス溝より下方で，角回（39野）あたりより前側の部分である．優位半球の側頭葉上部には**ウェルニッケ野 Wernicke area（感覚性言語野）**がある．この部分の障害で，**感覚性失語**が現れる．自発言語は流暢だが，不適当な言葉が多く，わけがわからない発語となる．人から言われた言語の了解は極めて悪く，当人にとっては知らない外国語を聞いているような状態となる．ドイツの医師ウェルニッケは，左半球の上側頭回から角回のあたり（ブロードマンの脳地図では 39，40，41，42，22 の一部で諸説ある）に損傷があると感覚性失語が生じることから，ここを言語理解の中枢と推定した．

側頭葉前内側部には，**大脳辺縁系**として重要な**海馬**，**扁桃体**がある（図1-11）．海馬（かいば）は，記憶や空間学習能力に関わる器官であり，また虚血に対して非常に脆弱であることや，**アルツハイマー病 Alzheimer disease**の初期における病変部位としても知られている．心理的ストレスを長期間受け続けると，コルチゾールの分泌により海馬の神経細胞が破壊され，海馬が萎縮するとされており，心的外傷後ストレス障害（PTSD）・うつ病の患者にはその萎縮が確認される．側頭葉前内側部の障害ではまた，精神運動発作および側頭葉てんかんが起こる．

4．後頭葉

頭頂後頭溝あたりより後側の部分で，ブロードマンの 17，18，19 野がこれにあたる．物を見る部分は**視覚野**（17野）と呼ばれる．これが障害されると半盲となり，両眼の視野の

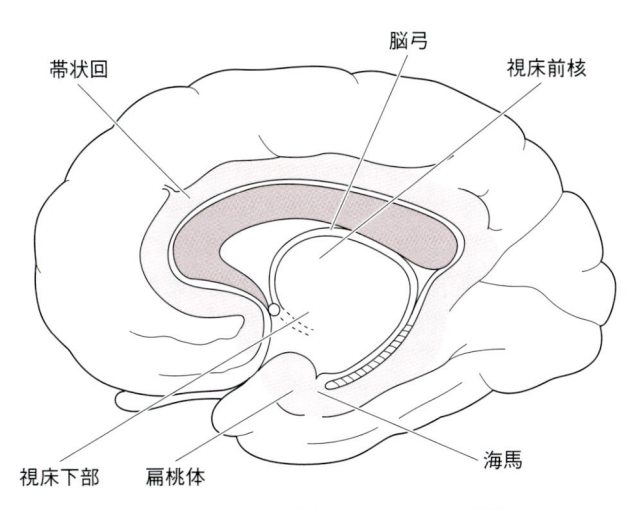

図1-11 大脳半球内側面における辺縁系

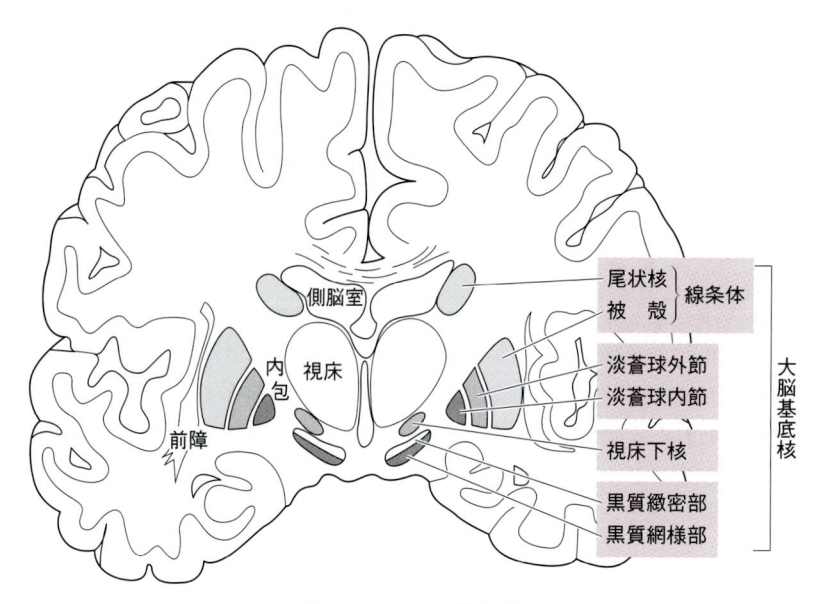

図 1-12 大脳基底核

片半分が見えなくなる．また刺激を受けると，暗点とか閃光とかの無形の幻視が起こる．片頭痛の前兆として起こる閃輝暗点は，頭痛の原因である血管の拡張の前に血管攣縮が起こり，後頭葉の視覚領域に一過性の虚血が生じるために出現するとされる．両側の 17 野が損傷された場合，皮質盲と呼ばれる失明状態となる．この際，ものが見えていないのにちゃんと見えていると主張することがあり，アントン症候群 Anton syndrome という．

5．大脳基底核

大脳基底核は尾状核，被殻，淡蒼球，視床下核（ルイ体 Luys body），黒質からなる（図 1-12）．尾状核と被殻を合わせて線条体といい，被殻と淡蒼球を合わせてレンズ核という．淡蒼球は内節と外節に分けられる．脳幹と大脳皮質の間に位置する神経回路を形成する．入力部の線条体は大脳皮質からの興奮性の入力と，中脳からのドパミン性の入力を受ける．その出力は複数の抑制シナプス結合を経て大脳皮質に戻されるループ構造を持つ．

基底核が障害を受けると，姿勢の異常，筋緊張の異常，運動の開始・持続の異常，不随意運動などが生じる．パーキンソン病 Parkinson disease は，黒質緻密層のドパミン産生ニューロンの障害により，筋の固縮，振戦，無動，仮面様顔貌を呈する．ドパミンは血液脳関門を通過しないが，その前駆物質の L-DOPA は通過するので，これが治療に用いられる．また，被殻は高血圧性脳内出血の好発部位である．ここに生じた血腫による内包への圧迫あるいは進展・破壊によって，反対側の片麻痺が生じる．

〈高瀬卓志〉

D 小脳の解剖

1. 小脳のはたらき

　　小脳は平衡系に関与する部分で，左右の小脳半球と中央の虫部の3部分からなる．大脳とは小脳テントで隔てられており，小脳と他の脳組織とは，下小脳脚，中小脳脚，上小脳脚によって，それぞれ延髄，橋，中脳と連絡されている（図1-13）．

　　小脳には手足の動作の一連の動きがプログラムとして保存されている．食事をしたり，歩いたり，すべての動作には手足のたくさんの筋肉をうまくなめらかに使わなければならないが，これを無意識にできるようにするのが小脳の働きである．ボタンを留める動作ひとつをとってみても，右手の人差し指と親指をこのくらい動かして，左手の親指にこのくらい力を入れて，人差し指を……，といちいち考えなくてもできるわけである．目的のある動作に関わるたくさんの筋肉の力の入れ具合をプログラムとして小脳に収納して，必要に応じて出力する．このように平衡維持，体の空間的位置づけ，筋緊張や姿勢調節などを司っている．そして，体全体からの固有感覚刺激を受けると同時に，大脳からの運動および感覚刺激も受け

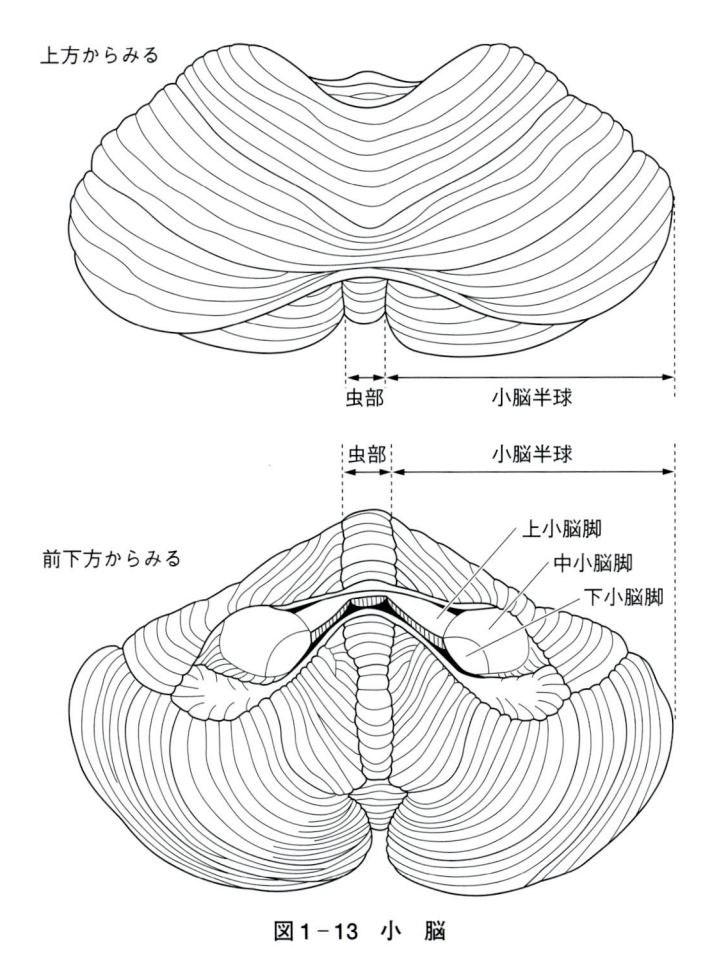

図1-13　小　脳

ている．これらの刺激が小脳を通過することで弱められたり強められたり，強調させられたりし，体の動きの統合および調整が行われる．

2．小脳障害による症状

a．協働運動障害

小脳は手足のなめらかな動きや体のバランスをとるための筋肉の無意識の動きをコントロールしている．このなめらかな動きのことを協働運動という．小脳の障害により，運動のスピードや円滑さが失われ，ロボットのようなぎこちない動きとなる．

b．測定異常

運動の範囲・スピード・力を加減することができなくなる．動作がゆっくり過ぎたり速すぎたりし，何かをするときに力の入り加減が不適切になる．

c．運動過多

じっとしていると震えないのに，何か目的のある動作をすると震えるようになる．これを**企図振戦**という．物をつかもうとしても震えてうまくできず，指–鼻試験で異常が明らかになる．パーキンソン病でみられる**静止時振戦**とは対照的である．

d．歩行異常

酒に酔ったようなふらふら歩行となる．立っていても前や後ろへ倒れ，歩くと右へ左へと倒れていき，**開脚歩行** broad-based gait と表現される．また一側性の障害では，歩かせると障害側に倒れていく．

e．構音障害

発音する筋肉の協調運動障害により，ゆっくり，抑揚がおかしく，区切りなく，のろのろ，そして爆発的なしゃべりかたになり，**断綴性発語** scanning speech と呼ばれる．

〈高瀬卓志〉

E 脳幹の解剖

【脳幹の外部構造】

系統解剖学的には延髄，橋，中脳，間脳，大脳核で，臨床的には延髄，橋，中脳で構成されている（図1-14）．

【脳幹の内部構造】

意識中枢である上行性網様体賦活系や生命に直接関係する呼吸中枢，心血管系中枢が存在する．また，第Ⅲ～Ⅻ脳神経核が存在する他，大脳や小脳と脊髄を結ぶ神経路の通り道でもある．

1．延髄（図1-15）

脊髄上方にあり，前面には脊髄前索から続く錐体路が通るため，肥厚がある．**錐体路**とは随意運動の伝導路であり，これは尾側で対側の側索に流れ込む（**錐体交叉**）．その外側にはオリーブという膨起があり，**オリーブ核**が入っている．オリーブ核はヒダの多い板状の灰白質で，赤核，小脳，脊髄と線維結合をもち，錐体外路運動に関与すると考えられている．**舌咽・迷走・舌下神経核**があり，また白質と灰白質が入り交じった**網様体**がある．この網様体

図1-14 脳幹

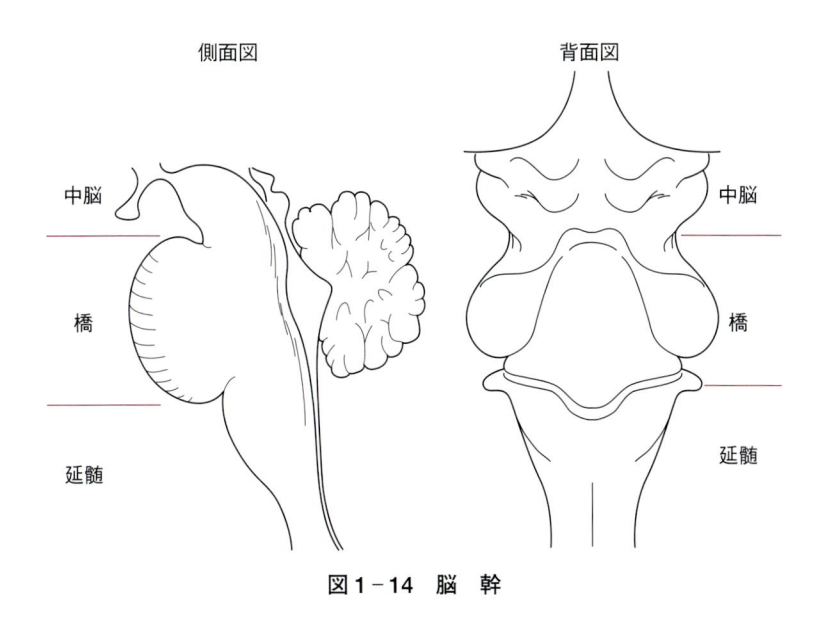

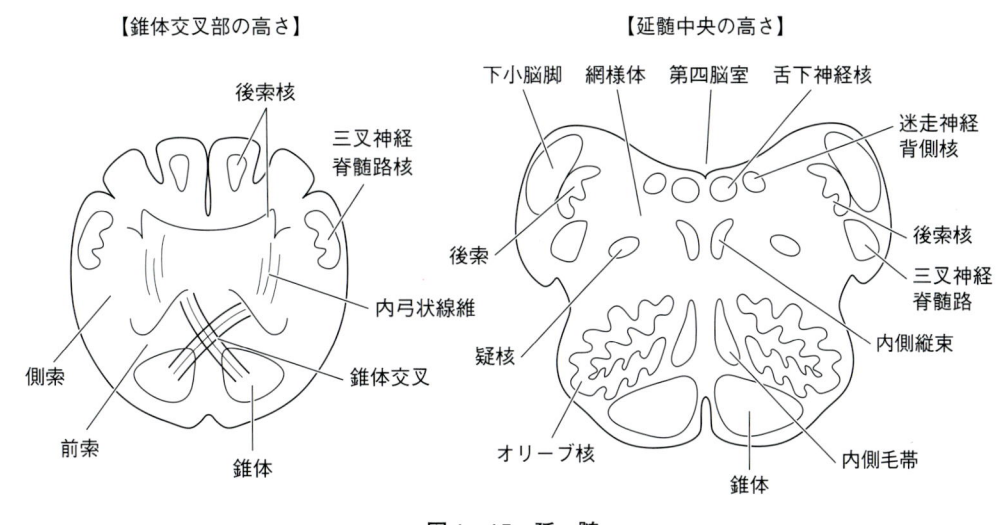

図1-15 延髄

には自律神経の中枢があり，なかでも生命に直接関係する**呼吸中枢**，心血管系中枢が存在する．背側には脊髄後索の続きとして内側に**薄束結節**，外側に**楔状束結節**があり，それぞれ内部に**薄束核**，**楔状束核**を含んでいる．それら核をまとめて後索核という．背面には上部に**菱形窩**があり，第四脳室底を形成している．後索核から出た軸索は内弓状線維をつくって交叉して**内側毛帯**に入り，脳幹を上行して視床に達する．背外側部には**下小脳脚**があり，後脊髄小脳路，オリーブ小脳路などの線維からなり小脳に入る．

2．橋（図1-16）

延髄上方にあり，腹側の膨隆した橋底部と背側の被蓋からなる．橋底部には**橋核**という灰

14　E．脳幹の解剖

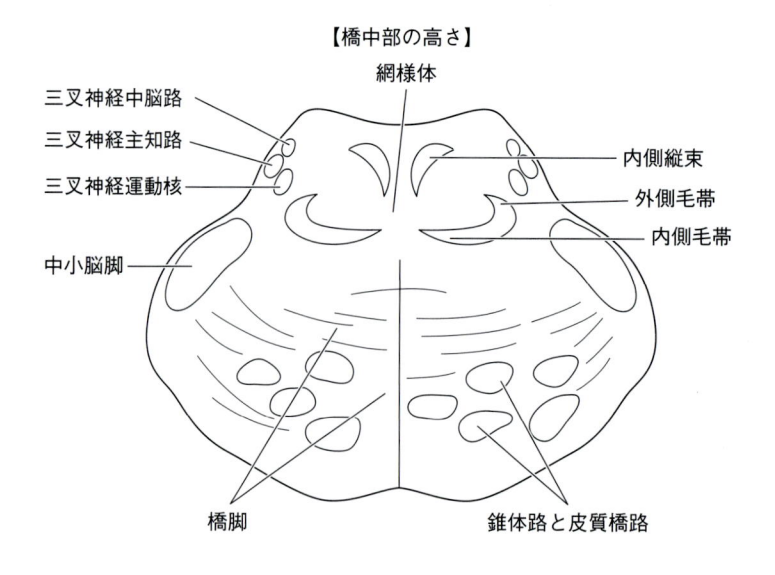

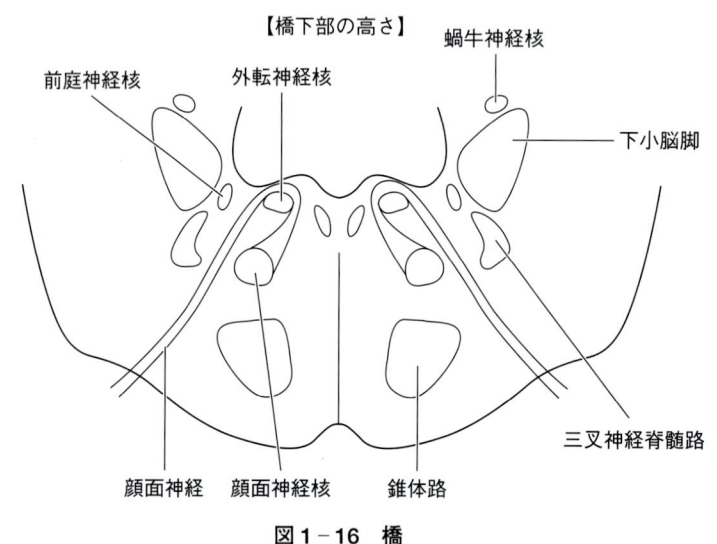

【橋中部の高さ】

- 三叉神経中脳路
- 三叉神経主知路
- 三叉神経運動核
- 中小脳脚
- 網様体
- 内側縦束
- 外側毛帯
- 内側毛帯
- 橋脚
- 錐体路と皮質橋路

【橋下部の高さ】

- 前庭神経核
- 外転神経核
- 蝸牛神経核
- 下小脳脚
- 三叉神経脊髄路
- 顔面神経
- 顔面神経核
- 錐体路

図 1-16　橋

白質があり，その中に錐体路と皮質橋路が走行している．橋核の神経細胞は大脳皮質からきた皮質橋路の線維を受け，反対側の小脳半球へ線維（中小脳脚）を送っている．三叉神経運動核，主感覚核，脊髄路核（延髄下端まで達する）があり，延髄との境界部には外転・顔面・蝸牛神経核がある．前庭神経核は橋と延髄にまたがって存在する．被蓋の大部分は自律神経の中枢である網様体が占めている．その腹側部には延髄から内側毛帯が続いており，その外方には聴覚の線維からなる外側毛帯がある．

3．中　脳（図 1-17）

橋上方にあり，腹側の大脳脚，中央部の被蓋，背側の中脳蓋からなる．大脳脚の内側部は錐体路が，両外側部は皮質橋路が走行する．被蓋正中線両側には錐体外路運動に関与する赤核があり鉄を多く含む．小脳から交叉性の線維（上小脳脚）を受け，延髄のオリーブ核に同

【上丘の高さ】

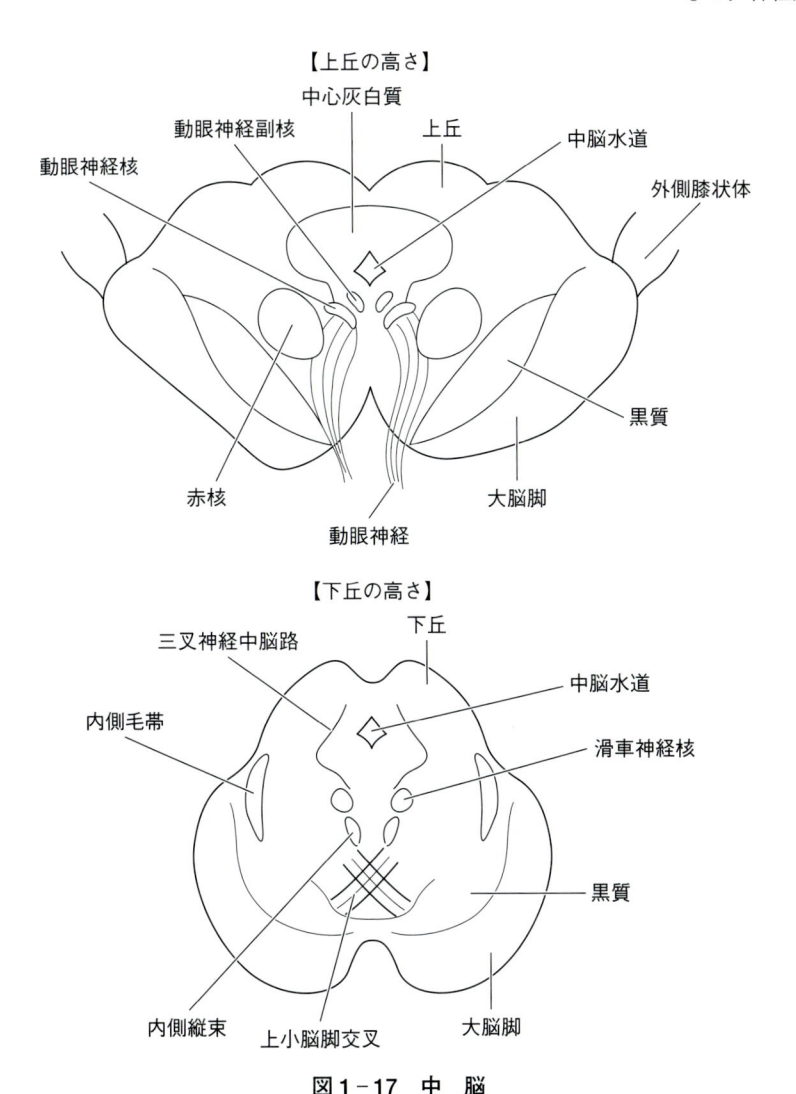

【下丘の高さ】

図 1-17 中 脳

側性の線維を送る．大脳脚の付け根にはメラニンを多く含んだ**黒質**がある．被蓋背側部には**動眼・滑車神経核**があり，外側部には**網様体**がある．中脳蓋は**四丘体**と呼ばれ 2 対の隆起がある．**上丘**は視覚に関係し，対光反射の中枢である．また，脊髄に向けて交叉性の線維を送る．**下丘**は聴覚の線維（外側毛帯）を受けて間脳の内側膝状体へ線維を送る．中脳蓋の前方，中脳ほぼ正中には**中脳水道**が通っている．中脳水道は神経管の内腔に由来し，第三脳室と第四脳室をつないでいる．その周囲の中心灰白質には多数の自律神経線維がある．

〈池永　透〉

F 脊髄の解剖　（図 1-18）

　脊髄は延髄に続いて脊柱管内に存在しており頸髄，胸髄，腰髄，仙髄に分けられる．下端は**脊髄円錐**であり，第 1～2 腰椎に終わる．脊髄の中心部分は灰白質であり，その周囲を白

G．錐体路の解剖

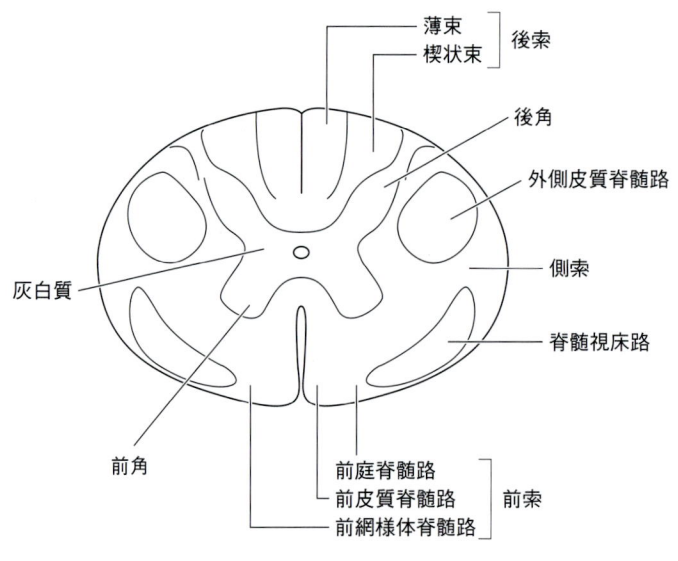

図1-18 脊髄横断面

質が取り囲む．灰白質の前方を**前角**，後方を**後角**と呼び，前角には運動に関与する前角細胞が，後角には感覚に関与する後角細胞が存在する．両者を結合している部分が**中心灰白質**である．白質は前索，側索，後索に分けられる．中心灰白質の前方の白質を**前交連**，外側部分の白質を**脊髄網様体**と呼ぶ．白質には皮質脊髄路（錐体路），脊髄視床路，脊髄小脳路などが存在する．

〈池永　透〉

G 錐体路の解剖　（図1-19）

　臨床に必要な神経解剖学の知識を獲得するには，法則性に頼るというより，そのまま記憶するしかない（と筆者は考える）．古来，記憶術は視覚に寄りかかっている．読者は，学術書・教科書から，好みの図像，自身に合ったイメージを選択して，これに親しんでいただきたい．

　さて錐体路とは，神経線維の集合である白質に存在する下行性（遠心性）の伝導路である．感覚路に比べれば単純であるが，その走行路，どこで交叉するか，およびどこでニューロンが変わるか，を覚える必要がある．

1．皮質脊髄路

　前頭葉運動野の神経細胞に発して，大脳基底核部近傍の**内包**を通過し，延髄下部つまり脳幹と脊髄の境界直前で大部分が交叉し（一部は交叉しない，ということだが，ここでは無視する），反対側の**脊髄側索**を通過し，脊髄前角の神経細胞においてニューロンを変える．この脳皮質から脊髄前角までを**上位運動ニューロン**，脊髄前角以下を**下位運動ニューロン**と呼ぶ．なお下位運動ニューロンは末梢神経である．上位と下位の運動ニューロンの障害は症候が明らかに違う．

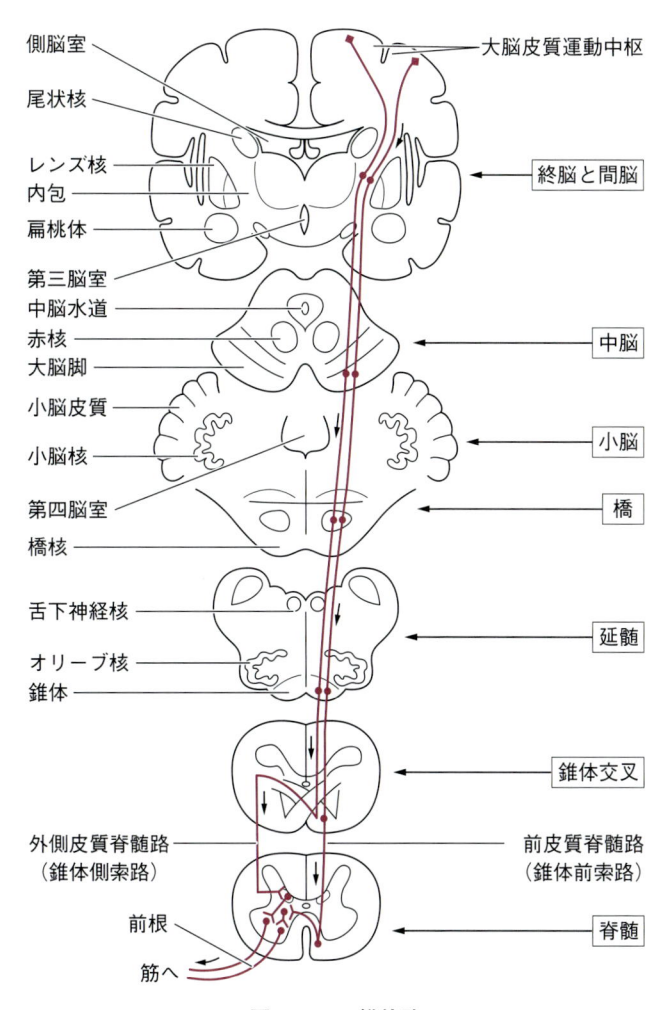

図1-19 錐体路
(日野原重明, 他. 系統看護学講座専門基礎1. 人体の構造と機能[1]解剖生理学. 6版. 東京: 医学書院; 2001. p.240 より許諾を得て転載)

なお延髄における**錐体交叉**は, 上肢と下肢で交叉部のレベルがずれているので, 延髄病変においては, 一側の上肢麻痺と他側の下肢麻痺をきたす可能性がある. これを**交叉性片麻痺**と呼ぶが, 交代性片麻痺と混同しないように. (交代性片麻痺とは, 病変と同側の脳神経麻痺と反対側の片麻痺を呈する場合で, 中脳, 橋, また延髄病変で起こる.)

2. 皮質核路

一側の前頭葉運動野に発した線維の一部は脳幹部の対側脳神経核に終わる. 皮質脊髄路と異なり, 左右の線維間の交通があり, 両側支配が多いので, 顔面神経と舌下神経を除いて, 片側皮質核路の障害は顕著な症状を表さないことを銘記してほしい.

〈永野雄三〉

H. 感覚路の解剖 (図1-20〜1-22)

様々な感覚刺激が入力されたのち，これを視床，小脳および大脳皮質に連絡する上行性（求心性）の伝導路である．この経路は，かなり覚えにくい．2つ以上のニューロンの中継があるが，運動系と異なり，ここでは気にしなくてよい．脊髄白質のどこを通り，どこで交叉するかを記憶してほしい．感覚系を3つに分けて考える．

1. 温・痛覚

温・痛覚を伝える線維は脊髄後根から入り，脊髄において，1ないし2髄節上行してから（ほとんどすぐ，と考えてよい）交叉する．反対側の脊髄側索を上行して視床に向かう（**脊**

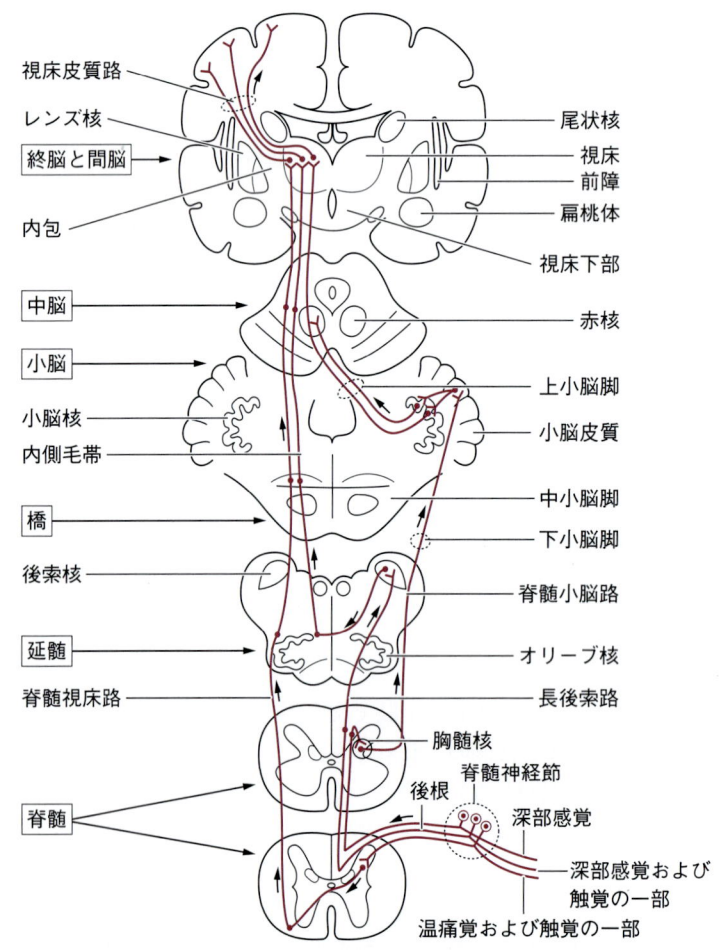

脊髄神経の後根から知覚入力は，3つのニューロン（脊髄神経節・脊髄もしくは延髄・視床）を介して大脳皮質に運ばれる．

図1-20 主な上行性伝導路
(日野原重明, 他. 系統看護学講座専門基礎1. 人体の構造と機能[1]解剖生理学. 6版. 東京: 医学書院; 2001. p.238 より許諾を得て転載)

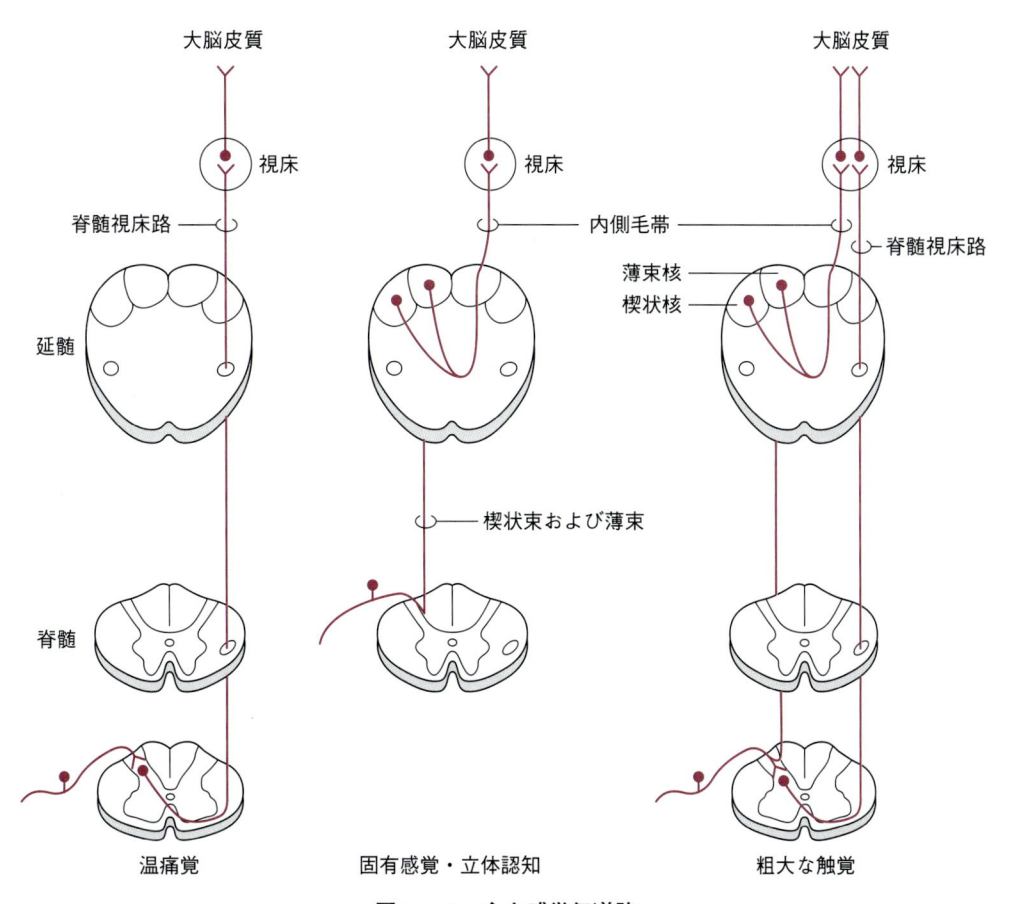

図1-21 主な感覚伝道路
(Goldberg S. Clinical Neuroanatomy made ridiculously simple. Miami: MedMaster; 1983. p.20-1.)

髄視床路）．次いで視床から大脳皮質へニューロンが達する（視床皮質路）．

2. 固有感覚（振動覚，位置覚，立体認知など）

　　固有感覚は後根より入って，交叉せず，同側の脊髄後索を上行し，延髄で交叉する．交叉する前の延髄には薄束核と楔状束核があり，ここでニューロンを変えるのだがこれに対応して脊髄後索には薄束（ゴル Goll 束と呼ばれる）と楔状束（ブルダッハ Burdach 束と呼ばれる）があり，前者は後索の内側半分を占めており，下肢の情報を，後者は後索の外側にあって，上肢の情報を伝達する．薄束は下半身からの後根線維で構成されるのであるから先に脊髄下部に入り，楔状束は後から上半身の後根線維を合流させると考えれば外側に位置すると覚えやすい（ゴル束はゴール→サッカー→靴を履く→薄束，の連想で下半身の情報，ブルダッハ束はブルーダー→兄弟の契り→楔状束の連想）．延髄で交叉した線維は内側毛帯を形成し視床に達する．
　　ところで深部感覚は位置覚など意識できる感覚は視床に接続されるが，一方で意識されない感覚路が小脳へと接続される．これらはもちろん交叉せずに同側の脊髄小脳路を上行し，

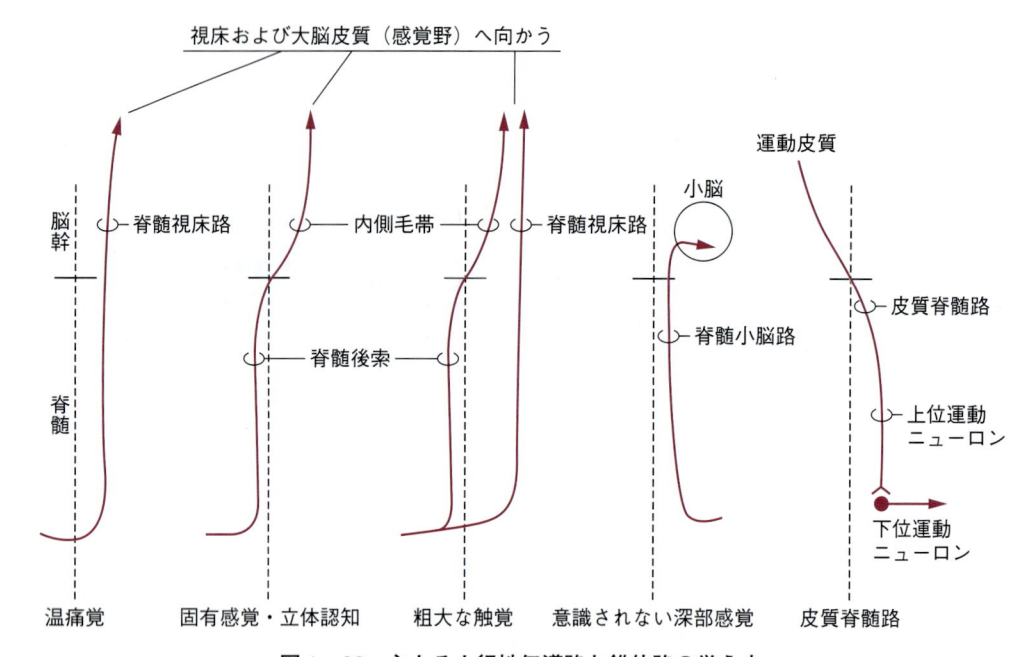

図1-22 主たる上行性伝導路と錐体路の覚え方
(Goldberg S. Clinical Neuroanatomy made ridiculously simple. Miami: MedMaster; 1983. p.20-1.)

上・中・下と3本ある小脳脚のうち**上小脳脚**と**下小脳脚**を通り小脳へ達する．

3．粗大な触覚

　　粗大な触覚は，上記の2つの経路を合体したごとくに，一部は延髄まで交叉せずに上行し，一部は早期に交叉してしまう．つまり片側脊髄損傷では，この感覚路は障害されないことになる．

〈永野雄三〉

Ⅱ 脳神経の解剖

　　脳神経とは，直接脳から出た神経のことである．よく脳を木にたとえるが，脳神経は脳の中心にある幹すなわち脳幹から直接出た枝である．また，厳密に言うと，脳神経のうち，最も上にある嗅神経（Ⅰ）と視神経（Ⅱ）は脳の一部が延長したものであり（すなわち幹の先端で伸びている部分），残りの動眼神経（Ⅲ），滑車神経（Ⅳ），三叉神経（Ⅴ），外転神経（Ⅵ），顔面神経（Ⅶ），前庭蝸牛神経（Ⅷ），舌咽神経（Ⅸ），迷走神経（Ⅹ），副神経（Ⅺ），舌下神経（Ⅻ）は，脳幹の上部から数字の順に出た枝であり，この枝が幹の中で最初に出ている部分が各神経の核と呼ばれる場所である（図1-23，1-24）．

1．嗅覚系（第Ⅰ脳神経）（図1-25）

　　匂いは，芳香物質が鼻粘液に溶け込み，これが鼻腔天井に約2 cm²の広さに広がっている

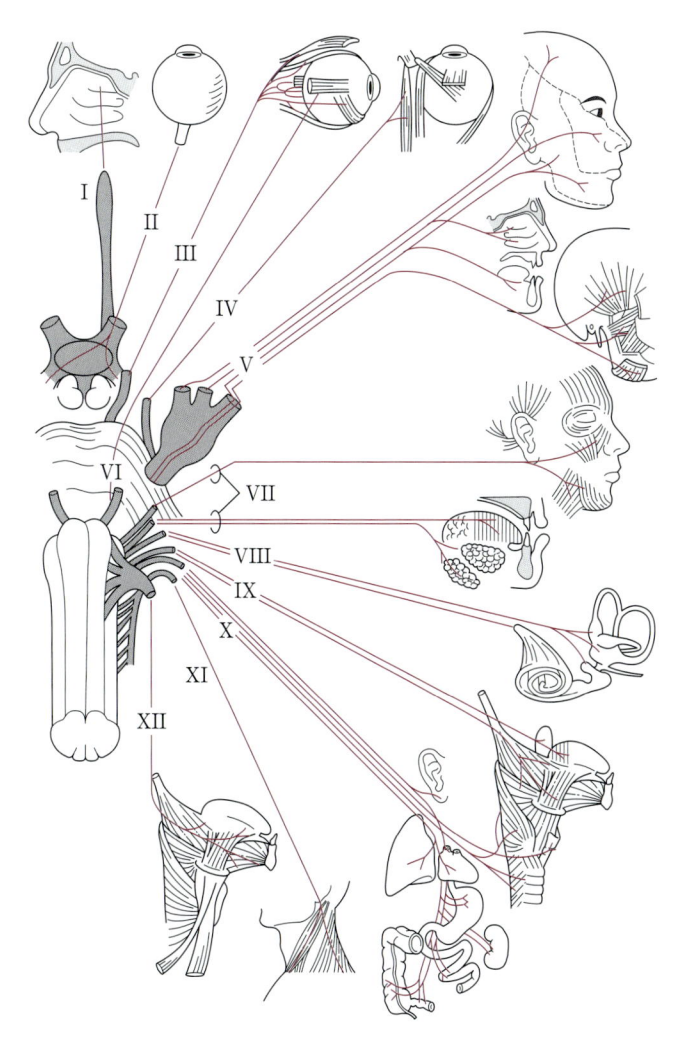

図1-23 脳神経（神経局在診断. 3版. 東京: 文光堂; 1991.）

嗅粘膜にある**嗅細胞**に至る．その後，嗅細胞からの神経束が収束し，左右約20本の**嗅糸**となり篩板を通って頭蓋内の**嗅球**につながり，**嗅索（嗅神経）**を経て**嗅皮質**（第28野）に至る．嗅皮質は側頭葉の鉤より始まり，前有孔質を越え脳梁膝部下の前頭葉内側面まで広がっている．このように，嗅神経路は視床を経由することなしに皮質に達している唯一の感覚路である．

2．視覚路（第Ⅱ脳神経）（図1-27）

網膜・視神経は脳の一部が延長したものである．まず，光（画像）は眼球のレンズを通して上下左右反転して網膜に写る．網膜に達した光は錐状体細胞と杆状体細胞で光化学反応を引き起こし，これが電気刺激となり**視神経**に運ばれる．視神経の神経線維は視交叉で50%が交叉している．つまり，網膜耳側部分からの線維は非交叉で，網膜鼻側からのものは交叉する．視交叉より後方の部分は，同側の耳側部分からの線維と対側の鼻側からの線維が合流

22　I. 脳神経の解剖

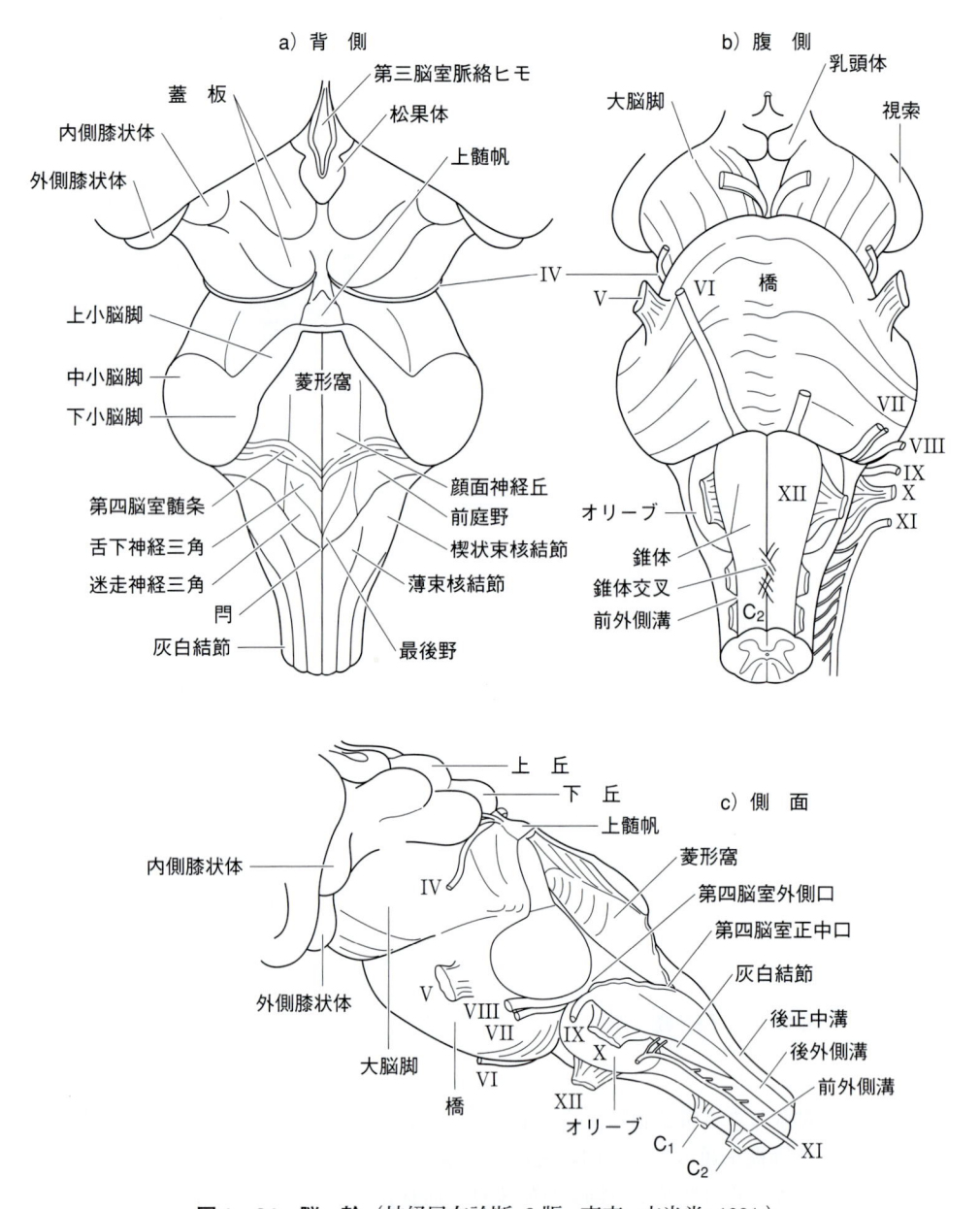

図1-24　脳　幹（神経局在診断. 3版. 東京: 文光堂; 1991.）

して視索を形成する．すなわち，視野の右側からの情報はすべて左側の視索を介して運ばれているのである．視索は外側膝状体に至り，外側膝状体より視放線が出る．視放線は側頭葉に広範囲に広がって走る線維で，側頭葉下部を通るものをマイヤー係蹄 Meyer's loop と呼び，対側視野の上半分からの情報が運ばれており，残りの対側視野の下半分は側頭葉上方を通っている．視放線は視皮質（第17，18，19野）に至る．画像はこのように色々な部分に分離され運ばれた後，最後に視皮質で調節され元の画像に戻るのである．

§1. 神経解剖と神経生理   23

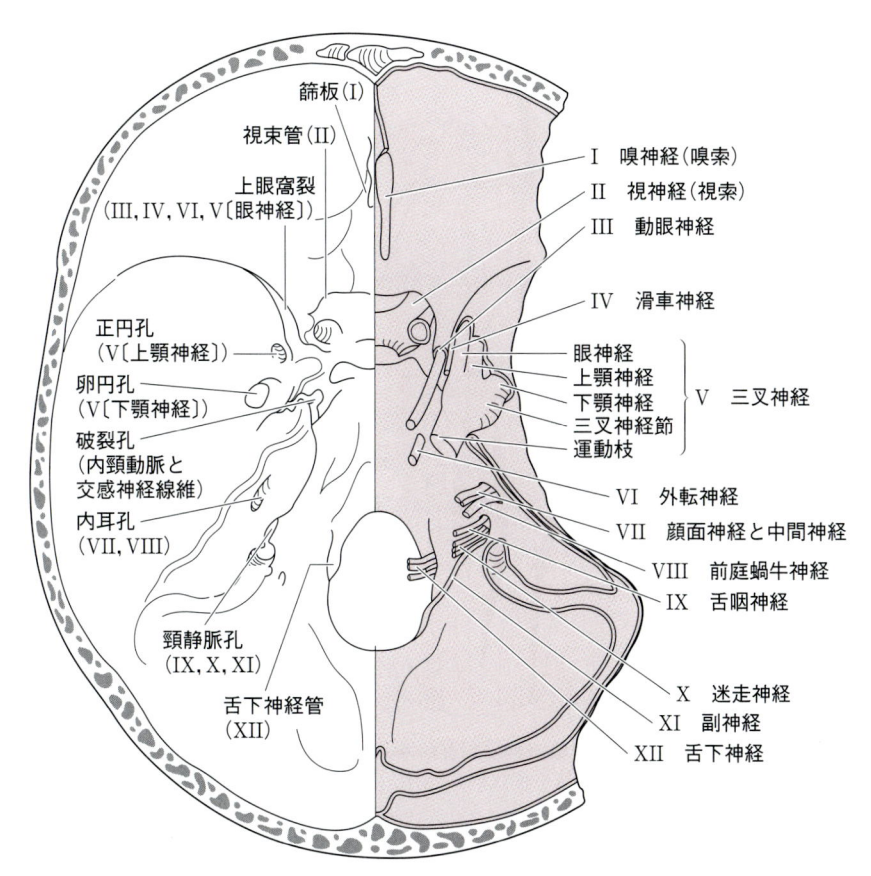

図1-25 頭蓋底（神経局在診断. 3版. 東京: 文光堂; 1991.）
左は脳神経の出入口を示し，右には脳神経の断端を示す．

3．動眼神経（第Ⅲ脳神経）（図1-23）

　　動眼神経核は脳幹背側にある上丘で中脳水道周辺の灰白質内にある．核は内眼筋（瞳孔括約筋，毛様体筋）を支配する**エディンガー・ウェストファル核**と，外眼筋のうち**内直筋，上直筋，下直筋，下斜筋**と，**眼瞼挙上筋**を支配する核群の2カ所に大きく分けられて存在している．これらの核から出た線維は一緒になって脳幹の中を腹側へと向かい，脚間窩の外側部分で脳幹より出て動眼神経となる．動眼神経は上小脳動脈と後大脳動脈の間を通った後に，小脳テントの自由縁のそばを走行し，海綿静脈洞内を通り，最終的には上眼窩裂を通って眼窩へと達する．眼窩内では，動眼神経から，まず副交感神経が分かれ，この副交感神経は毛様体神経節に入った後に，内眼筋（瞳孔括約筋，毛様体筋）へ向かう．また，副交感神経を出した後，動眼神経は続いて，上枝と下枝に分かれ，上枝は眼瞼挙筋，上直筋に行き，下枝は内直筋，下直筋および下斜筋に行く．このようにして，動眼神経は，眼球において，瞳孔の縮瞳や眼瞼挙上や外転以外の眼球運動に関わることになる．

4．滑車神経（第Ⅳ脳神経）（図1-24）

　　滑車神経核は脳幹背側にある下丘で中脳水道周辺の灰白質で動眼神経直下にある．神経線

24　I．脳神経の解剖

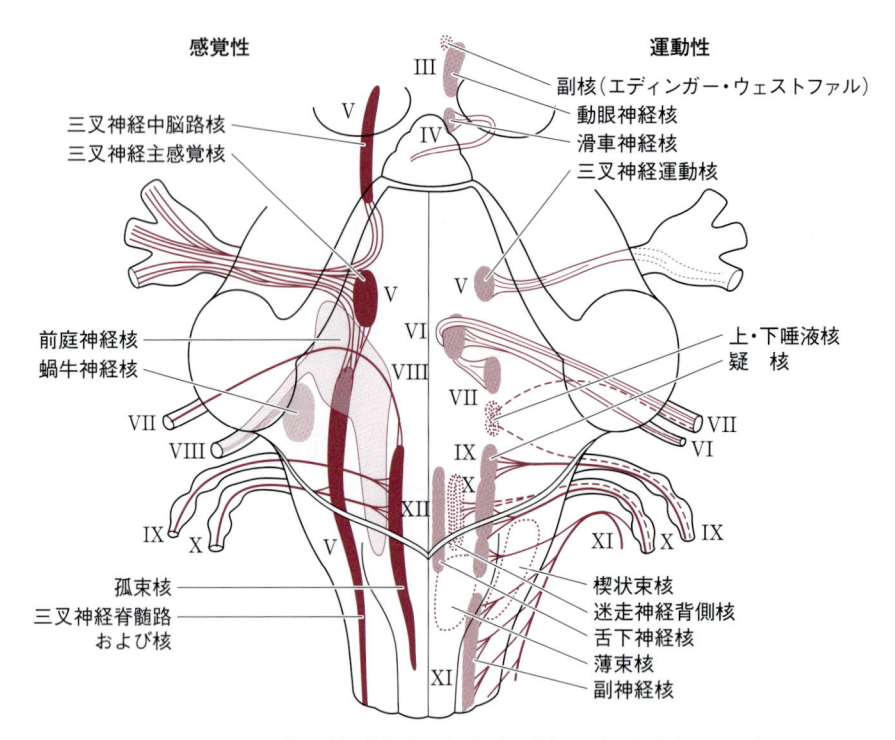

図1-26　脳神経核（神経局在診断．3版．東京: 文光堂; 1991.）
脳幹を背側から眺めて脳神経核を模式的に示す．左側に感覚性，右側に運動性を示す．

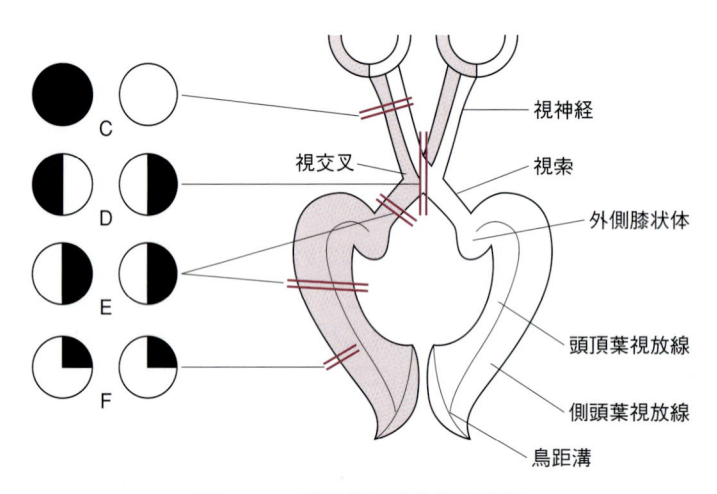

図1-27　視神経経路と視野障害
(Shoji T. Surgery for The National Examination. 東京: 医学評論社; 1989.)

維は灰白質の周りを巡って上髄帆で交叉し，下丘の下で中脳被蓋から出ている．脳幹背側から出る唯一の脳神経である．脳幹背側から出た滑車神経は大脳脚をまわって腹側に向かい，動眼神経と一緒になって眼窩に達し，**上斜筋**に向かう．なお，上斜筋は，眼球を下方に向け，内側に回旋させ，わずかに外転させる．つまり，これが障害されると，内下方が見づら

くなる．

5．外転神経（第Ⅵ脳神経）（図 1-23，1-24）

外転神経核は橋の尾側被蓋で，第四脳室底直下にある．外転神経線維は，橋を通り抜けて延髄と橋の間から出ている．その後，脳底動脈と橋に沿って上行し，他の眼球運動神経と一緒になり，海綿静脈洞を経て眼窩に入り，外直筋に至る．なお，外直筋は，眼球を外転させる働きを行っている．

※上述の3つの眼球運動に関する脳神経（Ⅲ，Ⅳ，Ⅵ）はお互いに連絡を取りながら，共同に眼球を動かしているが，これらの連絡役が内側縦束である．上述のように，各々の神経核は脳幹背側に縦に並んでおり，内側縦束は，これらをつなぐ形で，脳幹背側の正中両側性に中脳から頸髄にわたってつないでいる．このように，広い範囲にわたっているのは，あるものを見る行為には，首を向けたり，音等に反応したり，位置を考えて向いたりと，様々な動作が関係しており，このため，内側縦束にはこれら眼球運動に関係する3つの脳神経（Ⅲ，Ⅳ，Ⅵ）だけではなく，頸部筋・項部筋・前庭神経核，橋および中脳の注視中枢を含む網様体，大脳皮質，大脳基底核など，見ることに関係する様々な神経からの信号が集まっているためである．

※眼球に関係する神経支配として，これら3つの脳神経（Ⅲ，Ⅳ，Ⅵ）以外に，交感神経性眼筋支配がある．交感神経性眼筋支配の核すなわち，毛様体脊髄中枢は第8頸髄から第2胸髄レベルの脊髄灰白質の側角内にあり，ここから，上頸神経節に上行し，さらに内頸動脈に沿って眼窩まで達し，最終的には瞳孔散大筋や上眼瞼筋および眼窩筋に至り，瞳孔を散大させたり，眼瞼挙筋と共同して眼瞼を挙上させたり，眼球を眼窩内で支えたりしている．また，汗腺や顔面の血管も支配している．このため，この交感神経が障害されると，眼瞼狭小化，縮瞳，眼球陥凹，発汗異常，血管拡張が生じる，いわゆるホルネル症候群が出現する．

6．三叉神経（第Ⅴ脳神経）（図 1-25，1-28）

三叉神経は特殊で巨大な神経である．脳幹橋背側の被蓋外側部にある三叉神経主感覚核とその内側にある三叉神経運動核およびこれら神経核の上方中脳まで縦に広がる三叉神経中脳路核と下方頸髄まで縦に広がる三叉神経脊髄路核があり，このうち，三叉神経運動核は咀嚼筋へ向かう細い運動性線維を出し，その他の三叉神経主感覚枝，三叉神経脊髄路核および三

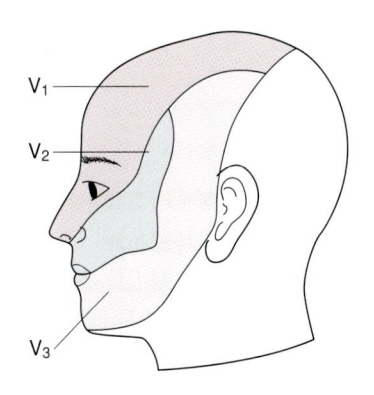

図 1-28 三叉神経感覚枝の末梢支配
(Shoji T. Surgery for The National Examination. 東京: 医学評論社; 1989.)

叉神経中脳路核は感覚性線維として，いわゆる三叉神経節に至る．三叉神経節からは，眼神経（第1枝），上顎神経（第2枝），下顎神経（第3枝）が出ており，各々眼窩裂，正円孔，卵円孔を通って頭蓋外に出て，顔面から頭頂までの皮膚感覚や角膜，鼻粘膜，歯，硬膜，耳介や耳道の前部，鼓膜の感覚を司っている．なお，三叉神経核の中枢側では，広い範囲で対側に向かい，橋を通って外側脊髄視床路と一緒に視床へと向かい，内包後脚を通って中心後回に至る．

7．顔面神経（第Ⅶ脳神経）（図1-24，1-26）

顔面神経は2つの要素からなり，運動性要素からなり顔面の表情筋を動かす顔面神経核から出る，本来の顔面神経と，孤束核から出ている中間神経と呼ばれる内臓につながる細い線維が合わさったものである．顔面神経核は橋被蓋の腹外側にあり，孤束核はその下方に縦長に位置している．顔面神経核および孤束核からの線維は，外転神経核の周りを回った後に，橋下端の腹外側部より出て，中間神経と第Ⅷ脳神経と一緒に内耳道に入ってくる．内耳道内で顔面神経と中間神経は第Ⅷ脳神経と分かれてさらに外側に向かい，頭蓋骨の中を長く曲がりくねりながら通っている顔面神経管内の膝神経節へと向かう．その後，顔面神経管は茎乳突孔から頭蓋外に出ている．頭蓋外に出た顔面神経は個々の運動枝に分かれて様々な顔面表情筋に広がっている．一方頭蓋外に出た中間神経は各種内臓器に分布している．中間神経には求心性要素と遠心性要素が含まれており，求心性要素は味覚（舌の前2/3）に関係し，遠心性要素は顔面各種腺組織（涙腺，耳下腺，鼻腺，舌下腺，顎下腺）に分布している．

※末梢部での顔面神経の分布は同一側の表情筋に分布しているが，前額部の筋のみ，核上性に両側支配を受けており，それ以外の表情筋は対側の大脳皮質から支配されている．このため，脳卒中等で片側大脳半球の障害があった場合，前額部は麻痺から免れる．これに対し，末梢性の障害では同側全ての顔面表情筋の麻痺が生じるのである．

※顔面神経管内で顔面神経がウイルス感染などで炎症を起こした場合，腫張した神経が骨内で圧迫され，末梢性に顔面神経麻痺を生じる（ベル麻痺）．

※顔面神経運動核は運動を司る中心前回から影響を受けるのみでなく，感情に関係する間脳や大脳基底核からも影響を受けており，多発性脳梗塞で大脳基底核に多数の梗塞巣ができた場合，顔面表情筋の動きが悪くなり，パーキンソン症候群の仮面様顔貌となる．

※顔面痙攣では，これら大脳や間脳等の障害によって，異常刺激が生じて痙攣を生じている場合と，脳幹から出た部分で，蛇行した血管によって圧迫され生じている場合がある．

※舌の味覚は先端から，甘味，塩味，すっぱさを感じる．なお，舌の後1/3は同じく孤束核に入っている第Ⅸ・Ⅹ脳神経が分布している．

8．聴神経（第Ⅷ脳神経）（図1-25，1-26）

聴神経には聴覚系要素と平衡系要素がある．すなわち，聴覚を司る蝸牛神経と平衡感覚を司る前庭神経からなり，蝸牛神経は内耳の有毛細胞から生じ内耳道を通って小脳橋角部に至り，橋下部の蝸牛神経核に終わる．ここからの中枢路は交叉し外側毛体となり上行し下丘に至り，さらにニューロンを変え，両側の内側膝状体に連絡し，各々同側の側頭葉皮質に至る．このため，一側の側頭葉障害では難聴はきたさず，対側構音の聴力障害を生じるのみで

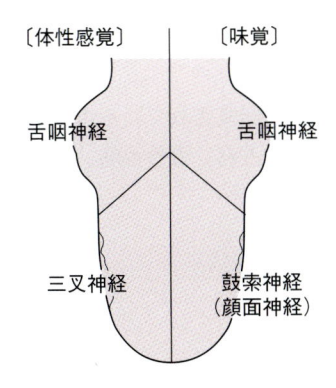

図1-29　舌の一般知覚と味覚の神経支配
(Shoji T. Surgery for The National Examination. 東京: 医学評論社; 1989.)

ある．音波は耳小骨により外リンパ内の圧波に変換され，この圧波が有毛細胞で波動を活動電位に変換され，前述の経路を伝わるのである．次に平衡神経は，三半規管にある前庭神経節から生じ，蝸牛神経と一緒に内耳孔を通り前庭神経核に至る．前庭神経核は脊髄・小脳・大脳と連絡しており，運動や姿勢保持に関与する．

9．舌咽神経（第 IX 脳神経）（図1-24，1-29）

混合神経であり咽頭を挙上させる運動枝と耳下腺を支配する副交感神経線維と耳介後方の一部の皮膚感覚や舌の後ろ1/3の味覚を伝える感覚枝である．運動枝は疑核から出て**経静脈孔**を通って内頸動脈と頸静脈の間を通り，茎突咽頭筋と咽頭神経叢を経て咽頭の横紋筋を両側性に支配している．また，感覚枝は舌後方1/3の感覚を孤束核に伝える舌枝と鼓室粘膜の感覚を副交感神経線維と一緒に走行し下神経節を経て，同じく孤束核に終わる鼓室神経がある．**副交感神経線維**は**下唾液核**から出て，下神経節を経て，前述の鼓室粘膜感覚線維と一緒になって耳下腺に至る鼓室神経と，頸動脈洞や頸動脈小体に至る頸動脈枝がある．

10．迷走神経（第 X 脳神経）（図1-23）

混合神経で舌咽神経と同じく，運動枝，感覚枝，副交感神経線維を含む．運動枝は，舌咽神経と同じく，**疑核**から出て，軟口蓋・咽頭や，声帯を支配する**咽頭筋**に分布する．なお，この運動枝も中枢は両側支配であり，特に声帯を支配する迷走神経の枝は**反回神経**と呼ばれている．

※咽頭の症状による舌咽神経と迷走神経の症状の分離は非常に難しいが興味深く，いわゆる**カーテン徴候**ではこの両者の分離は困難であるが，声帯の動きを確認することで反回神経（X）麻痺の有無と患側の確認が可能であり，**咽頭反射**は IX が求心路で，X が遠心路，中枢は延髄であり，これらの疾患部位を同定するのに有用である．

11．副神経（第 XI 脳神経）（図1-23）

純粋な運動神経で**胸鎖乳突筋**と**僧帽筋**上部を支配する．C2～C5 までの上位脊髄前角灰白質から脊髄くも膜下腔内に出て上行し，大後頭孔から頭蓋内に戻って延髄疑核下端から出た線維と一緒になるが，これら2つが合わさった神経線維が副神経であり，IX・X 脳神経と一緒に頸静脈孔を通り頭蓋外に出て，同側性に胸鎖乳突筋を，対側性に僧帽筋を支配している．

12. 舌下神経（第XII脳神経）（図1-23, 1-24）

延髄の下1/3正中近くにある多くの核群が合わさって形成されている舌下神経核より出る運動神経で舌下神経管を通って頭蓋外に出て**舌筋**（茎突舌筋，舌骨舌筋，オトガイ舌筋）を支配する．

〈多田裕一〉

J 脊髄神経の解剖

脊髄神経は脊髄から発する末梢神経で，頸部以下の運動・感覚を支配している．31対あり，1対ずつ左右の椎間孔から外に出る．これを脊柱の区分に従い，次の5群に分ける（図1-30）．

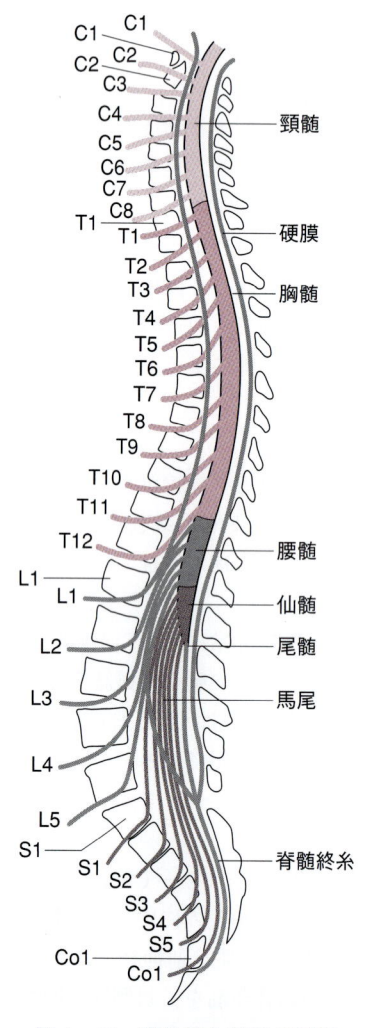

図1-30 脊柱管と脊髄の関係

(1) 頸神経　cervical nerves　：頸髄（C1〜C8）から出る8対の神経
(2) 胸神経　thoracic nerves　：胸髄（T1〜T12）から出る12対の神経
(3) 腰神経　lumbar nerves　：腰髄（L1〜L5）から出る5対の神経
(4) 仙骨神経　sacral nerves　：仙髄（S1〜S5）から出る5対の神経
(5) 尾骨神経　coccygeal nerve：尾髄（Co）から出る1対の神経

1．脊髄神経の分布

　脊髄は脊柱よりも短いので，椎間孔は対応する脊髄分節から尾側になるほど遠い所に位置する．その結果，腰仙椎部での下部脊髄節からの神経根は，馬尾を形成して垂直に近い束となって脊柱管内を下行する（図1-30）．

　脊髄から発した前根はすべて運動性であり，後根は一律に感覚性である．さらに脊髄の前根と後根は椎間孔を抜ける前に合流し，椎間孔の中で脊髄神経節を作る．合流した前根と後根は一幹になり，椎間孔から脊柱管の外に出る（図1-31）．

　合流した一幹は，椎間孔を出るとすぐに前枝と後枝とに分れて末梢に行く（図1-31）．この両枝の支配区域は定まっており，前枝は体幹と四肢の皮膚や感覚に，後枝は背部に分布する．**皮膚分節（デルマトーム　dermatome）**は，脊髄の各分節に入る感覚神経とその支配領域の皮膚との間の対応を示している（図1-32）．

　脊髄神経は前枝，後枝とも感覚と運動の混合性線維で，皮膚その他に行く感覚線維と骨格筋に行く運動線維を含んでいる．つまり前根と後根の線維は，前枝と後枝とに分れた後には感覚と運動線維が混合している．

　脊髄神経はレベル毎に必ずしも同じ太さではない．C1からC7まで次第に強大となり，それ以下は再び細くなる．T2〜T12はほとんど同じ太さであるが，L1から再びその太さを増して，S1に至り最大となり，以下順次細くなって，Coははなはだ小さい神経となっ

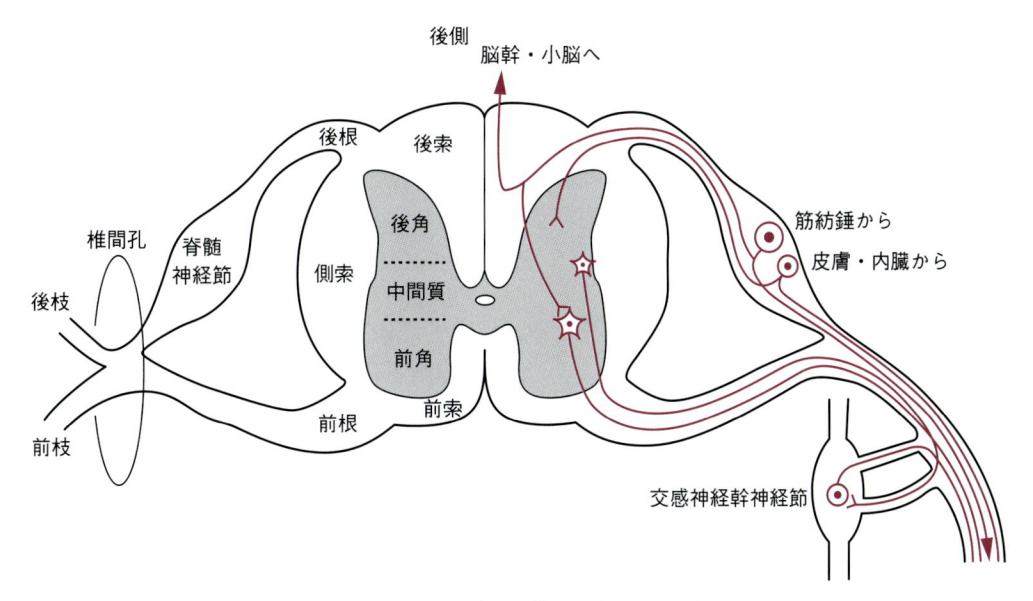

図1-31　脊髄神経の椎間孔付近での走行

J．脊髄神経の解剖

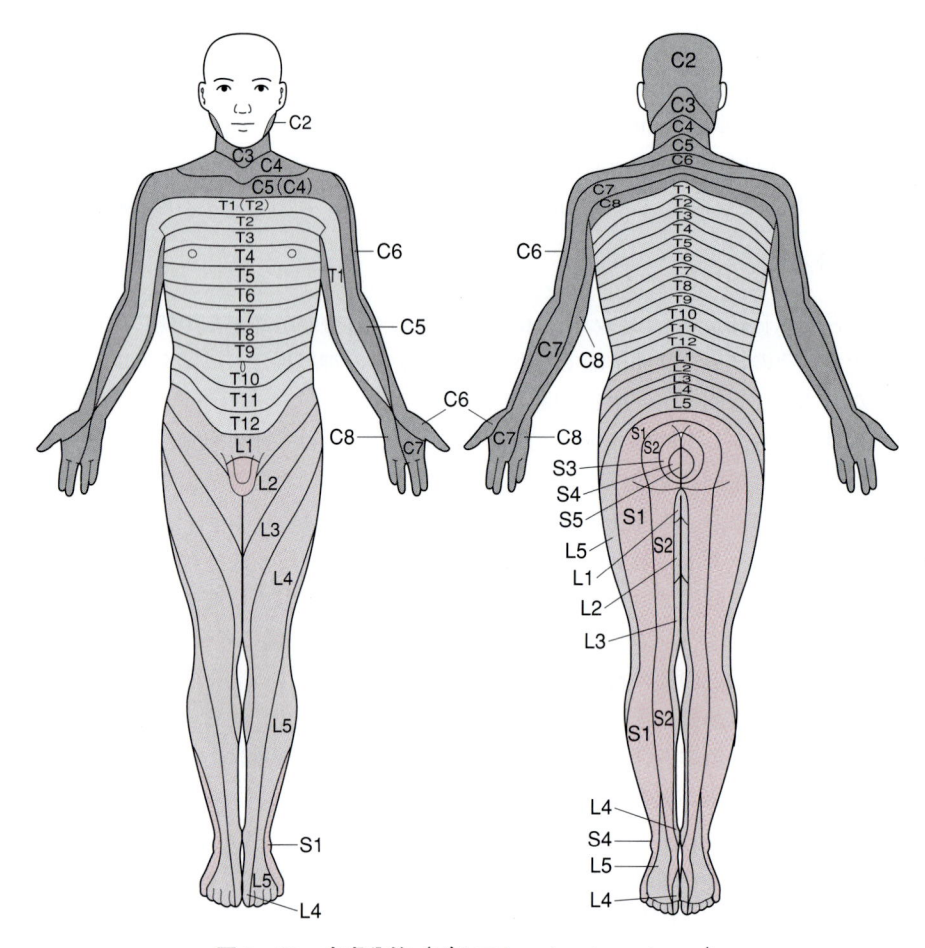

図1-32　皮膚分節（デルマトーム　dermatome）

ている．このように各部でその発達の異なるのは，その支配領域の広さが各部によって異なるからである．

脊髄神経は，末梢で神経叢に吻合し，神経幹の中で枝分れし，約1m離れている末梢構造物に至って終止する．肋間神経のみは髄節状のままである．

2．脊髄神経の前枝と神経叢

体幹の外側部と腹側部ならびに体肢に分布し，後枝に比べ概ね太い．31対の前枝は，肋間神経である胸神経を除いて，脊柱の両側で上下互いに吻合して神経叢を生じている．神経叢を認めるのは身体構成の分節的配分が乱れているためであり，体肢に行く神経で神経叢が特によく発達している．各脊髄神経と神経叢との関係は次の通りである．

C1 －　－C4 …頸神経叢
C4 －　－T1 …腕神経叢-頸腕神経叢
T1 －　－T12 …肋間神経（神経叢を作らない）
T12 －　－L4 …腰神経叢

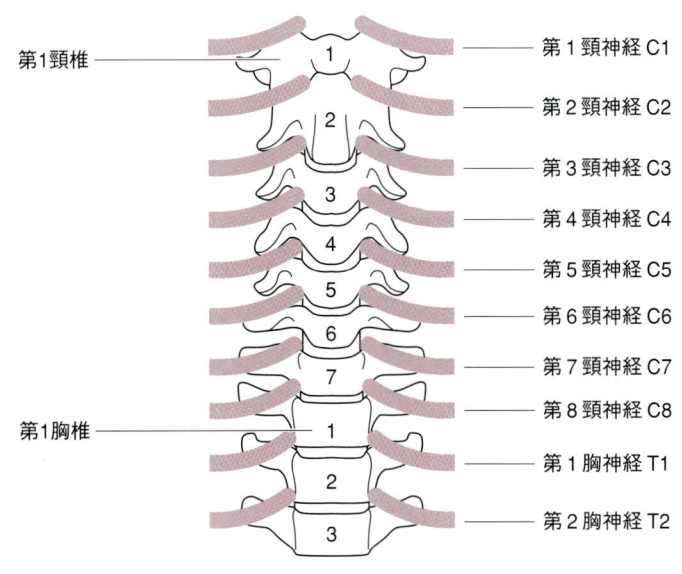

図1-33 脊髄神経と脊椎の関係

L4 － － －S5 …仙骨神経叢-腰仙骨神経叢
Co ………S4・S5と小さい神経ワナを作る．

3. 脊髄神経の後枝と神経叢

　椎間孔の出口で前枝と分れて後方に行き，さらに2枝に分れる．両枝とも固有背筋に運動枝を与えたのち，体幹背面の皮膚に分布する．
　脊髄神経では一般に前枝の方が後枝よりも太いが，C2だけは例外で後枝の方が太い．
　C1の後枝を後頭下神経といい，項部の諸筋を支配するのみである．しかし，C1にも後根ははっきりと存在しているのであって，その線維は後頭下神経の中に入って深部感覚を司っているものと思われる．
　C2の後枝はいくつかの筋枝を出したのち大後頭神経となって後頭動脈とともに走り，後頭部の皮膚に分布している．

4. 脊髄神経と脊椎の数え方について

　第1頸神経C1は後頭骨と第1頸椎との間から，第8頸神経C8は第7頸椎と第1胸椎との間から出るから，頸神経の数は頸椎の数よりも1つ多く，番号はすぐ下の椎骨の番号と一致している．ところがこの順で進むと，第1胸神経T1は第1胸椎と第2胸椎との間の椎間孔を出ることになり，以下順次これに従うことになるから，胸神経以下では脊髄神経の数はそれぞれ相当部の椎骨の数と同じであり，その番号はすぐ上の椎骨の番号と一致している．たとえば，第4・5頸椎の間の脊髄神経はC5であるが，第2・3胸椎の間の脊髄神経はT2なのかT3なのか？　胸神経以下の脊髄神経にはその上の椎骨の番号を付けることになっている．従って第2胸椎の下から出る脊髄神経は第2胸神経（T2）になる（図1-33）．

〈宮本貴史〉

K 脳・脊髄血管の解剖

1. 脳の動脈

a. 大動脈との関係

　　　　主な脳動脈と大動脈との解剖学的位置関係は，図1-34のようになる．大動脈弓からはまず**腕頭動脈（無名動脈）**が分岐して，その次に**左総頸動脈**（L-CCA），**左鎖骨下動脈**（L-SUB）の順に分岐する．腕頭動脈（無名動脈）は，右鎖骨下動脈（R-SUB）と右総頸動脈（R-CCA）に分岐し，椎骨動脈（VA）は，左右の鎖骨下動脈からそれぞれ分岐する．
　　　　大動脈炎症候群（高安病）では，これらの大血管に複数の狭窄病変が見られることが多く，一方，両側椎骨動脈の起始部には動脈硬化性狭窄・閉塞が生じることが比較的多く，外科的治療の対象となることがある．

b. 頸部脳動脈

　　図1-35は頸部での脳血管の走行を示したものであるが，**総頸動脈**は頸椎の前の筋層下を走行し，第3～5頸椎レベルで**外頸動脈**（ECA）と**内頸動脈**（ICA）に分岐する．外頸動脈は前内側を走行して，主に顔面，頭皮，脳硬膜に血流を送り，内頸動脈は脳および眼球に主に血流を送る．
　　総頸動脈分岐部（内頸動脈起始部）は動脈硬化性狭窄が多く見られ，内膜剥離術やステント留置術の対象となりやすい．
　　椎骨動脈は，鎖骨下動脈から分岐した後第6頸椎横突起孔に入ったのち，第2頸椎まで各頸椎横突起孔の中をほぼ垂直に走行しながら，頸部筋群や脊髄硬膜を栄養する分枝を出す．

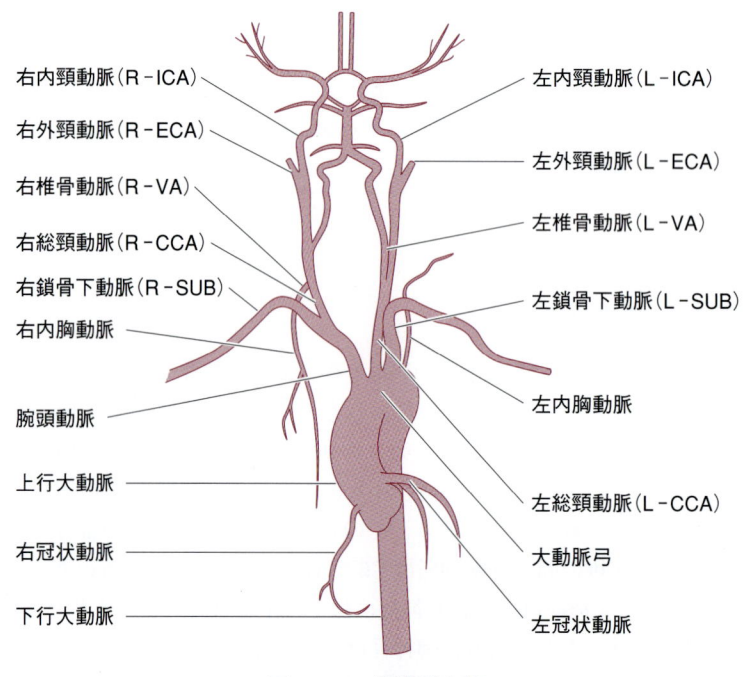

図1-34　頭蓋外血管

図1-35 頭蓋外動脈

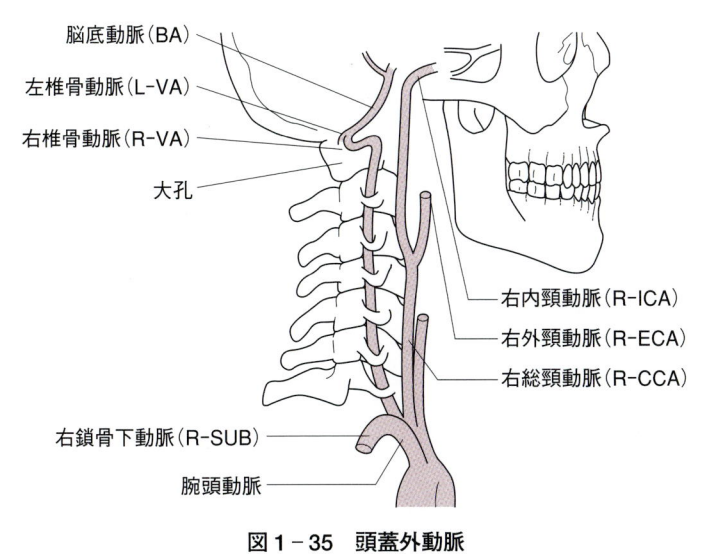

　この椎骨動脈は，その太さに左右差が見られることが多い．

c．頭蓋内脳動脈

　図1-36は，頭蓋内脳動脈を脳底部から観察したものである．

1）椎骨脳底動脈系（VB system），後方循環

　両側の**椎骨動脈（VA）**は，大孔レベルで硬膜を貫通してくも膜下腔に入り，脳幹の前面で合流して，**脳底動脈（BA）**を形成する．

　両側椎骨動脈合流部周辺から分岐する**後下小脳動脈（PICA）**は，延髄外側，小脳虫部，小脳半球下面に血液を送るので，このPICAが閉塞すると，眩暈，同側の運動失調，顔面のしびれ，反対側の感覚障害を示す**ワレンベルク Wallenberg症候群**を生じる．

　脳底動脈の中央部あるいは近位部より分岐する**前下小脳動脈（AICA）**は，外側に走行して小脳橋角部に向かい，橋，小脳前面，小脳半球中央部を栄養する．

　上小脳動脈（SCA）は，脳底動脈先端部より数mm手前から分岐し，小脳半球上面，小脳虫部頭側部を栄養する．

　後大脳動脈（PCA）は，脳底動脈先端部から連続して走行し，中脳，脳梁後半部，側頭葉の一部と後頭葉を栄養するが，これが閉塞すると反対側の同名性半盲を示すことになる．

　脳底動脈本幹および先端部からは穿通枝という非常に細い動脈が多数分岐して，橋や中脳周囲に血液を送る．従って，この脳底動脈が閉塞することになれば，重症意識障害を伴った四肢麻痺症状を呈するなど重症の脳幹梗塞を引き起こすことになる．

2）内頸動脈系，前方循環

　内頸動脈（ICA）は，頭蓋底（頭蓋頸動脈管）に入り，海綿静脈洞内を走行し，硬膜およびくも膜を貫通して頭蓋内へ移行する．いくつかの動脈を分岐したのち，前大脳動脈（ACA），中大脳動脈（MCA）に分岐して，大脳のほとんどの部分に血液を送る．

　内頸動脈からの最初の主要分岐動脈は**眼動脈（Oph. A）**であり，視力・視野を司る網膜中心動脈，涙腺動脈などに分岐する．

　次に内頸動脈後方より分岐するのは**後交通動脈（Pcom）**であり，**後大脳動脈（PCA）**と

K．脳・脊髄血管の解剖

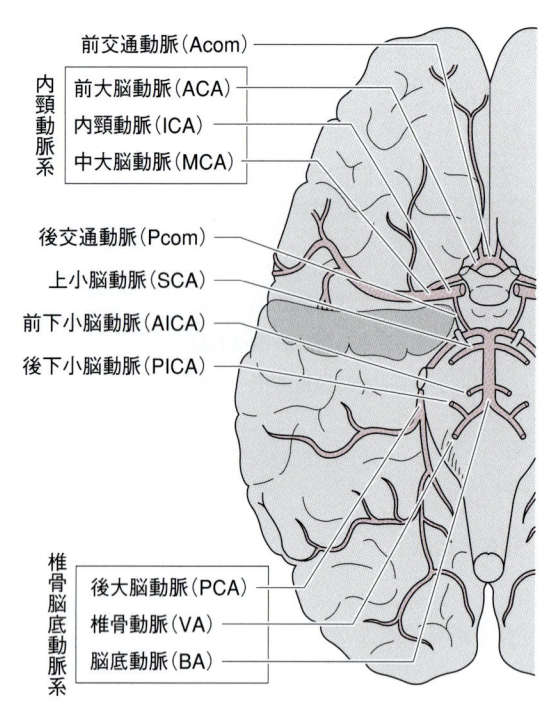

図1-36　頭蓋内主幹動脈

交通しており，内頸動脈閉塞や椎骨脳底動脈閉塞症例では重要な側副血行血行路となる．
　後交通動脈の遠位から分岐する前脈絡叢動脈は，内包，視床腹側，視索などに血流を送っており，これが閉塞すると，反対側の片麻痺，半身感覚障害，同名性半盲が生じる（モナコフ　Monakow 症候群）．
　前大脳動脈（ACA） は，内側を走行して大脳半球の内側面（前頭葉，頭頂葉の一部）に，**中大脳動脈（MCA）** は，外側を走行して，シルビウス裂から脳表に出てきて，前頭葉，側頭葉，頭頂葉を含めた広い範囲に血液を送る．中大脳動脈の起始部で閉塞すると，大脳半球の広い範囲の血流が低下するので，重篤な脳梗塞に陥る可能性があるが，症例によっては前大脳動脈や後大脳動脈から側副血行路が発達して，軽症で収まることも少なくない．

3）ウィリス動脈輪

　両側の内頸動脈は，**前交通動脈（Acom）** を介して前大脳動脈で連絡しており，内頸動脈は同側の後大脳動脈と後交通動脈（Pcom）で連絡するので，椎骨脳底動脈系の血流と両側の内頸動脈の血流を結ぶ環状構造が形成され，これをウィリス動脈輪と呼ぶ．

2．脳の静脈（図1-37）

　脳静脈は全身の静脈と異なり，弁がなく，脳動脈と平行して走行することはない．脳静脈には，脳表の皮質静脈系，実質内の髄質静脈系，脳室上衣下の上衣下静脈系，そして最終的な静脈還流路となる硬膜静脈洞があり，最終的に内頸静脈に流入する．皮質静脈系は，主に上矢状洞や横静脈洞に流入し，深部静脈系では白質と基底核からの血流を**ガレン大静脈**に集められ，**下矢状静脈洞**と合流し，**直静脈洞**に注ぐ．**上矢状静脈洞**と直洞は**静脈洞交会**で合流

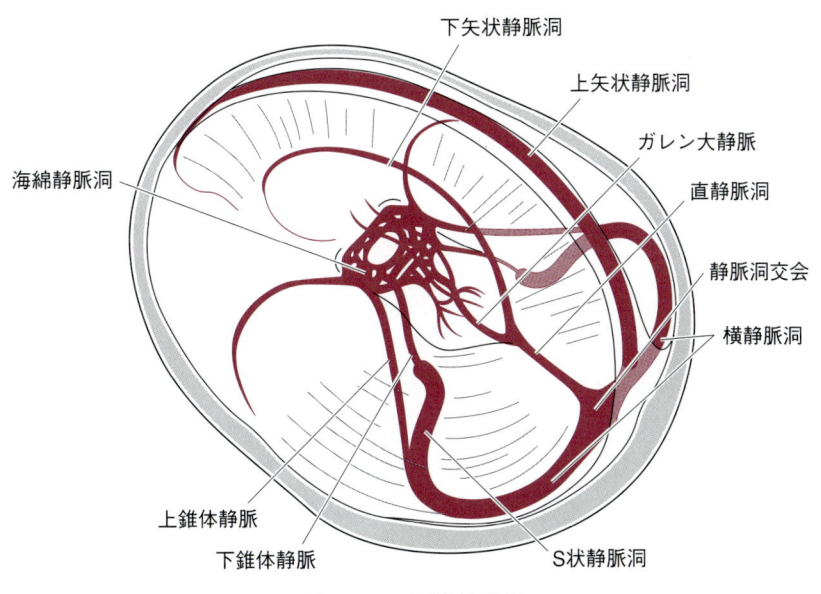

図1-37 硬膜静脈洞

し，左右の横静脈洞から**S状静脈洞**を介して**内頸静脈**へ流れ込む．
　感染などが原因で，静脈洞が閉塞すると，静脈還流が悪くなるため，頭蓋内圧が上昇して，出血性梗塞などを併発することがある．

3．血液脳関門

　脳には，脊髄と同様に，血液脳関門 blood-brain barrier（BBB）と呼ばれる組織があり，毛細血管と脳細胞との間で，物質交換を制限することでその恒常性を維持する働きを持つ．ここでは毛細血管の内皮細胞の間隔が狭いとか，特殊な生理的機能を持つことにより多くのタンパク質や，イオンの移動に制限を加えることになるが，酸素（O_2），アルコール，一酸化炭素（CO），二酸化炭素（CO_2）はBBBを自由に通れるため，一酸化炭素中毒や急性のアルコール中毒が起こる．また，脳炎や髄膜炎，脳膿瘍，脳腫瘍によりBBBの機能低下，破綻が起こると脳浮腫を引き起こすことになる．

4．脊髄の動脈

　脊髄は，脊髄前面正中の1本の**前脊髄動脈**と，脊髄後外側面の左右1対の**後脊髄動脈**により栄養されている．両者は，神経根とともに根動脈から分岐しており，この根動脈は頸部では椎骨動脈から，胸部，腰部では，直接大動脈から分岐している．

〈黒岩輝壮〉

L 脳脊髄液

　脳脊髄液 cerebrospinal fluid（**CSF**）とは，脳室系とくも膜下腔を満たす，リンパ液のように無色透明な液体である．略して髄液とも呼ばれる．脳室系の脈絡叢から産生される廃

液であって，脳の水分含有量を緩衝したり，形を保つ役に立っている．一般には脳漿として知られる．

1. 脳脊髄液の循環

a. 古典的な説

脳脊髄液を産生する脈絡叢は，側脳室，第三脳室，第四脳室のいずれにも分布する．脳室系は第四脳室のルシュカ孔・マジャンディ孔以外に出口がないので，脳室系の中で産生された脳脊髄液はその唯一の出口に向かって流れる．すなわち，**側脳室**からは**モンロー孔**を通って**第三脳室**に流れ，第三脳室からは**中脳水道**を通って**第四脳室**に流れ，第四脳室からは**ルシュカ孔・マジャンディ孔**を通ってくも膜下腔に流れる．ごく少量が中心管を通って脊髄を下る．頭蓋内では，くも膜に**くも膜顆粒**と呼ばれる突出があり，硬膜を貫いて隣接する硬膜静脈洞に入っている．くも膜下腔の脳脊髄液はくも膜顆粒から静脈に流れ込む．くも膜下腔の中で大孔（大後頭孔）を抜けて脊柱管に入った脳脊髄液は，脊髄を取り巻く静脈叢から静脈に入るか，脊髄神経の神経鞘の中を流れて最後にはリンパ液と混ざる．

b. 新しい知見

くも膜顆粒から吸収されるだけでは脳脊髄液の動態を説明しきれないことが指摘されてきたが，脳脊髄液は脳に分布する毛細血管からも吸収されるとする報告がGreitzらにより1996年になされた．また，リンパ管からの吸収が関与しているとする説もある（Koh L, et al. 2005）．リンパ管は脳には分布しないが，篩板から嗅神経とともに出て，鼻腔粘膜下のリンパ管に回収される経路や，同様に三叉神経などのほかの脳神経を介する経路もありえるとされる．

2. 脳脊髄液の異常

脳脊髄液の異常として臨床で最初に見つかるのは，頭蓋内圧の上昇である．決まった体積しか入らない頭蓋内に，ないはずのものが新たに加わると，脳脊髄液に高い圧力がかかり，同時に脳の実質も圧迫されて，頭痛，嘔吐，痙攣，徐脈，精神症状，視神経乳頭の浮腫・うっ血，外転神経麻痺などの所見を呈する．頭蓋内の脳脊髄液にかかった圧力（脳実質にも同じ圧力がかかる）を頭蓋内圧または脳圧といい，脳圧が上がることを脳圧亢進などという．正常の脳圧は60〜150mmH$_2$O程度（1mmH$_2$Oはおおむね1kg/m^{2}程度）だが，200mmH$_2$O程度，あるいはそれ以上に上がることがある．

脳圧亢進の原因として，脳脊髄液が頭蓋内にたまることが挙げられる．そのうちもっとも代表的なものが水頭症である．これは脳室にたまった脳脊髄液が脳の実質を周りに向かって圧迫する疾患であり，頭蓋骨が癒合しきっていない乳幼児に発症すると頭が非常に大きくなることがある．モンロー孔など，脳室系の狭くなっている部分は何らかの原因で閉塞しやすく，中でも中脳水道は狭く細長いので，閉塞することが多い．閉塞以外にも，頭蓋内の炎症すなわち脳炎や髄膜炎によって脳脊髄液が異常に多く産生されること，あるいはくも膜顆粒からの吸収が妨げられることでも脳脊髄液は貯留し，脳圧を上げる．

逆に脳脊髄液の減少によって脳圧が低下すると頭痛を起こす．これは脱水，髄液漏といった病的な原因のほか，後述の腰椎穿刺によって脳脊髄液を採りすぎたときに起こることがある．

〈森脇恵太〉

2 神経学的検査法

A 意識レベル

1. ジャパン コーマ スケール Japan Coma Scale（JCS）（表2-1）

意識障害を意識清明0から最重症300まで10段階に分け，用語による分類（表2-2）同様，単線尺度上に並べる．緊急性の指標として本邦で広く使用されているが，覚醒の評価をめぐる問題点が指摘されている．多くは覚醒≒開眼であるが，開眼できなくても離握手に応じたり呼びかけに答えたりすれば覚醒している，瞬目も覚醒していると判断する．3-AI，10-RIのごとく，R（restlessness：不穏の意味），I（incontinentia urinae et alvi：糞尿失禁の意味），A（apathy or aphasia：無関心・無言の意味）を適宜付記する．

表2-1 JCS

覚醒の有無	刺激に対する反応	意識レベル
覚醒している	大体清明だが，今一つはっきりしない	1
	時・人・場所がわからない（失見当識）	2
	名前，生年月日が言えない	3
刺激を加えると覚醒する（刺激をやめると眠りこむ）	普通の呼びかけで，容易に開眼する ＊ 合目的な運動（たとえば右手を握れ，離せ）をするし言葉も出るが，間違いが多い	10
	大きな声，または体をゆさぶることにより開眼する ＊ 簡単な命令に応じる，たとえば離握手	20
	痛み刺激を加えつつ呼びかけを繰り返すと，かろうじて開眼する	30
刺激を加えても覚醒しない	痛み刺激に払いのける動作をする	100
	痛み刺激に少し手・足を動かしたり，顔をしかめる	200
	痛み刺激にまったく反応しない	300

＊ 開眼が不可能な場合
R：不穏　I：失禁　A：自発性欠如

A．意識レベル

表2-2 用語による分類の一例

用語	英語表現	意識の状態
昏睡	coma	ほとんど完全に意識をなくした状態
昏迷	stupor	刺激により，かろうじて目覚めさせることができる
嗜眠	lethargy	身体を揺さぶるなどすると，目覚めさせることがきる
傾眠	somnolence	呼べば目覚めるが，放置すると眠り込む
錯乱	confusion	正常な思考ができず，ぼんやりしている状態

表2-3 GCS

観察項目	反応	スコア
開眼（E）(eye opening)	自発的に開眼する（spontaneous）	4
	呼びかけにより開眼する（to speech）	3
	痛み刺激により開眼する（to pain）	2
	まったく開眼しない（nil）	1
言語反応（V）(verbal response)	見当識あり（orientated）	5
	混乱した会話（confused conversation）	4
	混乱した言葉（inappropriate words）	3
	理解不明の音声（incomprehensible sounds）	2
	まったくなし（nil）	1
最良運動反応（M）(best motor response)	命令に従う（obeys）	6
	疼痛部へ（localises）	5
	逃避する（withdraws）	4
	異常屈曲（abnormal flexion）	3
	伸展する（extends）	2
	まったくなし（nil）	1

（3つの項目のスコアの合計をもとめ，重症度の評価尺度とする．最も重症…3点，最も軽症…15点）

2．グラスゴー コーマ スケール Glasgow Coma Scale（GCS）（表2-3）

　　開眼，言語反応，最良運動反応の複線尺度に分解，各々の最良反応をとる．最軽症15から最重症3までで表される3項目の合計（スコア）が，意識レベルあるいは予後の指標として国際的に広く引用されている．しかし，評価が煩雑，同一スコアに種々の意識レベルが含まれる，1つでも判定不能でV-T（tracheostomy：気管切開の意味）やE-C（closed：閉じているの意味）になった場合，正しいスコアがとれないなどの指摘がある．

3．エマージェンシー コーマ スケール Emergency Coma Scale（ECS）（表2-4）

　　JCSおよびGCSの問題点を解決したECS 2003（2003年版ECS）が日本神経救急学会，

表2-4 ECS

1桁 覚醒している（自発的な開眼，発語，または合目的な動作を認める）
    1   見当識あり
    2   見当識なし
2桁 覚醒できる（刺激による開眼，発語または従命をみる）
    10   呼びかけにより
    20   痛み刺激により
3桁 覚醒しない（痛み刺激でも開眼・発語および従命なく運転反射のみをみる）
    100L   痛みの部位に四肢を持っていく，払いのける
    100W   引っ込める（脇を開けて）または顔をしかめる
    200F   屈曲する（脇を閉めて）
    200E   伸展する
    300   動きが全くない

L: localize, W: withdraw, F: flexion, E: extension

表2-5 乳幼児意識レベルの点数評価

Ⅰ．刺激しないでも覚醒している状態
    1．あやすと笑う．ただし不充分で声を出して笑わない
    2．あやしても笑わないが視線は合う
    3．母親と視線が合わない
Ⅱ．刺激をすると覚醒する状態（刺激をやめると眠り込む）
    10．飲み物を見せると飲もうとする．あるいは，乳首をみせれば欲しがって吸う
    20．呼びかけると開眼して目を向ける
    30．呼びかけを繰り返すと辛うじて開眼する
Ⅲ．刺激をしても覚醒しない状態
    100．痛みに対し，払いのけるような動作をする
    200．痛み刺激で少し手足を動かしたり顔をしかめたりする
    300．痛み刺激に反応しない

表2-6 CCS

点数	最良開眼	最良言語反応		最良運動反応
6	—	—		命令に従う
5	—	笑う，音声識別可能，物を追う，応答する		疼痛場所へ手足をもってくる
4	自発的に	啼泣	応答	逃避
		なだめられる	不適当な応答	
3	言葉により	ときに，なだめられる	うめき声	屈曲（除皮質）
2	痛み刺激により	なだめられない	不穏	伸展（除脳）
1	開眼しない	啼泣なし	応答なし	まったく動かさない

日本脳神経外科救急学会合同のECS検討委員会より提唱された．ECSは従来の用語による分類やJCSのごとく単線尺度でありながら，GCSの高い評価者間一致性を持つ．1・2桁は評価がばらつかないよう2段階，予後に幅のある3桁は5段階とし，JCSとの整合性を考慮している．また，睡眠と2桁の意識障害の鑑別は，最良反応をとることで可能である．

4．小児コーマ スケール

乳幼児意識レベルの点数評価（表2-5），チルドレンズ コーマ スケール Children's Coma Scale（CCS）（表2-6）などがある．ただし，笑顔などの表情変化や睡眠・覚醒リズムがまだ完成されていない新生児では，四肢の運動や授乳状態で判断することも必要となる．

〈竹内栄一〉

B 脳神経検査

神経学的検査法の中でも脳神経の検査は最も重要な検査の1つである．それは，「どの脳神経症状が現れているか」を調べることにより，「どの部位で障害されているのか」という診断が可能となるからである．

脳神経は大部分が顔面組織に分布していて，左右12対からなり，第Iから第XII脳神経は，その順番に頭側から尾側に配列されている．

1．I 嗅神経

非刺激性物質（たとえばタバコなど）を利用して，左右の鼻を別々に匂わせ，嗅覚の消失・減退・過敏の有無を調べる（図2-1）（メモ1→47頁）．**嗅覚異常**を呈する疾患には，脳腫瘍（前頭蓋底の腫瘍），外傷（前頭蓋底骨折），炎症（髄膜炎），薬剤（ACE阻害薬）な

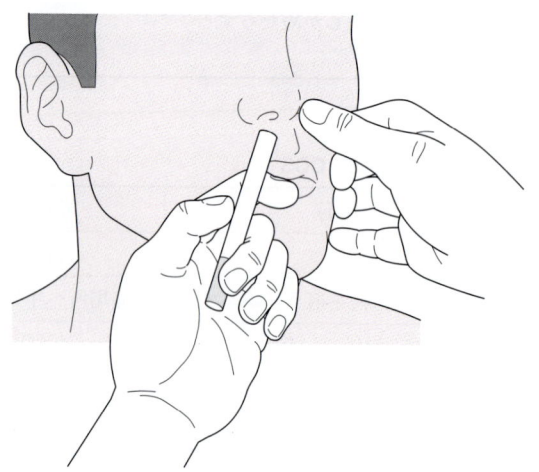

図2-1 嗅神経の検査方法
一側の鼻孔を押さえ，他側の鼻孔にタバコを近づけ，嗅覚の低下・過敏などがないかどうかを調べる．

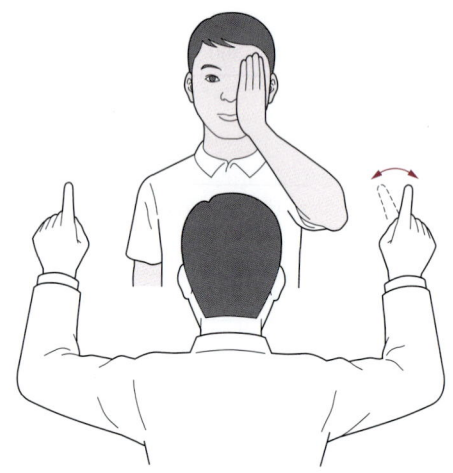

図2-2 対坐法による視野の検査方法
検者は患者と向き合い，患者は一方の手で片眼をおおう．他方の眼で一点を見つめさせながら，動く指をどの範囲まで認識できるか評価する．

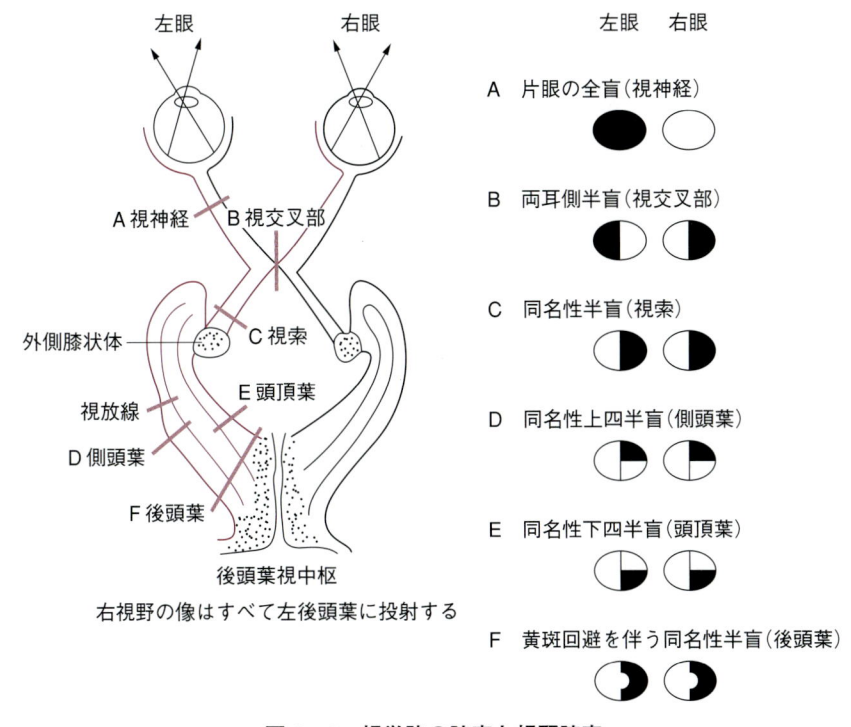

図2-3 視覚路の障害と視野障害

どがある．

2. II 視神経

視力，視野，眼底の3点を調べる（正確な視力や視野，眼底検査は眼科に依頼する）．

a. 視力

通常，視力表を用いて検査する．視力は，腫瘍の直接圧迫や頭蓋内圧亢進により，また外傷，感染，炎症や多発性硬化症などの自己免疫疾患などでも障害を受ける（メモ2→48頁）．

b. 視野

ベッドサイドでは対面検査（対坐法）を用いる．図2-2のように，検者と患者が向かい合い，指の動きをどの範囲で認識できるかを検査する．障害部位に応じて特有の視野欠損が生じる（図2-3）（メモ3→48頁）．

c. 眼底

眼底鏡を用いて，視神経乳頭や網膜，血管を観察し，視神経乳頭の変化（乳頭浮腫やうっ血乳頭など）から頭蓋内圧の亢進の有無を判断する．

3. III 動眼神経，IV 滑車神経，VI 外転神経

複雑な眼球運動は，動眼神経，滑車神経，外転神経の3つの神経の共同で行われている．そのため，これらの神経は一組として検査されるが，動眼神経だけは，眼球運動以外にも眼瞼の挙上や瞳孔反応に関与しているため，別にも検査される．

a. 眼裂・眼瞼

眼裂の左右差や眼瞼下垂の有無を観察する．眼瞼を挙上するのは動眼神経，眼瞼を閉じるのは顔面神経であるため，眼瞼が下垂している場合はまず**動眼神経麻痺**を，閉眼できない場合（兎眼）は**顔面神経麻痺**を考える（メモ4→48頁）．

b. 瞳孔

瞳孔の大きさ，不同の有無，対光反射等について観察する．瞳孔径は通常2.5〜4mm程度であり，2mmより小さいと**縮瞳**，5mmより大きいと**散瞳**と判断する．瞳孔は動眼神経（副交感神経）と交感神経で支配され，動眼神経の興奮で瞳孔は縮瞳し，交感神経の興奮で瞳孔は散大する．

1）縮瞳
頭蓋内圧亢進，深昏睡，脳幹障害（橋出血など），神経梅毒などでみられる．

2）散瞳
両側性の場合は中脳障害，心停止など重篤な場合が多い．

3）対光反射
光を入れた瞳孔が縮小する直接反射と，光を入れていない反対側の瞳孔が収縮する間接反射がある（メモ5→48頁）．

4）瞳孔不同
左右の瞳孔径が異なる状態をいう．一側の動眼神経麻痺，頸部交感神経麻痺でみられる（メモ6, 7→48頁）．

5）調節反射
近くを凝視すると縮瞳し，遠くを凝視すると散瞳する反射をいう．

6）輻輳反射
近づいてくるものを注視させると，両側の眼球が内転し，瞳孔が収縮する．

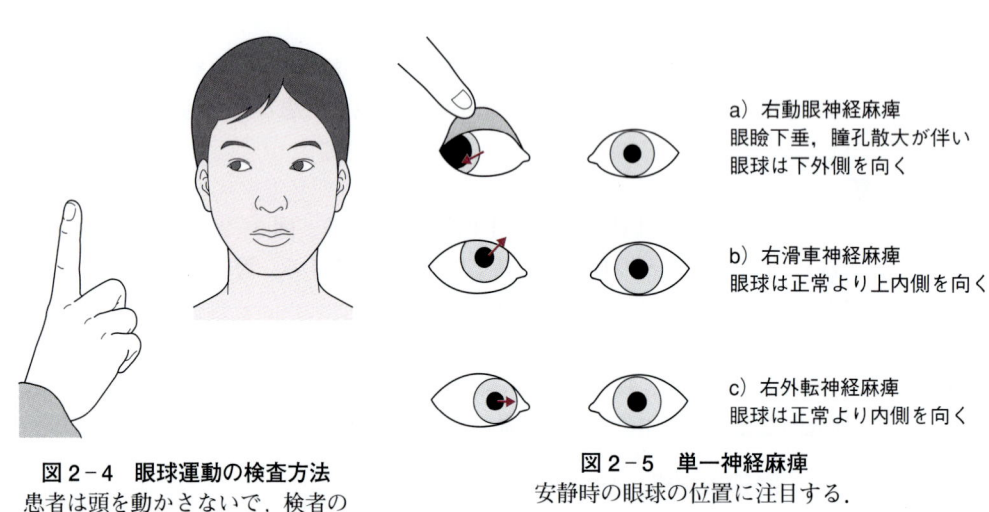

図2-4 眼球運動の検査方法
患者は頭を動かさないで，検者の指を目だけで追わせる．検者は指を左右上下に動かし，運動範囲，運動のスムーズさ，眼振の有無について観察する．

図2-5 単一神経麻痺
安静時の眼球の位置に注目する．

a）右動眼神経麻痺
眼瞼下垂，瞳孔散大が伴い眼球は下外側を向く

b）右滑車神経麻痺
眼球は正常より上内側を向く

c）右外転神経麻痺
眼球は正常より内側を向く

7）毛様脊髄反射

頸部皮膚に刺激を与えると，頸部交感神経の刺激により両側の散瞳が起こる．意識障害時に脳幹障害の程度を知るのに重要である．

c．眼球運動

両目で見ると物が二重に見えるが，片眼ではひとつに見えるという場合は複視であり，なんらかの眼球運動障害があると考える．検査方法としては，検者の指だけを目で追わせ，運動範囲，運動のスムーズさ，眼振の有無を観察し，複視があれば，どの位置で出現するか，を確認する（図2-4）．複視がなくても，垂直方向や側方への眼球運動制限がある場合は注視麻痺を疑う．眼振を見た場合は，脳幹部・小脳・前庭神経・迷路のいずれかの障害を考える．

1）動眼神経麻痺

眼球は下外側を向き，内方視と上・下方視ができない（図2-5a）．

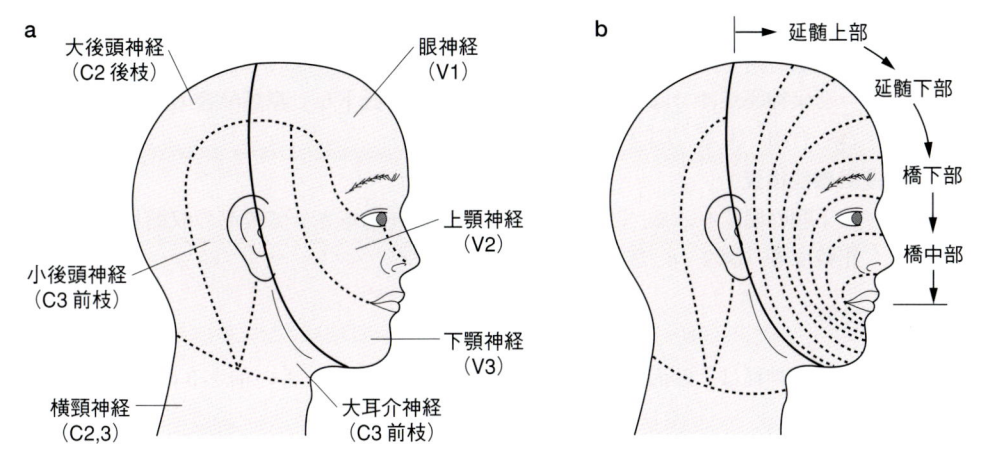

図2-6　三叉神経の末梢支配形式（a）と中枢支配形式（b）

三叉神経が末梢で障害されている場合と，中枢で障害されている場合では感覚障害の出現の仕方に違いが現れる．中枢支配形式はタマネギの皮状分布と呼ばれていて，延髄や上部頸髄の障害では顔面の周辺部ほど感覚障害が強いという特徴的パターンを示す．

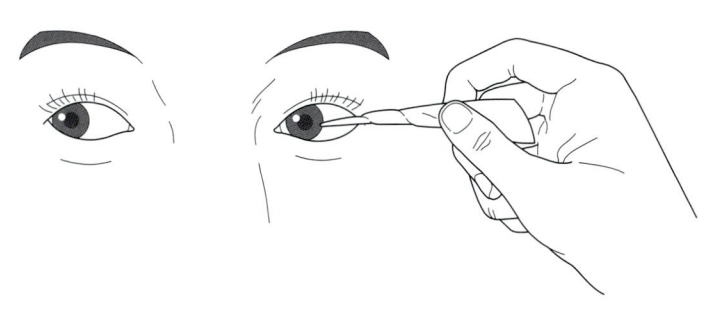

図2-7　角膜反射の検査方法

結膜（白目）ではなく，角膜（黒目）の辺縁に，ティッシュペーパーなどのやわらかいものの先端で軽く触れると，両側ともに閉眼する．

2）滑車神経麻痺

眼球は正常より上内側に向き，下内方視ができないため，階段を下りるのが困難となる（図2-5b）．頭の位置を変えて視線を調節するのも特徴である（メモ8→49頁）．

3）外転神経麻痺

眼球は正常より内側を向くようになり，外方視ができない．眼筋麻痺の中で最も出現頻度が高い（図2-5c）．

4）核間性眼球運動麻痺

動眼神経核・滑車神経核・外転神経核等を結ぶ伝導路である**内側縦束（MLF）**の障害により眼球運動麻痺が生じる．

4．Ⅴ 三叉神経

三叉神経は，感覚神経成分と運動神経成分を含む混合性脳神経で，顔面・口腔の感覚を担い，咀嚼筋の運動を司っている．

a．顔面の感覚検査

顔面（三叉神経1・2・3枝の領域）の触覚と痛覚，温度覚を調べる（図2-6）．

b．角膜反射

三叉神経だけではなく，顔面神経障害でも低下し，意識障害の患者で脳幹機能を調べる場合も有用である（図2-7）．

c．運動機能検査

下顎の偏位をみる．次に歯を食いしばる運動をさせて咬筋の収縮具合を触診し，左右差を比較する（図2-8, 2-9）．

5．Ⅶ 顔面神経

顔面神経は，顔面表情筋を支配する運動神経と，舌の前2/3の味覚を司る特殊感覚神経

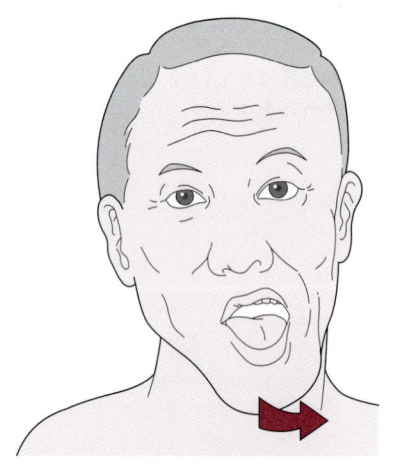

図2-8 三叉神経障害による下顎の偏位
下顎は障害側に偏位する．

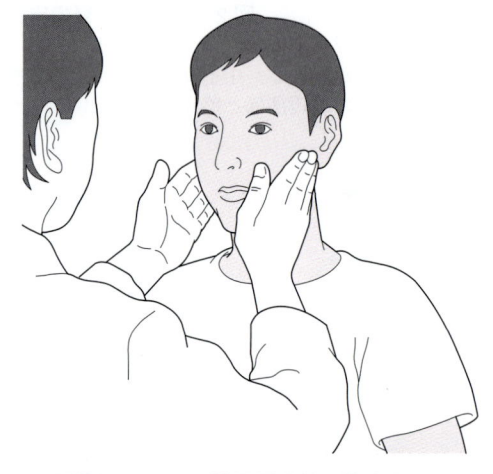

図2-9 三叉神経運動枝の検査方法
奥歯をかみしめさせ，咬筋の収縮具合を触診する．

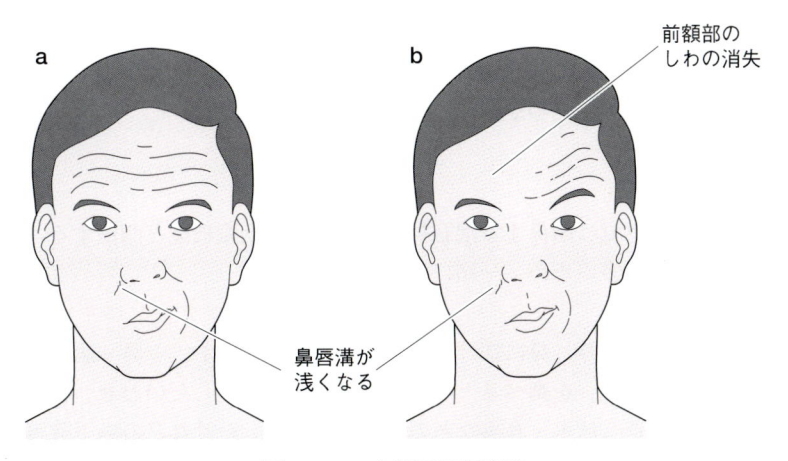

図2-10 右顔面神経麻痺
a: 中枢性顔面麻痺．前額部筋は障害されていない．
b: 末梢性顔面麻痺．前額部筋も障害されている．

と，外耳周辺部の感覚神経や，涙や唾液分泌に関与する副交感神経を含む混合神経である．

a．運動機能検査

まず顔に非対称性がないかどうかをみる．鼻唇溝に注目し，歯をむき出しにしたり，口を尖らせてもらったりする．顔面神経麻痺が存在する場合，麻痺側では口輪筋が動かないため，口が健側にゆがみ，鼻唇溝が明らかに麻痺側で浅くなる．次に非対称性（麻痺）がある場合，それが末梢性によるものか，中枢性かを鑑別する．その方法としては，目を閉じさせたり，額にしわがよるかどうかをみる．額のしわが消失していたり，閉眼できなければ，末梢性の顔面神経麻痺である（メモ9→49頁）（図2-10）．

b．味覚検査

少量の砂糖や塩などを舌の前2/3に塗り，味覚を調べる．

6．Ⅷ 聴神経

蝸牛神経（聴覚を司る）と前庭神経（平衡感覚を司る）の2つの神経から構成されている（詳細な検査は耳鼻科に依頼する）．

a．蝸牛神経

1側の耳をふさぎ，小さな声で名前と年齢などを聞く．または，音叉を用いて外耳道に近づけながら，どこで聞こえているか答えてもらい聴力低下を判断する（メモ10→49頁）．語音聴力障害が一側にある場合は前庭神経腫瘍の存在を疑う．

b．前庭神経

前庭系の障害により「めまい」が生じるが，これは回転性である場合が多い．また，眼振も前庭系の障害で出現することが多く，一側の前庭機能の低下があれば，健側方向に急速相をもつ眼振が出現する．

1）温度試験（カロリックテスト）

前庭系に対する一種の刺激試験である．冷水および温水を外耳道に注入することにより眼振の出現を観察し，前庭神経異常の有無を調べる．

2) ロンベルグ試験

両足を揃えて立ってもらい，安定したところで閉眼してもらう．一側の前庭機能に低下があると患側に向かって動揺しやすい．

7．IX 舌咽神経，X 迷走神経

両神経とも運動・感覚に関係する混合神経で，口蓋・咽頭機能と関係する．その障害は両者混合で現れることが多いため，一緒に観察する．

a．軟口蓋・咽頭の観察

話すときに声が枯れたり，鼻に抜けたりしていないかどうか，一語一語の発音の明瞭さが失われていないかどうか，を調べる．口をあけて「アーアー」といわせ，軟口蓋や口蓋垂の動きを観察する．また，飲水・食事などの状態を観察し，むせなどの嚥下障害がないかどうかをチェックする．

b．カーテン徴候

麻痺側の口蓋弓は挙上されないので，口蓋垂や口蓋弓全体が健側へ偏位する．この現象は，カーテンが一側に引っ張られている状態に似ているためにこう言われる．両側の麻痺があれば，口蓋垂はまったくあがらない（図2-11）．

c．催吐（咽頭）反射

舌圧子をつっこんで，咽頭後壁，扁桃部，舌根部などに触れると，正常では咽頭筋が速やかに収縮し，「ゲェ」となる．この反射は左右に分けて行い，いずれか一方のみが欠如していれば病的意味がある．

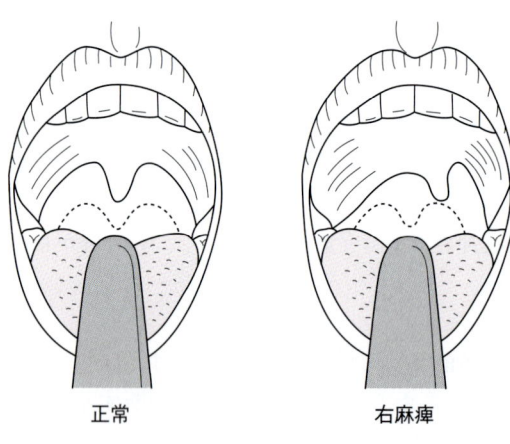

図2-11 舌咽・迷走神経の検査方法
健側の軟口蓋のみ収縮するので，麻痺側の軟口蓋は健側にひっぱられる（カーテン徴候）．それに伴い口蓋垂も健側に偏位する．

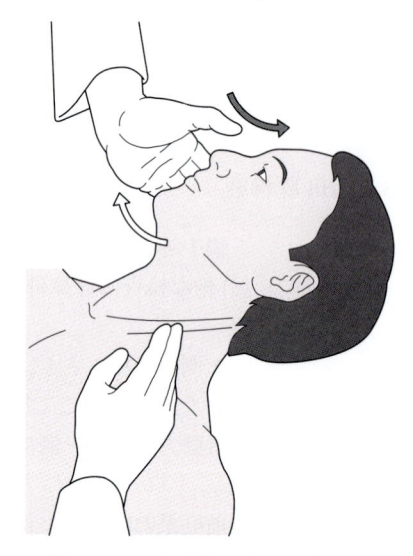

図2-12 胸鎖乳突筋の検査方法
検者は，患者の下顎に手をおき，胸鎖乳突筋に他方の手でふれ，下顎の手の方向に首の回転を命じる．その抵抗力により麻痺の具合を評価する．

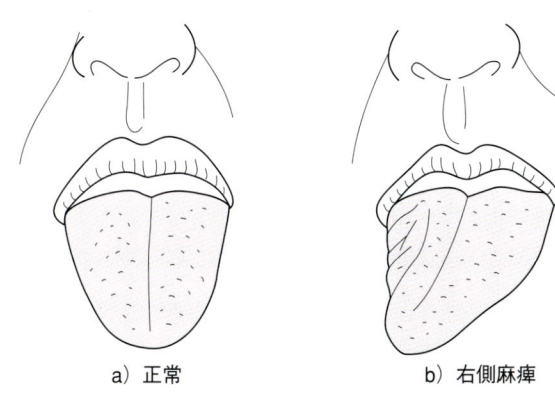

a）正常　　　　b）右側麻痺
図2-13　舌下神経の検査方法
舌を突出させる．麻痺があれば，舌は麻痺側に曲がっていく．

8. XI 副神経

副神経は運動機能しか持たない．胸鎖乳突筋と僧帽筋を支配しており，首の運動を司っている．一側大脳半球は，同側の胸鎖乳突筋と反対側の僧帽筋を支配している．

a. 頸部と肩の観察
頸部と肩に注目し，頭位は正常か，胸鎖乳突筋や肩の筋の萎縮はないか，線維束性収縮（小さく波打つような動き）はないか，を観察する．

b. 胸鎖乳突筋の検査
患者が首を回転させる運動を，患者の下顎にあてた手で抵抗し麻痺の程度を評価する（図2-12）．

c. 僧帽筋の検査
患者の両肩に手をおいて肩を挙げさせる．検者が少し力を入れると麻痺側の肩は挙上することが困難となる．

9. XII 舌下神経

舌下神経は舌を動かすという運動機能しか持たない．障害により舌の運動障害，構音障害をきたすが，舌下神経が単独で麻痺することは稀である．

a. 舌の観察
舌を観察し，萎縮や線維束収縮がないかどうかをみる．

b. 検査法
舌を前に突出させ，口腔内から出るかどうか，左右一方に傾くかどうかをみる．突出させた舌が左右のどちらかに曲がる場合，曲がった方が麻痺側となる（図2-13）．舌が突出できない場合は両側舌下神経麻痺が疑われる．

■メモ■

1）嗅覚試験

嗅覚の試験に，アルコールなどの刺激物は検査に適さない．刺激物が鼻粘膜の感覚を直接

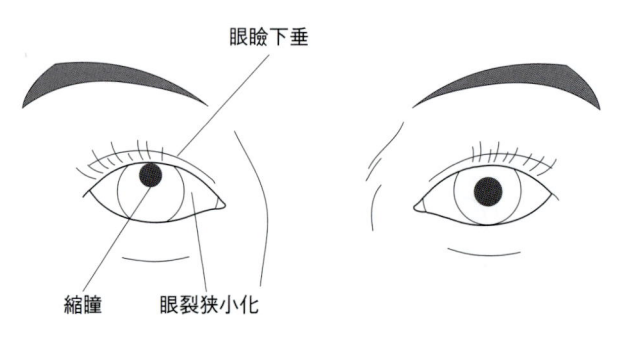

図2-14 右ホルネル症候群
縮瞳，眼瞼下垂，眼球陥没の3主徴はホルネル症候群として知られている．実際のところ，眼球陥没はほとんど観察されず，眼裂狭小による見かけ上のものとされる．

刺激するためである（鼻粘膜の感覚は三叉神経が支配している）．また，風邪や鼻腔の炎症があるときは，無嗅覚となりえるので，これらの鼻疾患がないかどうかをあらかじめ聴取しておく必要がある．

2）高度視力障害

高度の視力障害は，指数弁（検者の示した指の数がわかるか），手動弁（眼の前にかざした手が動いているかどうかがわかるか），光覚弁（眼の前の照明の明暗が弁別できるか）などの表現を用いてあらわす．

3）視野異常

脳外科的に最も重要な視野欠損には両耳側半盲と同名性半盲があげられる．**両耳側半盲**は下垂体腫瘍等のトルコ鞍部の腫瘍でみられ，**同名性半盲**は脳梗塞でみられることが多い．

4）ホルネル症候群

眼瞼下垂は動眼神経麻痺だけでなく，交感神経障害でも生じる．交感神経中枢路の障害により起こる縮瞳，眼瞼下垂，眼球陥没の3主徴はホルネル症候群といわれる．眼瞼下垂は偽性眼瞼下垂であり，眼裂は狭いが，開眼は可能である（図2-14）．

5）対光反射

求心路は視神経で，遠心路は動眼神経である．一側の視神経障害では直接反射は障害されるが，間接反射は保たれる．一方で，一側の動眼神経障害では直接反射も間接反射も障害される．このように左右瞳孔の直接・間接反射を組み合わせて観察することで，視神経に障害があるのか，動眼神経が障害されているのかを鑑別することができる．

6）瞳孔不同

術後の患者に瞳孔不同を認めたら，術後出血をまず疑う．頭蓋内圧が亢進して脳ヘルニアが生じ，動眼神経が圧迫を受け機能障害をきたして一側の瞳孔が散大する．

7）動眼神経麻痺

動眼神経麻痺は頭部外傷や脳動脈瘤，脳腫瘍や糖尿病によっても生じる．内頸動脈-後交通動脈分岐部動脈瘤で動眼神経が圧迫された場合には，外眼筋・内眼筋の両方の麻痺が生じる．つまり，最初は縮瞳線維が侵されて散瞳，対光反射の障害が現れ，次に眼球運動障害，最後に眼瞼下垂がみられる傾向がある．糖尿病性の眼筋麻痺では，痛みや眼球運動障害による複視，眼瞼下垂をきたすことが多く，瞳孔異常を伴うことは少ない．

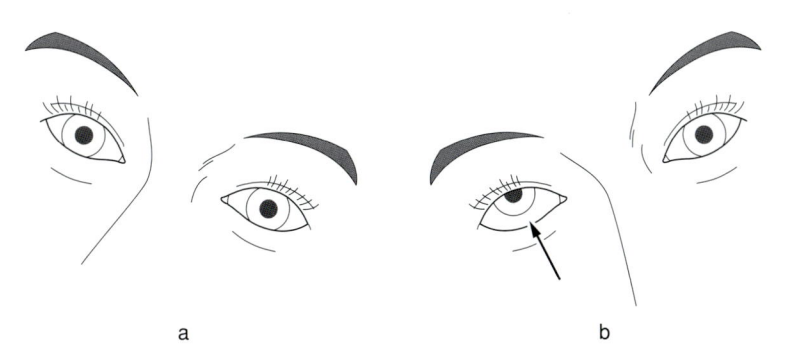

図2-15 ビールショウスキー斜頸試験
右滑車神経麻痺が存在する場合，頭を健側（左）に傾けているときは，眼球偏位はわからない（a）が，障害側（右）に頭を傾けると右眼は上転する（b）．

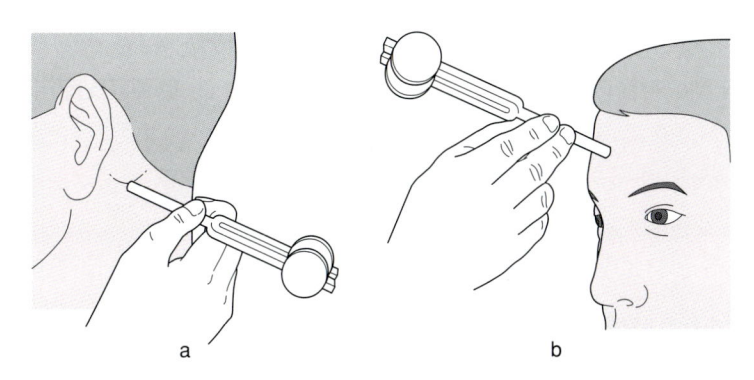

図2-16 リンネ試験（a）とウェーバー試験（b）

8）ビールショウスキー徴候

滑車神経の単独麻痺は稀であるが，麻痺がある場合，複視を代償するために無意識に頭を健常側に傾け，かつ回旋させる傾向がある（図2-15）．

9）末梢性顔面神経麻痺とベル現象

顔面神経麻痺には，顔面神経核より上位（大脳，中脳）の障害によって生じる中枢性麻痺と，顔面神経核より末梢の障害で起きる末梢性麻痺がある．中枢性顔面神経麻痺では額のしわ寄せは可能であるが，末梢性顔面神経麻痺では不可能である．これは前額部の筋肉が大脳から両側性に支配されているためである．また，末梢性顔面神経麻痺の際，眼裂が閉じないため，閉眼を命じると眼球は上転し，軽度に外転する状態が観察できるが，この現象をベル現象という．

10）伝音性難聴と感音性難聴

伝音性難聴は外耳（耳介と外耳）と鼓膜および中耳など，音を伝える器官の障害による難聴をいい，音を聞く神経には異常がない．一方，感音性難聴は内耳か聴神経に障害がある難聴をいう．

① リンネ試験：振動させた音叉を乳様突起の上におき，振動音が消えたあとに，今度は音叉を耳孔に近づけて音が聞こえるかどうか試験する．正常では骨伝導より気導

による聴力が長く続くため聞こえるが，逆に中耳障害や外耳道の閉塞（伝音性難聴）があると聞こえない（図2-16a）．
② **ウェーバー試験**：振動させた音叉を前額の中央にあて，左右の耳のどちらに強く響くか確かめる．正常なら両側同じであるが，感音性障害があれば当然健側によく響くことになる．一方伝音性障害があると患側によく響くが，この理由は不明であるとされている（図2-16b）．

11）球麻痺と仮性球麻痺

球麻痺は，延髄障害のときにみられる咽頭・喉頭麻痺で，構音障害，嚥下障害，嗄声をきたす．これに対して，**仮性球麻痺**は延髄ではなく両側皮質延髄路が障害されて咽頭，喉頭が麻痺する．一般に脳梗塞が多発した場合にみられるが，球麻痺よりも症状の軽いことが多い．

12）核上性・核性・核下性の障害について

核上性障害とは，大脳皮質から脳幹の運動核に至る上位運動ニューロンの障害により脳神経領域に症状を呈する場合をいう．**核性障害**とは，脳神経核そのものの障害をいう．**核下性障害**は，① 末梢脳神経の障害や，② 脳神経の神経筋障害，③ 脳神経支配領域の筋障害をいう．

〈住岡真也〉

C 運動機能

筋力テストを行う時は，暖かく，落ち着いて，心地よく，集中できる雰囲気で行うのが望ましい．複数の筋肉が同時に収縮するので，患者に単一の筋肉の収縮を要求しても困難である．他の同様な機能の筋肉が抑制されていれば，一定の筋肉の収縮が増強される．重力はある動きを，増強したり抑制したりするので，考慮に入れる必要がある．

テストには，2つの方法がある．試験者の抵抗に対する能動的運動を調べる方法と，試験者運動に抗する力を調べる方法である．運動機能障害の程度を，視診のみで行うのは困難である．筋肉の収縮と運動を観察するには，筋肉の本体や腱の触診が役立つ．被検者の信頼を得るには，まず正常かほとんど障害のない筋肉から行う．筋力テストを行う時は反対側と比較して行う．

1．運動麻痺の程度表現法

0/5：まったく動かない（完全麻痺）
1/5：少し動く
2/5：動くが重力に抗する運動はできない
3/5：重力に抗する関節運動ができる
4/5：試験者に抗して動かすことができるが，やや弱い
5/5：正常

2．運動機能の障害

運動障害は随意運動路や筋肉の病巣が原因である脱力や麻痺を含む．運動機能の障害は，

筋肉，神経筋結合部，末梢神経，中枢神経が含まれる．

下位運動ニューロンは，脊髄前柱灰白質と脳幹にある細胞体で，アクソンは末梢神経を通って筋肉の神経終板に至る．主に骨格筋活動に関与する運動細胞である．皮質脊髄路，赤核脊髄路，オリーブ脊髄路，前庭脊髄路，毛様体脊髄路，四丘体脊髄路，さらに節間や節内反射において筋肉に，神経刺激を伝達する最終の神経路である．

下位運動ニューロンの局在は，脊髄の腹側灰白質や脳幹に細胞体があり，そのアクソンは，脊髄神経の前根と脳神経にある．病巣は外傷，中毒，感染，血管障害，変性疾患，悪性新生物，先天性奇形が原因で起こる．下位運動ニューロンの徴候は，筋肉の弛緩性麻痺，筋線維変性による筋萎縮，損傷後10〜14日に起こる変性反応が含まれる．筋肉の反射は減退するか消失する．病的反射は起こらない．

上位運動ニューロンは，大脳運動野から神経刺激を随意筋活動に伝達する．運動野の細胞体は，内包，脳幹，脊髄で皮質球路と皮質脊髄路を通って下位運動ニューロンに到る．

上位運動ニューロンの病巣は，大脳皮質，内包，大脳脚，脳幹，脊髄に起こりうる．出生脳損傷，悪性新生物，炎症，出血，血栓，変性疾患，外傷が原因となる．上位運動ニューロン病巣の徴候は，痙性麻痺で廃用性以外の筋萎縮は起こらない．深部腱反射は亢進し，表在反射は減退消失し，病的反射が出現する．

3．麻痺のタイプ

片麻痺 hemiplegia は，半側の体幹四肢の痙直性・弛緩性麻痺である．単麻痺 monoplegia は四肢の1本の麻痺である．両麻痺 diplegia は主に下肢，時に上肢の二肢麻痺である．対麻痺 paraplegia は両下肢の対称的麻痺をいう．四肢麻痺 quadriplegia, tetraplegia は，四肢全部の麻痺である．交代性片麻痺 hemiplegia alternans は，患側脳神経の麻痺と反対側上下肢の麻痺である．

〈西村進一〉

D 感覚機能

感覚機能は以下の3グループに分けられる．① 表在感覚は，触覚，痛覚，温度覚，2点識別からなる．② 深部感覚は，筋肉と関節の位置感覚（固有感覚），深部筋肉痛，振動覚からなる．③ 表在感覚と深部感覚は，3次元的に認知構成され，たとえば，手の中に持った物の名前がわかる．これは，大脳皮質の能力によるところが大きい．

痛覚と温度覚の神経線維は，解剖学的に非常に密接している．痛覚の神経線維は脊髄に入り，核間ニューロンと同レベルの脊髄膠様質で神経線維結合する．神経線維はこうして，1か2の脊髄分節で反対側に交差する．さらに神経線維は外側脊髄視床路として上行し脊髄，脳幹，中脳を通り視床の後外側核に至る．最後に後頭葉の後中心回に達する．

固有感覚神経線維は筋肉，腱，靱帯，関節から神経線維を集め脊髄後根に入る．① 神経線維の一部は脊髄前角の下位運動ニューロンと結合し伸展反射弓を形成する．② 固有感覚神経線維の他の部分は脊髄後柱灰白質の細胞と結合し脊髄小脳路を通って上行する．背側脊髄小脳路は交叉せずに下小脳脚を通って小脳に入る．腹側脊髄小脳路は交差性と非交叉性線維を含み，上小脳脚を通って小脳に入る．③ 固有感覚神経線維の残りは，薄束と楔状束を

通り，脊髄後柱を上行し同側の薄束核と楔状束核に至る．内側毛帯交叉で交差し，内側毛帯を通って視床の後腹側核に進み，後頭葉の後中心回に到る．

触覚には，2つのタイプがある．① 深部圧覚を含む識別触知，2点識別，振動覚が感覚作用や意識的固有感覚を作る．② 軽い圧覚と触覚と大雑把な位置覚を含む軽い触覚．識別触知線維は，上に述べた固有感覚神経線維同様に脊髄後柱白質の中で同側の薄束と楔状束を上行する．軽い触覚線維は脊髄の後角細胞と神経線維結合して，交叉して脊髄前柱白質に至る．腹側脊髄視床路の中を上行し，脊髄，脳幹，中脳を通り視床の後腹側核に至り，後頭葉の後中心回に達する．

1．症　候

異常感覚　paresthesia は異常な感覚で，痺れる感じ，蟻走感（虫の這う感じ）である．疼痛には色々な種類があり，その特徴は，病巣部位を反映する．末梢神経病巣では，疼痛は普通，障害を来たした神経の分布に一致する．焼け付くような，刺すような疼痛は，しばしば夜間に悪化し病巣部位を反映しない．

三叉神経痛や他の神経痛は，障害を来たした神経の数分枝の領域に限定される．この疼痛は，突然起こり期間が短かったり，光線のよう，電撃のようであったりするが，非常に重篤である．**誘発域　trigger zone** を活性化する末梢神経刺激で疼痛はしばしば誘発される．

根性疼痛は，障害を来たした神経の皮膚分布に一致する．この疼痛は咳，くしゃみ，腹圧上昇で出現，悪化する．数時間の睡眠後疼痛で目が覚めることもあれば，起きた後30分ぐらいは疼痛が起こらないこともある．神経根を伸展する手技は，疼痛を悪化出現させる．

視床痛は反対側の半身に起こる．この疼痛は，情緒的ストレスや疲労で悪化し持続し，焼け付くような，引き裂かれるような，腫れるような耐え難い性質である．

疼痛刺激は，2つの感覚を引き起こす．鋭く局在の明確な感覚の後に，鈍く局在の明確でない感覚が起こる．この2つの感覚は，速い疼痛と遅い疼痛，第一疼痛と第二疼痛とも呼ばれる．脳からの刺激がより遠ければ，この2つの疼痛の間隔はより開く．

深部疼痛は，表在性の疼痛と異なり，局在が不明で不愉快で嘔気を伴う．発汗や血圧の変化を来たす．骨膜や靭帯に生理食塩水を注射して起こる疼痛は，近隣骨格筋の反射的収縮を来たす．持続する筋収縮は，虚血を来たし，筋肉内の疼痛受容体をさらに刺激する．

内臓性の疼痛は，局在が不明で不愉快で，嘔吐や自律神経徴候を伴い，しばしば体の他の部位にも放散する．内臓の放散痛は，内臓自体の疼痛がないことがあり，遠く離れた体の部位に来たすことがある．放散痛は，同一の胎生期分節から発生した部位，あるいは，同一の皮膚神経分布 dermatome に起こる．深部体性疼痛は放散するが，表在性疼痛は放散しない．

2．徴　候

- **無感覚症　anesthesia**：感覚の完全欠如．解離性無感覚症は，痛覚や温度覚の皮膚感受性は失われるが，触覚が保存されている状態をいう．
- **感覚低下症　hypesthesia**：感覚の低下をいう．
- **感覚過敏症　hyperesthesia**：触知感受性の亢進．
- **対側感覚症　alloesthesia, allochiria**：単一の刺激に対して，左右反対側の同じ部位と感じ

ること.
- **両体側感覚症** synesthesia, synchiria：単一の刺激に対して，2つの感覚が生じること．1つは位置も明確であるが，もう1つは，同じ所に錯感覚や灼熱感が生じる．あるいは，体の反対側に起こる．
- **無痛覚症** analgesia：疼痛感覚の完全消失．
- **痛覚低下症** hypalgesia：疼痛感覚の低下．
- **痛覚過敏症** hyperalgesia：疼痛（圧痛）に対する感受性の亢進．
- **立体失認症** astereognosis：無感覚症がないにもかかわらず，触知感覚だけでは，よく知った物もわからなくなること．主に頭頂葉の病巣が原因である．
- **無位置覚症** atopognosis：触覚刺激の位置がわからない．
- **圧覚喪失症** baragnosis：重量の違いがわからない．
- **感覚消失症** extinction：2つの同時刺激で，1つは位置もわかるが，もう1つはほとんどわからないか，消失する．
- **感覚変位症** displacement：2つの同時刺激で，1つは位置もよくわかるが，他方の位置がもう一方のほうに引きずられる．

〈西村進一〉

E 各種反射

　反射は以下の4種類に分類できる：① 表在反射（皮膚，粘膜），② 腱反射（筋肉），③ 内臓反射（器官），④ 病的反射（異常）．

　反射の重要な神経部分は，感覚ニューロンと運動ニューロンからなる．（1）受容体，特種感覚器官や皮膚神経終末や神経筋紡錘でここから刺激が始まる．（2）感覚ニューロン（求心）は末梢から中枢に神経刺激を伝達する．中枢神経では，介在ニューロンとシナプス結合する．（3）介在ニューロンは，神経刺激を遠心性神経に伝える．（4）運動ニューロン（遠心）は，神経幹から出て効果器に神経刺激を伝達する．（5）効果器は筋肉や分泌腺で反応する．反射弓の遮断により反応は消失する．

1．表在反射

a．粘膜反射
1）角膜（結膜）反射

　　綿花の小片などで角膜や結膜を優しく刺激すれば瞬目が起こる．この反射は顔面神経や三叉神経や中枢神経の結合部である橋の病変で消失する．この反射が消失すれば角膜潰瘍になる．これは防御機構が欠如するためである．

2）鼻（くしゃみ）反射

　　鼻腔粘膜が刺激されれば，くしゃみが出る．求心線維は，三叉神経であり，中枢では三叉神経運動核で，迷走神経と上位頸神経に繋がる．

3）咽頭（嘔吐）反射

　　咽頭が刺激されると，嘔吐を来たす．舌咽神経や迷走神経，これらの神経核の病巣やヒステリーで消失する．

54　E．各種反射

　　　　4）口蓋垂（口蓋）反射
　　　　　　　　発声や粘膜刺激で口蓋垂が挙上するのは，舌咽神経と迷走神経による．
　b．皮膚反射
　　　　1）肩甲間反射
　　　　　　　　肩甲間の皮膚を刺激すると肩甲骨が内側に移動する．
　　　　2）上および下腹壁反射
　　　　　　　　どちらか一側を刺激すると，皮下の筋肉が収縮し，臍は刺激した皮膚の方向に移動する．
　　　　3）挙睾筋反射
　　　　　　　　大腿の内側を刺激すると精巣が挙上する．
　　　　4）臀筋反射
　　　　　　　　臀部の皮膚を刺激すると収縮する．
　　　　5）足底反射
　　　　　　　　足底を刺激すると足指が底側に屈曲する．小児では足の牽引も起こる．
　　　　6）肛門反射
　　　　　　　　肛門周囲を刺激しても，直腸指診でも肛門括約筋が収縮する．
　c．表在反射の異常
　　　　　　　腱反射が亢進し，病的反射が出現すれば，皮膚反射の減退消失には，神経学的に意味がある．これは，上位運動ニューロンの病変を示す．皮膚反射消失は，大脳皮質を含む反射弓の上位レベルでの障害を意味する．

2．腱反射

　　　1）下顎反射
　　　　　　　口を軽く開いて下顎上に置いた鉛筆を叩くと顎は閉まる．
　　　2）二頭筋反射
　　　　　　　二頭筋を叩くと肘が屈曲する．
　　　3）三頭筋反射
　　　　　　　三頭筋を叩くと肘が伸展する．
　　　4）膝蓋腱反射
　　　　　　　膝蓋腱を叩くと膝は伸展する．
　　　5）アキレス腱反射
　　　　　　　アキレス腱を叩くと足は底屈する．
　　　　　　　腱反射が減衰したり消失する原因は，末梢神経疾患，脊髄後柱灰白質の障害，大脳の疾患など，反射弓を遮断する病巣である．腱反射は生理的に高位中枢により部分的に抑制されている．運動皮質や錐体路（上位運動ニューロン）の病巣は，腱反射や筋硬直を亢進させる．反射の亢進はストロキニン中毒でも起こるが，機能的異常である．

3．内臓反射

　a．瞳孔反射
　　　1）対光反射
　　　　　　　網膜に光が入れば瞳孔は収縮する．これには視神経と動眼神経とこれらの中枢神経結合部

2）共感性対光反射

光が反対側の目に入っても，中枢での交叉性結合により，光が入らなかった目の瞳孔も収縮する．

3）調節反射

近接する物を見て，眼球が輻輳すれば，後頭葉とその神経路により，瞳孔は収縮する．

4）毛様脊髄反射

頸部を摘み疼痛が生じれば，瞳孔は拡大する．これには，頸部交感神経が関与する．ホルネル症候群では，この反射は消失する．

b．デカルトの瞬目反射

突然の予想していない物の目への接近は，瞬目や眼瞼の閉鎖を来たす．

c．動眼心臓反射

眼球を圧迫すると心拍数が減少する．この反射は三叉神経と迷走神経のテストとして行われる．

d．頸動脈洞反射

頸部の頸動脈洞を圧迫すると心拍は減少し，血圧は下がる．この反射は舌咽迷走神経の病巣で消失する．血管運動性に不安定の場合，過敏反応となり弱い刺激でも失神することがある（頸動脈洞性失神）．

e．球海綿体反射

陰茎の亀頭を叩くか，陰茎皮膚を摘めば球海綿体筋は収縮する．

f．膀胱・直腸反射

骨盤自律神経による排尿・排便の正常な括約筋機能は，この反射による．この反射の運動神経の遮断は，失禁を来たす．脊髄癆のような求心路の遮断は排尿と排便を妨げ，少しずつ滴下する程度で膨満状態となる．

4．病的反射

この反射は，上位運動ニューロンの病巣でのみ生じる原始的防御反応である．正常状態では大脳により制御されている．下位運動ニューロンが，錐体路病変のように上位中枢から遮断されれば，この反射が出現する．5～7カ月の乳児では出現することがある．

a．バビンスキー徴候　Babinski sign

足底の刺激で母足指は背屈し，他の足指は開扇する．

b．チャドック徴候　Chaddock sign

外踝の刺激で母足指の背屈が起こる．

c．ホッフマン徴候　Hoffmann sign

示指の末節部を弾くと，手指に握る動きが起こる．

〈西村進一〉

F 言語機能検査

言語を話したり書いたりする機能や，言語を読んだり聴いたりする機能が，2次的脳障害

F．言語機能検査

により障害された状態が失語症である．その原因疾患としては，脳血管障害が最も多いが，脳腫瘍，頭部外傷などの脳神経外科的な頭蓋内疾患，および脳炎，脳の脱髄・変性疾患等も原因となる．

患者に失語症が疑われた場合に一般的に行われる検査としては，① 言語障害に対するスクリーニング検査，② 総合的失語症検査，③ 言語機能に対する掘り下げ検査，④ コミュニケーション能力の検査，⑤ 言語機能と関連した認知能力の検査があり，これらの検査を順番に行って評価する．患者の身体的・精神的および心理的な状態が安定し，言語検査に対する協力が充分に得られるような状況となった時期に検査，評価を行う．言語訓練が施行できるまでに全身状態が改善していない場合や，発症からの期間が短く，全般的な精神活動が低下している場合は，言語訓練を施行するには適した状態ではなく，原疾患に対する治療や経過観察を行い，評価，訓練に耐えられると判断できるようになってから開始する．

まず，失語症が疑われた場合，言語障害に対するスクリーニングとして，① 言語機能，② 声・構音・プロソディー，③ 発語器官の運動機能，④ 聴覚・視覚，⑤ 知的機能・認知能力，および，⑥ 全体の反応の仕方等の検査を行い，失語症が原因であるのか，それ以外の原因であるのかを判断する．言語機能に問題があれば失語症，声・構音・プロソディー，および発語器官の運動機能に問題があれば麻痺性構音障害が考えられる．さらに，知的機能・認知能力，および全体の反応の仕方に問題があれば，全般的脳機能低下に伴う言語機能の低下の可能性が疑われる．

スクリーニング検査で言語機能に障害があり，すなわち失語症があると考えられた場合，言語機能を系統的，客観的に捉え，失語症の有無と重症度・タイプ等を明らかにすることにより，予後や治療方針を立て，そして，言語療法を施行したことによる継続的変化を捉えるために，総合的失語症検査を行う．総合的失語症検査は，代表的なものとして失語症鑑別診断検査，標準失語症検査，およびWAB失語症検査の3つが一般に行われている．

1．失語症鑑別診断検査

冒頭のインタビューに始まり，「話す過程」（8），「聞く過程」（8），「読む過程」（12），「書く過程」（9），「数と計算」（5）の5部門，計42の下位検査，および4個の参考課題から構成されており，この順序で施行する．採点は基本的に正答/誤答の2段階評価で行う．検査結果のまとめとして重症度尺度，モダリティ別プロフィル，Zスコアプロフィルの算出・表示が可能である．重症度尺度は，検査得点から容易に算出でき，最重度・重度・中等度・軽度の重症度判定を行う．モダリティ別プロフィルは，患者の成績を健常者の平均得点に対するパーセント値として算出することにより，障害パターンの把握，モダリティ別の改善/変化を健常者の成績を基準として評価できる．Zスコアプロフィルでは，各下位検査の粗点をZスコアに変換することにより，難易度の異なる下位検査間の成績を相互に比較でき，患者の重症度を明らかにすることができる．

2．標準失語症検査　Standard Language Test of Aphasia（SLTA）

① 聴く，② 話す，③ 読む，④ 書く，⑤ 計算の大項目と26の下位項目からなる．各失語症患者について，聴く，話す，読む，書く，計算のそれぞれの項目における重症度や，全般的に障害されたパターンが一目でわかるために，言語機能全般にわたっての症状把握がで

き，非常に便利である．

3．WAB（Western Aphasia Battery）失語症検査（日本語版）

　①　自発語（A．6つの質問に対する応答，B．情景画の説明），②　話し言葉の理解（A．「はい」「いいえ」で答える問題，B．単語の聴覚的認知，C．経時的命令），③　復唱，④　呼称（A．物品呼称，B．語想起，C．文章完成，D．会話での応答），⑤　読み（A．文章の理解，B．文字による命令文，C．文字単語と物品の対応，D．文字単語と絵の対応，E．絵と文字単語の対応，F．話し言葉の単語と文字単語の対応，G．文字の弁別，H．漢字の構造を聞いて認知する，I．漢字の構造を言う），⑥　書字（A．指示に従って書く，B．書字による表現，C．書き取り，D．単語の書き取り，E．五十音と数，F．文字と数を聞いて書く，G．写字），⑦　行為，⑧　構成・視空間・計算（A．描画，B．積み木問題，C．計算，D．レーヴン色彩マトリシス検査）から構成されている．日本語版のWABでは，検査得点により，全失語，ブローカ Broca 失語，ウェルニッケ Wernicke 失語，健忘失語，超皮質性感覚失語，伝導失語の分類基準が設定されている．

　総合的失語症検査を行い，言語機能全般にわたっての障害を把握したうえで，言語症状の特定の側面を掘り下げて検索する目的で掘り下げ検査を行う．掘り下げ検査には次のような検査がある：①　トークンテスト Token Test，②　失語症構文検査，③　100語呼称検査，④　語音異同弁別検査，⑤　単語のモーラ分解・抽出検査，⑥　聴理解検査，⑦　復唱検査，⑧　音読検査，⑨　書字検査，⑩　失語語彙検査．

　総合的失語症検査，および掘り下げ検査は失語症患者の言語学的能力を評価することを目的にしている．しかし，日常のコミュニケーションでは，言語機能に加えて，場面・状況からの推測や文脈情報，さらに表情・身振りなどの非言語的コミュニケーションが重要な役割を果たしている．従って，言語機能に加えて非言語的コミュニケーションを含めて総合的機能の回復が失語症患者のリハビリテーションの目的となり，それらの評価法・訓練法の開発が行われ，実用コミュニケーション能力検査 Communication ADL Test（CADL）が標準化された検査となっている．CADLは，日常生活を営む上で一般的なコミュニケーション行動から構成されており，訓練室内でロールプレイを行うことによって，コミュニケーションのレベルを測定する検査である．

　最後に，知能，心理面，失行，失認等の言語機能に関連した諸機能を評価する検査を必要に応じて施行する．

〈山本浩正〉

G 小脳機能

　小脳の主な働きは，さまざまな感覚器からの情報を統合して自動的でスムーズな運動が行われるように運動神経への調整を行うことである．小脳には運動神経そのものはなく，運動神経への調整を行うため，小脳の障害だけでは麻痺は生じない．足元を見ないで，階段を昇降できたり，自転車に乗れるのも小脳の機能のおかげである．しかし，小脳はこれらの働きを単独でやっているのではなく，大脳・脊髄・前庭神経系などと緊密な関係を維持しながら機能しているのである．小脳の神経学的検査には，平衡・言語・眼振・四肢の運度失調をみ

G．小脳機能

る必要がある．

1．平衡に関する検査

小脳に異常がある患者は，重心を安定させやすいように，両足を広げ，両腕を外転して，平衡を保つように立ったり，歩いたりする．一見，酔っ払いの歩き方に似ており，**酩酊歩行** drunken gait あるいは，**よろめき歩行** staggering gait という．ごく軽度の障害を診るためには，つぎ足歩行 tandem gait を行わせると見つけやすい．これは，かかととつま先を交互につけて，床に引かれた直線上を歩かせる検査である．

2．言語に関する検査

発語は，どもるように爆発性 explosive になったり，不明瞭，または緩慢 slurred になったり，音節は不明瞭で，酩酊者の話し方に似る．**運動失調性発語**，**断綴性発語** scanning speech という．

3．眼振に関する検査

眼球運動の失調と考えられる．

4．四肢の運動失調（表 2-7, 図 2-17 ～ 2-21）

麻痺がないにもかかわらず，ある運動をスムーズに正確にできないことを運動失調という．たとえば，冷蔵庫から卵を取り出して，テーブルの上に置く動作では，卵は割れやすい

表 2-7 四肢の運動失調で行う試験

指鼻試験 finger to nose test（図 2-17）
　　患者の示指を患者自身の鼻先にあてさせて，つぎにその指を検者の指に触れさせ，また患者の鼻先に当てさせることをくり返す．1 回ごとに指の位置を変えたり，もっと早く，ゆっくりなど，速度を変えるように指示し，これに正確に応じられるかを診る．患者の指が，目的に近づくほど著明になる振戦を特に企図振戦という．パーキンソン病に見られる安静時振戦とは対照的である．
踵膝試験 heel to knee test（図 2-18）
　　仰臥位で，患者に一側の足を上げさせて，踵を他側の膝につける．母趾を天井に向けるようにして，踵を脛骨にそって足背にむけて滑らせる．踵が足背に達したら，元の位置にもどらせる，繰り返し行わせる．踵が脛骨からすべり落ちないか，左右差がないかを診る．
膝打ち試験 knee pat test（図 2-19）
　　患者を座らせて，両手同時に，自分の膝を手掌および手背で交互にたたかせる．検者が同時に行うのをまねるように行うのがよい．最初はゆっくり，徐々に速度を増して，左右差がないか，規則正しくできるかを診る．
線引き試験（図 2-20）
　　約 10cm はなした 2 本の平行な直線 A，B に直行するような横線（A から B に向かって書く）を引かせる．小脳障害では，線はまっすぐではなく，B を通り過ぎたり（hypermetria），手前で止まってしまう（hypometria）ことがある．
手回内・回外検査 hand pronation supination test（図 2-21）
　　両上肢を軽く挙上させ，両手同時に回内，回外させる．できるだけ早くさせて，左右差を診る．

図 2-17　指鼻試験

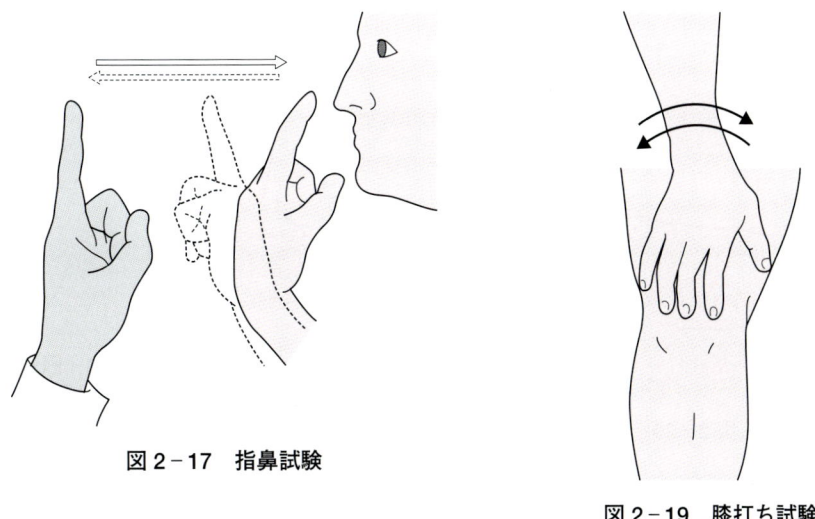

図 2-19　膝打ち試験

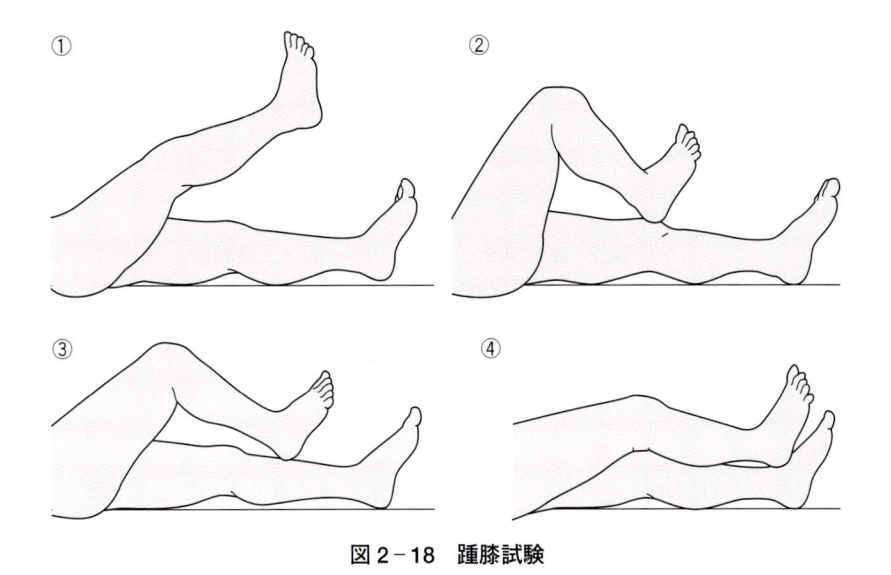

図 2-18　踵膝試験

ので，健常者は，そっと冷蔵庫から取り出して，そっとテーブルの上に置くことは，普通にできる．しかし，小脳失調の患者は（もちろん，卵が割れやすいことは理解できているが），その「そっと」が，できないのである．

a．**測定障害　dysmetria**
　　運動の方向やその量を適切に調整できないことをいう．指鼻試験 finger to nose test や，線引き試験がうまくできない．

b．**変換運動障害**
　　手回内・回外検査 hand pronation supination test や膝打ち試験 knee pat test がうまくできない．

G．小脳機能

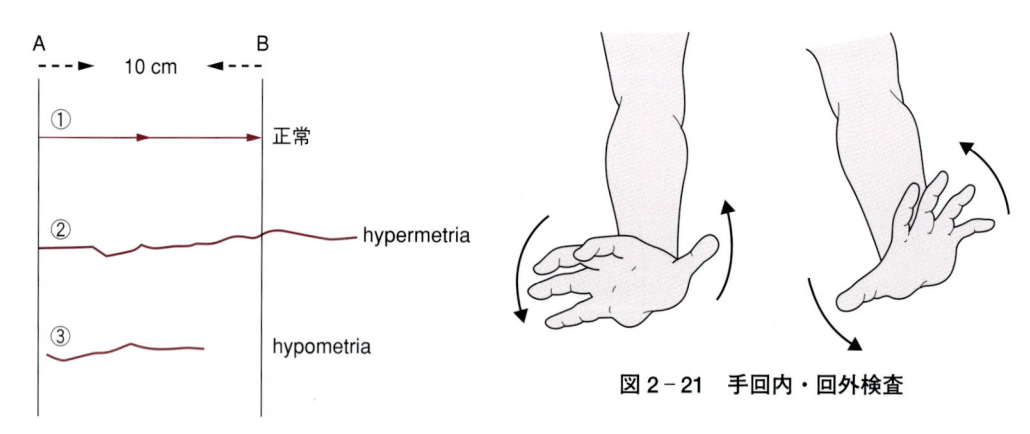

図2-20　線引き試験

図2-21　手回内・回外検査

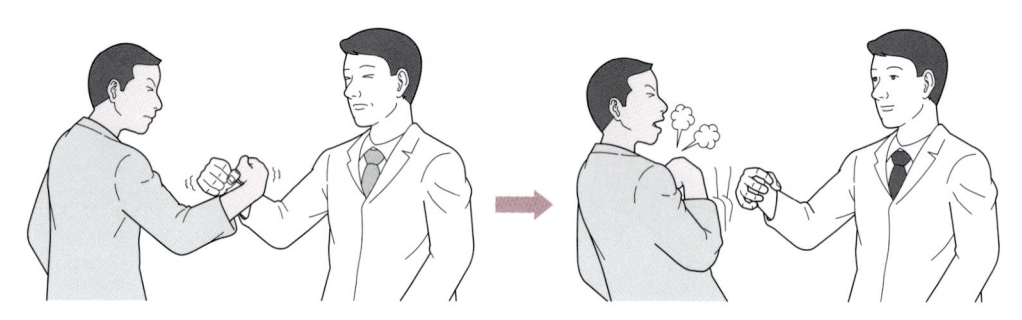

図2-22　スチュアート・ホームズ反跳現象
患者と検者が向き合って座り，検者は患者の手首を握り，患者に自身の胸に向かって，手を力一杯引くように命じ，検者はこれに抵抗する．検者が突然，手を放すと，患者は自分の手で自分の胸をたたいてしまう．顔などに当たって怪我をさせないように注意が必要である．正常者では無論自分の手で自分をたたくことはない．

c．振　戦　tremor

指鼻試験で，目標物に近づくにつれて，指の振戦が大きくなり，企図振戦といわれる．

d．共同運動不能　asynergia，協働運動異常　dyssynergia

日常の動作は，いくつかの運動が組み合わさったものである．それには，一定の順序，調和が保たれていることが必要である．たとえば，上半身をゆっくり後ろに反り返らせると，倒れないように無意識のうちに膝を曲げたり，腰の筋肉を緊張させたりして，倒れないようにバランスを取っている．このように，ある動作のために，いくつかの筋肉が協調して行う運動を共同運動という．小脳機能に異常があると，これがうまくできずに，転倒してしまう．

5．筋緊張低下

小脳障害では，患側肢の筋緊張の低下が見られる．スチュアート・ホームズ反跳現象 Stewart-Holmes rebound phenomenon は，筋緊張の低下のため生じると考えられている（図2-22）．

〈安田守孝〉

3 神経症状・徴候の病態

A 認知症

　認知症とは記憶障害が主症状で，その他に言語，認識，視空間機能，計算，判断，抽象概念，問題解決能力の障害を認める病気の総称である．WHOの定義では「慢性あるいは進行する脳の病気であり，その結果，記憶障害，思考能力の低下，見当識障害が生じ，理解が悪く，計算ができず，学習能力の低下，言語障害，判断力低下など，多面にわたる高次の大脳機能が障害される症候群」とされている．アメリカ精神医学会では「複数の認知機能の障害があり，そのため社会的・職業的にも能力の低下を示す．認知機能の障害の中心は記憶力の低下であるが，記憶力の低下だけではいわゆる「物忘れ」であり，認知症の場合はそれ以外に，失語症，失行，失認，実行機能の障害を伴う．」としている．認知症の最大の危険因子は年齢であり，加齢とともに有病率は増加する．65歳以上70歳未満で約1.2%，85歳以上では20%，総じて65歳以上の成人の3～11%に認知症を認める．

1．認知症を起こす病気

　日本では，以前は脳血管障害による脳血管性認知症が多いとされてきたが，最近ではアルツハイマー病の方が多いとされる．認知症には治療により症状が改善するものとしないものがあり，認知症の原因を明らかにすることが非常に重要である．表3-1に認知症の原因となる代表的な疾患を示す．表の中で脳腫瘍，慢性硬膜下血腫，正常圧水頭症，内分泌・代謝異常，中毒などは治療により認知症の改善が期待できるものであるが，その他の多くは不可逆的な経過をたどる．

2．記憶力・知能検査

　スクリーニングとして，改訂版長谷川式簡易知能評価スケール（HDS-R）（表3-2）とミニメンタルテスト（MMSE）（表3-3）がよく行われている．いずれも30点満点で，HDS-Rでは20点以下，MMSEでは23点以下を認知症の疑いとする．認知症の疑いがあるときは，さらに知能検査の改訂版ウェクスラー式成人知能検査，記憶検査の改訂版ウェクスラー式記憶力スケール，失語症の評価の標準失語症検査（SLTA），前頭葉機能検査のWisconsin Card Sorting Test（WCST）等が行われる．

3．画像診断

　CT，MRIを用いた形態的画像診断で，まず治療可能な脳神経外科的疾患（脳腫瘍，慢性硬膜下血腫，正常圧水頭症など）を除外する．広範な大脳白質病変，多発性脳梗塞などがあ

表3-1 認知症の原因となる体表的な疾患

1) 変性疾患
   (ア) アルツハイマー型認知症
       ① アルツハイマー病
       ② アルツハイマー型老年認知症
   (イ) レビー小体型認知症
   (ウ) パーキンソン病
   (エ) 進行性核上性麻痺，皮質基底核変性症
   (オ) 前頭側頭型認知症
       ① ピック病
       ② 進行性皮質下グリオーシス
       ③ 運動ニューロン疾患を伴う初老期認知症
   (カ) 皮質下核に病変の主座を有する認知症
       ① ハンチントン病
       ② 歯状核赤核淡蒼球ルイ体萎縮症
       ③ 視床変性症
2) 脳血管性障害
   (ア) ビンスワンガー型白質脳症
   (イ) 脳梗塞
   (ウ) 脳出血後遺症
   (エ) くも膜下出血後遺症
   (オ) もやもや病
   (カ) 脳動静脈奇形
   (キ) 静脈洞血栓症
   (ク) 放射線脳症
3) 脳腫瘍
4) 頭部外傷
   (ア) 脳挫傷
   (イ) 慢性硬膜下血腫
   (ウ) 殴打酩酊症候群
5) てんかん後遺症
6) 正常圧水頭症
7) 感染症
   (ア) プリオン病
   (イ) 髄膜炎
   (ウ) AIDS脳症
   (エ) 神経梅毒
8) 脱髄性・自己免疫性疾患
   (ア) 多発性硬化症
   (イ) 急性散在性脳脊髄炎
   (ウ) 神経ベーチェット
   (エ) サルコイドーシス
   (オ) 辺縁系脳炎（傍腫瘍症候群）
9) 無酸素・低酸素脳症
10) 内分泌・代謝異常
    (ア) 甲状腺機能低下症
    (イ) 副腎皮質機能低下症
    (ウ) 副甲状腺機能亢進または低下症
    (エ) 高血糖，低血糖
    (オ) 電解質異常
    (カ) クッシング症候群
    (キ) 腎不全，透析脳症
    (ク) 肝不全
    (ケ) 心不全
    (コ) 呼吸不全
    (サ) 先天性代謝異常
11) 中毒
    (ア) 慢性アルコール中毒
    (イ) 一酸化炭素中毒
    (ウ) 薬物中毒（抗精神病薬，抗痙攣薬，抗癌剤など）
    (エ) 金属中毒（水銀，マンガン，鉛など）

れば血管性認知症の可能性が高い．アルツハイマー型認知症など変性疾患の初期診断は軽度の脳萎縮を認めることもあるが形態的評価では限界がある．形態的に異常がなくても認知症が疑われる場合は，脳血流，脳エネルギー代謝などの機能的評価が重要である．脳血流量はキセノンCT，SPECTなどにより測定される．アルツハイマー型認知症は，初期は後部帯状回，その後は側頭葉から頭頂連合野，さらに進行すると前頭葉の血流低下が特徴的である．脳血管性認知症は障害部位やその周辺にまで及ぶ脳血流障害を認めることが多い．前頭側頭型認知症は前頭連合野から前頭前野の血流低下を認め，側頭葉先端部の血流低下も伴うことがある．

最近では，海馬の萎縮に注目して，MRIを用いて全脳と海馬の萎縮の程度を測定するVSRADや脳アミロイドの画像化などが試みられている．

表 3-2 改訂版長谷川式知能評価スケール（HDS-R）

1	お歳はいくつですか？（2年までの誤差は正解）		0 1
2	今日は何年の何月何日ですか？ 何曜日ですか？ （年，月，日，曜日が正解でそれぞれ1点ずつ）	年 月 日 曜日	0 1 0 1 0 1 0 1
3	私たちが今いるところはどこですか？（自発的にできれば2点，5秒おいて，家ですか？病院ですか？施設ですか？の中から正しい選択をすれば1点）		0 1 2
4	これから言う3つの言葉を言ってみてください．あとでまた聞きますのでよく覚えておいてください．（以下の系列のいずれか1つで，採用した系列に○印をつけておく） 1: a) 桜 b) 猫 c) 電車 2: a) 梅 b) 犬 c) 自転車		0 1 0 1 0 1
5	100から7を順番に引いてください． （「100-7は？ それからまた7を引くと？」と質問する．最初の答えが不正解の場合は打ち切る）	(93) (86)	0 1 0 1
6	私がこれから言う数字を逆から言って下さい．（6-8-2, 3-5-2-9を逆に言ってもらう．3桁逆唱に失敗したら打ち切る）	2-8-6 9-2-5-3	0 1 0 1
7	先ほど覚えてもらった言葉をもう一度言ってみて下さい．（自発的に回答があれば各2点．もし回答がない場合以下のヒントを与え，正解であれば1点） a) 植物 b) 動物 c) 乗り物		a: 0 1 2 b: 0 1 2 c: 0 1 2
8	これから5つの品物を見せます．それを隠しますので何があったか言ってください．（時計，鍵，タバコ，ペン，硬貨など必ず相互に無関係なもの）		0 1 2 3 4 5
9	知っている野菜の名前をできるだけ多く言って下さい． （答えた野菜の名前を右欄に記入する．途中で詰まり，約10秒間待っても出ない場合はそこで打ち切る） 0～5=0点，6=1点，7=2点，8=3点，9=4点，10=5点		0 1 2 3 4 5
		計 点/30点	

合計点数30点満点中20点以下が「認知症疑い」と判定される．

続いて，以下に主な認知症の原因となる疾患について説明する．

4．アルツハイマー型認知症

　　大脳皮質の萎縮と組織学的に神経細胞脱落，老人斑，神経原線維変化，顆粒空胞変化の出現を特徴とする認知症である．原因は不明であるが，一部に優性遺伝形式をとる家族性アルツハイマー病が存在する．表3-4に米国精神医学会のアルツハイマー型認知症の診断基準（DSM-IV）を示す．
　　症状の経過は長く，大きく3期に分類される．第1期は記憶・記銘力低下が出現し学習障害，感情の動揺が加わるが，人格は保たれ対応は穏やかな時期．第2期は記憶力の著明な障

表3-3 ミニメンタルテスト（MMSE）

設問	質問内容	回答	得点
1（5点）	今日は何年ですか？ 今の季節は何ですか？ 今日は何曜日ですか？ 今日は何月何日ですか？	年 曜日 月 日	0　1 0　1 0　1 0　1 0　1
2（5点）	ここは何県ですか？ ここは何市ですか？ ここは何病院ですか？ ここは何階ですか？ ここは何地方ですか？	県 市 病院 階 地方	0　1 0　1 0　1 0　1 0　1
3（3点）	物品3個（桜，猫，電車） 〔1秒間に1個ずつ言う．その後，被験者に繰り返させる．正答1個につき1点を与える．3個すべて言うまで繰り返す（6回まで）〕		0　1 2　3
4（5点）	100から順に7を引く（5回まで）		0　1 2　3 4　5
5（3点）	設問3で提示した物品名を再度復唱させる		0　1 2　3
6（2点）	（時計を見せながら）これは何ですか？ （鉛筆を見せながら）これは何ですか？		0　1 0　1
7（1点）	次の文章を繰り返す 「みんなで，力を合わせて綱を引きます」		0　1
8（3点）	（3段階の命令） 「右手にこの紙を持って下さい」 「それを半分に折りたたんで下さい」 「それを私に渡して下さい」		0　1 0　1 0　1
9（1点）	（次の文章を読んで，その指示に従って下さい） 「右手をあげなさい」		0　1
10（1点）	（何か文章を書いて下さい）		0　1
11（1点）	（次の図形を描いて下さい）		0　1
		得点合計	

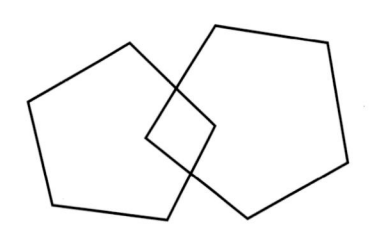

表3-4 アルツハイマー型認知症の診断基準（DSM-IV）

A．多彩な認知機能障害
　（ア）記憶障害
　（イ）以下の認知機能障害の1つ（あるいはそれ以上）が認められる
　　　　① 失　語
　　　　② 失　行
　　　　③ 失　認
　　　　④ 高次機能障害
B．Aのため社会的・職業的に著しい障害がある
C．緩やかな発症と持続的な認知機能障害の進行
D．除外項目：認知症を引き起こす中枢神経系疾患（脳血管障害，パーキンソン病，慢性硬膜下血腫，正常圧水頭症，脳腫瘍）や全身疾患（内分泌異常，ビタミン欠乏，臓器不全など），それに神経疾患（うつ病，統合失調症など）を除く．

害に高次機能障害が加わる．視空間失認，地誌的見当障害により家に帰れなくなり迷子になったり，感覚性失語，着衣失行，観念失行が加わり無関心，無頓着になる．徘徊，夜間せん妄も出現する．第3期は運動障害，四肢の固縮，小刻み歩行となり寝たきりの状態となる．

　検査所見で血液，髄液に異常はない．画像診断は，CT，MRIによる初期の脳萎縮は正常加齢との鑑別が困難であるが，進行とともに大脳辺縁系・大脳皮質の萎縮を認め，脳溝の拡大，海馬の萎縮，側脳室拡大を認める（図3-1）．
　キセノンCT，SPECTによる脳血流は，後部帯状回，側頭葉から頭頂葉の血流低下が進行とともに認められる．脳波は徐波化が認められる．現時点では根本的な治療法はない．日本で唯一保険適応のあるドネペジル（アリセプト®）は，極初期には効果を示す例もあるが，知的機能の改善というよりは進行を遅らせる効果しか期待できず，真に有効な治療薬は

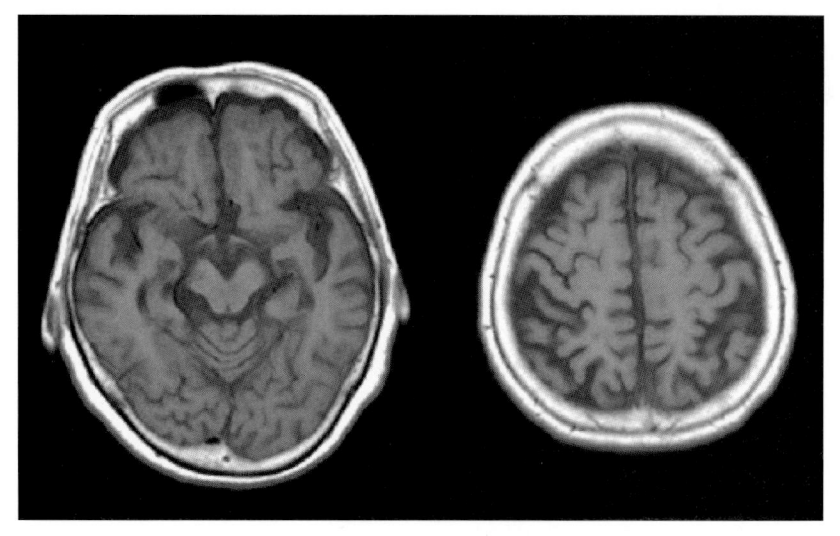

図3-1 アルツハイマー型認知症のCT
頭頂葉・海馬・側頭葉先端部の著明な萎縮を認める．

5. 脳血管性認知症

存在しない．

　脳血管障害，多くは多発性脳梗塞によって発症する認知症である．ビンスワンガーBinswanger病のように広範な大脳白質病変と多発性微小梗塞により脳が広範に障害されたときに発症する場合や，視床障害のようにある特定の部位の障害で発症する場合もあり，認知症の発生機序は様々である．突然発症した脳血管障害と共に発症する認知症もあるが，症状の動揺を示したり緩徐に段階的に進行する特徴がある．認知障害は比較的正常に保たれている部分と障害されている部分がまだら状に認められることがある．患者本人は病識があるのが一般的である．画像診断で脳血管障害があることを確認する．しかし，脳血管障害がどの程度認知症に関与しているか判断が困難な場合が少なくない．また，アルツハイマー型認知症と脳血管障害がいずれもが認知症の原因と考えられる混合型認知症という分類もあり，まだ議論があるところである．治療は脳血管障害の治療に準ずる．進行と再発を予防するために高血圧，糖尿病，高脂血症，喫煙などの危険因子の管理も重要である．

〈若林伸一〉

B 頭痛

　頭痛は，日常診療において最も多い主訴である．頭痛のほとんどは生命への危険がなく慢性に経過するものであるが，中には命に関わる極めて緊急度が高いものがあるので，迅速かつ的確に診断しなければならない．患者の訴え方は主観的であり，客観的に頭痛の程度を把握することは困難である．訴えの程度にとらわれ過ぎず，随伴症状，臨床経過，検査所見，画像診断などから総合的に判断し診断することが重要である．

　脳には痛覚がないので，頭痛はその周辺組織の有痛覚部位での炎症・圧迫・拡張・伸展な

表3-5　頭部および頭蓋内の有痛覚部位と無痛覚部位

頭部および頭蓋内腔で痛みを感じる部位
頭蓋外：皮膚，頭皮，筋膜，粘膜，目と耳の一部
鼻　腔：鼻粘膜，副鼻腔
頭蓋内：硬膜部，脳底動脈と主要動脈，静脈枝
髄　膜：大血管周辺の脳底部の硬膜部
脳神経：三叉神経，顔面神経，舌咽神経，迷走神経
その他の神経：第2・第3頸神経
頭部および頭蓋内腔で痛みを感じない部位
頭蓋骨
軟　膜
くも膜
硬　膜
大脳および小脳実質
脳室の上衣内膜
脈絡叢

どが，主として三叉神経を介して認識される．表3-5に痛覚を感じる部位と感じない部位を示す．

1．頭痛の分類

2004年の国際頭痛学会で発表された国際頭痛分類第2版（The International Classification of Headache Disorders. 2nd ed: ICHD–II）により頭痛の分類が示されている（表3-6）．
　この分類で頭痛は大きく，① **一次性頭痛（機能性頭痛）**，② **二次性頭痛（症候性頭痛）**，③ **頭部神経痛，中枢性・一次性顔面痛**およびその他の頭痛の3つのカテゴリーに分類している．二次性頭痛の原因疾患の多くは，放置や誤診により死につながるものであり，見落とさないように診断することが重要である．表3-7に二次性頭痛の診断基準（ICHD–II）を示す．
　成人の場合は最初にして最もひどい頭痛，頻度と程度が増していく頭痛，50歳以降に新しく出現した頭痛，神経脱落症状を有する頭痛，癌や免疫不全の病態を有する患者の頭痛，精神症状を有する患者の頭痛，発熱・項部硬直・髄膜刺激症状を有する頭痛，は特に注意が必要である．
　このように問診は非常に重要であるが，実際の臨床の現場では一次性頭痛や風邪と診断され治療が遅れるくも膜下出血，脳出血，髄膜炎が後を絶たない．CT・MRIによる画像診断，必要に応じて血液検査，髄液検査などを追加し頭痛の原因疾患を究明することが重要である．
　以下に一次性頭痛について説明する．

表3-6　国際頭痛分類第2版による頭痛の分類

第1部：一次性頭痛（機能性頭痛）
　　1．片頭痛
　　2．緊張型頭痛
　　3．群発頭痛およびその他の三叉神経・自律神経性頭痛
　　4．その他の一次性頭痛
第2部：二次性頭痛（症候性頭痛）
　　5．頭頸部外傷による頭痛
　　6．頭頸部血管障害による頭痛
　　7．非血管性頭蓋内疾患による頭痛
　　8．物質またはその離脱による頭痛
　　9．感染症による頭痛
　　10．ホメオスターシスの障害による頭痛
　　11．頭蓋骨，頸，眼，耳，鼻，副鼻腔，歯，口あるいはその他の
　　　　顔面・頭蓋の構成組織の障害に起因する頭痛あるいは顔面痛
　　12．精神疾患による頭痛
第3部：頭部神経痛，中枢性・一次性顔面痛およびその他の頭痛
　　13．頭部神経痛および中枢性顔面痛
　　14．その他の頭痛，頭部神経痛，中枢性あるいは原発性顔面痛

表 3-7 二次性頭痛の診断基準

A．頭痛は以下の特徴のうち 1 項目（または複数）を有し，かつ C と D を満たす
B．他の疾患が頭痛の原因となることが証明されている
C．頭痛が他の疾患と時期的に一致して起こる，または頭痛と他の疾患の因果関係を示す証拠がある
D．頭痛は原因疾患の治療成功または自然緩解後，3 カ月以内（これより短時間になることもあり）に大幅に軽減または消失する

 1）成人の二次性頭痛
　（ア）最初にして最もひどい頭痛
　（イ）頻度と程度が増していく頭痛
　（ウ）50 歳以降に新しく出現した頭痛
　（エ）神経脱落症状を有する頭痛
　（オ）癌や免疫不全の病態を有する患者の頭痛
　（カ）精神症状を有する患者の頭痛
　（キ）発熱・項部硬直・髄膜刺激症状を有する頭痛
 2）小児の二次性頭痛
　（ア）6 カ月以内に薬剤が効かない頭痛
　（イ）乳頭浮腫・眼振・歩行障害・運動障害を有する頭痛
　（ウ）片頭痛の家族歴を有さない頭痛
　（エ）意識障害または催吐を伴う頭痛
　（オ）睡眠と覚醒を繰り返す頭痛
　（カ）中枢神経疾患の家族歴や診療歴を有する頭痛

2．片頭痛

　いろいろな誘発因子による脳血管の収縮・拡張，三叉神経の炎症，刺激により発症する．誘発因子は，アルコール，ストレス，緊張，睡眠，月経周期，天候の変化，温度差，頻回の旅行などがある．前兆を伴うことが多く，発作性に発症し，痛みは通常片側性であり，両側性でも左右差がある．頭痛は拍動性で疼痛部の頭部動脈を圧迫すると軽減することがある．頭痛の程度は様々であるが，睡眠中に覚醒したり就業に支障を来すなど激しい頭痛であることが多く，しばしば嘔吐を伴う．発作中の光・音・においの刺激や激しい運動で頭痛が増強する．24 時間以内に消失することが多く，2～3 日以内にほとんどの痛みは消失し，発作間欠期は無症状である．表 3-8 に片頭痛の診断基準を示す（ICHD-II）．
　治療は発作の抑制的治療と予防的治療がある．発作時の治療は消炎鎮痛薬，エルゴタミン製薬，トリプタン系薬物がある．軽症では消炎鎮痛薬だけで効果があることが多い．エルゴタミンは，前兆や前駆症状の段階で服用でき，頭痛の発現を抑えることができる．また，作用時間が長く薬効が低下することにより発現する再発性頭痛が少ない．トリプタン製剤は非常に有効な薬剤であるが副作用もあり多用は避けるべきである．特に虚血性心疾患，運動障害を伴う片麻痺型片頭痛，視野障害，めまい，構語障害など脳底動脈領域の虚血症状に引き続き発症する脳底型片頭痛には絶対に使用してはならない．片頭痛発作の予防薬はカルシウム拮抗薬，抗うつ薬，β 遮断薬，抗てんかん薬，ビタミン系薬剤などがあるが，発作が高頻度で治療薬が過剰気味のときに投与を考慮する．

表3-8 片頭痛の診断基準（ICHD-II）（一部抜粋）

1.1 前兆のない片頭痛の診断基準
A．B〜Dを満たす頭痛発作が5回以上ある
B．頭痛の持続時間は4〜72時間（未治療もしくは治療が無効の場合）
C．頭痛は以下の特徴の少なくとも2項目を満たす
　1．片側性
　2．拍動性
　3．中等度〜重度の頭痛
　4．日常の動作（歩行や階段昇降などの）により頭痛が増強する，あるいは頭痛のために日常的な動作をさける
D．頭痛発作中に少なくとも以下の1項目を満たす
　1．悪心または嘔吐（あるいはその両方）
　2．光過敏および音過敏
E．その他の疾患によらない

1.2.1 典型的前兆に片頭痛を伴うもの
A．B〜Dを満たす頭痛発作が2回以上ある
B．少なくとも以下の1項目を満たす前兆があるが，運動麻痺（脱力）は伴わない
　1．陽性徴候（たとえばきらきらした光・点・線）および・または陰性徴候（視覚消失）を含む完全可逆性の視覚症状
　2．陽性徴候（チクチク感）および・または陰性徴候（感覚鈍麻）を含む完全可逆性の感覚症状
　3．完全可逆性の失語性言語障害
C．少なくとも以下の2項目を満たす
　1．同名性の視覚症状または片側性の感覚症状（あるいはその両方）
　2．少なくとも1つの前兆は5分以上かけて徐々に進展するかおよび・または異なる複数の前兆が引き続き5分以上かけて進展する
　3．それぞれの前兆の持続時間は5分以上60分以内
D．1.1「前兆のない片頭痛」の診断基準B〜Dを満たす頭痛が，前兆の出現中もしくは前兆後60分以内に生じる
E．その他の疾患によらない

3．緊張型頭痛

　　最も頻度が高い頭痛で慢性に経過するが，長時間の前傾姿勢や疲労などにより急性に発症することもある．痛みは，頭部全体または後頭・後頸部で左右差がなく両側性で，肩こりを伴っていることが多く，強さに変動がなく非拍動性の圧迫感あるいは締め付け感であり鈍痛である．片頭痛とは違い，痛みで目が覚めることはなく一般に就業は可能である．神経質な患者が多く，めまいを訴えることもある．治療は，消炎鎮痛薬で効果があればその単独投与を行う．無効の場合は症状に応じて向精神薬や筋弛緩薬を単独投与したり消炎鎮痛薬と併用する．

4．群発頭痛

　　発作の数分前に肩こりや予知感などの症状があり，頭痛は15分から3時間ぐらい継続する．発作は2日に1回から1日に数回の頻度で出現し非発作時は頭痛がない．多くは反復性

群発頭痛で発作の期間（群発期）は約1〜2カ月であるが，約5％以下に1年の11カ月以上が群発期である慢性群発頭痛がある．頭痛は非常に激しく，一定の片側に発症し，同側の流涙，結膜充血，縮瞳，眼瞼下垂，鼻汁分泌などを認める．男性に多く，平均発症年齢は男性で20代と若く，高齢になるにつれ発症率は下がる．治療は，発作が群発的に発症することから，抑制的治療に予防的治療も加えなければならない．抑制的治療はトリプタンが最も有用である．純酸素の投与も15〜20分で効果がある．エルゴタミンの投与が有効なこともある．予防的治療は，ベラパミル，炭酸リチウム，バルプロ酸，ボツリヌス毒素が有効である．

〈若林伸一〉

C めまい

めまいとは，自分の身体と周囲との空間認識が乱れることによって生じる，運動感，不安感，不快感を伴う自覚症状と定義される．種々の疾患の一症状として出現することが多い．めまいをその性質から大別すると，回転性（周囲がぐるぐる回るような感じ），動揺性（体がゆらゆら揺れるような感じ），眼前暗黒感（立ちくらみのような感じ）の3種類に分けられる．また，障害されている部位によって，前庭性めまいと非前庭性めまいに分けられ，前庭性めまいは，さらに末梢前庭神経系の障害に由来する末梢性と小脳や脳幹部の障害に由来する中枢性に分けられる．以下，それぞれの代表的疾患について解説する．

1．前庭性めまい

a．末梢性めまい

1）良性発作性頭位めまい症　benign paroxysmal positional vertigo（BPPV）

末梢性めまいの中で，最も頻度が高い疾患で，頭位の変化によって誘発されるめまい発作を特徴とする．めまいは回転性のものが多い．予後は良好で，自然治癒することもある．

〈**病因**〉内耳は前庭（平衡感覚に関与する）と蝸牛（聴覚に関与する）からなり，その前庭には直線加速度感知装置である耳石器と回転加速度感知装置の半規管がある．耳石器には，卵形嚢と球形嚢とがあり，それぞれ感覚細胞とそれを覆う耳石膜と耳石から構成される．この耳石器の中の卵形嚢内にある耳石そのもの，あるいは変性した耳石が，機械的刺激，代謝障害，内リンパ環境の変化などの原因で卵形嚢から脱落して半規管（最も下位に位置する後半規管に起こりやすい）内へ迷走することによってめまいが生じる．

〈**症状**〉頭位の変化によって誘発されるめまいで，回転性のものが多く，通常10〜20秒程度の短時間で消失する．頭位変換を反復するとめまい感は減弱することが多い．耳鳴り，難聴などの蝸牛症状や中枢神経症状などは認めない．

〈**治療**〉薬物療法として，通常の抗めまい薬や脳循環代謝改善薬を服用する．理学療法として，頭位をある決まった順番で次々と変換していくことによって，迷走した耳石を元の卵形嚢の中におさめる方法（エプリー法など）があり，速効性で最も有効な治療法である．薬物療法や理学療法などで軽快しない難治例に対しては，半規管遮断術などの手術療法も選択される．

2) メニエール病

反復する回転性めまい発作が，何らかの聴覚障害を伴って生じるのが特徴である．

〈病因〉 内リンパ嚢の吸収障害が起こり，内リンパ嚢内にリンパ液が貯留すること（内リンパ水腫）によって発症する．内リンパ嚢の吸収障害は，中耳の不顕性炎症の波及や内リンパ嚢そのものの不顕性ウイルス感染，あるいは何らかの原因による自己免疫反応等によって，内リンパ嚢の発育不全や線維化が起こるためと言われている．さらに，精神的・肉体的ストレスによって，ストレスホルモンの一種であるバゾプレシンが内リンパ嚢内のリンパ液の増減に関与しているとされている．このように，内リンパ嚢内のリンパ液貯留を基盤にして，ストレス状態を反映するバゾプレシンが，その貯留の程度を修飾することによって，臨床症状が反復変動する．

〈症状〉 反復するめまい発作と，それに随伴する聴覚障害が特徴である．めまいは回転性が主であり，過労，睡眠障害，精神的ストレスなどが誘因となる場合が多い．1回の発作は数時間続く場合が多い．聴覚障害としては，難聴や，音が大きく響いて聞こえる音響過敏症，音が割れて聞こえる複聴などがあり，耳閉感を伴うこともある．

〈治療〉 内リンパ水腫を減少させることが目標になる．薬物療法として，ストレスによる内リンパ水腫の増加を抑制するために，鎮静薬の服用を試みる．さらに，直接内リンパ水腫を減少させるために，浸透圧利尿薬を使用する．グリセロールの点滴やイソソルビドの内服などがある．これらの薬剤でも効果のない場合は，手術療法を選択する．手術療法として，内リンパ嚢に瘻孔を作成することによってリンパ液を排泄させる内リンパ嚢減荷術がある．この方法は，しばしば瘻孔が閉塞して再発する可能性がある．また，前庭神経を切断することによってめまい発作からの解放を目指す前庭神経切断術などもある．

3) 前庭神経炎

〈病因〉 前庭神経に限局した炎症が原因とされている．主に単純ヘルペスウイルスの不顕性感染後の再活性化が発症に関係しているとされているが，血管障害によるという説もある．

〈症状〉 急に高度な持続性の回転性めまいが起こる．めまいは数日から数週間続くことが多いが，しだいに軽快，消失する．蝸牛症状（聴覚障害など）はない．上気道感染症が先行することが多い．

〈治療〉 対症療法が主となる．抗めまい薬，鎮吐薬，抗不安薬などの投与を行う．

b. 中枢性めまい

中枢性めまいは，小脳や脳幹部が血管障害，腫瘍性病変，神経変性疾患などで障害された場合に生じることが多い．血管障害で急性発症する場合には，回転性のめまいが多いが，時間の経過とともに動揺性のものに移行したりすることもある．腫瘍性病変や神経変性疾患などの緩徐に発症するものは，動揺性のめまいが多い．他の神経学的所見と同時に出現する場合が大部分であり，頭部 CT や MRI 等の画像検査をもとに，現疾患の治療を優先的に行っていく．椎骨脳底動脈系の循環不全に由来するものでは，動揺性または眼前暗黒感を呈するものが多く，神経学的所見を伴わない場合も多い．

1) 小脳および脳幹部障害によるめまい

小脳障害によるものは，小脳性運動失調に伴って現れる場合がほとんどである．脳幹部障害によるものは，前庭神経核およびその入出路が障害された場合にめまいが出現する．めまいそのものは軽度のものが多いが，急性発症した血管障害で前庭神経核が障害された場合に

は，激しい回転性めまいを生じる．多彩な神経症状（眼球運動障害，構音障害，運動失調，麻痺，感覚障害など）を伴うことが多い．

2）椎骨脳底動脈系の循環不全によるめまい

うっ血性心不全，心弁膜症，徐脈などの心疾患を伴う場合や，貧血，起立性低血圧，慢性脳循環不全の人などに多く，動揺性めまい（ふらつき）や眼前暗黒感（立ちくらみ）が多い．先行する循環器疾患の治療を優先する．

2．非前庭性めまい

眼科的疾患（屈折異常，調節異常など），体性感覚障害（頸椎症，脊椎側彎症など），血液疾患（貧血など），婦人科疾患（更年期障害など），心因性疾患（心身症，不安神経症など）に伴って生じるものが含まれる．

〈藤井省吾〉

D 眼振

眼振とは，律動的に反復する眼球の不随意運動である．主に眼球運動を司る脳幹部や小脳などの中枢神経系障害や，平衡機能を司る末梢性前庭神経系障害によって生じる．臨床症状としては，周りの物が揺れて見える（動揺視）や，単に何となく物が見えにくいといった訴えが多い．また，自覚症状がなく他疾患で受診して偶然発見されることもある．先天的なものでは，母親が異常な眼球運動に気付いて受診する場合が多い．

眼振の様式として，眼球の振子運動が急速に動く時（急速相）と緩徐に動く時（緩徐相）が交代にみられる律動性のものと，中心部の周りをブランコ様に動く振子性のものがある．律動性のものでは，急速相の向きを眼振の方向とする．種類としては，水平方向へ動くもの（水平性），垂直方向へ動くもの（垂直性），斜方向へ動くもの（斜性），回旋するもの（回旋性），さらにこれらの動きが混ざったもの（混合性）に分けられる．眼振の速度に関しては，緩徐（1分間に10〜40回の動きがあるもの），中等度（同様に40〜100回の動き），迅速（同様に100回以上の動き）に分けられる．眼振の振幅については，微細（1mm以下の動き），中等度（1〜3mmの動き），粗大（3mm以上の動き）に分けられる．

眼振の観察は，一般的には，眼の追視運動時および静止時に肉眼で観察するが，何か物を固視することにより抑制されやすいので，フレンツェル眼鏡下での観察や，より精密に観察するためには完全暗所下での小型化された赤外線CCDカメラ撮影や電気眼振計などが使用される．

眼振の分類については，さまざまなものがあるが，正常人で誘発される誘発眼振（生理的眼振）と，疾患によって起こる病的眼振に大別されるので，主なものを以下にまとめる．

1．誘発眼振（生理的眼振）

a．視動性眼振

代表的なものは，車窓より外の景色を見ている乗客の眼の動きである．これは，外界の対象物を見る場合に，眼球が頭部と一緒に動いてしまうと，外界がぶれてはっきりと見えなくなるため，頭部の動きを相殺するように反射的に眼球が動こうとするものである．

b．迷路性眼振

ぐるぐる回った後に，目が回っている状態の人にみられるものである．頭部の動きによる三半規管の刺激によって起こる眼振である．温度眼振テストでみられる眼振もこれに含まれる．

c．薬剤性眼振

抗てんかん薬のような薬剤の服用によって起こる眼振である．

2．病的眼振

a．前庭性眼振

迷路や前庭神経核の障害で起こる．この部位の外傷や腫瘍，出血，炎症などが原因となる．末梢性では水平回旋混合性眼振が多く，中枢性では混合性ではなく純粋な水平性，垂直性または回旋性眼振が多い．

b．注視眼振

物を注視した際に生じる眼振である．これは注視を維持する機能の障害により起こる．小脳虫部や下小脳脚部分が障害された場合には，眼球運動失調の一症状として生じる（失調性眼振）．また，中脳から延髄にわたって存在する眼球の共同運動の中枢である内側縦束が障害された場合には，眼筋麻痺に伴ってみられる（内側縦束症候群による眼振）．

c．固視眼振

正面固視機能が障害されて生じる眼振であり，先天性眼振がその代表である．一般的に水平性振子性眼振が多い．

〈藤井省吾〉

E 複視

眼球運動障害以外にも複視は起こる．乱視や初期の白内障の場合，単眼性に複視を訴えることがある．眼筋自体の異常（筋炎や甲状腺機能異常）や神経筋接合部の異常（重傷筋無力症），眼窩内病変（眼窩内腫瘍，外傷）でも起こる．

眼球運動障害は動眼神経・滑車神経・外転神経の単独あるいは複合の障害，核上性障害で起こる．

神経障害の場合について述べる．

1．動眼神経麻痺

自覚的には下外側への患眼の偏位と複視，眼瞼下垂として現れる．眼位は外転位となる．散瞳も症状として認める．直接障害（圧迫，炎症など）により障害される．動眼神経の単麻痺の場合は内頸動脈−後交通動脈動脈瘤と動眼神経の虚血による．他の所見が伴う場合，障害部位別に考える．核や神経根で障害される場合は血管障害（ウェーバー Weber，ベネディクト Benedict，クロード Claude症候群），くも膜下腔では，動脈瘤のほか，鉤ヘルニア，外傷，髄膜炎などで起こる．海綿静脈洞内で障害される場合に考えられるのは動静脈洞瘻やトロサ・ハント Tolosa-Hunt症候群，下垂体腫瘍，髄膜腫などがある．

2．滑車神経麻痺

　　上下注視時に複視が出現する．患者は複視に対し代償性に顎を引き，健側へ頭を傾けている．ビールショウスキー斜頸試験（手を添えて左右へ頭を傾けさせる．複視が強くなった方が患側）で調べることができる．患側の海綿静脈洞内で障害を受けると動眼神経，外転神経と共に侵される．病変では松果体腫瘍，小脳テントの髄膜腫で認める．

3．外転神経麻痺

　　内斜視と患眼の外転不全が起こる．頭蓋内圧亢進などの間接的な障害で起こりうる．障害される部位で考えると，同側橋で侵される場合，健側の片麻痺を伴えばレイモンド Raymond 症候群，患側顔面神経麻痺と健側の片麻痺を伴えばミヤール・ギュブレール Millard-Gubler 症候群あるいは患側のホルネル Horner 症候群，患側の水平注視麻痺および患側の三叉神経・顔面神経・聴神経の障害を伴えばフォビィユ Foville 症候群となる．腰椎穿刺後や頭蓋内圧亢進，髄膜炎などでも起こる．ドレロ Dorello 管内で障害される場合，中耳炎を合併するグラデニーゴ Grandenigo 症候群（その他患側の聴力低下，顔面痛，顔面神経麻痺）が考えられる．

〈奥田泰章〉

F 視力・視野障害

1．視力障害

　　脳神経外科領域では網膜，視神経から視中枢までの間の病変（腫瘍，外傷）か，頭蓋内圧亢進でのうっ血乳頭による視力障害が考えられる．視神経膠腫や視神経鞘髄膜腫などの腫瘍や外傷による視束管骨折では一側の視力低下にて起こる．トルコ鞍近傍の病変や視中枢までの障害では両側性に視力低下を認める．色は赤，白，緑，青の順に障害される．うっ血乳頭による視力障害は経過が長くならないと認めず，初期症状は一過性に眼前に霧がかかったようになる．視力低下が始まるとその進行は速い．急激な視力低下は外傷による視束管骨折，下垂体卒中によって起こる．

2．視野障害

　　解剖学的には視野の映像は網膜およびすべての神経路を通じて逆になっている．耳側視野の映像は鼻側網膜へ投影され，鼻側視野の映像は耳側網膜へ投影される．上方視野の映像は下方の神経路（下部網膜，下部視神経，下部視交叉）を通じて伝達され，下方視野の映像は上方の神経経路を通じて伝達される．

　　対坐法で異常が見られた場合，視野計で詳しく測定する．病変や部位によって視野狭窄には様々な形がある．

a．求心性視野狭窄

　　視野の末梢から全周性に見えなくなってくる状態で，網膜色素変性症や視神経萎縮などでみられる．

b．暗　点

　　暗点とは視野の一部が見えない状態である．**生理的暗点**として**傍中心暗点（マリオット Mariotte 盲点）**が存在する．生理的暗点の拡大はうっ血乳頭や視神経炎などでみられる．**中心暗点**は黄斑部に一致した注視部が見えない状態で，球後視神経炎や多発性硬化症でみられる．また，閃輝暗点は片頭痛の前駆症状として出現する．発作は視野の一部に小さな光が現れ，光の縁がギザギザした幾何学模様を呈している．拡大して消える．

c．半　盲（図 3-2）

　　半盲は頭蓋内病変による視野異常である．**同名性半盲**とは両眼の同側視野の障害をいう．両眼ともに耳側の視野障害を**両耳側半盲**，両眼とも鼻側に視野障害を来す場合を**両鼻側半盲**と呼び，これらを異名性半盲という．

1）視交叉部での障害

　　視交叉前方より障害を受けると両耳側半盲となる．視交叉を外側より障害を受けると両鼻側半盲となる．主に腫瘍による障害が多い．下垂体腺腫，頭蓋咽頭腫，鞍結節部髄膜腫などの腫瘍による圧迫で起こる．その他血管病変（内頸動脈動脈瘤）でも起こる．

2）視索・外側膝状体での障害

　　同名性半盲となる．視索の単独障害は少なく，視神経交叉や外側膝状体がともに侵されることが多い．外側膝状体の障害は主に血管病変が主であり，前脈絡叢動脈・外側脈絡叢動脈の障害で起こる．

3）視放線の病変

　　ここの障害でしばしば片麻痺や失語症などが合併する．**マイヤーループ** Meyer's loop が障害されると上 1/4 盲（図 3-2 の 3-a）に，側頭三角部および後角部を通る線維が障害されると下 1/4 盲（図 3-2 の 3-b）となる．血管性障害によることが多い．マイヤーループの障害により精神運動発作（幻覚，有形の幻視，嗅覚性幻覚）も合併する．

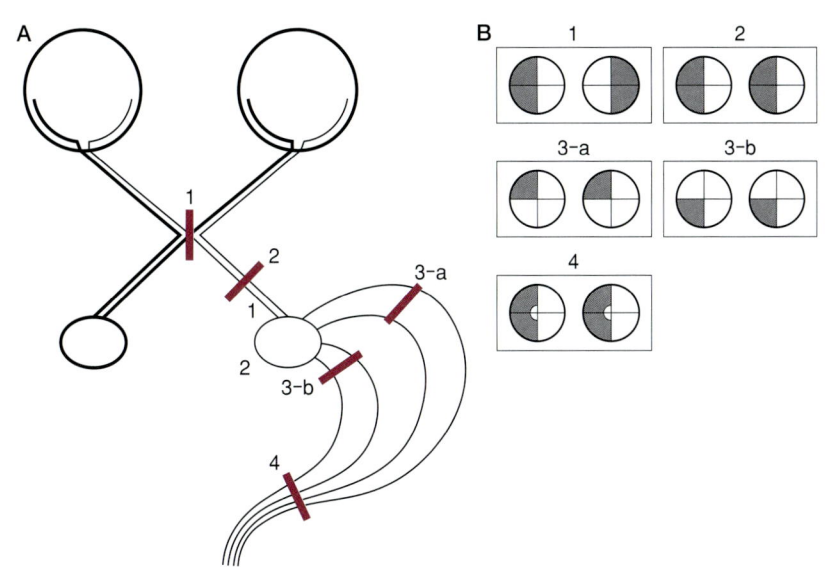

図 3-2　視野障害
Aの赤太線の障害によってBのような視野障害が起こる．

4）皮質中枢，有線領の病変

一側皮質中枢の障害で有線領が障害されなかった場合，中心視野が一部残った黄斑回避を伴う同名性半盲となる．完全に障害された場合は黄斑分裂の完全な半盲となる．後大脳動脈の障害による．

d．皮質盲

両側後頭葉梗塞により両側半盲が生じた結果で起こる．主に血管障害，鉤ヘルニア，片頭痛などで起こる．

〈奥田泰章〉

G 痙攣発作（てんかん）

痙攣発作（てんかん）とは様々な原因で起こりうる，脳神経細胞の過度の電気的興奮に由来する反復性の発作である．発作の原因は腫瘍，血管奇形，外傷や感染の遺残，陳旧性脳梗塞など様々である．後述するが，放射線学的検査（頭部 CT・MRI や脳血管撮影など）で明らかな病変がない場合でもてんかんを起こす場合がある．神経細胞の電気的興奮が始まる部分（てんかんの原因となる部分：たとえば脳腫瘍などの病変を有する場合その周囲に存在する神経細胞群，またはっきりとした病変を有さない場合でも過剰な電気的興奮がまず起こる神経細胞群が存在する部分）を**てんかん原性焦点** epileptogenic focus という．

1．てんかんの分類

てんかんの分類はてんかん国際分類法が一般的に用いられている（表3-9）．しかし，てんかん国際分類法は，てんかんの原因・臨床症状が様々であることから表3-9に示すように複雑にならざるを得ない．よって，発作型，病因をそれぞれ2分して2×2群に分ける4分法を用いると理解しやすい．

発作型によって，① 大脳の一側かその一部から生じる**部分発作**と，② 発作のはじめから両側の大脳半球が発作に巻き込まれている**全般発作**に分類する．脳波検査を行うと，部分発作の場合はてんかん焦点に一致しててんかん波が見られ，全般発作の場合には全体的にてんかん波を認める（脳波検査詳細については他稿に譲る）．全般発作の定義に"発作のはじめから"ということばを用いているのは，はじめは部分発作であったものが焦点の電気的興奮が大脳半球全体に伝わり，あたかも全般発作のような所見を呈することがあり，これを2次性全般発作もしくは部分発作の全般化と呼び区別するためである．たとえば意識清明で右手だけの発作であったてんかんが，徐々に全身の発作に広がり，ついには意識障害まで呈するようになったような場合，発作型は単に全般発作とは言わず2次性全般発作と呼ぶのが正しい．

病因によって，① 脳腫瘍など，既知の頭蓋内器質的病因がある場合を**症候性**てんかんに，② 器質的病因がない場合を**特発性**てんかんに分類する．

以上より4（2×2）分類されることとなり，それぞれ症候性部分発作，症候性全般発作，特発性部分発作，特発性全般発作に分ける．脳神経外科領域で遭遇する患者のてんかん発作は，頭蓋内とくに脳に異常を有している患者が多く，4分法によるてんかん分類では症候性部分発作，もしくは症候性2次性全般発作の患者が多数を占めることになる．

表3-9　てんかん，てんかん症候群及び発作性関連疾患の分類（1989）

1．局在関連性てんかんおよび症候群
　1-1　特発性（年齢に関連して発病する）
　　　・中心，側頭部に棘波をもつ良性小児てんかん
　　　・後頭部に突発波を持つ小児てんかん
　　　・原発性読書てんかん
　1-2　症候性
　　　・小児の慢性進行性持続性部分てんかん
　　　・特異な発作誘発様態をもつてんかん
　　　・側頭葉てんかん
　　　・前頭葉てんかん
　　　・頭頂葉てんかん
　　　・後頭葉てんかん
　1-3　潜因性
2．全般てんかんおよび症候群
　2-1　特発性（年齢に関連して発病する．年齢順に記載）
　　　・良性家族性新生児てんかん
　　　・良性新生児てんかん
　　　・乳児良性ミオクロニーてんかん
　　　・小児欠神てんかん
　　　・若年欠神てんかん
　　　・若年ミオクロニーてんかん
　　　・覚醒時大発作てんかん
　　　・上記以外の特発性全般てんかん
　　　・特異な発作誘発様態を持つてんかん
　2-2　潜因性あるいは症候群（年齢順）
　　　・ウエスト症候群
　　　・レンノックス・ガストー症候群
　　　・ミオクロニー失立発作てんかん
　　　・ミオクロニー欠神てんかん
　2-3　症候性
　　2-3-1　非特異病因
　　　・早期ミオクロニー脳症
　　　・suppression-burst を伴う早期乳児てんかん性脳症
　　　・上記以外の症候性全般てんかん
　　2-3-2　特異症候群
3．焦点性か全般性か決定できないてんかんおよび症候群
　3-1　全般発作と焦点発作を併有するてんかん
　　　・新生児発作
　　　・乳児重症ミオクロニーてんかん
　　　・徐波睡眠時に持続性棘徐波を示すてんかん
　　　・獲得性てんかん性失語（ランドー・クレフナー）
　　　・上記以外の未決定てんかん
　3-2　明確な全般性あるいは焦点性のいずれの特徴をも欠くてんかん
4．特殊症候群
　4-1　状況関連性発作（機会発作）
　　　・熱性痙攣
　　　・孤発発作，あるいは孤発のてんかん重延状態
　　　・アルコール，薬物，子癇，非ケトン性高グリシン血症などによる急性の代謝障害や急性中毒の際に見られる発作

4分法によるてんかん分類に加えて，意識消失を伴う場合は**複雑発作**，意識消失を伴わない場合を**単純発作**と分ける．すなわち，意識消失を伴う症候性部分発作を「症候性複雑部分発作」，意識消失を伴わない特発性部分発作を「特発性単純部分発作」などと表現する．

2．てんかんの治療法

薬物療法（抗てんかん薬）が基本である．単剤投与より開始するが，コントロール不良例では多剤の抗てんかん薬を処方する．この際，抗てんかん薬は催奇形性があるものが多く，多剤併用ではその危険性が相乗的に増すものもあり注意が必要である．多剤併用療法でもコントロールがつかず，生活の質（QOL）を著しく阻害する痙攣発作を難治性てんかん発作と呼び，しばしば外科的手術適応となる（§4．脳神経外科の薬理学-E．抗てんかん薬の項，§17．機能脳神経外科-1．てんかんの項を参照）．

3．痙攣重積発作

30分以上の持続的痙攣あるいは発作間欠期にも意識の完全な回復を認めない繰り返す痙攣発作を痙攣重積発作と定義する．原因として，脳血管障害，中枢神経系への感染，電解質異常，薬物中毒，アルコール離脱，脳挫傷，脳腫瘍などと多岐にわたる．最も多い原因は抗痙攣薬内服中の患者が何らかの理由によって抗痙攣薬血中濃度が低下した場合である．

繰り返される放電（神経細胞の過度の電気的興奮）は，少なくとも20分継続すると不可逆変化が始まるが，一般的に60分後から神経細胞の障害が見られるとされている．よって，痙攣重積発作を来した場合は速やかな治療が必要とされる．10分以上継続する痙攣には速やかに静脈ルートを確保の上，抗痙攣薬の静脈内投与を行う〔フェニトイン（アレビアチン®）を投与する場合，溶解は結晶化を防ぐために生理食塩水に溶解する〕．同時にモニター設置，血液検査を行い電解質異常の補正，酸素化，ガス交換を行う（電解質異常による痙攣重積発作の場合は抗痙攣薬によるコントロールよりも電解質補正に反応する）．

充分な酸素化を行うために気道確保，酸素投与を行う．また呼吸不安定や痙攣が30分以上持続する場合は気管内挿管の準備を行う．挿管に際して全身麻酔にて筋弛緩薬を用いる場合は短時間作用型のものを用いる．外見上は痙攣発作が消失したように見えても神経細胞の異常放電が停止したことを意味するわけではないため注意が必要である．

4．**難治性てんかん**になりやすいてんかん発作

① **側頭葉てんかん**
② **前頭葉てんかん**
③ **レンノックス・ガストー Lennox-Gastaut 症候群**：小児期に発症する脱力発作から強直発作に移行する稀な病態であり，しばしば薬剤抵抗性である．脳梁離断術にて脱力発作が軽減することがある．
④ **ウエスト West 症候群**：新生児期に繰り返す全身性の屈曲あるいは進展を来す（巨大ミオクローヌス，礼拝発作，ジャックナイフ痙攣などともいう）．5歳までに発作は徐々に減少して寛解するが，前述のレンノックス・ガストー症候群に移行するものもある．通常精神発達遅延を伴う．特徴的な脳波所見はヒプスアリスミアである．
⑤ **その他**：大田原症候群，アイカルディ Aicardi 症候群，乳児重症ミオクロニーてんかん

などがある.

5. トッド麻痺 Todd (post-epileptic) paralysis

痙攣発作後に見られる一過性の麻痺を発作後麻痺またはトッド麻痺という. 麻痺の重症度, 弛緩性か痙性麻痺か, 腱反射（亢進か低下か）は様々で, 長いときには36時間続く. 日常診療においては他の頭蓋内疾患による麻痺との鑑別が重要で, 特に脳梗塞急性期との鑑別が困難な場合がある. 頭部CTでは脳梗塞急性期の診断が困難なことがあり, トッド麻痺との鑑別には麻痺出現前の痙攣発作の有無, 痙攣の既往, 脳梗塞の危険因子の病歴聴取が必須である. 場合によっては脳梗塞急性期画像診断に最も適しているMRI拡散強調画像〔DWI (diffusion weight image)〕やMRAが必要な場合もある. また, 麻痺以外に, てんかん発作の異常脳波出現域によっては, その部位に一致した巣症状（失語症, 感覚障害, 視野障害など）を呈する場合もあり注意を要する.

〈池田直廉〉

H 疼痛

痛みを和らげ取り除くことは医学の永遠のテーマである. 特に通常の薬物療法にても抑えきれず, 外科治療の対象となるような痛みを一括して**頑痛症**と呼び, その治療は困難を極める. 脳神経外科でもこれらの頑痛症に対して手術的治療を行っている. 以下に痛みについての基礎知識, 痛みに対する一般的治療法を紹介する.

1. 痛みの伝わる経路

痛覚受容器が侵害刺激を感受すると, 痛覚信号は侵害受容器より比較的細いAδ線維, C線維によって脊髄神経節の1次ニューロンへ運ばれ, さらに後根から後角へ入る. 後角で2次ニューロンへ乗り換えて対側の前側索を通り視床へ到達する. 視床でさらに3次ニューロンへ乗り換えて大脳皮質感覚野へと到達する. Aδ線維は鋭い痛みを感知する. つまり, 皮膚をつねるなどの強い機械的刺激で活性化する機械・熱受容器で, 強い機械的刺激や熱・冷刺激を受容する. C線維は鈍い痛みを感知して, この線維の中には炎症や損傷時に活性化される線維も含まれる.

2. 疼痛の分類

病的な疼痛は大きく2つに大別される. すなわち, 痛みの末梢受容器が刺激を受けることによって生じる**侵害性疼痛**（侵害刺激受容性疼痛）と痛みを伝える神経の損傷あるいは機能障害によって生じる**神経因性疼痛**（神経障害性疼痛, 求心路遮断痛）に分類される.

a. 侵害性疼痛（侵害刺激受容性疼痛）

侵害性疼痛はさらに**体性疼痛**と**内臓性疼痛**に分類される. 体性疼痛は限局性で,「鋭い」「刺すような」「うずくような」「締めつけるような」などと表現される. 対して内臓痛は限局性でなく薬物療法に反応不良である.

代表的なものに**癌性疼痛**がある. 外科的治療の対象となるものは限られており, 多くは薬物治療が中心となる. 加えて, 痛みの増悪因子すなわち心理的要素を考慮に入れたアプロー

チも重要である.

癌性疼痛の大半は浸潤した組織の末梢受容器が刺激を受ける侵害性疼痛であるが，中には神経破壊による神経因性疼痛の要素が存在することがあり注意を要する．経口モルヒネ製剤を積極的に使用するが，充分な除痛が得られない場合には脊髄索切断術（コルドトミー cordotomy），後根進入部切断術（DREZotomy），ガンマナイフ下垂体照射などを考慮することもある.

b．神経因性疼痛（神経障害性疼痛）

痛みは限局性でないことが多い．「圧迫されるような」「引き裂く」「ちくちくする」「しびれる」などと表現される．求心路の遮断に原因があるため，これを感じる領域に（障害神経のデルマトームに一致した）温痛覚鈍麻が通常ある．普通の痛みは痛みのある領域をさすると痛みが軽くなることが多いが，神経因性疼痛患者の場合は痛み以外の感覚（触覚，圧覚，深部感覚）で増悪することが多い．このため刺激が伝わるのを最小限に抑えようとするために患者は手袋や包帯をしていることがある．一般的にモルヒネは無効である．症例によって病態に差があるために断定はできないが，一般に遮断レベルが上位に存在するほど治療は困難となる．神経因性疼痛の代表的なものを以下に示す．

1）脳卒中後の中枢性疼痛

視床痛を代表とする脳卒中後の中枢性疼痛は後遺症の1～3%にみられる比較的稀なものである．責任病巣は視床に限らず，大脳皮質・皮質下・脳幹の脳卒中においても起こる．痛みの性状は熱感，しびれ感を訴えることが多い．外科的治療としては脳深部刺激や大脳運動野刺激が行われる．

2）幻肢痛

肢切断患者のほぼすべてが幻肢感（まだ切断肢がまだ残っているような感覚）を感じるとされる．肢切断患者が感じる切断肢部分に一致した耐えがたい痛みを幻肢痛という．外科処置などによる単なる断端痛の場合と，契機として外傷があった場合などは脊髄神経根の引き抜き損傷を伴ったものは区別する必要がある．断端痛は，断端創や筋の血流障害，炎症，交感神経の過形成が原因とされている．厳密な意味での幻肢痛は肢切断によって，痛みの伝わる経路の中枢側の，脊髄後角や視床・大脳皮質での機能的変化の結果と考えられている．

大半の幻肢痛は非常に難治性で自然消失はないとされている．外科的治療として脳深部刺激治療（視床刺激），脊髄刺激，後根進入部切断術（DREZotomy）が行われる．初期効果は比較的よいが，長期効果（効果持続）が得られる症例はさらに少ない．

3）ヘルペス後神経痛

帯状疱疹は帯状疱疹ヘルペスウイルス（Herpes varicella zoster virus）によって起こる有痛性の水疱性皮疹である．このウイルスは神経親和性を有するため，いかなる感覚神経にも感染する可能性があり，この神経支配領域（デルマトーム）に一致して水疱性皮疹，痛みを呈する．急性期の疼痛は帯状疱疹の一般的治療（アシクロビルをはじめとする抗ウイルス薬の投与）にてほとんどの症例で改善する．疼痛が慢性化する症例は非常に少ないが自然治癒しうる．ただし6カ月までに治癒しなかった症例，高齢者では慢性化，頑痛化しやすいとされている．また，部位では三叉神経第1枝領域，T（胸椎）5領域が慢性化しやすい．外科治療としては後根進入部切断術（DREZotomy）が行われているが，幻肢痛と同じく，長期効果率は約60%と高くない．

4）三叉神経痛

数秒間続く発作性の刺すような痛みで，しばしば感覚刺激により誘発され顔面一側の三叉神経領域に限局する．第3枝・第2枝領域に多い．原因として最も有名で脳神経外科になじみ深いのが三叉神経の血管による圧迫である．その他腫瘍による圧迫，多発性硬化症における脳幹病変が原因となりうる．治療はまず抗痙攣薬〔カルバマゼピン（テグレトール®）〕を中心とした内科的治療を行う．内科的治療に抵抗性の症例，内科的治療を行うことができない症例で微小血管減圧術をはじめとする外科的治療の適応となる（詳細は§17．機能脳神経外科-B．三叉神経痛の項を参照）．

5）舌咽神経痛

頻度は三叉神経痛の1/100とされ，三叉神経痛と同様の刺すような発作性の痛みが舌咽神経，迷走神経領域に起こる．すなわち舌の付け根，咽頭から始まり耳，頸部に放散する．飲水，嚥下にて誘発されることが多い．コカイン麻酔にて疼痛は軽減するが，通常疼痛は持続して強度の場合は手術適応となる．三叉神経痛と同様，微小血管減圧術の適応となることもある．

6）カウザルギー，反射性交感性萎縮症

神経障害後，軽微な外傷や手術に続発して激しい痛みが慢性化する．疼痛部位に一致して浮腫，皮膚血流の変化が見られる．ジストニアや振戦を伴うこともある．重篤な場合は関節拘縮を来すこともある．治療は交感神経ブロックとリハビリテーションである．3環系抗うつ薬を用いることもある．手術療法として交感神経切除術，脊髄刺激が行われることがある．

〈池田直廉〉

I 片麻痺

運動麻痺は大脳運動中枢より効果器官である筋組織に至るまでの（§1-G．錐体路の解剖の項を参照）どこかに障害が存在し随意的運動ができない状態をいう．麻痺はその程度により**不全麻痺** paresis と**完全麻痺** paralysis に分けられ，さらに障害される部位により**単麻痺** monoparesis, monoplegie，**片麻痺** hemi-paresis, hemiplegie，**対麻痺** paraparesis, paraplegie，**四肢麻痺** tetraparesis, tetraplegie に区別される．

これらのうち頭蓋内疾患を扱う脳神経外科領域で臨床的に最もよく遭遇するものは片麻痺である．片麻痺は身体一側の上下肢に見られる運動麻痺で，大脳皮質（運動野，Brodmann area 4）より脊髄前角にいたる（皮質脊髄路）経路の障害で見られるが，臨床的には内包付近がもっとも多い．

障害部位による臨床症状について述べる．

1．大脳皮質，皮質近傍（図3-3a）

対側の手（足，顔）などの運動野の分布に沿った巣症状を示す．大脳半球列近傍では両側の下肢麻痺（対麻痺）症状が出現，優位半球前頭葉では失語症を合併することがあり，局在診断上有用な所見である．臨床では脳梗塞，皮質下出血など血管障害が原因として多いが，慢性硬膜下血腫，脳腫瘍などが原因として見られることも多い．

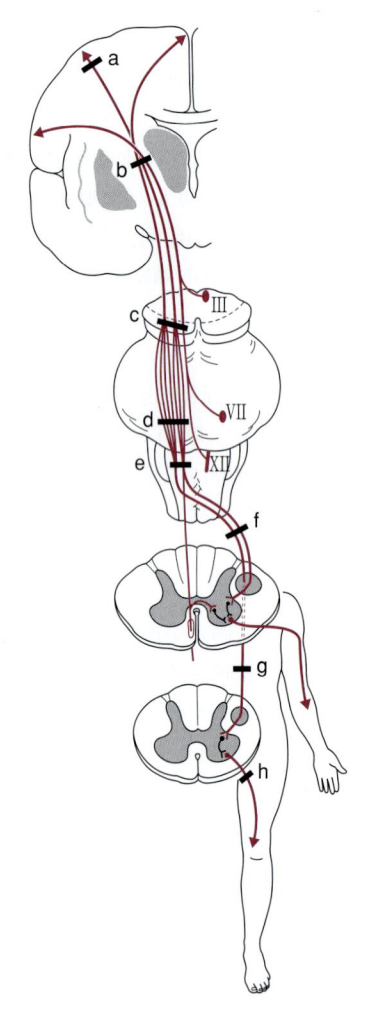

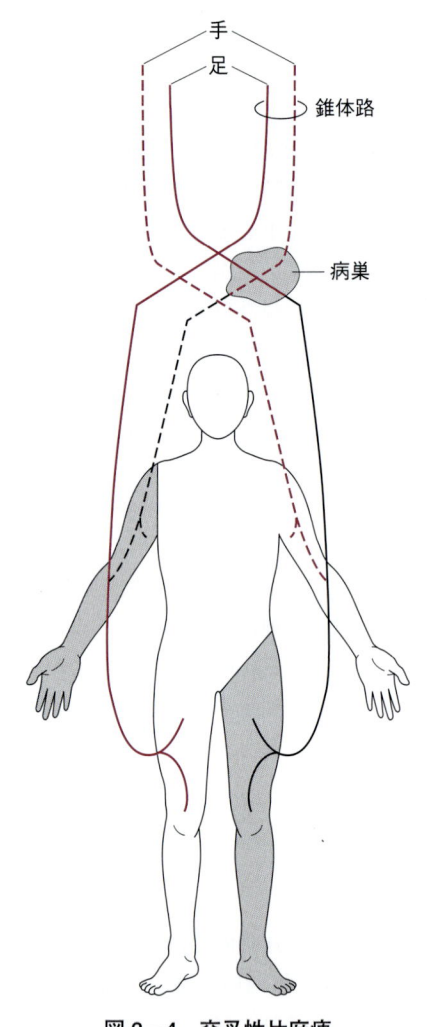

図3-3 錐体路障害
(神経局在診断. 2版. 東京: 文光堂; 1984. p.47.)

図3-4 交叉性片麻痺
(神経局在診断. 2版. 東京: 文光堂; 1984. p.49.)

2. 内 包（図3-3b）

　　内包では錐体路，錐体外路は狭い範囲を下向するため対側の片麻痺に顔面麻痺，舌の麻痺などを見ることがしばしばある．脳梗塞とくにラクナ梗塞や被殻出血などで見られる．また，多発性硬化症などの白質病変が主体の変性疾患でも見られる．

3. 脳幹部

　　脳幹では錐体路とともに各脳神経核が密に存在しており，これらすべての局在を暗記する必要はないが，症状の違いより大まかに障害部位を予測できるようになることが大切である．脳幹梗塞，脳幹出血などで症状が出現することが多いが，脳腫瘍，血管奇形，変性疾患など，わずかな病巣部位の違いで多彩な神経症状を認めることが多い．

a．大脳脚（図 3-3c）

内包と同様に対側の片麻痺を見るが同側の動眼神経麻痺（ウェーバー Weber 症候群）などが見られることがある．また，硬膜下血腫などで大脳圧排所見とともに正中偏位が認められる際，血腫と同側の麻痺が出現することがある（カーノハン・ウォルトマン圧痕 Kernohan-Woltman notch）．これは大脳脚が反対側の小脳テント切痕縁に圧排されるためである．

b．橋（図 3-3d）

両側の錐体路が橋全面を通るため両側片麻痺が生じることがある．また顔面神経核もこの部位に存在するため反対側の片麻痺に同側の顔面神経麻痺（末梢性も含む）が見られることがある（交代性片麻痺）．

c．延髄（図 3-3e）

延髄では錐体部で錐体路が交叉するため対側の麻痺が見られるが錐体外路が離れているため弛緩性不全麻痺が見られることがある．延髄近傍にはさらに下位脳神経（特に舌咽迷走神経）が存在するため，この部位の障害で構音障害や嚥下障害を見ることがしばしばある．時に治療に難渋する嚥下障害症例に遭遇することがある．また，稀な例として，錐体交叉部でのきわめて狭い病変で交叉性片麻痺を見ることがある（図 3-4）．

〈辻　雅夫〉

J 感覚障害

感覚路（§1-H．感覚路の解剖の項を参照）のいかなる部分でも障害を受けると感覚障害が生ずる．

1．末梢神経障害（図 3-5a）

障害された神経の分布に従いすべての感覚異常を見る．末梢神経炎，外傷などで見られる．

2．後根神経節障害（図 3-5b）

頸椎症，脊髄腫瘍，帯状疱疹などでみられ，特に帯状疱疹では著明な電撃痛を訴えることがある．皮膚分節 dermatome に一致した感覚障害をみる．脊髄前根が損傷されないため運動障害は見られない．

3．脊髄障害

脊髄腫瘍，外傷などで脊髄一側が障害されると障害レベルに一致して感覚過敏をきたし同側の深部感覚障害，対側の温痛覚障害に障害側の運動麻痺をみるブラウン・セカール Brown-Séquard 症候群などが有名である（図 3-5c）．前脊髄動脈閉塞では梗塞部位以下の両側感覚障害，運動障害をみる．脊髄腫瘍，脊髄空洞症では外側脊髄視床路が障害されるが後索が残るため触覚は残り温痛覚障害をみる感覚解離 sensory dissociation（図 3-5d）をみる．

4．脳幹部障害

脳幹部では感覚経路以外に脳神経核，運動線維などが密集しており，感覚障害のみが出現

84　J．感覚障害

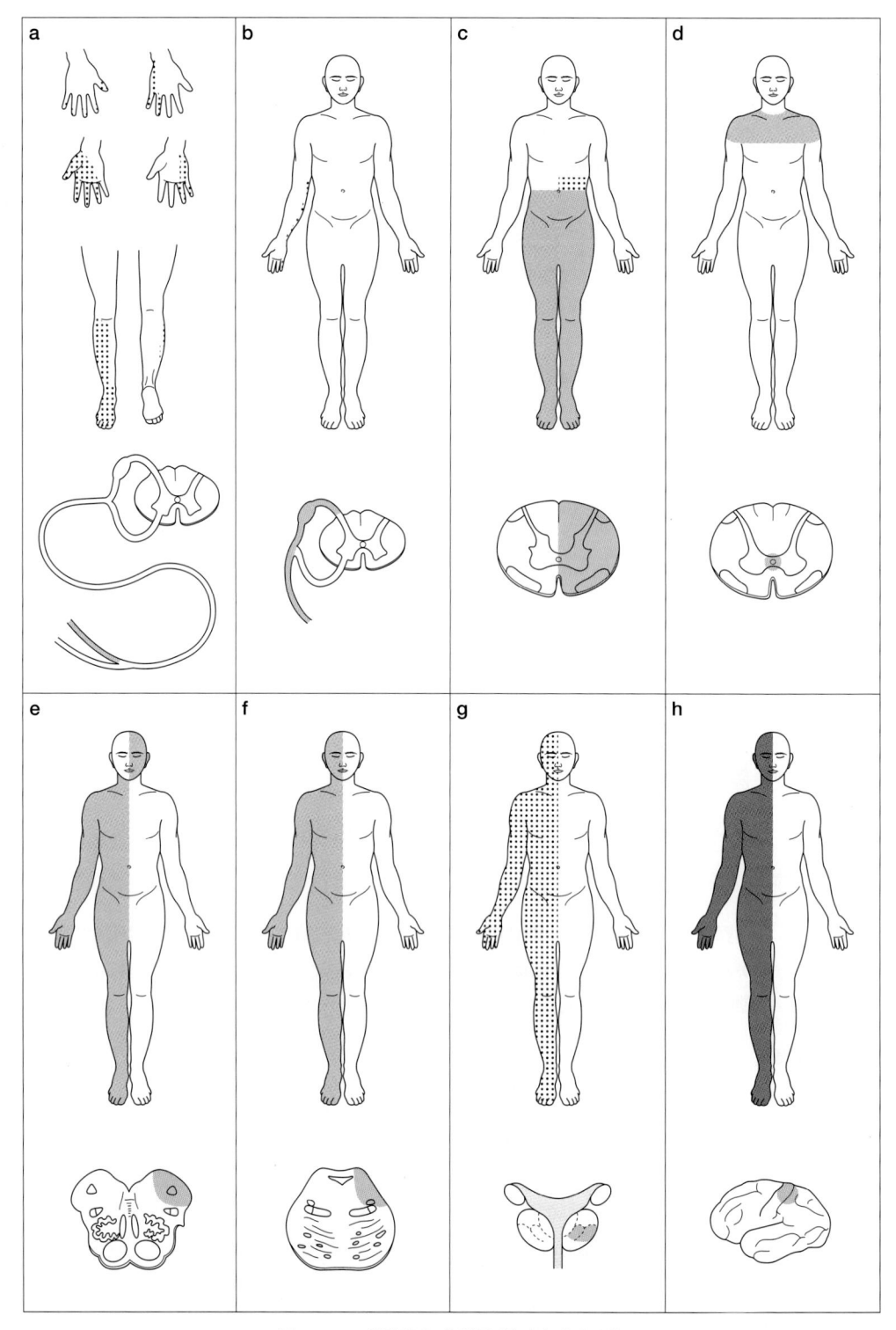

図3-5　感覚路と病巣診断（本文参照）
（後藤文男, 天野隆弘. 臨床のための神経機能解剖学. 東京: 中外医学社; 1992. p.22-3.）

することはむしろ珍しく，複雑な運動障害，脳神経障害を伴うことが多い．椎骨動脈，後下小脳動脈閉塞による延髄外側症候群〔ワレンベルグ Wallenberg 症候群（図3-5e）〕，橋上部の梗塞による半身感覚障害（図3-5f）などがあるが，複雑な神経症状を正確に暗記する必要はない．

5．視床障害

視床は感覚を大脳皮質に投影する最も重要な感覚中枢のセンターであり，視床出血，梗塞などにより反対側の感覚鈍麻をきたす（図3-5g）．こうした疾患後の急性期にはいわゆるしびれを訴えるが，慢性期には視床痛 thalamic pain を訴えることがあり難治性である．

6．大脳障害

頭頂葉（感覚野）の皮質・皮質下の障害では反対側の感覚障害をきたすが，表在感覚が全く消失することは少ない（図3-5h）．触覚失認，身体失認，感覚消去など頭頂葉に特有な症状が見られる．脳出血，脳梗塞などの血管障害が多いが，脳腫瘍などが原因で見られることもある．

〈辻　雅夫〉

K 失語症

一般的に言語障害といわれる症状のうち，神経症候として重要なのは構音障害と失語症である．構音障害は発語に関連する神経・筋肉の障害により起こる症状であるが，失語症は発語に関する筋・神経に異常がなく，また聴覚にも問題がないにもかかわらず，言語による理解・表現が障害された症状とされる．

失語症を見る際，利き手（利き腕）が問題となることがあり，一般的には右利きでは99％以上が，また左利きでも50〜80％は左大脳半球に言語中枢があるとされる．また，近年画像診断技術の進歩によりさらに詳しく言語中枢の局在を調べることが可能になり，古典的な局在よりもさらに広い範囲での脳活動が言語に影響していることも証明されつつある．

1．失語症の分類

失語症の分類は非常に難しく，統一されたものはないが，古くから用いられた失語図式（Wernicke-Lichitheim，図3-6）を使うと理解しやすい．

脳血管障害でも急性期より慢性期に移行する際にも失語症が変化していくこともしばしばあり，臨床上必ずしも細かい失語の分類にとらわれず，失語症状や責任病巣の違いを大まかに記憶することがまずは重要である．

2．失語症の病型

a．ブローカ失語　Broca aphasia

会話は流暢でなく復唱も障害されているが，言語理解の障害は軽度で文字理解もある程度可能である．障害部位は優位半球前頭葉の下前頭回後部（Brodmann area 44）とされていたが，実際にはそれを含む周辺領域の広範な障害が関与するとされる．

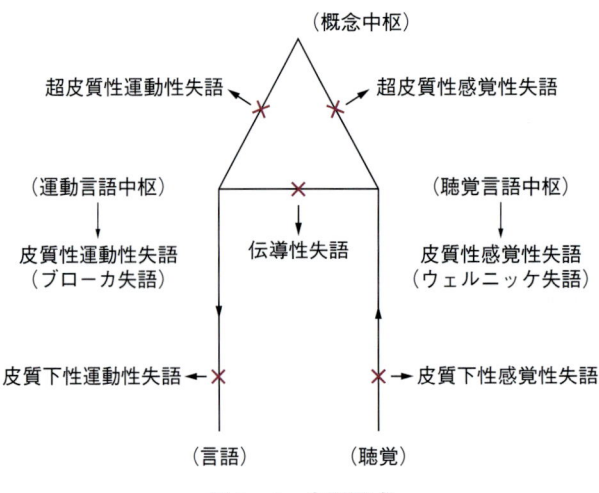

図3-6　失語図式

b．**純粋運動性失語　pure motor aphasia**
　　　自発言語，復唱は障害されているが書字は流暢であり，言語理解，文字理解は保たれる．ブローカ失語の回復期に見られ，障害部位もほぼ同じとされる．

c．**ウェルニッケ失語　Wernicke aphasia**
　　　言語理解，文字理解は障害されるが，自発言語はむしろ流暢でよく喋る．復唱は障害されている．さらに錯語 paraphasia（不適当な言葉），保続（1つの言葉をくり返す persevaration），錯文法がみられ，高度になるとジャルゴン失語　jargon aphasia を呈する．

d．**純粋感覚性失語　pure sensory aphasia**
　　　言語了解のみが障害されているため復唱はできないが，自発言語は全く異常がない．失名詞はなく読み書きもできる．障害部位はウェルニッケ野と言われ，ウェルニッケ失語の初期・回復期に見られる．

e．**全失語　global aphasia, total aphasia**
　　　自発言語も言語了解も障害され復唱，文字理解，音読，書字もすべて障害される．障害部位は広範な優位半球中大脳動脈領域であり片麻痺，感覚障害などを伴うことが多い．回復も限定されるがブローカ失語に類似する．

f．**超皮質性運動性失語　transcortical motor aphasia**
　　　非流暢性失語で自発言語は少ないが言語理解，文字了解，音読，復唱は良好である．病変はブローカ野前方より上方の領域である．

g．**超皮質性感覚性失語　transcortical sensory aphasia**
　　　流暢失語で言語了解，文字了解も障害されているが，復唱は良好である．病変はウェルニッケ野後方部である．

h．**伝導性失語　conduction aphasia**
　　　言語，文字了解はできるが復唱障害が著しい．自発言語も流暢ではあるが錯語，錯読，錯書をみる．運動性言語中枢と感覚性言語中枢の連絡障害とされ，弓状束の障害とされているが，現在ではさらに多様な病変で出現するとされる．

i. その他の失語

1）健忘性失語 amnesic aphasia，失名詞失語 anomic aphasia

呼称障害があり迂言を呈すが，流暢で構音の保たれた発語で理解力も復唱も良好である．自発言語は名詞が出てこないため回りくどい表現で名詞を常に探そうとする傾向がある．ブローカ領域の障害で起こることもあり，またウェルニッケ領域をほとんど含まない側頭葉病変でも起きうるとされるが，単独の責任病巣を持たないびまん性病変であるとも言われる．

2）交叉性失語 crossed aphasia

利き手と同側の半球障害で起きた失語を示すが，狭義では右利きの人が右大脳半球障害で失語を見た際に交叉性失語という．純粋な交叉性失語は臨床上稀である．

〈辻　雅夫〉

L 頭蓋内圧亢進

1．病　態

a．頭蓋内圧亢進

頭蓋腔は硬い頭蓋骨で覆われているため，病変により頭蓋内容積が増大すると頭蓋内圧は亢進する．増大スピードが緩徐なら，15％を占める流動性成分が頭蓋外に移動し容積変化を緩衝するため，頭蓋内圧はほぼ正常の10mmHg程度に留まる．しかし，急速な場合はこの機構が追いつかず，二次的な脳浮腫・脳腫脹も加わって頭蓋内圧は加速度的に上昇する（図3-7）．頭蓋内圧が20〜30mmHg以上になると，脳虚血や脳ヘルニアが起きてくる．

b．脳浮腫，脳腫脹

障害細胞や細胞間隙の水分増加によって，脳組織が腫大した状態を脳浮腫という．低酸素脳症などにより，神経細胞が直接障害される細胞毒性浮腫，脳腫瘍などに圧迫され，毛細血管の透過性亢進による血管原性浮腫，水中毒などで発生する浸透圧性浮腫，高血圧性脳症や水頭症など，毛細血管や脳室内外の圧較差増大による静水圧性浮腫がある．他方，血管床が増大し脳血液量の増加した状態を脳腫脹といい，小児頭部外傷，静脈洞閉塞，胸腔内圧上昇，高二酸化炭素血症などでみられる．いずれの病態も，頭蓋内圧亢進および脳ヘルニアの二次的な増悪要因として重要である．

c．脳ヘルニア（図3-8）

1）テント切痕ヘルニアおよび大孔ヘルニア

臨床的にもっとも重要な病態の一つであり，放置すると致命的となる．テント上腔の頭蓋内圧亢進によって，間脳あるいは鉤回・海馬回がテント切痕内へ嵌頓する状態であり，前者を中心性ヘルニア，後者を鉤回ヘルニアともいう．テント切痕ヘルニアの進行で脳幹はさらに下方へ偏位し，最終的に大孔ヘルニア（または小脳扁桃ヘルニア）を起こして脳死となる．

2）上行性テント切痕ヘルニア

小脳腫瘍による急性水頭症に対し脳室穿刺を行ったときなど，テント下腔の頭蓋内圧亢進によって，小脳の一部がテント切痕より上方へ移動して発生する．意識障害，縮瞳，過呼吸，パリノー徴候などが出現する．

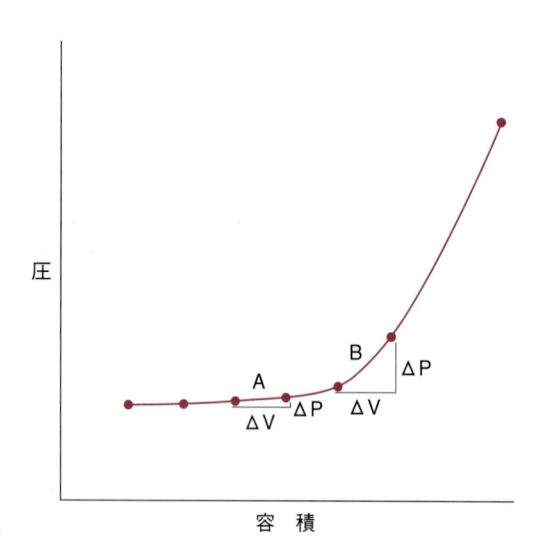

図3-7　頭蓋内圧-容積曲線
A部ではΔVが増加してもΔPはあまり上昇しない．しかし，B部でのΔP上昇は著明となる．

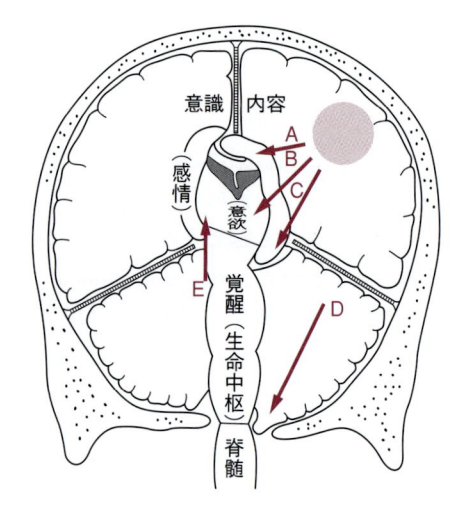

A：帯状回ヘルニア
B：中心性ヘルニア] テント切痕ヘルニア
C：鉤回ヘルニア
D：大孔ヘルニア
E：上行性テント切痕ヘルニア

図3-8　種々の脳ヘルニア

3）帯状回ヘルニアおよび蝶形骨縁ヘルニア

帯状回ヘルニアは片側帯状回が大脳鎌を超えて対側に嵌頓するもの，蝶形骨縁ヘルニアは前・中頭蓋窩の病変により前・側頭葉の一部が蝶形骨縁を超えて各頭蓋窩間を移動するものをいう．

2．神経症状・徴候

a．急性頭蓋内圧亢進

1）意識障害

中脳から大脳皮質全体に広がる上行性網様体賦活系が，虚血やテント切痕ヘルニアによって障害を受けるために発生する（M．意識障害の項を参照）．

2）血圧，脈拍

「脳灌流圧＝平均血圧－頭蓋内圧」で示されるように，頭蓋内圧亢進時，生理的反応として脳灌流圧を維持すべく血圧が上昇する．この血圧上昇および反射性徐脈，緊張の強い脈（圧脈という）を**クッシング現象**という．脳死では頭蓋内圧と平均血圧が一致し，脳灌流圧が0（ゼロ）になる．

3）痛み刺激に対する運動反応（図3-9）

大脳皮質・視床レベルの障害では，痛み刺激に対して除皮質硬直（上肢屈曲，下肢伸展），中脳・橋の障害で除脳硬直（上下肢伸展），橋下2/3〜1/3に至ると弛緩性四肢麻痺となる．除脳硬直の予後は不良で，60〜80％が死亡する．

4）瞳孔および眼位

テント切痕ヘルニアによる動眼神経障害で，瞳孔不同，散大側の対光反射消失，眼球の外方偏位などがみられるが，中心性ヘルニアではこれらの症状が現れにくい．視床下部・大脳

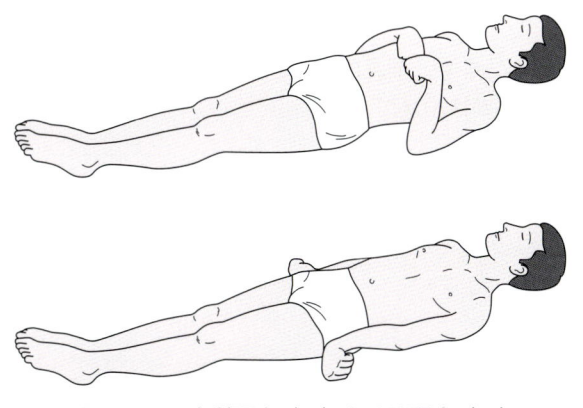

図3-9 除皮質硬直（上）と除脳硬直（下）

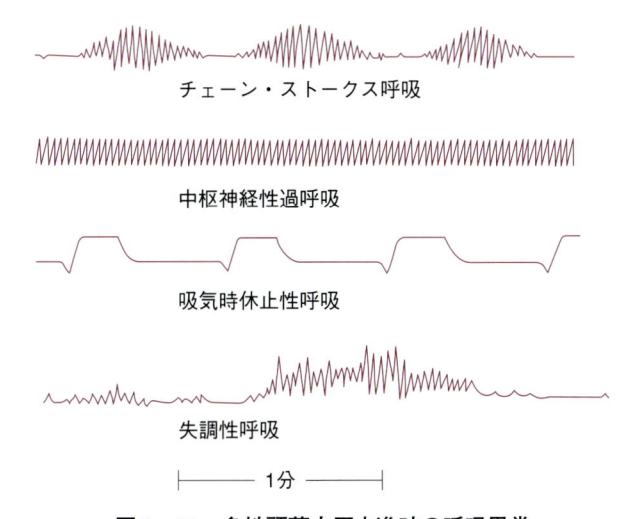

図3-10 急性頭蓋内圧亢進時の呼吸異常

半球の障害で縮瞳，中脳被蓋の障害で下方偏視，脳幹部障害では斜偏視が出現する．

5）呼　吸（図3-10）

橋中部から延髄-頸髄接合部の呼吸中枢は大脳皮質によって抑制されているが，この抑制系が不完全になると，過換気と無呼吸を交互に繰り返す**チェーン・ストークス呼吸**が出現する．中脳が障害されると，下位呼吸中枢は完全に上位中枢から解放され中枢神経性過呼吸となる．呼吸中枢まで障害が及ぶと，吸気時休止性呼吸または失調性呼吸となる．

b．**慢性頭蓋内圧亢進**

1）頭　痛

頭蓋内圧が 10 ～ 20mmHg になると出現する．この頭痛は持続性で，頭蓋内圧が高くなる夜間および早朝に強くなる（**早朝頭痛**という）．

2）嘔　吐

迷走神経核が刺激されると，噴出性嘔吐をみる．

3）うっ血乳頭

中心網膜静脈が圧迫されると，まず，網膜静脈の拍動が消失する．18～24時間後にはうっ血・浮腫のため，乳頭の輪郭がぼやけてくる．

〈竹内栄一〉

M 意識障害

1．定義，概念

a．歴史的背景

意識障害という言葉には，昏睡（コーマ）など，ギリシャ・ローマ時代の医学用語と，意識に関する16～17世紀の哲学・心理学用語が混在している．学問的発展が異領域で独自にあったため，現在でも，国・研究者間で考え方や用語法が異なる．

b．意識とは

現在，異領域でも共通の意見は，意識を「覚醒」と「意識内容」の2側面に分けるということである．覚醒とは意識内容を維持するための客観的生理機能であり，典型的状態は開眼および瞬きである．意識内容とは個人が持つ主観的精神活動であり，覚醒してはじめて問題になる．姓名・生年月日がわかり，時・周囲の人物・場所に対する見当識が保たれていれば正常とする．意識清明とは覚醒しており，自己および周囲の環境を正しく認識している状態である．

c．覚醒障害と意識内容障害

舞台の照明が暗くなれば演劇内容もわかりにくくなるように，覚醒障害が進行すれば意識内容も平行して悪化する．したがって，意識内容から覚醒障害の程度をおおよそ推測できる．しかし，慢性期意識障害や認知症のように，覚醒障害に比べて意識内容が際立って悪い例があり，脳神経外科・救急領域においては，これら緊急性のない症例を本来の救急例から除外するために，意識内容の基になる「覚醒」度の評価がより重要となる．

2．意識障害発生のメカニズム（図3-11）

a．覚醒障害

中脳から視床・視床下部にかけて，大小不同のニューロンが網様に分布した脳幹網様体といわれる領域があり，近接する上・下行性神経路から刺激を受け，大脳全体を賦活するとともに自身をも制御する．これらは，上行性網様体賦活系といわれ，覚醒の首座とされている．虚血，外傷，脳ヘルニアなどによって，この系が障害，圧迫されると覚醒障害が発生し，大脳半球が広範，急速に障害を受けても，一過性に覚醒障害が出現する．

b．意識内容障害

賦活された大脳皮質は，皮質−皮質間連絡によって多様な意識内容を形成する．大脳皮質は毒素や低酸素に対して脆弱なため，これらの負荷を受ける代謝性脳症，蘇生後脳症，脳ヘルニア初期などでは，意識内容障害を前景とした意識障害となる．また，大脳辺縁系や間脳は感情・意欲に関与し，通常，大脳皮質に抑制されているが，脱抑制すると不穏・興奮，寡動などが出現する．

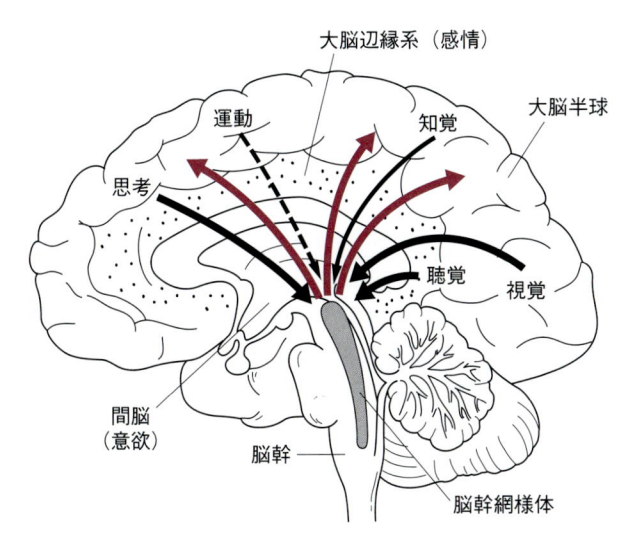

図 3-11 意識障害発生に関与する部位

3. 急性期意識障害の臨床像（表3-10）

通常，脳血管障害，脳腫瘍，頭部外傷，てんかんなどの頭蓋内病変は，頭蓋内圧亢進・脳ヘルニアまたは上行性網様体賦活系の抑制による覚醒障害が前景であり，代謝性脳症，感染などの外的要因による頭蓋外病変は，脆弱な大脳皮質の障害による意識内容障害が前景とな

表3-10 急性期意識障害の症候と病態

頭蓋内要因	頭蓋外要因
＜脳血管障害＞（突発的・急激な経過） 　激しい頭痛，不整脈（くも膜下出血） 　片麻痺などの巣症状（脳内出血・梗塞） 　閉塞性水頭症（小脳・脳室内出血） 　閉じ込め症候群（橋出血・梗塞） 　後頭・頸部痛（椎骨・脳底動脈解離） 　心房細動，二次性脳浮腫（脳塞栓） ＜頭部外傷＞ 　6時間以内に回復（脳震盪） 　清明・潜在期（急性硬膜外血腫，二次性頭蓋内出血） 　遷延性意識障害（びまん性軸索損傷） 　認知症，歩行障害，尿失禁（慢性硬膜下血腫） ＜脳腫瘍＞（初期は頭痛，嘔吐，記銘力低下，うっ血乳頭） 　進行すると覚醒障害（脳ヘルニア） 　無動性無言（大脳辺縁系・間脳近傍の腫瘍） 　突発例（腫瘍内出血，急性水頭症，痙攣など） ＜てんかん＞（全般発作の多くは1〜2分で回復） 　自動症，記憶喪失（複雑部分発作）	＜髄膜・脳炎および代謝性脳症＞ 　意識内容・感情・意欲障害が前景 　血液生化学的検査異常 　痙攣，不随意運動 ＜低酸素脳症および低血糖昏睡＞ 　遷延性意識障害，痙攣（蘇生後脳症） 　異常行動，覚醒障害，痙攣（低血糖発作） ＜急性アルコール・薬物中毒＞ 　発揚，酩酊，泥酔，昏睡（アルコール中毒） 　散瞳（青酸化合物・コカイン・アンフェタミン中毒） 　縮瞳（睡眠薬・抗精神病薬・有機リン剤・カーバメート中毒）

る．また，急性中毒では，薬物が少量のうちは意識内容障害が前景であるが，多量になると覚醒障害をきたしてくる．

4．その他の病態

a．遷延性植物状態または植物症（表3-11）

脳卒中・低酸素症・頭部外傷などによる生命の危機を乗り越えて，自発的開眼をみるまで回復したものの，外界に対する合目的的運動や心の活動がなくなり，意識内容障害が遷延している状態である．失外套症候群とほぼ同じ概念で，微笑み，顔しかめ，泣くなどの表情が刺激と無関係に見られることもあるが，咀嚼・飲み込みなどの随意運動は見られない．通常，頭部外傷の方が低酸素脳症や脳梗塞例より改善しやすいが，遷延するかどうかや認知しているかどうかを確実に判断できないジレンマがあるため，臨床的意義はいまだ流動的である．このような状態で延命を望まない人々による尊厳死宣言がある．

b．通過症候群

だいぶしっかりしてきたが感情は依然不安定で，物忘れも高度というような意識障害の回復期がある．このような時期にみられ，可逆的で意識障害とも認知症ともいえず，主に意識内容および感情・意欲の障害を通過症候群という．

c．最小意識状態 minimally conscious state（MCS）

外見上，遷延性植物状態や無動性無言と区別がつかないが，偶然でも言葉，動作，その他の認知を示す行動がみられる状態をいう．この用語は，回復の可能性がまったくない遷延性植物状態と一線を画するものとして使われている．

d．無動性無言 akinetic mutism

間脳・中脳領域の障害による発動性・意欲の低下により，簡単な言葉をつぶやくことはあるが，無動で周囲に対してほとんど関心を示さない．糞尿失禁もある．繰り返し命令すれば

表3-11 植物症の分類

症　状	完全植物症（CVS）	不完全植物症（IVS）	移行型植物症 2（TVS-2）	移行型植物症 1（TVS-1）
1．覚醒・睡眠サイクル	P（+）			
2．痛み刺激に最小限反応	（+）			
3．ほとんど正常な自律神経機能	（+）	（+）	（+）	（+）
4．糞尿失禁	（+）			
5．終日臥床（最小限自動）	（+）			
6．tube feeding	（+）			
7．感情表現	（−）	（+）	（+）	（+）
8．物を追う目の運動	（−）	（+）	（+）	（+）
9．うなずき反応	（−）	（−）	（+）	（+）
10．閉開眼・開口に応ずる	（−）	（−）	（+）	（+）
11．単節音発語応答	（−）	（−）	（−）	（+）

P：多相性の略

表 3-12　脳死判定基準

＜必須条件＞	＜判定基準＞
器質性脳障害	深昏睡（JCS 300，GCS 3）
深昏睡・無呼吸	瞳孔左右 4mm 以上で固定
原疾患の確定	脳幹反射の消失
回復不能	a．対光反射の消失
	b．角膜反射の消失
＜除外例＞	c．毛様脊髄反射の消失
6歳未満の小児（民法上は15歳以下）	d．眼球頭反射（人形の目現象）の消失
脳死類似症例	e．前庭反射（温度試験）の消失
a．急性薬物中毒	f．咽頭反射の消失
b．低体温（32℃以下）	g．咳反射の消失
c．代謝・内分泌性障害	平坦脳波
	自発呼吸の消失（無呼吸テストが必須）
＜判定上の留意点＞	
中枢神経抑制薬，筋弛緩薬などの影響を除外	＜再確認＞
収縮期血圧 90mmHg 以上	判定基準が6時間後に再度満たされる

不完全ながら応じることがあるものの，感情表現はほとんどない．嚥下可能だが，自力摂食は不可．除皮質硬直を伴うこともある．

e．閉じ込め症候群またはロックイン症候群　locked-in syndrome

　　脳幹病変による下位脳神経・錐体路障害のため，四肢麻痺，表情筋麻痺，構音障害が出現した状態で，すべての意思表示が瞬きと眼球の上下動以外不可能となる．意識障害のように見えるが，意識清明である．

f．脳　死　brain death

　　脳全体の機能が不可逆的に停止した状態（全脳死）である．臓器移植あるいは治療の打ち切りを計画された場合のみ，脳死判定基準（表3-12）によって厳格に診断され，この結果脳死は「人の死」となる．それ以外は，臨床的脳死（従来の脳死）であり，「死」としては扱わない．

〈竹内栄一〉

脳神経外科の薬理学

A 降圧薬

　脳神経外科が扱う疾患では，特に脳血管障害急性期において，頻繁に高血圧を認める．しかし急性期には，疼痛・尿閉などのストレス，頭蓋内圧亢進，また興奮状態の影響が多くみられるので，これらの制御なしに降圧治療に着手するべきではない．ここでは脳血管障害急性期と慢性期に分けて述べる．

1．急性期

　高血圧により脳血流自動調節能は右方偏位し，脳血流を一定に保ちうる血圧の範囲は高く設定された状態にある．脳卒中急性期には自動調節能が消失し，降圧すると病巣部と周辺の**ペナンブラ**（血流改善によって機能回復しうる可逆性障害領域）の著しい血流低下が起こって障害を助長するという考えがある．よって解離性大動脈瘤・急性心筋梗塞などの合併がなければ，原則的には急性期には積極的な降圧は行わない．

　しかし著しい高血圧に対しては**降圧治療**が行われている．

　脳梗塞では収縮期血圧 220mmHg 以上，拡張期血圧 120mmHg 以上，または平均血圧 130mmHg 以上の場合，点滴治療で前値の 85～90％ まで下げる．なお，急性期脳梗塞治療のための rt-PA，アルテプラーゼの静脈内投与は，適切な降圧療法後も収縮期血圧 180mmHg 以上，拡張期血圧 110mmHg 以上である場合，禁忌であり，静注後に収縮期血圧 180mmHg または拡張期血圧 110mmHg を超えれば降圧療法を開始することが指針に明記されている．

　脳出血については収縮期血圧 180mmHg 以上，拡張期血圧 105mmHg 以上，または平均血圧 130mmHg 以上のいずれかの状態が 20 分以上続けば降圧を開始することが推奨されるが，充分な根拠はない．発症前の血圧または前値の 80％ を目標として降圧する．

　一般に，塩酸ニカルジピン（ペルジピン®）0.5～6.0μg/kg/分，ジルチアゼム（ヘルベッサー®）5～15μg/kg/分の微量点滴静注が用いられる．その他の薬剤として，ニトロプルシドナトリウム，ニトログリセリン，ヒドララジンが挙げられる．なおニカルジピンは「頭蓋内出血の止血が完成していない患者，脳卒中急性期で頭蓋内圧亢進」の患者には使用禁忌とされているので注意を要する．またジルチアゼムは完全房室ブロックをきたす例があるので使用時に注意する．

2．慢性期

　脳卒中の二次予防（再発予防）という意味での降圧療法は，近年大規模試験により有意な抑制効果が報告されている．治療開始 2～3 ヵ月後の一次目標を 150/95mmHg 未満，最終

表4-1 各種降圧薬の脳循環代謝に及ぼす急性効果
(Guidelines for the Management of Hypertension 2004)

降圧薬	脳血流量	脳血流自動調節下限域	脳代謝
Ca拮抗薬	↑	↓	→
ACE阻害薬	→↑	↓	→
α遮断薬	→↑	↓	
β遮断薬	↓(↑)*	→↑(↓)*	↓
利尿薬	↓		
ARB	→↑	↓	

↑:増加,上昇　↓:減少,下降　→:不変
*血管拡張型β遮断薬

目標を140/90mmHg未満とする．ラクナ梗塞と脳出血はさらに低値が望ましい．

使用薬物の選択には脳循環病態を考慮する必要がある．表4-1に各種薬剤が脳循環および脳代謝に与える急性効果を示す．

〈永野雄三〉

B 鎮痛薬

急性疼痛と慢性疼痛に分けて記す．

1. 急性疼痛

救急患者の多くは不穏・不安状態にあるので，疼痛を軽減し，覚醒しつつ静穏な状態をもたらし，外傷や炎症などによるストレス反応を抑制し，さらに検査や処置を容易にするため，鎮痛および鎮静が必要とされるだろう．

a. 非ステロイド抗炎症薬（NSAIDs）

シクロオキシゲナーゼ経路を抑制し，発痛物質であるプロスタグランジンの合成を抑制することにより鎮痛効果をもたらす．同時に消炎・解熱・抗血小板作用も発現する．この鎮痛経路はオピオイド受容体を介さないので麻薬と併用することが可能である．NSAIDsは共通する副作用として，胃腸障害，肝機能障害，血液障害，腎障害，薬物アレルギーに加えて，アスピリン喘息に注意する必要がある．

b. 拮抗性麻薬

ペンタゾシンとブプレノルフィンがよく使用される．ペンタゾシン（ペンタジン®，ソセゴン®）はオピオイド受容体のうちκ受容体に作用して鎮痛効果をもたらす．ブプレノルフィン（レペタン®）はオピオイド受容体のうちμ受容体に部分的に作用して鎮痛効果をもたらす．拮抗性麻薬は投与量を増やしても，除痛に限界があり（天井効果），頻回投与により精神・身体依存が出現するので注意する．

c. 麻薬

フェンタニルとモルヒネがよく使用され，強力な鎮痛作用を持つ．フェンタニルは，オピオイド受容体のμ1受容体に親和性が高く，μ2受容体を介す消化管運動抑制による副作用

（嘔気，嘔吐，便秘）がモルヒネより少ない．

2．慢性疼痛

慢性疼痛は，「痛みの原因が消退した後も数カ月以上にわたり続く痛み」と定義される．脳神経外科で慢性関節リウマチを含む変形性関節疾患や癌性疼痛の薬物治療を行う機会は多くはないが，ここでは，上記のNSAIDsとオピオイド以外の鎮痛補助薬について述べる．

a．抗うつ薬

帯状疱疹後神経痛，糖尿病性神経障害，脊椎疾患，癌による神経障害性疼痛が適応となる．三環系（アミノトリプチン，イミプラミン，クロミプラミン）は鎮痛効果が強いとされるが，副作用（口渇，眠気，排尿困難など）が強い．SSRI〔フルボキサミン（ルボックス®，デプロメール®），パロキセチン（パキシル®）〕，SNRI〔ミルナシプラン（トレドミン®）〕は，鎮痛効果は弱いが，副作用は少ない．

b．抗不整脈薬

注射薬リドカイン（キシロカイン®）が鎮痛効果確認薬として用いられる．またメキシレチン（メキシチール®）は糖尿病性神経障害による自発痛に適応がある．

c．抗痙攣薬

カルバマゼピン（テグレトール®）は三叉神経痛に対する第一選択薬である．

d．プロスタグランジン製剤

閉塞性動脈硬化症，腰部脊柱管狭窄の間欠性跛行に用いられる．経口プロスタグランジンE_1製剤（オパルモン®，プロレナール®）は閉塞性血栓血管炎に伴う潰瘍・疼痛および冷感などの改善や，腰部脊柱管狭窄に伴う下肢疼痛・痺れおよび歩行能力の改善に適応がある．経口プロスタグランジンI_2製剤（ドルナー®，プロサイリン®）は，慢性動脈閉塞症に伴う潰瘍・疼痛および冷感の改善に適応がある．

注射用プロスタグランジンE_1製剤（プロスタンディン®，パルクス®，リプル®）は，慢性動脈閉塞症に伴う四肢潰瘍・安静時疼痛の改善に適応がある．

〈永野雄三〉

C 鎮静薬

救急患者・術後患者の平穏を保ち，検査，処置を安全に行うため，緊急に鎮静効果を得るには，ベンゾジアゼピン系製剤，プロポフォール，またデクスメデトミジンが用いられる．

a．ベンゾジアゼピン誘導体

GABA受容体に作用し神経細胞の活動を抑制する．ジアゼパム（セルシン®，ホリゾン®）は作用時間が2〜6時間と比較的長く，蓄積作用がある．また血管痛があることにも注意する．単回投与量は0.03〜0.1mg/kg．ミダゾラム（ドルミカム®）は作用時間が1〜2時間と比較的短く，蓄積作用，血管痛ともに少ない．小児にも使用しやすい．単回投与量は0.02〜0.08mg/kg．持続投与量は0.04〜0.2mg/kg/h．

注：フルマゼニル（アネキセート®）は，ベンゾジアゼピン系製剤の拮抗薬で，鎮静解除や呼吸抑制の改善をもたらす．ベンゾジアゼピン系製剤を投与中のてんかん症例では痙攣発作を誘発したり，投与後に再鎮静，再呼吸抑制が出現したりすることがあるので，観

察が必要である．

b．プロポフォール（ディプリバン®）

作用の発現と覚醒が早く，鎮静深度が調節しやすく，制吐作用や抗痙攣作用も持つとされる．脳のGABA受容体に作用して抑制性シナプス伝達を増強すると考えられている．全身麻酔薬として開発されたが，少量持続静注により「集中治療における人工呼吸中の鎮静」として効能追加されている．持続投与量は5～80μg/kg/時．

c．デクスメデトミジン（プレセデックス®）

「集中治療管理の早期抜管可能な患者に対する人工呼吸中および抜管後における鎮静」薬として承認されており，中枢性α2（アドレナリン）受容体作動薬である．鎮痛効果を併せ持ち，呼吸抑制はほとんどないと言われる．初期負荷投与は6μg/kg/時で持続注入し，維持量は0.2～0.7μg/kg/時．

〈永野雄三〉

D 筋弛緩薬

筋弛緩薬は作用機序により，① 中枢性と，② 末梢性筋弛緩薬に分類される．① は脊髄における単シナプスおよび多シナプス性反射回路を抑制し筋緊張を緩和する．② には神経筋接合部を遮断する作用と，筋小胞体抑制に関与する作用があるが，前者は全身麻酔時に用いられるもので，本稿では述べない．以下に主な筋弛緩薬を上げる．

a．ダントロレンナトリウム（ダントリウム®）

末梢性作用薬の代表．適応は脳性麻痺，脳卒中後遺症，外傷後遺症，脊髄麻痺，スモン，全身こむら返り病など．初回は1日1回25mgから始め，1週ごとに25mg増量．1日2～3分服．1日最高150mg．注射薬は悪性高熱症が適応となる．

b．バクロフェン（リオレサール®）

GABA誘導体で，主たる作用部位は脊髄と考えられる．一次求心性神経終末の興奮抑制をもたらし，脊髄の単シナプス・多シナプス反射を抑制する．種々の脳性・脊髄性痙性麻痺，頸肩腕症候群などが適応となる．

てんかんの既往がある場合，慎重投与となる．初回量5～15mg/日，分1～3．以後症状により標準容量30mg/日に達するまで2～3日ごとに5～10mgずつ増量する．

c．塩酸チザニジン（テルネリン®）

脊髄および中枢に作用し，多シナプス反射抑制作用を持つ．適応は頸肩腕症候群，腰痛症，脳血管障害後遺症，脳性麻痺，頭部外傷後遺症，脊髄損傷後遺症，頸部脊椎症，筋萎縮性側索硬化症，多発性硬化症．投与量は3mg/日，分3．

d．塩酸エペリゾン（ミオナール®）

脊髄多シナプス反射を抑制すると考えられる．適応は頸肩腕症候群，腰痛症，肩関節周囲炎，種々の脳性，脊髄性麻痺．投与量は150mg/日，分3．

e．アフロクァロン（アロフト®）

脊髄多シナプス反射を抑制する．適応は頸肩腕症候群，腰痛症，種々の脳性・脊髄性麻痺．投与量は60mg/日，分3．

f．カルバミン酸クロルフェネシン（リンラキサー®）

脊髄の多シナプス反射と単シナプス反射を抑制すると考えられる．適応は運動器疾患に伴う有痛性痙縮，腰背痛症，変形性脊椎症，椎間板ヘルニア，脊椎骨粗鬆症，頸肩腕症候群など．投与量は 750mg/日，分 3．

g．塩酸トルペリゾン（ムスカルム®）

脊髄多シナプス反射の抑制，上位中枢に対する抑制も関与する．投与量は 300mg/日，分 3．

〈永野雄三〉

E 抗てんかん薬

てんかん患者のほとんどは，生涯抗てんかん薬を使用する必要がある．しかし，3〜5 年間痙攣が完全にコントロールされていれば，1〜2 年をかけて使用量を次第に減少させて，痙攣が起こらなければ，最後に中止することがある．

抗てんかんの血中濃度を測定して，安全に有効に痙攣をコントロールする必要がある．副作用が耐えられれば，痙攣がコントロールできるまで投与量を増やしていく．多剤投与を行う前に，数種類の薬剤で単剤投与を試みる．てんかんの 80% は単剤投与でコントロールできる．さらに，単剤投与が失敗した痙攣の 80% は，薬理学的にコントロールできない痙攣である．約 10% は，多剤投与が有効である．多剤投与が必要な場合，非てんかん性痙攣を考慮する必要がある．多剤投与患者で最初に減らす薬剤は，鎮静作用が強い薬剤（バルビツール系，ベンゾジアゼピン系など）から行う．

a．フェニトイン（アレビアチン®，ヒダントール®）

内服：200〜300mg/日，2〜3 回分服，学童 100〜300mg/日，幼児 50〜200mg/日，乳児 20〜100mg/日．

注射：125〜250mg．

適応：強直間代発作，焦点発作，精神運動発作，自律神経発作，てんかん様痙攣発作．

禁忌：ヒダントイン系薬剤過敏症，（注射）洞性徐脈，高度の刺激伝導障害．

薬理動態：主に CYP2C9，一部 CYP2C19 で代謝，CYP3A，2B6 を誘導．半減期は 9〜140 時間．

注意：催奇形性（口唇裂，口蓋裂，心奇形等），急激な減量や中止でてんかん重積状態．

副作用：再生不良性貧血，汎血球減少症，無顆粒球症，単球性白血病，血小板減少，溶血性貧血，赤芽球癆，悪性リンパ腫，リンパ筋腫脹，間質性肺炎，SLE 様症状，皮膚粘膜眼症候群，中毒性表皮壊死症，過敏症症候群，劇症肝炎，肝機能障害，黄疸，小脳萎縮，（注射：心停止，心室細動，呼吸停止，強直発作，過敏症，血液障害，腎障害，めまい，視覚障害，悪心嘔吐，歯肉増殖，くる病など）．

b．カルバマゼピン（テグレトール®）

内服：200〜400mg/日，最大 1,200mg/日，1〜2 回分服，小児 100〜600mg/日．

適応：部分発作，躁病，統合失調症の興奮状態，三叉神経痛．

禁忌：カルバマゼピン過敏症，三環系抗うつ薬過敏症，重篤な血液障害，房室ブロック，高度徐脈，ボリコナゾール投与中．

薬理動態：CYP3A4 で代謝，CYP3A4 を誘導．半減期は単回投与 20〜55 時間，成人慢性投

与 10 〜 30 時間，小児慢性投与 8 〜 20 時間.

副作用：再生不良性貧血，汎血球減少症，白血球減少症，無顆粒球症，溶血性貧血，赤芽球癆，血小板減少，皮膚粘膜眼症候群，中毒性表皮壊死症，SLE 様症状，剥脱性皮膚炎，過敏症症候群，肝機能障害，黄疸，急性腎不全，PIE 症候群，間質性肺炎，血栓塞栓症，アナフィラキシー反応，うっ血性心不全，房室ブロック，洞機能障害，徐脈，SIADH，無菌性髄膜炎，悪性症候群，眠気，めまい，発疹，頻尿，視調節障害，胃腸障害．

c．バルプロ酸（デパケン®，バレリン®，ハイセレニン®，デパケン®，セレニカ®）

内服：400 〜 1,200mg/日，2 〜 3 回分服，徐放剤では 1 〜 2 回分服．

特徴：脳内 GABA，ドーパミン濃度が上昇しセロトニン代謝が促進．

適応：各種てんかんおよびてんかんに伴う性格行動障害（不機嫌，易怒症など），躁病．

禁忌：重篤な肝障害，カルバペネム系薬，尿素サイクル異常症．

薬理動態：半減期は 8 〜 20 時間．

副作用：重篤な肝障害，黄疸，脂肪肝，高アンモニア血症を伴う意識障害，溶血性貧血，赤芽球癆，汎血球減少症，血小板減少症，顆粒球減少症，急性膵炎，間質性腎炎，ファンコニ症候群，皮膚粘膜眼症候群，中毒性表皮壊死症候群，過敏症症候群，脳萎縮，認知症様症状，パーキンソン様症状，横紋筋融解症，SIADH，傾眠，失調，抑うつ，頭痛，嘔吐，食欲不振，胃部不快感，好酸球増多，脱毛，倦怠感，歯肉肥厚，夜尿．

d．フェノバルビタール（フェノバール®，ルミナール®）

内服：30 〜 200mg/日，1 〜 4 回分服（注射：1 回 50 〜 200mg，1 〜 2 回/日，皮下，筋注）．

適応：強直間代発作，部分発作，自律神経発作，精神運動発作，不安緊張状態の抑制，不眠症．

禁忌：急性間欠性ポルフィリン症，バルビタール酸系薬過敏症，ポリコナゾール（エリキシルのみ），ジスルフィラム，シアナミド投与中

薬理動態：CYP3A を誘導，半減期は成人 50 〜 160 時間，小児 30 〜 70 時間．

副作用：皮膚粘膜眼症候群，剥脱性皮膚炎，中毒性表皮壊死症，過敏症症候群，依存症，呼吸抑制，肝機能障害，注射による局所壊死，顆粒球減少，血小板減少．

e．プリミドン（プリミドン®，マイソリン®）

内服：成人 250 〜 1,500mg/日，小児 15 〜 30mg/kg/日，2 回以上分服．125mg/日を 1 週間投与で開始次第に増量，過度の鎮静を避ける．

特徴：フェノバルビタールに類似した抗痙攣作用，体内で酸化を受けてフェノバルビタールとフェニルエチルマロンアミドに変化．

適応：強直間代発作，部分発作，精神運動発作，運動発作．

禁忌：プリミドン，バルビタール酸系薬過敏症，急性間欠性ポルフィリン症．

薬理動態：半減期はプリミドンで 4 〜 12 時間，誘導されたフェノバルビタールで 50 〜 160 時間．

副作用：皮膚粘膜眼症候群，再生不良性貧血，猩紅熱様，麻疹様，中毒疹様発疹，巨赤芽球性貧血，白血球減少，血小板減少，肝機能障害，蛋白尿．

f．エトスクシミド（ザロンチン®，エピレオプチマル®）

- 内服：成人 500〜1,500mg/日，小児 10〜40mg/kg/日，2回分服．
- 適応：定型欠神発作，小型運動発作．
- 禁忌：重篤な血液障害，エトスクシミド過敏症．
- 薬理動態：CYP3A4 で代謝，半減期は 60 時間．
- 副作用：皮膚粘膜眼症候群，SLE 様症状，再生不良性貧血，汎血球減少症，過敏症，白血球減少，眠気，胃腸障害．

g．クロナゼパム（リボトリール®，ランドセン®）

- 内服：成人 1〜12mg/日（最大 20mg/日），1.5mg/日 2〜3回分服で開始し 3日ごとに 0.5〜1mg ずつ増量する．小児 0.1〜0.2mg/kg/日，2〜3回分服，0.01〜0.02mg/kg/日で開始し 3日ごとに 0.025〜0.05mg/kg ずつ増量．
- 特徴：GABA ニューロンの作用を特異的に増強．
- 適応：小型運動発作，精神運動発作，自律神経発作．
- 禁忌：急性狭隅角緑内障，重症筋無力症，クロナゼパム過敏症．
- 薬理動態：半減期は 20〜60 時間．
- 副作用：依存症，呼吸抑制，睡眠中の多呼吸発作，刺激興奮，錯乱などの精神症状，肝機能障害，黄疸，眠気，ふらつき，喘鳴．

h．クロバザム（マイスタン®）

- 内服：成人 10〜30mg/日（最大 40mg/日），1〜3回分服．小児 0.2〜0.8mg/kg/日（最大 1mg/kg/日）．
- 特徴：ベンゾジアゼピン受容体に選択的に結合し，GABA ニューロンの働きを増強．
- 適応：部分発作，強直間代発作，非定型欠神発作，ミオクロニー発作，脱力発作．
- 禁忌：急性狭隅角緑内障，重症筋無力症，クロバザム過敏症．
- 副作用：依存症，呼吸抑制，ふらつき，眠気，めまい，複視，唾液分泌過多，食欲不振．

i．ゾニサミド（エクセグラン®）

- 内服：成人 200〜400mg/日（最大 600mg/日），1〜3回分服，100〜200mg/日で開始し 1〜2 週間で増量．小児 4〜8mg/kg/日（最大 12mg/kg/日），1〜3回分服，2〜4mg/kg/日で開始 1〜2 週ごとに増量．
- 特徴：発作活動の伝播過程の遮断，てんかん原性焦点の抑制．
- 適応：部分発作，強直間代発作，非定型欠神発作，混合発作．
- 禁忌：ゾニサミド過敏症．
- 副作用：皮膚粘膜眼症候群，中毒性表皮壊死症，剥脱性皮膚炎，遅発性重篤過敏症状，再生不良性貧血，無顆粒球症，赤芽球癆，血小板減少，急性腎不全，間質性肺炎，肝機能障害，黄疸，横紋筋融解症，腎・尿路結石，熱中症（発汗減少），過敏症，眠気，無気力，自発性低下，精神活動緩慢化，複視，視覚異常，眼振，食欲不振，血液障害，排尿障害，失禁．

j．アセタゾラミド（ダイアモックス®）

- 内服：250〜750mg/日．
- 特徴：中枢神経内のカーボニックアンヒドラーゼの抑制により髄液の産生を減少させる．中枢神経内を少しアシドーシスにする．

適応：欠神発作，強直間代発作，ミオクロニー発作．
禁忌：アセタゾラミド（スルホンアミド系）過敏症，無尿，急性腎不全，高 Cl 血性アシドーシス，Na・K 減少症，副腎機能不全，アジソン病，肝硬変，高度肝機能障害，慢性閉塞隅角緑内障．
薬理動態：半減期は 10 〜 12 時間．
副作用：ショック，再生不良性貧血，溶血性貧血，無顆粒球症，血小板減少性紫斑病，皮膚粘膜眼症候群，中毒性表皮壊死症，急性腎不全，腎尿路結石，精神錯乱，痙攣，代謝異常，光線過敏症，発熱，発疹，食欲不振．

k．スルチアム（オスポロット®）

内服：200 〜 600mg/日，2 〜 3 回分服．
適応：精神運動発作．
禁忌：スルチアム過敏症，腎障害．
副作用：腎不全，過敏症，白血球減少，貧血，眠気，めまい，知覚異常，多発性神経炎，運動失調，倦怠感，不眠，頭痛，胃腸障害，舌もつれ，体重減少，呼吸促迫．

l．ガバペンチン（ニューロンチン®）

内服：800 〜 1,800mg/日（最大 3,600mg/日），300mg，1 回投与で開始，2 日目は 300mg，2 回分服，3 日目は 300mg，3 回分服後，次第に増量する．
特徴：既存の GABA レセプターに作用しない，GABA アゴニスト．
適応：全身性発作，部分発作．
薬理動態：半減期は 5 〜 7 時間．
副作用：傾眠，めまい，運動失調，全身倦怠感，眼振，食欲亢進．

〈西村進一〉

F 抗認知症薬

アルツハイマー型認知症の中核症状の記憶，見当識障害には，アセチルコリンエステラーゼ阻害薬（AChEI）が使用できる．周辺症状の抑うつ，攻撃的行為，幻覚，妄想などの精神症状，問題行動には，抗精神薬，抗うつ薬，抗不安薬が必要に応じて使用される．

a．塩酸ドネペジル（アリセプト®，アリセプト D®）

内服：3mg/日 1 回投与で開始し，1 〜 2 週後に 5mg に増量する．
特徴：アセチルコリンエステラーゼ阻害薬（AChEI）．
適応：軽度および中等度のアルツハイマー型認知症における症状の進行抑制．
禁忌：塩酸ドネペジル・ピペリジン系薬過敏症．
薬理動態：CYP3A4，CYP2D6 で代謝．半減期は 89 時間．
副作用：失神，徐脈，心ブロック（房室ブロック，洞房ブロック），心筋梗塞，心不全，消化性潰瘍，十二指腸潰瘍穿孔，消化管出血，肝炎，肝機能障害，黄疸，脳性発作，脳出血，脳血管障害，錐体外路障害，悪性症候群，横紋筋融解症，呼吸困難，急性膵炎，急性腎不全，原因不明の突然死，LDH・AST・ALP・CK の上昇，食欲不振，嘔気，興奮，不眠，眠気，徘徊，振戦，頭痛，貧血，血小板減少．

〈西村進一〉

G 制吐薬

中枢神経の嘔吐のメカニズムには，延髄の外側毛様体にある2つの密接した部位が関与する．

1．嘔吐中枢

孤束と周囲毛様体にあり，消化管からの内臓求心刺激により活性化され，痙攣性の呼吸，唾液分泌，血管運動性調節，体位維持調節，前庭神経核に関与する．

2．化学受容体誘発領域　chemorecepter trigger zone

第四脳室底部にあり，アポモルフィン，静脈内に投与した硫酸銅，ジギタリスにより刺激される．ドーパミン D_2 受容体，セロトニン $5-HT_3$ 受容体があり，ドーパミンやセロトニンにより嘔吐が誘発される．

反射性嘔吐は，消化管などの末梢臓器への刺激が，求心神経線維を経て嘔吐中枢に伝えられ嘔吐が起こる．

a．末梢性制吐薬

消化管刺激を遮断して嘔吐を抑える．ストロカイン®，アトロピン®，ブスコパン®，コリオパン®，ガスモチン®，セレキノン®，ガナトン®などがある．

b．中枢性・末梢性制吐薬

中枢と末梢の両方で作用する．ドーパミン受容体遮断薬には，プリンペラン®，ナウゼリン®がある．セレトニン受容体拮抗薬には，カイトリル®，ゾフラン®，セロトーン®，ナゼア®，ナボパン®，シンセロン®などがある．

〈西村進一〉

5 補助検査

A 頭蓋単純写

頭蓋単純X線撮影は頭部外傷の際など日常的に行われている検査ではあるが，CTが普及した現在においてはその診断的意義は薄れてきていると思われる．

しかし全体像（特に頭頂部）の観察や骨腫瘍などでは有用である．

ここでは通常行われている撮影方法と所見について簡単に述べる．

1．撮影方法

a．**前後像** antero-posterior view（A-P view）（図5-1）
　　頭蓋弓隆部・眼窩・内耳道・頭蓋底などの観察．

b．**側面像** lateral view（図5-2）
　　頭蓋弓隆部・トルコ鞍・前頭蓋窩・中頭蓋窩・後頭蓋窩などの観察．

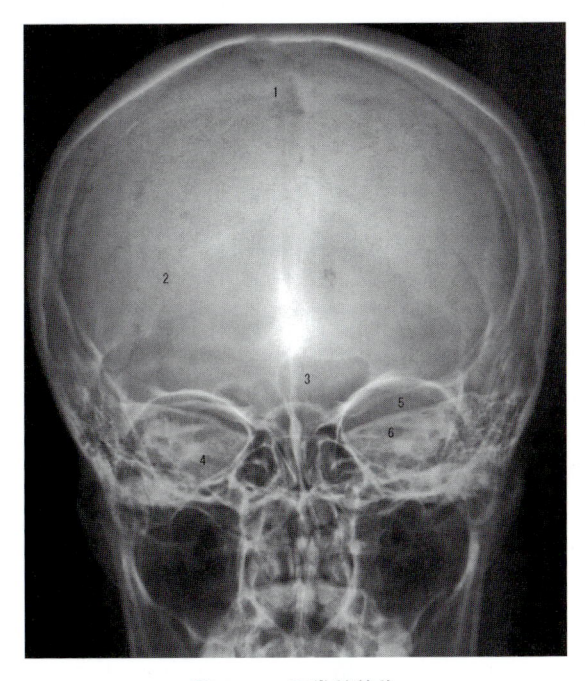

図5-1　正常前後像
1：矢状縫合，2：人字縫合，3：前頭洞，
4：眼窩，5：上眼窩裂，6：内耳道

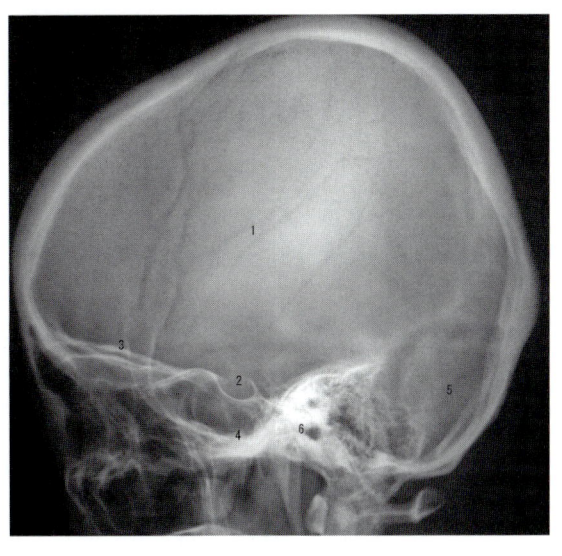

図5-2　正常側面像
1：血管溝，2：トルコ鞍，3：前頭蓋底，
4：中頭蓋底，5：後頭蓋窩，6：外耳孔

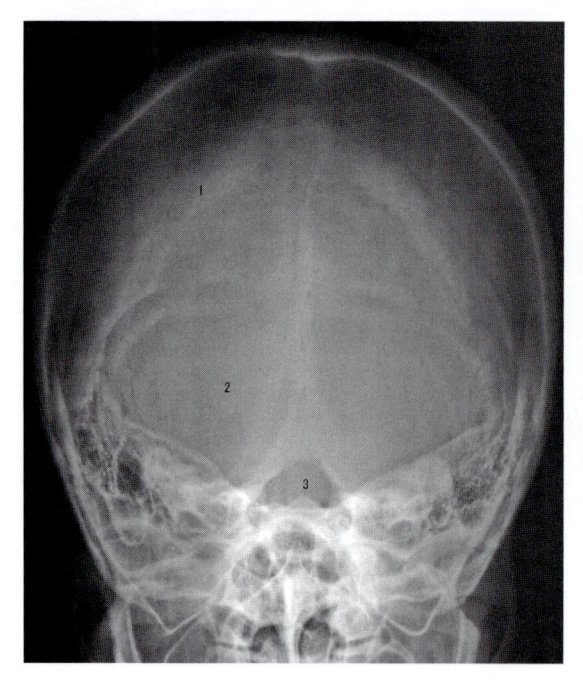

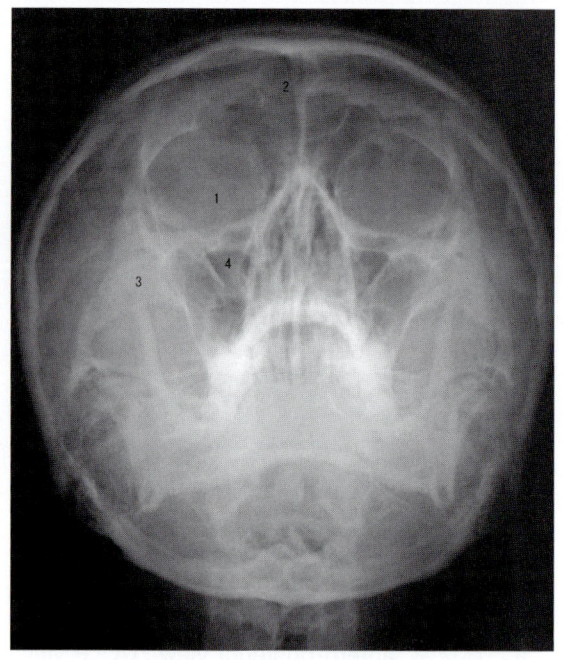

図 5-3 タウン像
1：人字縫合，2：後頭蓋窩，3：大後頭孔

図 5-4 ウォータース像
1：眼窩，2：前頭洞，3：頬骨，4：上顎洞

- c. **タウン像** Towne view（図 5-3）
  後頭骨・大後頭孔などの観察．
- d. **ウォータース像** Waters view（図 5-4）
  顔面骨全体・前頭骨・前頭洞などの観察．
- e. その他
  ステンバース像や視束管撮影など．

2．所見

- a. **骨折線，骨縫合線**および**血管溝**（図 5-5）
  中硬膜動脈などによる血管溝および骨縫合線と骨折線との鑑別に注意を要する．
  小児の場合，骨縫合線の離開などに特に気をつけなければならない．
- b. **骨肥厚像**と**脱灰像**
  局所的に骨肥厚が見られる場合は髄膜腫が疑われる．限局した脱灰像は骨髄炎，髄膜腫，悪性腫瘍の骨転移，好酸性肉芽腫，多発性骨髄腫などで見られる．
  全般的に骨肥厚が見られる場合は末端肥大症，パジェット病，偽上皮小体機能低下症などがある．
- c. **トルコ鞍**の形状（図 5-6）
  トルコ鞍部に見られる疾患としては下垂体腺腫，頭蓋咽頭腫，髄膜腫等が挙げられる．
  下垂体腺腫によるトルコ鞍の**風船様拡大** ballooning や頭蓋咽頭腫，鞍結節部髄膜腫による**平皿状変化** saucer-like configuration などが見られる．

図5-5 線状骨折（一部は粉砕骨折）

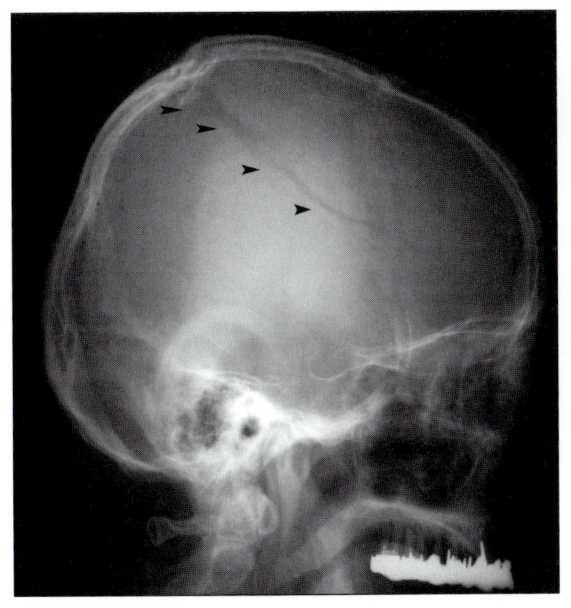

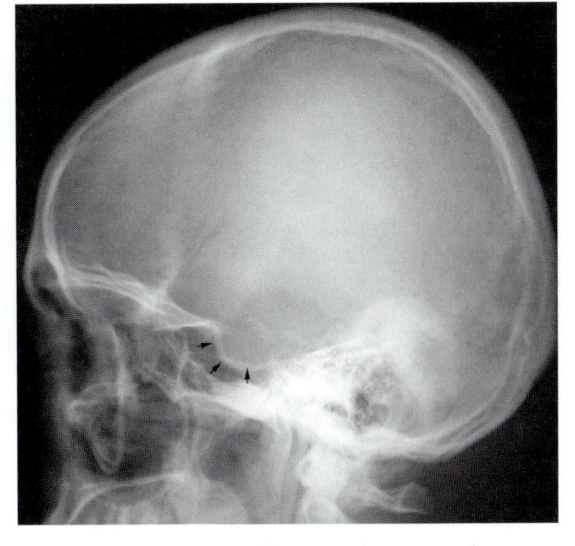

図5-6 トルコ鞍の拡大（ballooning）

d. **内耳道**の拡大

聴神経鞘腫では内耳道の拡大や内耳孔の**扇状開大**が見られることがある．

〈浅井直樹〉

B 頭部CT

1. CTの原理

CT（computed tomography，コンピューター断層撮影）は1972年Hounsfieldらにより開発された補助診断機器で，画像診断学の大革命と言われた．生体の構造や病変があたかも解剖学の図譜を見るがごとく三次元の広がりとして捉えられる．通常のX線撮影が1回の透過X線照射で被写体を照射して透過したX線でフィルムを感光させて被写体を影絵として見ているのに対して，CTは1断面を小さな方眼（0.5～10mm切片）からなるマトリックスとして捉え，方眼ごとのX線吸収度（CT値）をもとに画像を構成する．方眼ごとのX線吸収度は細くしぼったX線（X線ビーム）で断面を360°にわたって走査してそれぞれの方眼の透過X線の強さをコンピューター演算下に算出し，これをならべて画像化する．CTの性能はX線ビームが断面を走査する能率で決まり，最近のCTの1断面撮像に要する時間は1秒から数秒である．

2. CT値

CT値は組織のX線吸収度を表現する数値である．現在は水のCT値を0，空気は−1,000，骨は1,000とするHounsfield unit（HU）が最も広く利用されている．CT上骨は白色，空

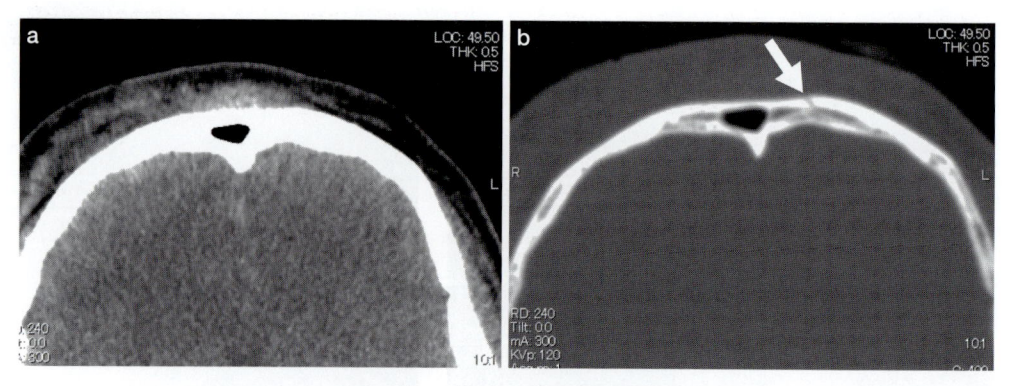

図5-7 脳条件と骨条件の違い
脳条件で画像化した頭部CT（a）では頭蓋骨内のコントラストがなく，一様に高吸収域として描出されるが，骨条件（b）で画像化すると骨折線（矢印）が明らかとなる．

気は黒色，他の組織はX線吸収度に対応して白色と黒色の間つまり種々の灰色として表現される（グレイスケール gray scale）．脳CTの画像表示に際して黒色をHU値-1,000，白色をHU値1,000としてこの間をすべて種々の灰色で示すことはしない．脳組織や病変の多くはHU値0から80の間にあるため，HUが-10から90の間をグレイスケールで表現すれば，HU値-10以下の組織は全て黒色に，HU値90以上の組織は全て白色に表現されるが，その間の脳組織，病変は微妙なコントラストをもって表現されることとなる．このグレイスケールに用いられるHU値の幅をウインドウ幅（-10から90までなら100），その中間値をウインドウ値（-10から90までなら40）と表現する．ウインドウ幅を広く，ウインドウ値を高く設定すると脳実質はほとんどが黒色に近く病出されコントラストがつかない反面，HU値が著しく高い骨の中でもコントラストがつき，頭蓋骨の微細な骨折や骨腫瘍を描出するためには好都合となる（図5-7）．CT装置にはプリセットとしてウインドウ幅，ウインドウ値が設定できて，"脳条件"，"骨条件"などと称される．

3．低吸収域，高吸収域，等吸収域

脳CTにおいては，脳実質のHU値より高く描出される（白色）部分を高吸収域 high density area，より低く描出される部分（黒色）を低吸収域 low density area，同程度に描出される部分を等吸収域 iso-density areaと表現する．正常で高吸収に描出されるものは頭蓋骨，硬膜（CTにてわかりやすいのは大脳鎌，小脳テント）生理的石灰化がある．生理的石灰化を示す構造物は重要である．松果体，脈絡叢，高齢者の場合は大脳基底核（特に淡蒼球）および小脳基底核（特に歯状核），内頸動脈などの主幹動脈壁がある（図5-8）．これらの生理的高吸収域は病変と間違われることがあり，読影には注意を要する．対して，正常で低吸収域を呈するのは眼窩の脂肪組織，鼻腔や副鼻腔の空気，脳室，半球間裂や脳底槽，シルビウス裂をはじめとする脳槽などの髄液腔に限られる．よって，これら以外の低吸収域以外は異常と考えてよいことになる．等吸収域として描出される病変の場合は周囲脳実質とのコントラストが少ないために読影は困難である．周囲脳組織，構造物の偏位など間接所見に注意して読影する技術が要求されるが，MRIが普及している現在では同検査の追加が必須となる．

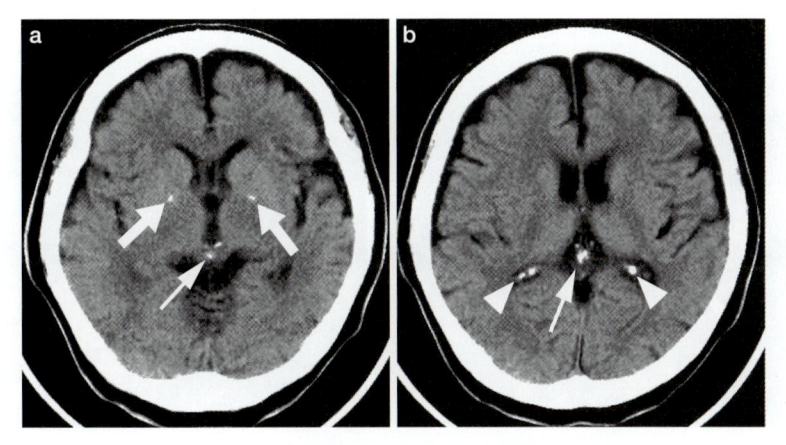

図5-8 単純頭部CTにおける生理的石灰化像
松果体（細矢印），脈絡叢（矢頭），大脳基底核（太矢印）．

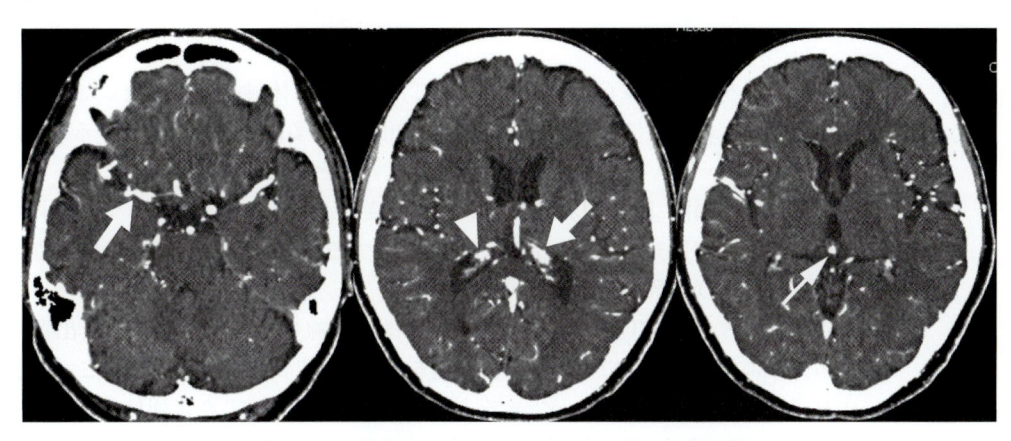

図5-9 造影頭部CTにおける正常構造の造影所見
脳主幹動脈（太矢印），脈絡叢（矢頭），松果体（細矢印）．

4．造影CT検査

　水溶性のヨード造影剤を静脈注射することで得られる．ヨード造影剤はX線透過性が低く，造影剤の入った組織はHU値が造影前より高くなることとなる．つまり，造影剤により増強効果 enhancement がより強く認められるのは，血液脳関門が破綻したり，新生血管が増生した病変である．造影CTにて正常でも造影される組織として脳動脈，静脈，硬膜（特に大脳鎌，小脳テント），脈絡叢，正常下垂体，松果体などがあり注意が必要である（脈絡叢，下垂体，松果体は血液脳関門を欠くため）（図5-9）．

5．ヘリカルCT，三次元CT〔3 dimension CT（3DCT）〕，多列検出器CT〔multidetecor CT（MDCT）〕

　通常のCTが1断面ごとに360°走査して次の断面の走査に移るのに対して，360°の走査を数回繰り返す間に患者を体軸方向に移動させ，結果的にらせん状に連続的に患者を走査す

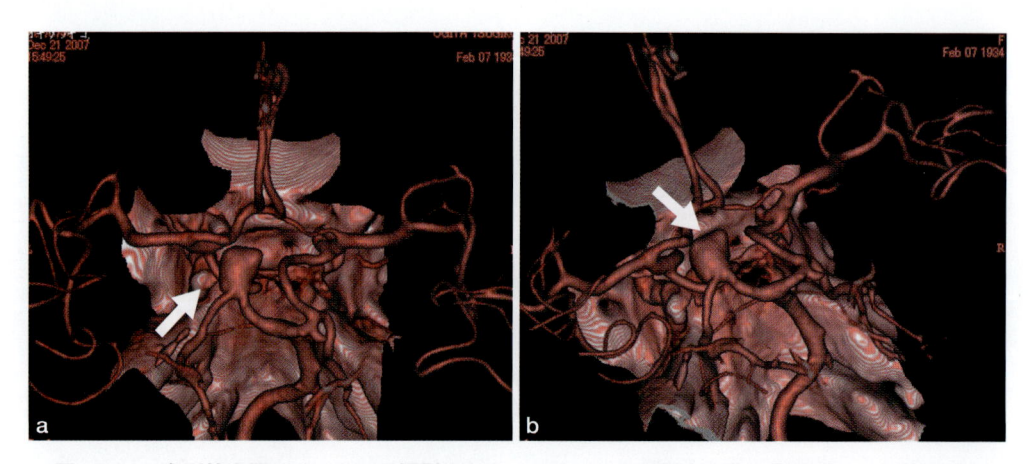

図5-10 多列検出器CTによって撮影されたヘリカルCT画像をもとに再構成した3次元CT
a，bは同一患者．周囲頭蓋骨や静脈を削除して作成している．様々な任意の方向から病変を観察することができる（矢印：動脈瘤）．

る撮像方法をヘリカルCTという．断面ごとではなく体軸方向に連続したX線吸収度を求めることができるようになった．この結果，短時間で多数の断面画像を得ることができ，これをワークステーション上で重ね合わせ3次元画像として（立体画像として）再構築することで微細な立体画像（3DCT）を得ることができる．ワークステーション上で再構築した画像を任意の断面で観察したり，目的病変を観察するのに邪魔な組織（骨組織など）を除いて様々な方向より観察することも可能である．

　初期のヘリカルCTでは通常のCTと同様にX線ビームを検出する検出器は1列しかなかったのに対し，近年では多数の検出器を備えるCTにより撮影を行うことでより短時間により多数の画像を得ることができるようになった．このCTを多列検出器CT multidetector CT（MDCT）とよび，現在では64列の検出器を持つMDCTが一般的に用いられるようになりつつある．MDCTの登場でヘリカルCTによる画像精度は飛躍的に向上し，かつ撮影時間の短縮のみならず被曝線量の軽減も可能となっている．

　造影剤を急速静脈内投与してヘリカルCTを撮影した後，再構築することで頸部動脈，頭蓋内動脈を立体的に画像化することができる〔**3次元血管写 3 dimension CT angiography（3DCTA）**〕（図5-10）．MDCTの登場により，これまで脳主幹動脈狭窄病変や動脈瘤の診断の確定には必須であった脳血管撮影にかわり低侵襲にスクリーニングできるようになった．しかしながら，たとえCT装置の発達が目覚ましいとはいえ現状では3DCTAが万能とはいえず，頭蓋内血行動態の把握，頭蓋内静脈の把握に関しては脳血管撮影に劣り，適宜血管撮影の追加が必要となる．

〈池田直廉〉

C 頭部MRI

1. MRIの原理と脳神経外科領域で用いる基本画像

　生体内に存在するたくさんの分子には必ず水素原子が含まれている．**MRI**（**magnetic resonance imaging**）とは，強い静磁場と傾斜磁場を用いることでこの水素原子核（プロトン）に核磁気共鳴信号（電磁波）を放出させ，それを画像に変換する器械および検査法の呼び名である．原理として核磁気共鳴 nuclear magnetic resonance（NMR）という物理現象を用いて画像化 imaging を行うため MRI と呼ばれている．

　撮像断面としては CT と同じく横断像 axial image がルーチンとして撮影されるが，これ以外に冠状断像 coronal image や矢状断像 sagittal image が簡単に得られるのも MRI の利点である．

　核磁気共鳴信号の強さを決定する生体組織の主な因子としては，「縦緩和時間（T1値）」，「横緩和時間（T2）」，「水素原子核（プロトン）の密度」，「流れと拡散」の4つがあり，これらによる脳各部位における核磁気共鳴信号の強さの違いが画像上の白黒の濃淡として表現されている．通常，水分子に含まれる水素原子核の緩和時間が最も長いが，水分子の運動を制限する性質を持つタンパク質などの生体高分子，あるいは常磁性体であるガドリニウム（Gd^{3+}：MRI用の造影剤）やメトヘモグロビン（出血によって生じ Fe^{3+} を含む）が混ざっていると緩和時間は T1・T2 ともに短くなる．また局所的な磁場を乱すヘモジデリン（陳旧性の出血巣などに存在）などがある場合にも T2 値の短縮が起こる．脳の MRI では上述の T1 値あるいは T2 値の変化を強調して画像化した **T1強調画像**と**T2強調画像**が基本画像として撮影される．またこれ以外に水素原子の密度が反映される**プロトン強調像**または **FLAIR 画像**，拡散が強調された**拡散強調画像**も広く使われている．FLAIR 画像は見た目が T1 強調画像に似ているが，小さな脳梗塞，小さな脳腫瘍（BBB の破壊が少なく造影効果の乏しい小さな腫瘍でも FLAIR 画像では特定できる場合がある），脳浮腫などの描出に優れた撮像法である．拡散強調画像は超急性期の脳梗塞の発見に威力を発揮し，現在一般的に使用されているあらゆる検査の中で最も早く脳梗塞を検出することができる撮像法である．また拡散強調画像では脳膿瘍も高信号（白く写る）となるのが特徴である．

　基本画像である T1 強調画像と T2 強調画像の区別は自由水に着目するのが簡単で，脳室内の脳脊髄液や眼球内の水が低信号となる（黒く写る）のが T1 強調画像，高信号（白く写る）のが T2 強調画像である．なお，多くの頭蓋内病変は T1 強調画像で脳の灰白質と比べて軽度低信号～等信号，T2 強調画像では等信号～軽度高信号を示す．T1・T2 強調画像において何がどのように見えるのかについては，代表的なものを表5-1に示す．

　MRI 用の造影剤として使用されるガドリニウムは周囲の水素原子に影響を与えて T1 値・T2 値の両方を短縮させる．造影剤注入後は通常 T1 強調画像を撮影するが，造影剤が入った組織は強い高信号（白く写る）として観察される．中枢神経組織には血液脳関門 blood brain barrier（BBB）と呼ばれるバリアーがあり，血液中の化学物質が脳内に入ってくることを厳しく制限している．このため血液中に投与された造影剤は元々 BBB のない部位か，BBB の壊れた場所にしか入らない．従ってもし正常では造影剤が入らない部位が造影剤により白く描出されていれば，そこに BBB が破壊されるような病変が存在することを

112   C. 頭部 MRI

表 5-1   MRI T1 強調画像・T2 強調画像における信号強度

	T1 強調画像	T2 強調画像
低信号（黒）	水（脳脊髄液） 多くの頭蓋内病変 空気 骨 血管内の速い血流 急性期の血腫，慢性期の血腫	大脳白質 鉄 空気 骨，石灰化 血管内の速い血流
等信号（灰色）	大脳灰白質	大脳灰白質
高信号（白）	大脳白質 下垂体後葉 亜急性期の血腫 皮下脂肪 骨髄（脂肪髄） 蛋白を多く含む液体 常磁性体（ガドリニウム造影剤など）	水（脳脊髄液） 多くの頭蓋内病変 亜急性期の血腫

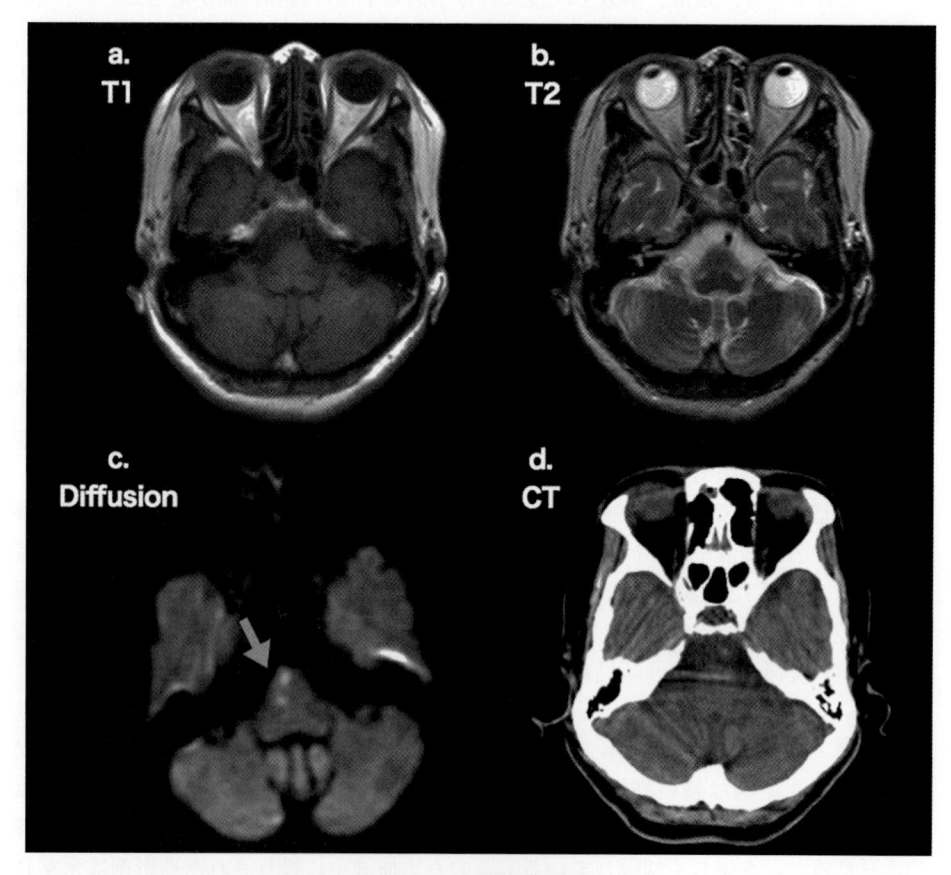

図 5-11   脳梗塞の MRI
脳幹部の MRI 画像．T1 強調画像（a），T2 強調画像（b），および CT（d）では判別できない急性期脳梗塞病変が拡散強調画像（d）では描出されている．

§5．補助検査　113

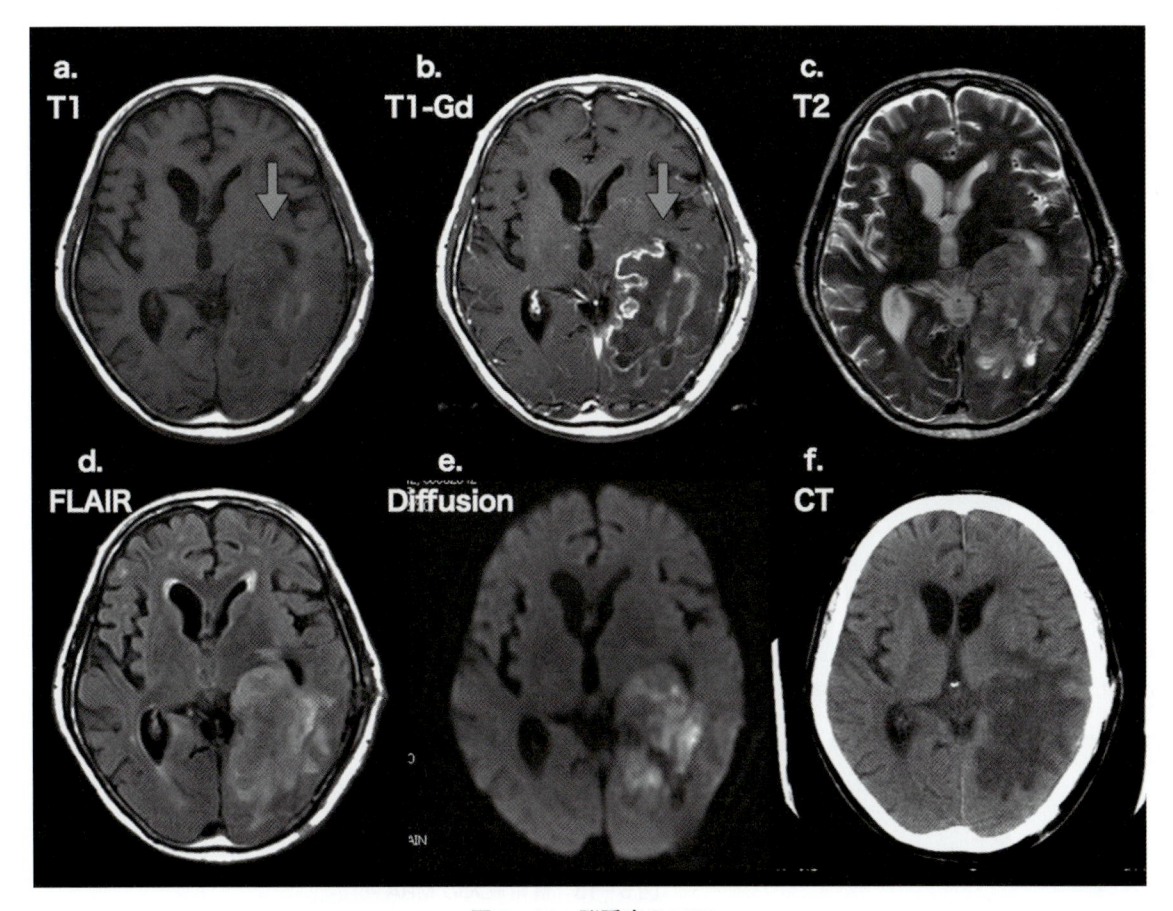

図5-12　脳腫瘍のMRI
悪性脳腫瘍（神経膠芽腫）のMRI．a: T1強調画像，b: 造影剤投与後のT1強調画像，c: T2強調画像，d: FLAIR画像，e: 拡散強調画像，f: CT．矢印の部分に腫瘍性病変が見られ，血液脳関門の破壊された腫瘍の辺縁部分がガドリニウム造影剤によって不整形な造影効果を認めている．

示している．MRI用造影剤は一般的に0.2m*l*/kgが投与されるが，転移性脳腫瘍の検出能を上げる目的で倍量が投与されることもある．急性期脳梗塞（図5-11）と神経膠芽腫（図5-12）のMRI画像を示す．

2．MRAについて

MRIを用いて血管を撮影するのが **MRA（magnetic resonance angiography）** である．正確には血管そのものを見ているのではなく，血管内の血液の流れを画像にしている．

MRAによって脳動脈硬化の程度がわかるし，主要な血管の狭窄や閉塞，血管にできる動脈瘤や静脈瘤，病的な血管（動静脈奇形など）などの存在を調べることにも用いられる．脳神経外科で扱う疾患の中で最もポピュラーなものは脳卒中だが，これは血管のトラブルによって引き起こされる病気である．脳へ血液を送る血管の閉塞や高度の狭窄は脳梗塞やTIA（一過性脳虚血発作）の原因となるし，脳内の血管が破れると脳内出血やくも膜下出血が起

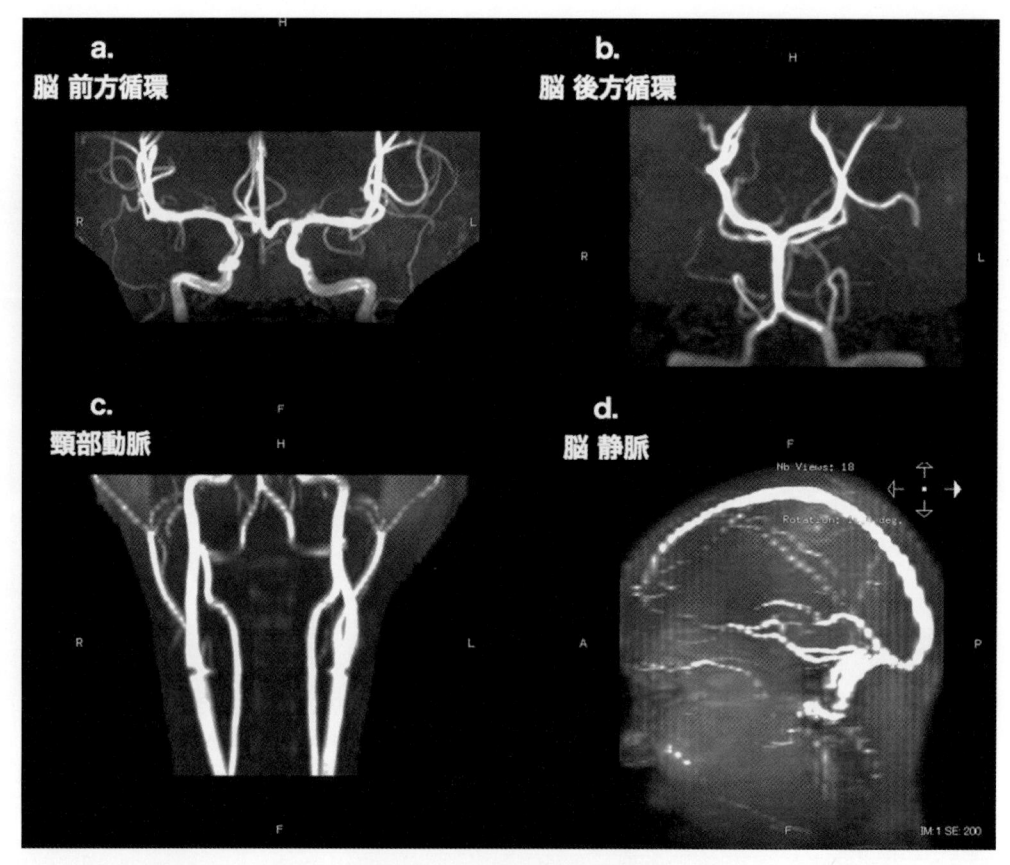

図 5-13　健常成人の MRA
a: 内頸動脈系（脳前方循環），b: 椎骨脳底動脈系（脳後方循環），c: 頸部動脈，d: 脳静脈系の MRA（a～c は正面像，d は側面像）．

こる（通常，高血圧性脳内出血は細動脈が破綻して起こるが，現在の MRA 技術では脳内出血を引き起こす細い血管はまだ描出できない）．MRA を撮影するメリットは現在起こっている脳の病気だけでなく，将来の脳の病気の予測に役立つという点である．たとえば脳へ血流を送る大事な血管に高度の狭窄が見つかり，それが完全に詰まると脳梗塞が起こることが心配される場合，我々は血管が詰まらないように薬物治療を行ったり，その血管の狭窄部を外科的処置によって拡げたり，あるいは血管の狭窄病変より遠位の脳血管にバイパスをつなぐ手術をしたりして，将来の脳梗塞の回避に努める．また頭蓋内血管に脳動脈瘤ができている場合には，それが破裂することによって起こるくも膜下出血を回避する目的で外科的処置（動脈瘤のクリッピング術やコイル塞栓術）を考慮することがある．

　通常，脳神経外科で撮影する MRA は大動脈弓部～頸部～頭蓋内の動静脈である．なお，MRA を "magnetic resonance arteriogram（動脈撮影）" の略として使い，静脈撮影を MRV "magnetic resonance venogram" と表現することもある．MRV は脳静脈の血栓症の診断などに用いられる．（図 5-13）

3. 脳神経外科領域で用いるその他の MRI 関連画像検査

a. functional MRI（fMRI）について

　　　　他の臓器と同様，脳内にも無数の血管が張り巡らされており，その血管の中には常に血液が流れている．血液を流れる赤血球にはたくさんのヘモグロビン（酸素を運搬するタンパク質）が含まれているが，酸素を担いでいるヘモグロビンを酸化型ヘモグロビン，酸素を失った状態のヘモグロビンを還元型ヘモグロビンという．酸素と結合していない還元型ヘモグロビンは不対電子と呼ばれる電子を持っているため，酸素と結合している酸化型ヘモグロビンと比べ磁化率が大きい常磁性体としての性質を有している．

　　　　磁性体は磁場の不均一をもたらし磁気共鳴によって引き起こされたプロトン（水素原子核）の位相を乱す働きがあるため，還元型ヘモグロビンの割合の多い血流が流れているところでは核磁気共鳴信号が減弱する．これに対し酸化型ヘモグロビンを豊富に含んだ動脈血がたくさん流れている組織では，還元型ヘモグロビンの濃度が減少するため磁気共鳴信号の減弱はその分少なくなる（相対的に信号が強くなる）．

　　　　さて，我々が指を動かそうとする時，前頭葉の運動野（中心前回）にある指の動きを担当する神経細胞群が指に命令を出すべく興奮する．神経細胞が活発に活動する時には大量の酸素と栄養（主にグルコース）を消費するため，この部分での局所脳血流量が増加する．局所脳血液流量が増えると，酸化ヘモグロビンだけを含んだ新鮮な血液がより多く供給されるので，毛細血管・細静脈・静脈内の還元ヘモグロビンの濃度は減少し，結果としてプロトンの磁気共鳴信号が増加することになる．局所神経組織の賦活の様子を MRI でとらえる目的で行われるのが functional MRI と呼ばれる検査で，患者に指のタッピングなどの運動タスクを行ってもらうと運動領域が，しりとりなどの言語タスクを行ってもらうと言語領域での神経活動の賦活が局所脳血流の増加による MRI 信号の変化として観察され，我々は患者の運動野や言語野が脳のどこにあるかを知ることができる．患者に指をトントンと一定の間隔で

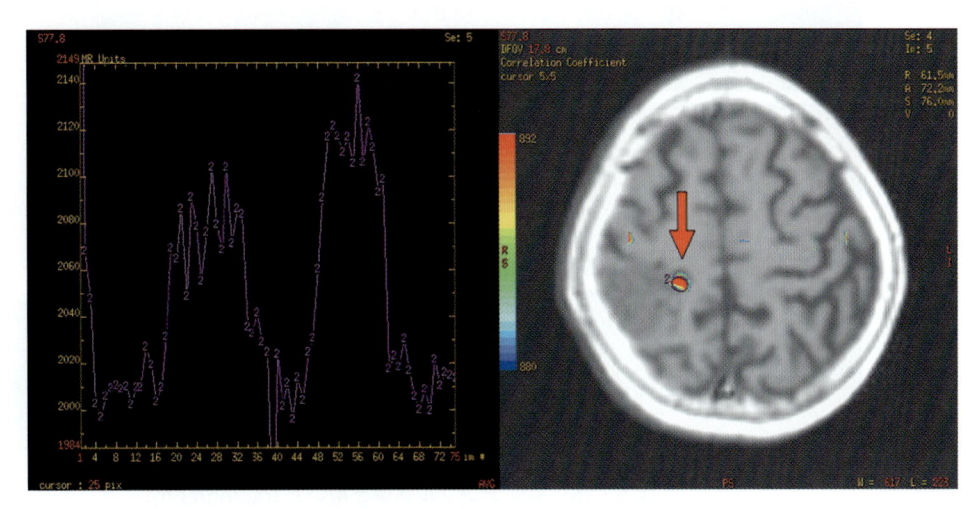

図 5-14 運動野の functional MRI
運動タスクを行った際の信号強度の変化（左）と，信号の変化部位（右）．矢印で示した赤いスポットが運動野の位置を示す．

タッピングをしてもらった時のMRI信号強度の変化と画像上の部位を示す．頭頂葉の赤く光る部位において脳血流量が増加しており，指を動かす際にこの部分の神経細胞が活発に活動していることを間接的に示している（図5-14）．

b．拡散テンソル画像を用いたMR tractographyについて

　　前述の拡散強調画像はブラウン運動に由来する水素原子の動きを可視化するものであるが，この拡散の三次元的な方向性を定量的に画像化したものを拡散テンソル画像と呼ぶ．具体的には脳内での水の拡散は神経線維に沿った方向に速く，神経線維と直行する方向には遅い特徴がある．この画像を基に大脳皮質連絡路の同定が可能であり，脳内の任意の場所での最大拡散方向を追跡し，その軌跡を表示したものが"MR tractography"である．脳腫瘍や脳内出血などの占拠性病変が錐体路，感覚路，視放線などの重要な神経線維の近傍に存在する場合，これらの神経線維の走行と病変との位置関係を画像上で把握できる．これは重要な神経路を温存する必要のある手術を安全に行う上で非常に有益な情報となる（図5-15）．

c．MRS（magnetic resonance spectroscopy）について

　　ある磁場強度の中ではそれぞれの元素が特定の周波数の電波に核磁気共鳴現象を起こす．詳細は割愛するが，これを利用して検査対象の原子の割合や細胞の代謝（細胞の生命活動）の状態を測定するのがMRスペクトロスコピー（MRS）という検査である．現在広く普及している1.5テスラ程度の低磁場のMRI装置で実用化されているのはプロトン（^{1}H）とリン（^{31}P）のMRSで，両方とも脳組織における代謝の情報を得られるため盛んに研究がなさ

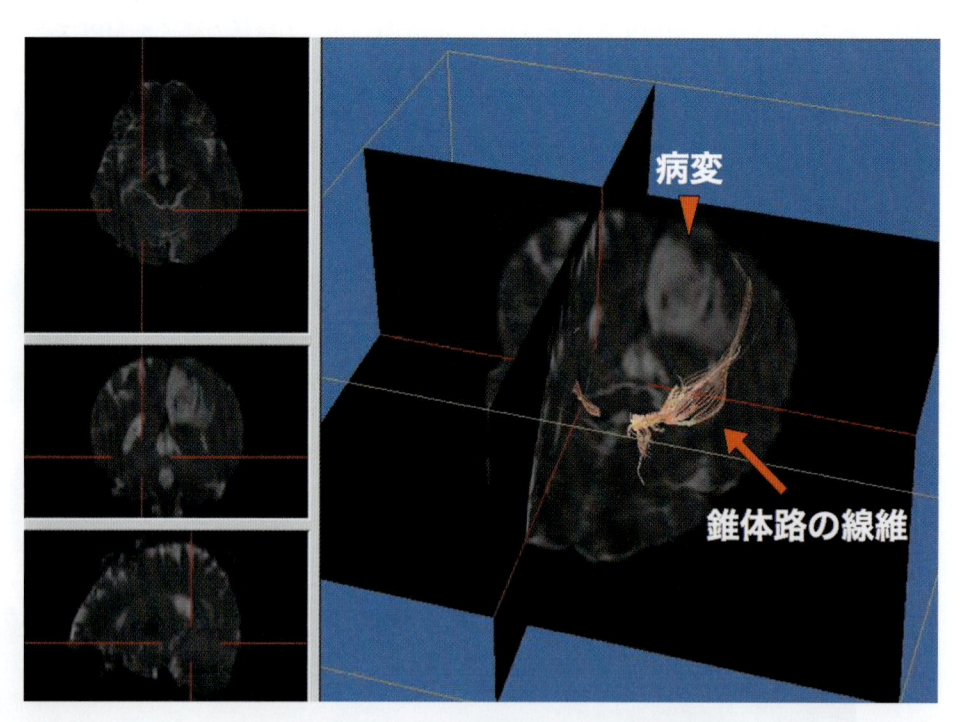

図5-15　拡散テンソル画像を用いたtractography
矢頭で示した部位に病変（脳腫瘍）が存在し，オレンジ色の線で描出されているのが錐体路（運動野から下降する神経線維）である．錐体路の神経線維が腫瘍によって側方に偏位している様子がわかる．

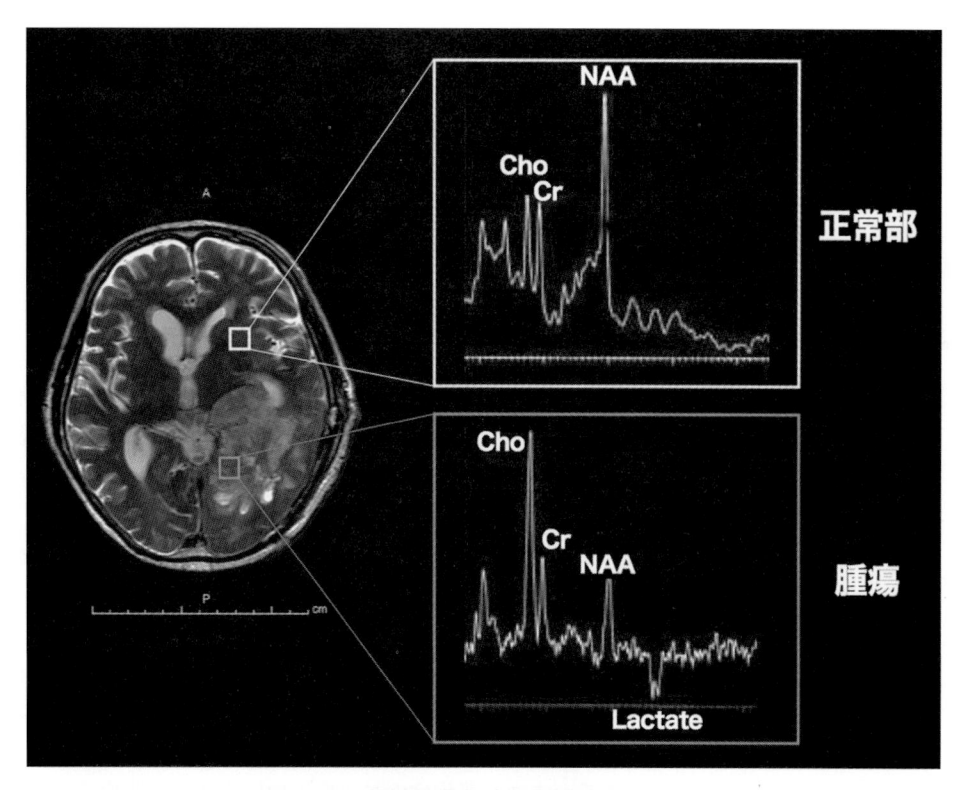

図 5-16 悪性脳腫瘍（神経膠芽腫）の MRS
正常部位と比較し，病変部では中枢神経細胞の破壊に伴い NAA（N-アスパラギン酸）のシグナル強度が低下し，Cho（コリン）のシグナル強度が上昇している．また正常部位では見られない Lactate（乳酸）のシグナルが検出されている（下向きのピーク）．

れているが，臨床的に有用性が確立された情報はまだまだ少ないのが現状である．しかしながら通常の MRI では検出できないことも MRS では解析できる可能性があり，今後の発展が期待されている検査法の一つである．プロトンの MRS では，組織の虚血などによる嫌気性代謝によって増加する乳酸（lactate），正常中枢神経細胞に含まれる N-アスパラギン酸（NAA），細胞膜の脂質代謝に関連するコリン（choline），細胞のエネルギー代謝と関連するクレアチニン（creatinine）などのシグナルが検出できる（図 5-16）．

4．むすび

中枢神経の中で CT が苦手なのは骨に囲まれている脳幹部と脊髄である．これらの部位の病変については MRI の方が圧倒的に情報量が多く，CT ではよくわからない病変も MRI では鮮明に見ることができる．また超急性期の脳梗塞も MRI の得意分野で，CT では脳梗塞発症から 5〜6 時間しないとはっきりしないような虚血病変が，MRI の拡散強調画像を撮影すると発症 1 時間程度の新しい脳梗塞でも検出できる．一方，急性期のくも膜下出血などは MRI の基本画像である T1・T2 強調画像だけでは見逃される可能性があり，新しい出血を高信号として捉えられる FLAIR 強調画像の撮影が必要になる．

また MRA は患者の体に侵襲がなくスクリーニング検査としては優れており，脳ドックな

どでも盛んに活用されている．その一方，3D-CTA（血管に造影剤を流してCTで血管を撮影する検査）やカテーテルを用いる脳血管撮影検査と比べると情報が質・量ともに劣る傾向があり，MRAで何らかの異常が疑われる場合にはこれらの検査を追加する場合がある．

〈野々口直助〉

D 脳血管撮影

1. 脳血管撮影の適応

CTAやMRAの進歩により脳血管撮影の診断的役割は減少しているものの，脳梗塞・脳出血・くも膜下出血などの脳血管障害の原因精査・病態診断のためには最も重要な検査である．開頭手術や，脳血管内治療の術前検査としても重要性が大きいが，侵襲性が高い検査であるため，適応を絞り，専門の医師が行うことが望ましい．

その適応疾患は，脳血管障害が中心であり，脳動脈瘤，脳動静脈奇形（AVM），もやもや病のほか，頸動脈狭窄，脳主幹動脈狭窄や急性閉塞など，脳動脈が関与する疾患のほか，静脈洞閉塞症や硬膜動静脈瘻といった静脈系が関与する疾患も含まれる．また，ガレン大静脈瘤など新生児・小児の血管奇形では，生下時から脳血管内治療を前提にして脳血管撮影が行われる．脳腫瘍や頭頸部腫瘍では，摘出術前に栄養動脈や周囲血管との関連を把握するために施行されるだけでなく，出血量を減少させるための術前腫瘍塞栓術を前提として術前検査として行われることがある．また，難治性の鼻出血の原因精査でも脳血管撮影が行われる．

2. 脳血管撮影装置（図5-17）

近年の脳血管撮影装置に不可欠な機能として **DSA**（digital subtraction angiography）がある．造影剤を脳血管に注入しX線で頭部を撮影して画像の収集を行い，同時に写る頭蓋骨の像をデジタル処理で差し引くことにより，脳血管のみを描出可能としたシステムである．最近では，ほとんどの脳血管撮影装置に導入されているため，脳血管撮影装置自体をDSAと呼ぶこともある．

脳血管撮影室は，DSA装置が設置してある検査室と，操作室とに分けられる．検査室にはDSA装置のほか自動血圧計や心電図，SaO_2などのモニターが必要であるし，造影剤の自動注入を行うインジェクターなどが設置されているところもある．隣接する操作室には，透視・撮影条件，ロードマップの設定を行う装置や，フィルム撮影を行う装置の他，画像収集後のデジタル処理を行うワークステーションとよばれるコンピューターを併設する施設も増えている．

このワークステーションでは，回転立体血管造影後に3D画像を再構成し，脳血管を立体的に表示することが可能である．また，その再構成画像は任意の角度から観察することが可能であることから，開頭術のアプローチや脳血管内治療での撮影角度を決定することも可能である．さらに，断面や内腔表示することや，各種の計測（狭窄率や動脈瘤の直径や体積の計測）が可能な機種もある．これらの機能を駆使すれば，術前のシミュレーションにも有用である（図5-18）．

DSA装置は，X線管球と画像受像装置を両端にもつCアームと，可動性のある透視台，

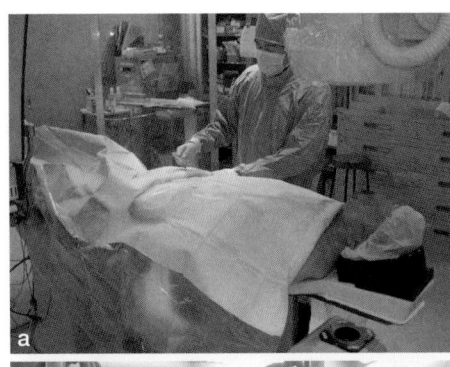

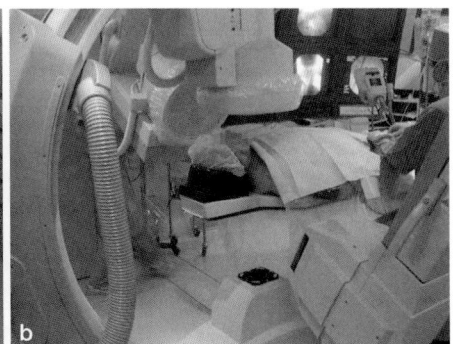

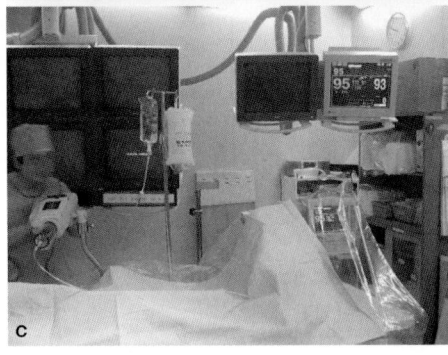

図5-17 アンギオ室
a: Cアーム，検査台，X線遮蔽板，カテーテル棚
b: Cアーム（バイプレーン），モニター，インジェクター
c: 輸液ルート，インジェクター，X線モニター，心電図，自動血圧計，SaO_2モニター

操作盤，モニターからなる．Cアームは，操作盤で角度，拡大率などの調節が可能であり，最近では回転立体撮影が可能なシステムも多い．Cアームが1つのものをシングルプレーン，2つのものをバイプレーンシステムと呼ぶが，後者の方が，一度の造影で2方向からの同時撮影が可能であるため，検査時間の短縮，造影剤の減量には有効である．また，異なる2方向から透視が可能であるため，より安全なカテーテル操作が担保される．

また，脳血管撮影に必要なカテーテルやガイドワイヤーを保存しておくカテーテル棚や，造影剤アレルギーなど患者急変時に備えて，救急カートや，酸素や吸引などのための配管が必要であるし，くも膜下出血の症例など全身麻酔が必要な場合に備えて，麻酔器の設置が望ましい．

患者および術者・介助者の放射線被曝の低減も必須事項となる．DSAの場合，X線透視は，基本的に連続透視ではなくパルス透視を使用して患者被曝の低減を行う．術者，介助者は体幹用プロテクターのみならず，甲状腺プロテクターや眼球防護用ゴーグルも使用すべきである．

介助者は，モニターの確認だけでなく患者の意識レベル，神経症状などの確認が必要であるが，検査室内にある遮蔽板を利用しながら，透視・撮影のタイミングに充分に注意を払って，その合間に患者のチェックを行うことになる．

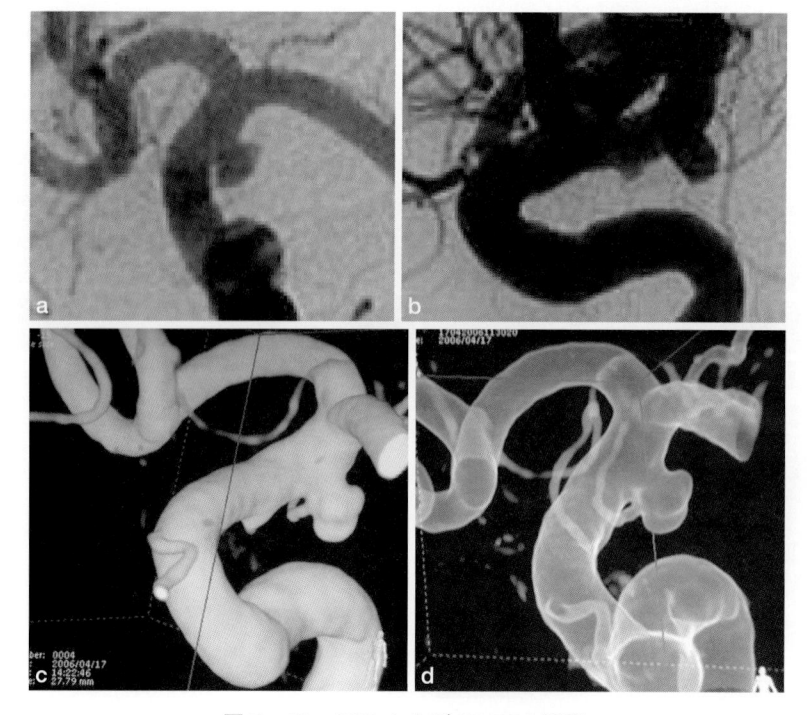

図 5 - 18　DSA および 3D DSA 画像
a: DSA（正面像），b: DSA（側面像），c: 3D DSA（volume rendering），
d: 3D DSA（translucent view）

3．脳血管撮影の実際

　前処置として，局所麻酔下に行う場合でも，急変に備えて数時間前から絶飲食とするのが一般的である．鼠径部穿刺の場合は，両側鼠径部の剃毛・消毒を行うことが望ましい．造影剤による腎障害を軽減するためにも，血液を希釈するために充分な補液を行うことが必要であり，静脈ラインを確保しておき，与薬が可能なように，三方活栓をつけておくことが必要である．症例によっては，尿道カテーテルの留置も考慮する．

　検査室では，鼠径部（あるいは肘部）の局所麻酔を行い，大腿動脈（あるいは上腕動脈）を穿刺し，4～5F のシースイントロデューサーを挿入する．X 線透視下にモニターで確認しながら，先端の形状がついた脳動脈用のカテーテルとガイドワイヤーを目標の血管まで誘導する．目標の血管に誘導後に，ガイドワイヤーを抜去して，カテーテル内をヘパリン加生理食塩水（5,000 単位 /500ml）で洗浄したのち，ヨード造影剤（300mgI/ml）6～8cc を用手的に（あるいはインジェクターで）注入しながら撮影する．3D 撮影や大動脈造影を行う場合は，インジェクターで注入量，注入速度，撮影のタイミングなどを設定して，造影剤を注入しながら撮影することになる．

　通常は，両側頸動脈，椎骨動脈の "4 vessel study" が必要であるが，頭蓋内血管の詳細な検討を行うためには，内頸動脈造影，外頸動脈造影を分けた "6 vessel study" を施行することが必要となる．正面像と側面像の少なくとも 2 方向の撮影を行うが，脳動脈瘤のよう

に，血管の重なりを避けて病変部を撮影したい場合は，斜位（左前斜位，右前斜位など）撮影や，立体回転撮影を追加することになる．

　検査終了後は，カテーテルを抜去し，シースは用手的に圧迫しながら，抜去する．穿刺部位にもよるが，一般的に10分ほどの用手圧迫を行うが，大腿動脈穿刺の場合には，稀に迷走神経反射による徐脈低血圧が生じることもある．止血確認後には，検査後の皮下出血を防ぐために，小さく丸めたガーゼ塊をのせて，穿刺部の圧迫の上で，テープ固定を行い，数時間の安静観察が必要である．ただ，大腿動脈と伴走する大腿静脈を同時に圧迫した場合には，静脈のうっ滞と安静臥床による静脈血栓を併発して，解除と同時に肺塞栓を合併した症例報告もあるので，充分な注意が必要である．

　術後は，数時間の経過観察を行い，穿刺部の圧迫を解除する．この際，神経症状だけでなく，呼吸状態，血圧など全身状態の確認を行う．患者の苦痛軽減，深部静脈血栓症を予防する意味からも不必要な長時間安静を避けるべきであり，安静解除後に止血が確認された場合は病棟内歩行が可能である．

〈黒岩輝壮〉

E 脳血流検査

1．脳血流と脳代謝

　脳は，ヒトの実質性臓器のうち最も血流の多い臓器のひとつである．脳の重量（1,100〜1,400g）は成人体重の2％に過ぎないのに，脳に供給される血液量は心拍出量の1/5に相当し，毎分約1lの血液が脳に循環する．脳組織が生存し活動するためのエネルギー源は，ほとんどすべてブドウ糖を燃やす（酸化する）ことにより供給されるが，脳が特異なのは，これらの代謝器質をほとんど備蓄することができないことである．すなわち，脳は，血流によって絶え間なく酸素とブドウ糖が運ばれてこないと，たちまちにして機能障害が生じる．脳の代謝に対して酸素供給が不足する状態を虚血といい，ひどい虚血が数分間続くと不可逆的な細胞障害が生じる．これが脳梗塞である．

　脳血流は，100gの脳組織に1分間に灌流する血液量で表される．成人の脳の重量を1,250gとすると，毎分約1lの血液が流れるのであるから，100g中の脳に流れる血流は1分間に約80mlとなり，脳血流は80ml/100g/分のように表される．脳血流は脳の場所によって異なり（局所脳血流），脳皮質は神経細胞や血管が豊富で70〜100ml/100g/分にもなるが，神経線維の束である白質では代謝が少なく15〜30ml/100g/分程度である．

　一方，脳の酸素消費量は，全身で消費される1/5に相当（45〜50ml/分）し，脳100gあたり3.2〜3.6ml/100g/分〔**脳酸素消費量（CMRO$_2$）**〕と算出されるが，この量は，脳への酸素供給量の40％に相当する〔**脳酸素摂取率（OEF）**〕．さらにブドウ糖の消費は，全身の25％に相当する．

2．虚血性ペナンブラ

　イヌなどを用いた過去の研究から，脳皮質の血流が16〜20ml/100g/分以下でシナプス伝導の障害による脳波の平坦化が生じる．さらに，10〜12ml/100g/分以下の血流が一定時

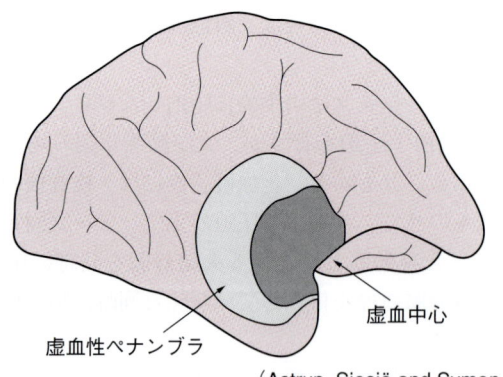

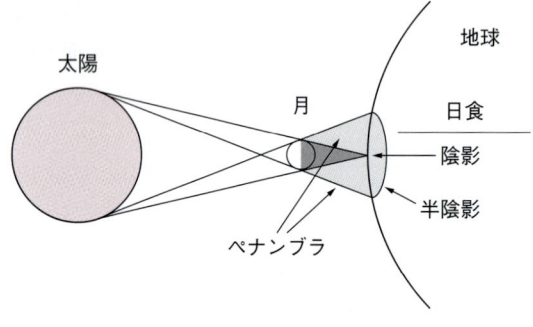

図5-19 虚血性ペナンブラ

虚血性ペナンブラは，虚血中心の周囲にリング状に存在すると考えられ，日食にみられる陰影と半陰影の関係から名付けられた．

間続くと細胞膜のイオンポンプが障害され神経細胞死（脳梗塞）が生じる．この2つの閾値の間の脳血流，すなわち，神経活動が停止するため神経症候が出現するが，細胞死には至らない程度の血流は維持されている脳血流の領域を虚血性ペナンブラまたは半影帯 penumbra という．この領域の脳は，機能障害があるが血流の回復によって機能回復が可能な部位と考えられ，急性脳虚血の治療ターゲットとなる．しかし，臨床的には虚血性ペナンブラは長時間持続していることは稀であり，時間とともに脳梗塞に移行することが多い（図5-19）．

3．貧困灌流

一方，慢性閉塞などにより緩徐に脳血流の低下が進行した場合は，様々な代償機構が働き，脳機能が保たれ，脳細胞が生存しようとする．脳の灌流圧が低下した時に生じる第一の代償は，脳血管の拡張である．その結果，脳血流は維持される．最大限に脳血管が拡張した後に，さらに脳灌流圧が低下すると脳血流が低下するが，脳の酸素代謝を維持するために酸素摂取率が上昇する．これが第二の代償である．さらに脳血流が低下すると，やがて脳酸素代謝が障害され神経機能の障害が出現する．第一の代償を血行力学的代償，第二の代償を代謝性代償と呼び，それぞれ虚血の Stage I・Stage II と呼ぶ．通常，脳血流は，脳代謝に見合った量が供給され，脳代謝が活発化すると脳血流も増加する（脳血流・脳代謝カップリン

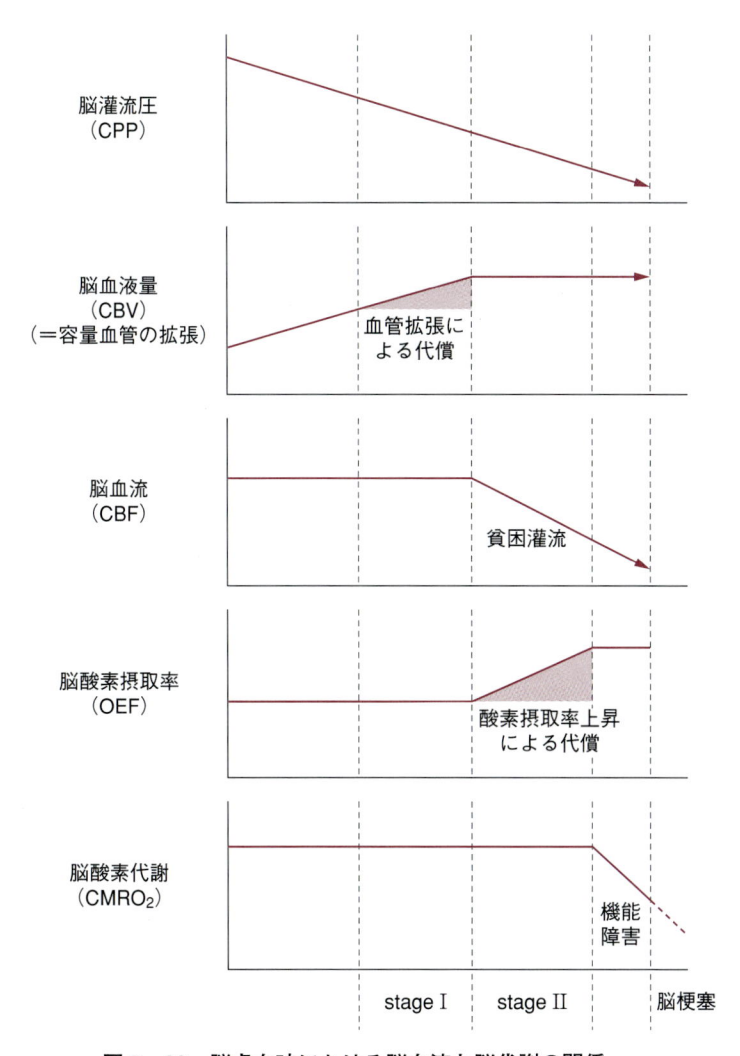

図5-20 脳虚血時における脳血流と脳代謝の関係

グ）．Stage II では，脳代謝に見合った脳血流が供給されていないことから，貧困灌流 misery perfusion といい，脳の血行再建術の適応を判定する上で重要な概念である（図5-20）．

4．脳血流の検査

前述の MRI の拡散強調画像では，虚血によってほぼ不可逆的な障害を負った領域が発症早期に高信号域として描出され，頭部 CT では脳梗塞に陥った領域が数時間経過した後に低吸収域として描出される．これらの検査は，脳梗塞に陥って初めて異常が出現する検査であり，脳梗塞になる前に治療可能な状態であるか否かを評価するためには，以下に述べる脳血流検査が必要である．

a．PET（positron emission tomography）

ポジトロン（陽電子）は電子との衝突によって1対の高エネルギー消滅放射線を放出す

る．これを検出器によって測定することにより定量性に優れた画像を得ることが可能である．ポジトロン放出核種は生体の構成要素であるC，N，Oといった重要な元素の同位元素であることが多く，生体に取り込まれ生理的代謝を受けるため，生体の生理的・生化学的変化を検索するのに適している．脳血流・脳酸素代謝・脳ブドウ糖代謝・脳アミノ酸代謝・脳内各種受容体機能検査などがあり，安定した定量的データを得ることができる．

b．SPECT（single photon emission tomography）

γ線を放出する放射線核種すなわちラジオアイソトープ（RI）を静脈注射し，放出された光子 photon の分布を画像化したものが SPECT である．現在，最もよく用いられている放射性同位元素は^{123}I または^{99m}Tc であり，血流によって脳内に取り込まれた後，なんらかの機序で脳内に長時間蓄積される化合物を結合させた，^{123}I-iodoamphetamine（IMP），^{99m}Tc-d,l-hexamethyl-propyleneamine（HM-PAO），ethyl-cysteinate dimer（ECD）などがよく用いられている．

c．キセノンCT

キセノンガスは吸入によって容易に血液に溶解し飽和する．脳組織にも溶解し，高濃度で麻酔作用を有するが，検査で用いられる濃度では生理活性はほとんどない．キセノンは放射線に写るのでCT値で濃度を測定できる．吸入によって血中に飽和させたキセノンが吸入を中止すると呼気からガスとなって排出され，脳組織に飽和されたキセノンも脳血流によって洗い流され減少する．脳血流が多いと早く減少し，少ないとなかなかキセノンが減らない．時間を追ってCTを撮影することで脳の局所のボクセルごとのキセノンの減少カーブが得られ，これを解析することで，局所の脳血流が算出できる．定量性に優れ，解像力の高い局所脳血流が測定できる点で優れている．上記の測定原理から心肺機能の修飾を受けることに留意すべきである．

d．灌流 perfusion MRI

造影剤を静脈からボーラス投与し，経時的にMRIを撮影し，造影剤による信号の増強カーブから灌流情報を画像化する検査である．

e．灌流 perfusion CT

造影剤を投与しperfusion MRIと類似のアルゴリズムで灌流画像を得る．PETやSPECTなどの大掛かりな検査機器を必要とせず脳血流に近い灌流情報を短時間で得られる利点があり，緊急時の血流評価に用いられる．定量性に問題があるのが欠点である．

f．アセタゾラミド負荷テスト（図5-21）

アセタゾラミド（ダイアモックス®）は赤血球に取り込まれて脳内に運ばれ，強い血管拡張作用を有する．健常部では，脳血流は70％近く増加するが，循環予備能の低下した部位では，すでに血管が拡張しているため，アセタゾラミド投与でも健常部ほど増加を示さない．増加率の少ないほど，脳の循環予備能は低下していると考えられ，循環予備能を定量評価することが可能である．臨床的には，安静時脳血流が健常な対側より80％以下に低下しており，かつアセタゾラミドの静脈投与のあとの脳血流増加率が10％以下のとき，外科的血行再建の適応とされる．

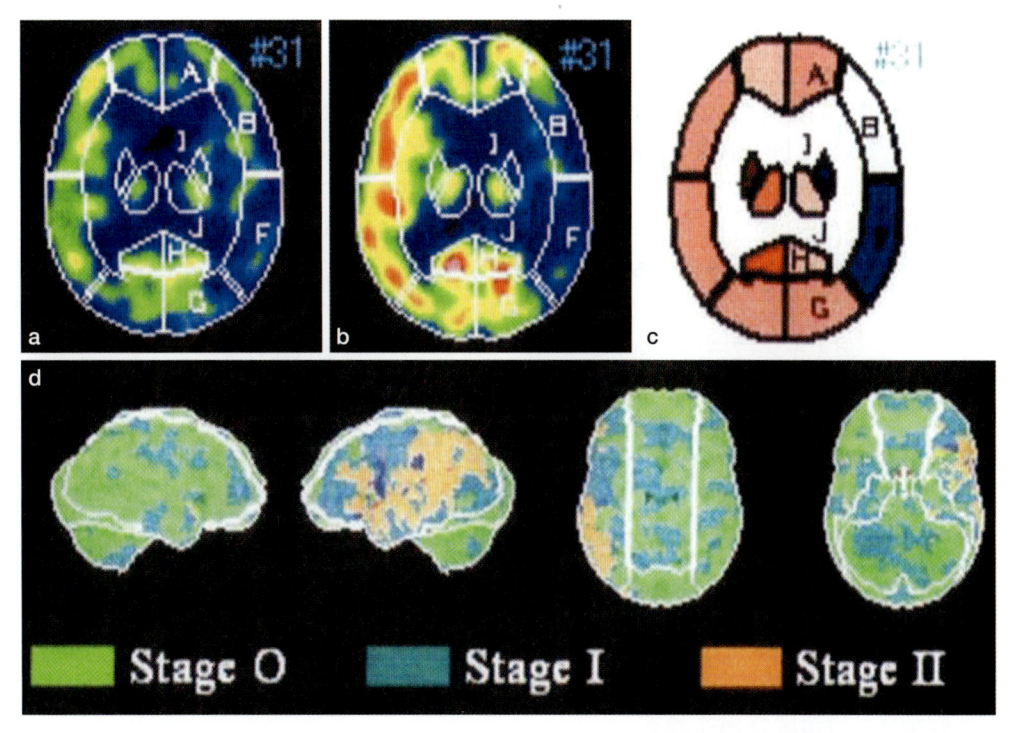

図 5-21　SPECT（血管予備能とアセタゾラミド負荷テスト）
a：安静時血流．
b：アセタゾラミド負荷によって脳血流が増加．F 領域では逆に脳血流が減少（盗血現象）．
c：増加率のマップ．(b-a)/a（増加率が 10% 以下かマイナスの領域を虚血の stage II という）
d：左側頭頭頂部（橙色の領域）で血管予備能が低下している．

〈青木　淳〉

F　PET

1．概　要

　PET（positron emission tomography）は，ポジトロン放出核種で標識された化合物（放射性トレーサー）を用いて，体内のトレーサーの動態や分布を計測し画像化する装置である．SPECT（single photon emission computed tomography）とともに核医学検査で重要な役割を担っている．SPECT で用いられる核種は半減期が長く，長距離の搬送が可能であることから広く臨床で用いられる．一方で，PET は核種の半減期が比較的短時間で，長距離の搬送に向かないのであるが，利用される核種が ^{15}O，^{18}F，^{11}C や ^{13}N などであり，体内において水，酸素，ブドウ糖やアミノ酸，脂肪酸などの物質を直接的に標識可能である．これらを用いて脳血流量や酸素代謝・糖代謝・アミノ酸代謝などの生理学的または生化学的イメージングが可能となる．

　現在，てんかん・心疾患・腫瘍などの診断に対して PET 検査の有用性が認められ保険適応となっており，需要が増している．また今後は，神経伝達機能や分子標的薬剤の分子イ

メージングに有力な検査法として期待される．

a．^{15}O 標識トレーサーを用いる検査

脳血流量・脳酸素消費量・脳血流量や酸素摂取率の測定が可能で，酸素ガスや一酸化炭素，二酸化炭素を標識しトレーサーとして用いる．半減期が非常に短いため，繰り返し測定可能である．しかしPET検査は保有施設に限られ，この目的においては，現在脳血流SPECTの方が一般的に行われている（前項を参照）．

b．^{18}F 標識トレーサーを用いる検査

半減期は110分と比較的長く，ゆっくりとした生化学反応の測定に向く．^{18}F-FDG（2-デオキシ-2-[^{18}F]フルオロ-D-グルコース）は糖代謝のモニタリングイメージとして有用で，脳・心筋や腫瘍の糖代謝を測定可能である．またフルオロドーパによるドーパミン系節前線維の評価にも利用される．

c．^{11}C 標識トレーサーを用いる検査

脳局所アミノ酸代謝の測定や腫瘍の描出に非常に有効な^{11}C-メチオニン（L-[メチル-^{11}C]-メチオニン）に使用される．しかし半減期は20分であり，生化学反応の測定には時間的に不足していると言われる．

d．^{13}N 標識トレーサーを用いる検査

虚血性心疾患などにおいて，心筋血流量を計測できる^{13}N-アンモニアが利用されている．

2．脳神経外科領域の PET 検査

脳神経外科の臨床の場においては，主として脳血管障害における脳虚血の病態解析に利用されているが，前述のごとく機械の普及率の問題で，通常は他の脳血流検査で代用される．脳腫瘍では神経膠腫の悪性度評価や腫瘍再発と放射線壊死との鑑別，また腫瘍増殖能の評価に糖代謝やアミノ酸代謝画像を用いている．

神経膠腫では悪性度には関係なく血流量と血液量は種々の値をとり，酸素消費量や酸素摂取率は正常灰白質に比べほとんどの例で低下しているとされる．これは腫瘍組織内が需要以上の血流を受けていることをあらわしている．また糖代謝率は腫瘍の悪性度（グレード）によって異なり，低グレードでは低く，高グレードでは高値を示す．酸素消費との比で見ると，嫌気性解糖が行われていることがわかる．

神経膠腫の悪性度評価には，^{18}F-FDGの集積を正常脳（反対側の皮質や白質，または小脳の灰白質）との比をもって評価し，正常脳より高いと高グレード，低いと低グレードといわれる．しかしながら実際にはその評価は難しく，これらの中間を呈する場合も多い．対白質比が1.5以上，対皮質比が0.6以上では高グレードとされる．また^{11}C-メチオニンによる神経膠腫の評価では，腫瘍の増殖能とよく相関すると言われ，FDGと比べても正常脳とのコントラストが高く検出感度が高い．^{11}C-メチオニンの集積が高い例では生命予後も不良であったとも言われているが，これのみで予後を評価するのは難しく，主に臨床では腫瘍の広がりを評価するのに適しているとされる．よって実際の臨床応用としては，FDGは腫瘍の悪性度を反映しており，メチオニンは浸潤領域を描出できるとされる．しかし糖代謝によるイメージングは腫瘍の輪郭を描出するのには不向きである．さらに全身の癌検索に特に有効性があり，広く普及しつつあるが，脳に関しては正常脳の糖代謝が活発なため転移性脳腫瘍の検出力は低いと考えられる（図5-22）．その点，アミノ酸代謝で評価するメチオニン

§5．補助検査　127

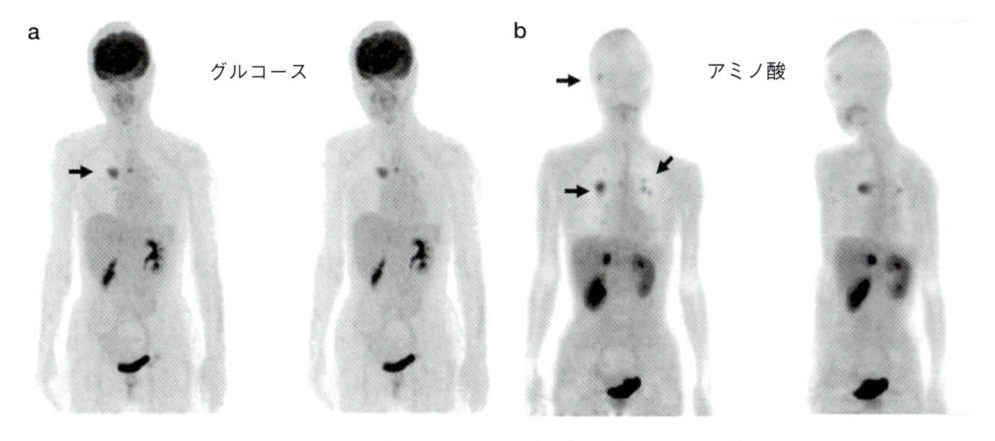

a　グルコース　　　　　b　アミノ酸

図5-22　グルコースおよびアミノ酸PETの比較

a：造影MRI　　b：^{18}F-BPA-PET

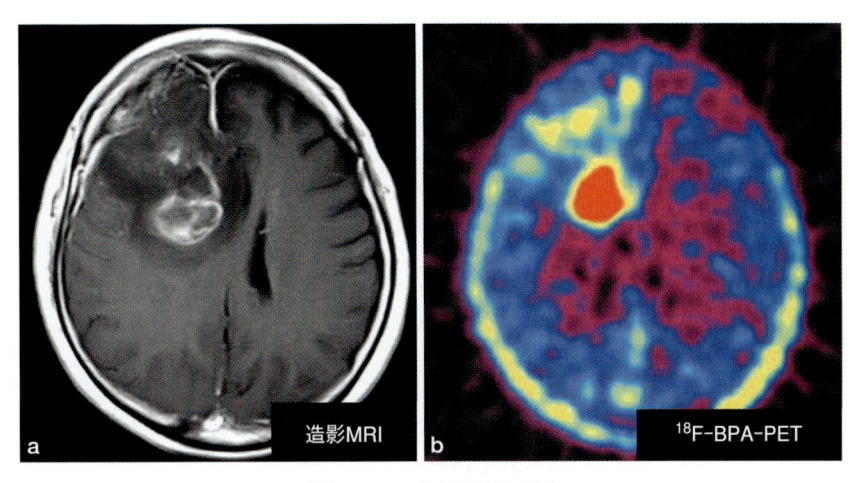

図5-23　再発神経膠腫
a：造影MRI，b：^{18}F-BPA-PET

PETは有効な手段であるが，半減期の短い^{11}Cでの標識では，生化学反応の測定には時間的に不足していると言われる．そこで^{18}Fで標識を行ったアミノ酸（フェニルアラニン）のPETが脳腫瘍診断のため今後期待されるトレーサーと考えられる．しかし^{18}Fをもってしても約2時間以内に検査を行う必要があり，今後より最適なトレーサーが望まれる．

また，PETは再発腫瘍と放射線壊死の鑑別に有用で，放射線壊死では糖代謝・アミノ酸代謝画像で集積が低く，再発または残存腫瘍では高集積を示し鑑別可能である（図5-23）．

〈川端信司〉

G 脳槽造影

正常圧水頭症や低髄液圧症候群など，髄液の交通や吸収に異常がある疾患が疑われる場

合，髄液内に造影剤を注入して調べる．

1. 方法

① 腰椎穿刺を行い，髄腔内に造影剤を注入して調べる．
　→使用できる造影剤は，イソビスト240®もしくはオムニパーク240®に限られる．
　→体重，年齢などにより調整し，6～10m*l* を注入する．
② 数時間後に CT 撮影を行い，造影剤の移動・吸収の程度を見る．
　→注入後，6時間後，12時間後，24時間後，48時間後に CT を撮影するが，24時間後と48時間後のみの場合もある．
③ 造影剤の代わりに，RI を用いることもある．

2. 禁忌

・ヨード造影剤過敏症がある場合，重篤な甲状腺疾患がある場合．
・痙攣・てんかんの治療中，もしくは既往がある場合．

3. 注意

造影剤注入後は，気分不良などの出現，バイタルサインの変化に充分注意する．
造影剤注入後は30分～2時間の臥床が必要であるので，主治医に確認する．

〈川田祥子〉

H 超音波

神経超音波検査は，非侵襲的で，リアルタイムにベッドサイドでも簡単に繰り返し検査を行うことができるため，脳血管障害の補助診断法として臨床上非常に有用である．また血管内超音波も開発され臨床応用されている．

1. 頸部超音波検査

頸部超音波検査は，5～7.5MHz のプローベを頸部頸動脈直上に当て検査をする（図5-24a）．非侵襲的な検査でありながら，早期の動脈硬化病変を観察できるスクリーニング法として優れていて，頸動脈狭窄も高精度に評価できる．観察された B-モード断面画像より血管走行，血管径，血管壁病変性状，血管内腔性状を観察し，ドプラ所見より総頸動脈・内頸動脈・椎骨動脈の最高流速・平均流速・最低血流を評価する．総頸動脈を長軸方向で描出すると，血管内腔に一層の膜様に見える部分があり，これが内膜中膜複合体 intima-media thickness（IMT）である（図5-24b, c）．動脈硬化の指標としては，プラークを含んだ最大の IMT を max-IMT として動脈硬化の指標に用いる．IMT は加齢，高血圧症，高脂血症，糖尿病により肥厚し，1mm 以上で脳卒中発症の相対危険度が高まると言われている．またスタチンやある種のカルシウムブロッカーで IMT の肥厚が退縮することも報告されている．プラークの性状評価は低輝度，等輝度，高輝度に大別され，低輝度プラークは同側脳梗塞発症の危険因子であることは知られ，血管内治療（ステント留置術）時には distal embolism のリスクが高いと言われている．頸動脈内膜剝離術やステント留置術を行った症例

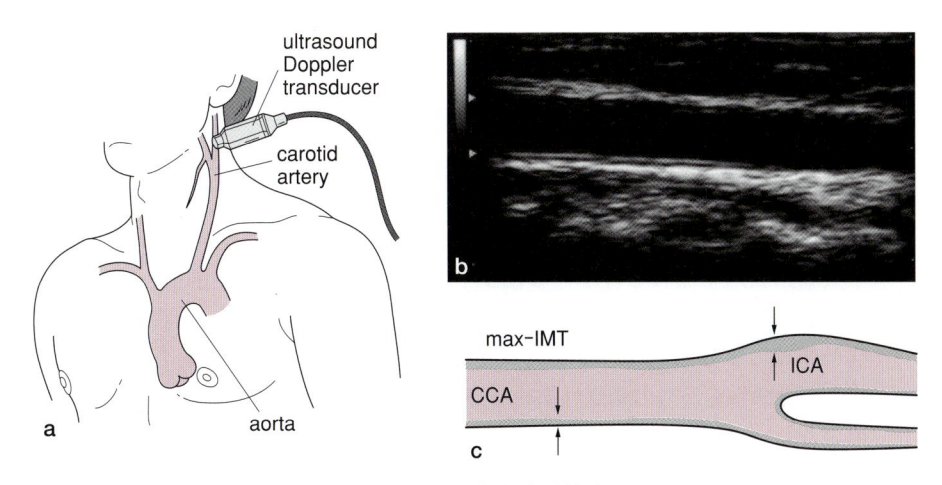

図 5-24 頸部超音波検査
a：頸動脈エコーで左内頸動脈を検査している模式図
b：実際の頸動脈エコー検査（自験例，プラークはないが，IMT の肥厚あり）
c：頸動脈の模式図と IMT の計測

図 5-25 経頭蓋超音波検査
a：TCD 検査で左側頭骨ウインドウより検査をしている模式図
b：脳血管攣縮期の TCD 所見（自験例）

の術前後の経過観察にも使用される．

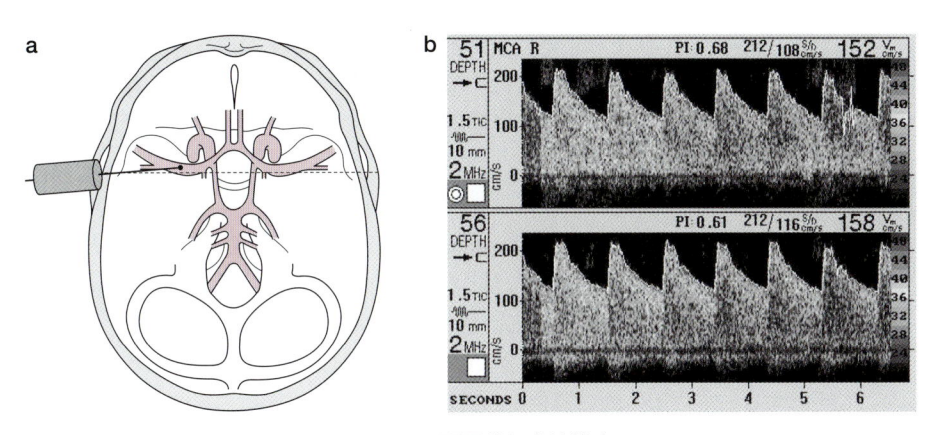

2. 経頭蓋超音波検査

経頭蓋超音波検査法は transcranial Doppler（TCD）と transcranial color flow imaging（TC-CFI）に分けられる．測定部位は，側頭骨部，眼窩部，大後頭孔部から 2.0～2.5MHz のプローベを当て，脳血管や脳構造物を検査する（図 5-25a）．TCD はドプラ専用プローベを用いた検査で，プローベを頭部に固定し，連続的に長時間のモニターも可能である．プローベの向き，測定部位の深さ，血流方向により血管を推定する．側頭部ウインドウで，プローベに向かってくる血流信号で，30～60mm の深さでとらえられる血流が中大脳動脈である．しかし血管の走行がわからないため血管の同定が比較的難しく，角度補正ができないた

め絶対血流速度しか計測できない．脳血流速度を測定することにより，脳主幹動脈の狭窄，くも膜下出血後の脳血管攣縮，CO_2 などによる血管反応性の評価，脳血流自動調節能の評価，頸動脈内膜剥離術やステント留置術の手術後の過灌流症候群の診断にも使用することができる．通常，血管内腔が狭小化すると，脳血流速度は増加する．中大脳動脈の平均血流速度は 120cm/秒以下であるが，これより血流速度が速くなっているか，1日に 50cm/秒以上の血流速度増加はくも膜下出血後の脳血管攣縮を示唆する（図 5-25b）．また TCD では，中大脳動脈内を流れる栓子を検出することができ，microembolic signal（MES）もしくは high intensity transient signal（HITS）と呼ばれる．独特の chirp 音と呼ばれる音が聞かれ，信号処理により血流スペクトラム上に短い高輝度信号としてとらえられる．TIA の症例，頸動脈狭窄病変からの動脈性塞栓症が疑われる症例，人工弁置換後の症例で塞栓症の診断に用いたり，頸動脈内膜剥離術やステント留置術中の distal embolism の予測として使用される．一方 TC-CIF 法では，セクタプローベを用い，主にカラードプラで頭蓋内の血管を描出する方法である．血管の同定が容易で，血管に対する超音波の入射角の補正が可能で，絶対血流速度を求めることができる．側頭部からのアプローチでは，蝶型の中脳を指標とし，カラードプラモードにして中大脳動脈・後大脳動脈・前大脳動脈の同定を行っていく．大後頭孔からのアプローチでは，椎骨動脈，脳底動脈を観察することができる．絶対血流速度が計測できるため，TCD より正確に主幹動脈狭窄や閉塞の診断が可能である．中年以降の女性では，TCD もしくは TC-CIF では，検出率が落ちる．この問題の対策として超音波造影剤（レボビスト）が開発され，臨床で使用されている．

3．血管内超音波

血管内超音波 intravascular ultrasound（IVUS）は，冠動脈や下肢などの血管形成術でも頻用されるが，脳神経外科領域では，頸動脈狭窄病変に対する血管内治療（血管形成術，ステント留置術）の際，使用される．周波数 20MHz 程度の電子走査式，モノレールタイプのカテーテルで，ステント留置術前後に，distal protection を有するガイドワイヤーを軸として使用する．主に用手的に遠位から近位にプローベを移動させ，血管内から超音波の診断を行う．IVUS を用いて，① 血管径の正確な計測，② プラークの進展範囲，③ プラーク性状の確認と石灰化や低輝度プラークの診断，④ ステント留置の状態，密着性や拡張性の確認，⑤ ステント留置後の内腔異常（プラークの突出や血栓形成）の確認を行う．

〈杉江　亮〉

I 神経生理学検査

脳腫瘍，脳血管障害，頭部外傷などにおいて，神経画像検査の進歩により，その診断能力や治療成績が飛躍的に向上した．また，診断補助や病態評価，術中モニタリングなどの臨床応用のみならず，脳機能マッピングを主とした研究にも利用されている．検査の多くは神経細胞の活動に伴う電位差や磁場変化を対象としている．方法には安静時の状態を調べる場合と刺激に対する反応を調べる場合（誘発試験）とがある．

1. 脳波

a. 概要
神経細胞が活動すると微弱な電流が流れ電位が変化する．脳波はこれを経時的に捉える検査で，全体的な活動や限局した部位の電気活動をモニタすることができる．頭皮上に2個の電極（双極導出法），あるいは1つを頭皮上，もう1つを頭部外に置き〔基準電極（単極）導出法〕電極間の電位差を検出する．通常，3～30Hz（特に10Hz前後）の周波数の感度が高い．

b. 検査法
成人の脳波記録では「国際10-20法」に準じた配置に皿電極を頭皮に，不関電極を両耳朶に貼付け脳波計で計測する．開閉眼・睡眠・光刺激・過呼吸などの負荷を与えて異常脳波を捉える．

c. 適応
- てんかんの診断（焦点の同定や発作型の判定）
- 脳機能障害（頭部外傷，認知，脳炎など）の有無・性質・程度・分布
- 脳死判定（診断指針の1つ）

d. 正常脳波
周波数，周期，振幅，位相関係，波形，量，分布，局在，反応性，変化性などに関し判読する．正常成人ではα波（8～13Hz）とβ波（14～Hz）が混在しており基礎律動と呼ばれている．開眼によりα波の振動は小さくなる（α抑制）．乳児・小児では，低周波のδ波（3Hz以下）やθ波（4～7Hz）が優位であり脳の発達過程を反映している．

e. 異常脳波
脳機能障害に伴い基礎律動の変化，特にδ・θ波などの徐波化を認める．また，てんかんでは基礎波に棘・徐波，棘徐波複合，鋭徐波複合などの発作波を認める．賦活によるbuild upやdrivingなども特徴的な波形である．一般に振幅差20%程度，周波数差10%程度の相違を認める場合に有意とされる．

f. 頭蓋内脳波（術中脳波）
皮質・深部脳波は通常脳波の4～8倍の電位差を有し，アーチファクトが少ない．侵襲的な方法であるが通常の脳波では困難なてんかん焦点の同定に有用である．ストリップ電極とグリッド電極を用いる方法がある．

2. 誘発電位

感覚器，脳・脳幹・脊髄を含む感覚神経路近傍の病変，神経路の機能評価，脳脊髄手術時の機能モニタなどに利用されている．数回の刺激により生じる信号のみでは背景活動と混在し，誘発電位の判定が困難である．刺激が加えられた点をトリガーとし，多数回加算平均するとある一定の潜時で出現する反応が増強され（加算平均法），誘発電位が明瞭になる．波形・各ピークの潜時・振幅を評価する．潜時の延長・振幅の低減・波形成分の一部欠如・反応消失などが病的所見である．

a. ABR（auditory brain stem response：聴性脳幹反応）
耳にイアフォンを装着し，聴覚刺激を行う．聴神経腫瘍や顔面痙攣の術中モニタ，多発性

硬化症・腫瘍・脳血管障害などの脳幹障害を来す疾患の評価に利用される．脳死判定にも利用される．

- b．SEP（somatosensory evoked potentials：体性感覚誘発電位）

体性感覚のうち主に後索を通る深部知覚系の伝達状態を反映する．手首に刺激電極を貼付け，正中神経刺激によるSEPを記録する．P20，N20より中心溝が同定される．脳腫瘍手術，脳血管障害の手術に頻繁に利用される．後頸骨神経を刺激する場合もある．

- c．MEP（motor evoked potentials：運動誘発電位）

覚醒下手術における脳機能マッピングの際などに利用されている．

- d．VEP（visual evoked potentials：視覚誘発電位）

ストロボによる閃光刺激による誘発電位．約100ミリ秒で認めるP100が視覚野の起源とされている．

3．脳磁図（MEG）

a．概　要

樹状突起内を流れる高密度電流（電流双極子）に伴う傾斜磁場を計測し，活動源や焦点を解析する検査法．脳波と比して頭皮や頭蓋骨などの触媒による歪みが少ないのが利点である．神経活動に伴う微弱な磁界を超伝導量子干渉素子（SQUID）という極めて高感度の磁場センサーで捉える．通常，臨床で用いる脳磁図計は数十から数百のチャンネルを有し，空間・時間分解能が非常に高い．

b．検査法

環境ノイズを避けるためにシールドルームにて計測する．データは等価電流双極子法で解析してMRI画像上に表示する．誘発脳磁界計測では体性感覚刺激や聴覚刺激などを加え，体性感覚領野・聴覚領野・視覚領野などの同定を行う．近年，複数の活動源を経時的に解析することが可能になり，言語野の同定や高次脳機能の神経ネットワークの解明にも利用されるようになってきている．

c．適　応

- ・てんかん焦点の同定
- ・運動野や言語野などの機能領域の同定と評価
- ・脳機能の生理学的研究

単極誘導の脳波は頭皮に垂直方向の電流を，脳磁図は接線方向の電流双極子を鋭敏に反映するので両者を併せた検討がより有効である．また，負荷試験で得られた結果と，外科的切除によって生じる症状が必ずしも一致しないこともある．検査結果を臨床に適応する際には，このように各々の検査の有用性と限界を理解し，複数の検査の結果を総合評価せねばならない．

近年，コンピューター器機や解析ソフトが進歩し，脳波や脳磁場の解析法に多大な進歩をもたらしている．検査の普及には判読の画一化が必要であるが，人の脳生理機能の複雑さ故に難しいところでもある．

〈山田　誠〉

J 脳脊髄液を使った検査

脳脊髄液は血液と同様，組織を満たして循環するので，通ってきた組織，すなわち脳と脊髄の様子を反映する．特に髄膜炎を疑ったとき，脳脊髄液を培養して起炎菌を同定することは確定診断に欠かせない．CTやMRIなどの画像診断が発達してから，脳出血や脳腫瘍について脳脊髄液を検査する意義は薄れたが，培養や細胞数や生化学検査のために重要である．

1．採取

脳脊髄液の採取は腰椎穿刺で行う．史上初めての腰椎穿刺は，1891年にハインリッヒ イレネウス クインケが結核性髄膜炎の患者に対して，頭蓋内圧を下げるために行ったとされる（この行為は非常に危険なので現在では行われない．理由は後述）．

腰椎穿刺は慎重に行うべきである．刺す位置が高すぎると脊髄を傷つける恐れがあるので，ヤコビ線（左右の腸骨稜の最高点を結んだ線）よりも下で穿刺する．脊髄の本幹はもっと上で終わり，ここには馬尾と呼ばれる脊髄神経根の束しかないので，その位置なら脊髄を傷つけないですむ．また，脳腫瘍や脳出血で脳圧が上がっているとみられるときは禁忌である．なぜなら，脳脊髄液が穿刺部から激しく流れ出し，頭蓋内から脊柱管への流れが急に強くなり，その勢いで小脳が脊柱管に引き込まれて大孔に詰まり，延髄を圧迫（脳ヘルニア）して最悪の場合は死に至る恐れがあるからである．したがって脳圧亢進の所見があるときは腰椎穿刺をしてはいけない．また，視神経乳頭を観察する眼底検査や頭部CT検査を先に行っておかねばならない．

2．髄液圧

腰椎穿刺をして最初にわかるのは脳脊髄液の圧である．これは穿刺針に垂直に立てたシリンジ内の髄液の高さから測定する．患者の姿勢によって穿刺部の圧は変わる．患者が上体を起こして座った姿勢だと，頭蓋内と脊柱管内の脳脊髄液の重みが穿刺部にかかり，測定される圧は高くなる．普通は患者を横向きに寝かせ，腸骨稜と腰椎の棘突起が見分けやすいように背中を軽く曲げさせた状態で穿刺する．液が勢いよく流れ出るなど，圧が高そうなときは脳ヘルニアの恐れがあるので，注意が必要である．圧が低ければ脱水や髄液漏を疑う．

圧に関する検査として**クエッケンシュテット試験 Queckenstedt test**がある．これは頭蓋内の静脈とくも膜下腔，それに脊柱管内のくも膜下腔が正常に交通しているかどうかをみる試験である．脳脊髄液の圧をモニターしながら両側の内頸静脈を強く圧迫すると，正常なら10秒以内に圧が100mmH$_2$O以上上がる．そして圧迫をやめたときにはすぐ元に戻る．この現象は，内頸静脈の圧迫によって頭蓋内の静脈に脳脊髄液が（くも膜顆粒から）流入しにくくなり，頭蓋内圧が上がるのにしたがって腰椎部での脳脊髄液圧も上がるというものである．頭蓋内の静脈や脊柱管の途中に閉塞があると，こうした一連の流れが妨げられるので，圧迫しても圧があまり上がらなかったり，圧迫をやめてもなかなか戻らなかったりする．この異常をクエッケンシュテット現象陽性と呼ぶ．特に静脈の閉塞があるとき，異常がある側の頸静脈を圧迫しても脳脊髄液圧は上がらない（圧迫よりも頭蓋寄りの静脈に変化が起きないため）が，正常な側の頸静脈を圧迫すると圧が上がる．これをトベイ・エイヤー徴候と呼ぶ．クエッケンシュテット試験は脳圧を意図的に上げる試験なので，脳脊髄液圧がはじめか

3．肉眼的性状

脳脊髄液の肉眼観察からも多くのことがわかる．脳出血やくも膜下出血では血液が混ざる．黄色調（キサントクロミア：脳脊髄液が黄色っぽいこと）は高度の蛋白質増加を示す．髄膜炎により多数の白血球が混入していれば濁って見える．結核性髄膜炎ではフィブリンが析出することがある．

4．細 胞

血液検査での血算に相当する顕微鏡検査では，細胞の混入を見る．正常な状態では，脳脊髄液に血液が流れ込むことはないので，細胞数は $1\mu l$ あたり5個以下と，血液に比べて明らかに少ない（血液は $1\mu l$ あたり500万個の赤血球を含む）．これより多くの細胞が脳脊髄液に含まれていた場合，細胞の種類に応じて炎症，出血，腫瘍などが疑われる．

5．生化学

生化学的検査では蛋白質，グルコース，塩化物イオン（クロール）などがみられる．総蛋白質は正常で 15～45mg/dl であり，その4.5%がプレアルブミン，52%がアルブミン，それ以外がグロブリンでγグロブリン分画は11%である．蛋白質増加は炎症や外傷などを疑う．ブドウ糖は血糖の 1/2～2/3 程度が正常で，少ないと髄膜炎を疑う．クロールは 120～130mEq が正常で，蛋白質が増えるとクロールが減る（ポジティブコントロールとしての意義がある）．結核性髄膜炎では，アデノシンデアミナーゼ（ADA）活性が上昇する．

6．脳脊髄液減少症─むち打ち症（頸椎捻挫）との関連

最近の研究で交通事故や転倒などむち打ち状態になった時に引き起こされる，いわゆるむち打ち症の原因の一つが，脳脊髄液減少症（低髄液圧症候群），つまり硬膜から髄液が漏れ出すことであると指摘され始めた．有効な治療法の一つとして自己の血液を硬膜の損傷箇所から注入して，その凝固で穴を塞ぐブラッドパッチ法が挙げられるが，現時点では，交通事故などによるむち打ち状態と脳脊髄液減少症（低髄液圧症候群）発症の関連が詳しく解明されていないので健康保険は適用されない．また，事故の加害者側の加入している保険からもブラッドパッチに関わる治療の補償費用支払いを拒否される．

ただ，最近ではむち打ち症と脳脊髄液減少症の因果関係を認める動きが出てきている．

〈森脇恵太〉

K 下垂体機能検査

下垂体機能検査には分泌刺激試験（表5-2）と抑制試験（表5-3）がある．分泌刺激試験は下垂体機能低下が予想される場合に通常行われる．分泌抑制試験は主にホルモン産生腫瘍について行われる．

表5-2 分泌刺激試験

ホルモン	負荷試験	投与方法	健常者の反応	下垂体障害	視床下部性障害	副作用
GH	インスリン	速効性インスリン 0.1U/kg 静注	>10ng/ml	低反応	低反応	低血糖症状
	GRH	GRF 0.1mg 静注			低～遅延反応	顔面紅潮
PRL	TRH	TRH 0.5mg	>20ng/ml	低反応	高値,過剰反応	悪心,熱感,尿意
ACTH	メトピロン	メトピロン 6g/日を6分割2日間	前値の2倍以上	低反応	低～遅延反応	悪心,腹痛,頭痛
	インスリン	速効性インスリン 0.1U/kg 静注	ACTH,コルチゾールとも前値の2倍以上上昇,>15μg/dl >10μU/dl	低反応	低反応	低血糖症状
	CRH	CRH 0.1mg 静注		低反応	低～遅延反応	
TSH	TRH	TRH 0.5mg	>10μU/ml	低反応	遅延反応	悪心,熱感,尿意
LH, FSH	LH-RH	LH-RH 0.1mg 静注	LH:前値の3～10倍 FSH:前値の2～3倍	低反応	低～遅延反応	

表5-3 分泌抑制試験

ホルモン	抑制試験	投与法	健常者の反応	ホルモン産生腫瘍
GH	75gOGTT	ブドウ糖液 75g 経口	2時間以内に 2ng/ml 以下	GH産生腫瘍では抑制されない
ACTH	(標準法)デキサメタゾン 少量（2mg） 大量（8mg）	(標準法)デキサメタゾン 2mg/日を4分割で2日間内服,さらに 8mg/日を2日間投与する	2mg/日間の投与で尿中17-OHCS が 3mg/g・クレアチニン以下となる	2mg/日間では抑制されず,8mg/日間で抑制をうける

1. 準 備

早朝空腹時に安静臥床を原則とする．検査前に排尿し，負荷前採血の30分前に生理食塩水 500ml で静脈確保を行う．検査中は安静臥床とし，採血は負荷前，15，30，60，90，120分後に行う．静脈確保を行うことは採血毎にストレスを与えないだけでなく副作用出現時の対処にも有用である．

2. 下垂体前葉ホルモン分泌刺激試験

実際の臨床では主にインスリン，甲状腺刺激ホルモン放出ホルモン（TRH），黄体形成ホルモン放出ホルモン（LH-RH）を投与する三者負荷試験を行っている．この試験では6種類の下垂体前葉ホルモンの分泌予備能が評価できるが，副腎皮質刺激ホルモン（ACTH）障

害が強い症例やインスリンにより低血糖が遷延する可能性がある症例ではインスリンに代えて成長ホルモン放出ホルモン（GRH），副腎皮質刺激ホルモン放出ホルモン（CRH）を用いた四者負荷試験を行う．

a．成長ホルモン（GH）

主に**インスリン低血糖試験，GRH 試験**が行われる．必ず2つ以上の試験を行い判定する．血中ソマトメジン C（IGF-I）濃度は GH の分泌量に応じて変化するのでスクリーニング検査として有用である．

b．プロラクチン（PRL）

TRH 試験が行われる．下垂体腺腫では血中 PRL 増加反応が障害されていることが多い．

c．副腎皮質刺激ホルモン（ACTH）

メトピロン試験やインスリン試験，CRH 試験が行われる．ACTH の分泌動態は変動しやすい．1回の測定では異常値であるかどうか困難なために，血中コルチゾール濃度のみでなく，24時間蓄尿によるコルチゾールの代謝産物である尿中 17-OHCS・17-KS 排泄量を測定する．

d．甲状腺刺激ホルモン（TSH）

TRH 試験が行われる．下垂体機能障害では低反応が認められる．

e．ゴナドトロピン〔黄体ホルモン（LH），卵胞ホルモン（FSH）〕

LH-RH 試験が行われる．年齢，性，性周期により正常値は異なるが，下垂体機能障害の場合には無反応である．

3．下垂体前葉ホルモン分泌抑制試験

下垂体ホルモン産生腫瘍の診断のために行われる．腫瘍の発育に伴って正常下垂体組織が破壊されるため機能低下症の有無も調べる．

a．GH

75g ブドウ糖負荷試験（75gOGTT）が行われる．通常は2時間以内に GH が 2ng/ml 以下まで抑制されるが，GH 産生腺腫症例では抑制されない．

b．PRL

健常者の血中濃度は 20ng/ml 以下である．病因は様々で除外診断を行い血中濃度が 200 ng/ml を越える場合にプロラクチノーマを強く疑う．

c．グルココルチコイド

デキサメタゾン抑制試験が行われる．健常者では少量のデキサメタゾンによる negative feedback 機構により ACTH の分泌が抑制される．

d．その他

TSH 産生腫瘍，ゴナドトロピン産生腫瘍は稀である．TSH 産生腫瘍では TRH に対する TSH の反応が一般的に低く，T3 抑制試験で抑制されないことが多い．ゴナドトロピン産生腫瘍においても LH-RH に対するゴナドトロピンの反応は低下している．

4．下垂体後葉ホルモン

a．尿崩症（DI）

中枢性（視床下部や下垂体後葉の障害），腎性，特発性に区別される．ただし，糖尿病や

腎臓疾患，心因性多飲症などの除外診断が必要である．

1）水制限試験

体重が3%減少するまで水制限を行う．水制限終了時にピトレッシン5単位を皮下注する．健常人や心因性多飲では尿浸透圧は血漿浸透圧の2倍以上となる．尿崩症では尿浸透圧は血漿浸透圧以下で，ピトレッシン投与により尿浸透圧が血漿浸透圧を越える．

2）高張食塩水試験

試験開始前8時間，なるべく飲水を制限する．試験当日，20ml/kgの水を1時間にわたって均等に飲水させる．15分毎に採尿し，5ml/分以上の排尿を連続2回以上得た後，2.5%食塩水0.25ml/分/kgを45分間点滴静注する．心因性多飲では尿浸透圧は血漿浸透圧の2倍以上となる．尿崩症では尿浸透圧は血漿浸透圧を上回らない．

b．抗利尿ホルモン不適合分泌症候群（SIADH）

低血漿浸透圧血症にもかかわらず，ADH濃度が高値を示し抗利尿状態が持続した病態で，水の再吸収が増加することで循環血液量や細胞外液量が増加し，低ナトリウム血症を呈する．SIADHは中枢性疾患と胸腔内疾患が原因となることが多い．診断のためには水負荷試験やジフェニルヒダントイン試験が行われる．

1）水負荷試験

早朝空腹時に排尿後，体重1kgあたり20mlの水を30分かけて飲ませる．健常人ではADHは1pg/ml以下になり，多量の希釈尿が排泄される．SIADHではADHが抑制されず，充分な尿排泄が起こらない．

2）ジフェニルヒダントイン試験

水負荷試験によって水利尿不全が診断された症例に対して，水負荷試験の前にジフェニルヒダントインの投与によって改善すればSIADHが下垂体後葉からのADH分泌亢進と診断される．

5．検査時の注意点

① インスリン低血糖試験では開始後30〜60分間は15分毎に血糖測定を行う．低血糖症状，特に意識障害の出現時は50%ブドウ糖液を20〜40ml静脈投与する．

② メトピロン試験ではコルチゾール分泌低下による急性副腎不全を生じる危険がある．検査中に胃腸症状，倦怠感，脱力感，眠気などが認められた場合には採血を行い，ヒドロコルチゾン200mgを静注し検査を中止する．

③ 下垂体腺腫の症例で下垂体前葉負荷試験に伴って下垂体卒中を稀に起こすことがある．頭痛や視機能症状の悪化に注意し，これらの症状が認められた場合にはすぐに画像検査を行う．

④ 120mEq/l以下の低Na血症状の患者では水負荷試験により水中毒を引き起こすことがあるため，この検査は避けたほうがよい．

〈須山嘉雄〉

L 脊椎・脊髄疾患の画像診断

1．知っておくべき正常解剖（図5-26）

　脊椎は身体の中軸をなす骨格で，32～34個の椎骨から構成され，頸椎（7個），胸椎（12個），腰椎（5個），仙椎（5個），尾椎（3～5個）で構成される．第1頸椎（図5-26 c）は，環状を呈するために**環椎**と呼ばれ，頭蓋骨の球状の底を受け，転がりの働きを有する．また第2頸椎（図5-26d）は**軸椎**と呼ばれ，歯突起という軸を持ち，この軸を中心に

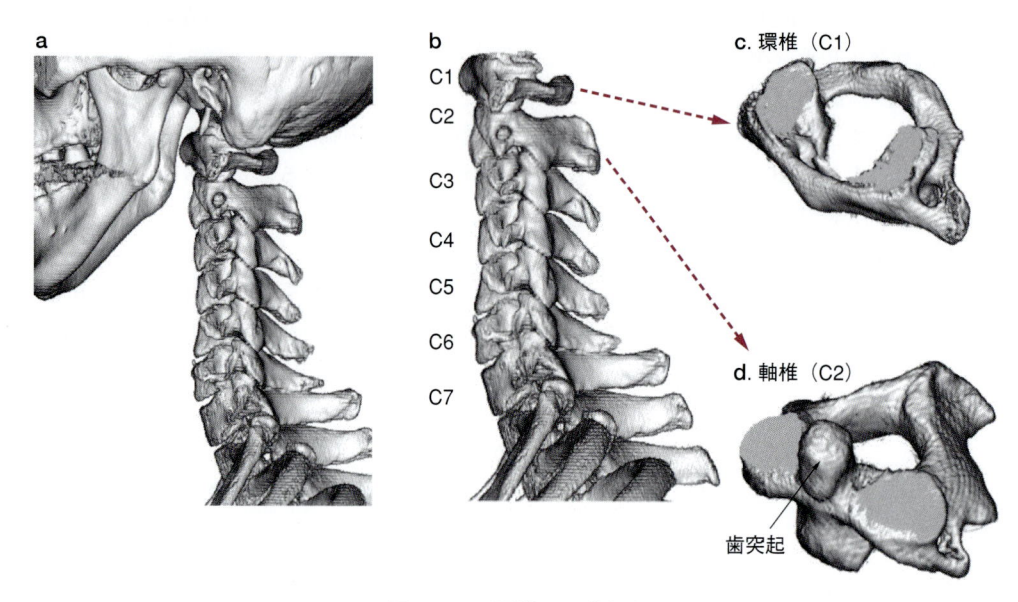

図5-26　頸椎の正常解剖

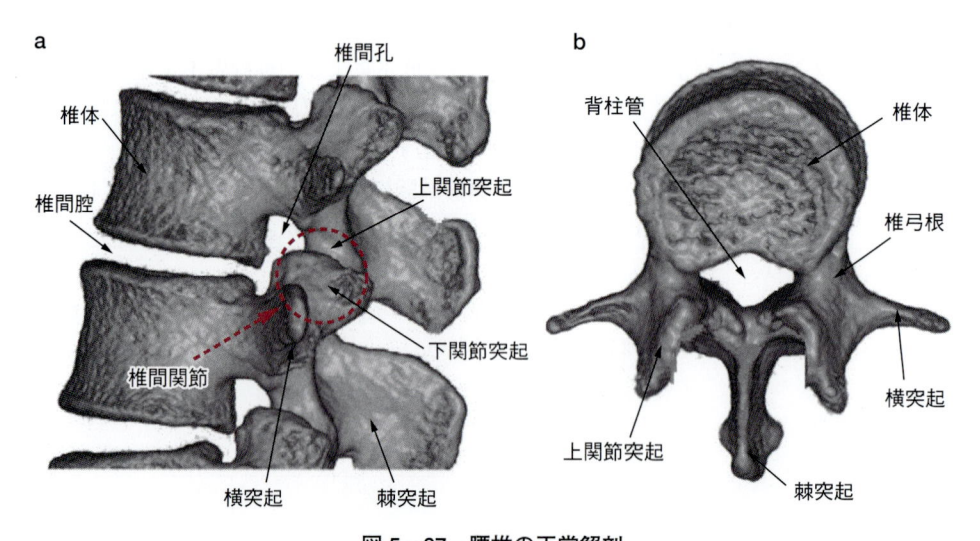

図5-27　腰椎の正常解剖

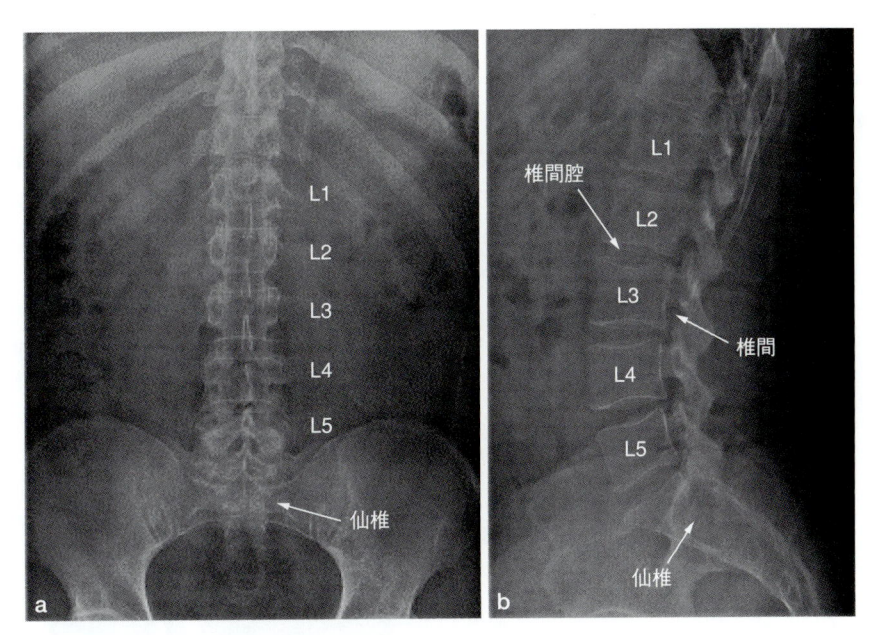

図 5-28　単純 X 線写真（腰椎）
a：正面像，b：側面像

環椎が回転することで，顔を左右に向けることができる．椎骨（図 5-27）は，椎体，椎弓からなり，**椎弓**は椎弓根，横突起，棘突起，上関節突起，下関節突起に分けられる．**椎骨**と椎骨の連結は，**椎間板**と，**椎間関節**（上関節突起と下関節突起間の関節）よりなる．**椎体**と椎体の間は椎間腔と呼ばれ，そこに椎間板が存在し，椎間板は中心部の柔らかい組織塊である髄核と周辺部の線維性軟骨組織である線維輪よりなる．脊柱管内には硬膜腔とその腔内には髄液と脊髄，馬尾，脊髄神経が存在する．脊髄神経は各椎骨の間にある左右の椎間孔を通って脊柱管外に出ていく．

2．主な検査方法

a．単純 X 線（図 5-28）

X 線を用いた，最も簡便に，脊椎の骨組織に関わる情報を得ることができる検査法である．腰痛など脊椎疾患を疑う症状を認めた場合，最初に施行する検査法で，骨折や脱臼の有無，骨変形や変性の様子を知ることができる．しかし，椎間板，脊髄，脊髄神経といった骨以外の軟部組織の情報を直接的に得ることができない．

b．CT 検査

単純 X 線同様，X 線を用いた検査法で，薄い厚みのスライスを連続的に撮影することによって，骨のより詳細な情報を得ることができる．さらに多くのスライスデータから再構成された多断面表示，3 次元画像は，脊椎を多彩な断面・角度で観察することができる．

c．ミエログラフィー（脊髄腔造影）

腰椎あるいは頸椎の隙間から硬膜内に穿刺し，造影剤を注入した後に単純 X 線あるいは CT を撮影し，造影剤の流れを観察する．硬膜腔の形状，交通性を診断する方法で，特に椎間板ヘルニア，脊柱管狭窄症，脊椎すべり症などの硬膜腔への圧迫病変に対する評価に用い

られる．侵襲的検査故に，手術加療の前の評価として行われることが多く，診断目的には次のMR検査が行われる．

d．MR検査（図5-29, 5-30）

磁力を用いた非侵襲的な検査法で，コントラスト分解能が高く，骨以外にも椎間板・脊髄・馬尾・脊髄神経の情報を得ることができ，多断面にて評価することも可能である．T2強調画像にて椎間板の髄核は高信号，線維輪は低信号として描出される．

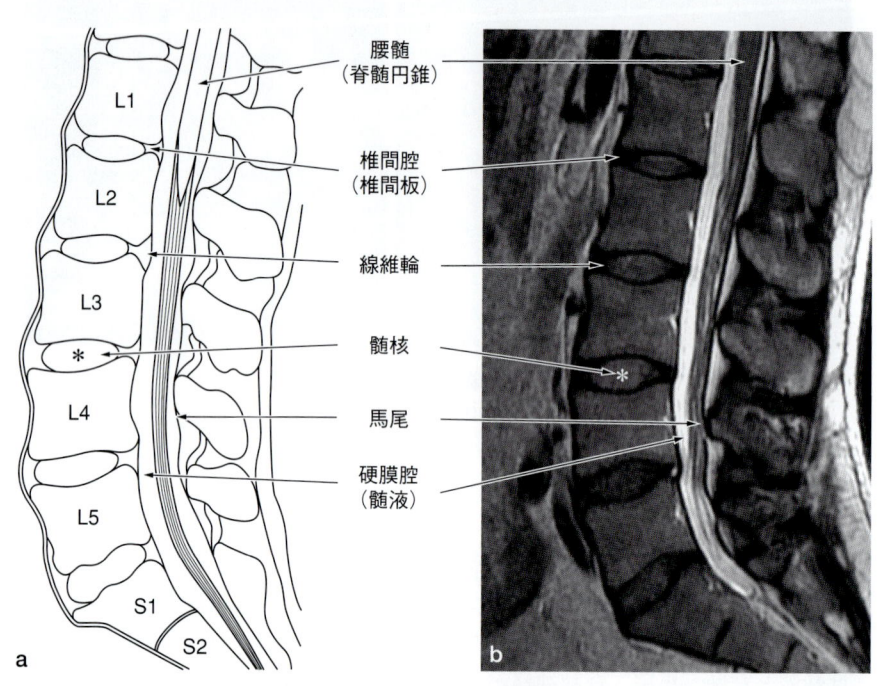

図5-29　MRI（腰椎）
a：シェーマ，b：MRI T2強調矢状断像

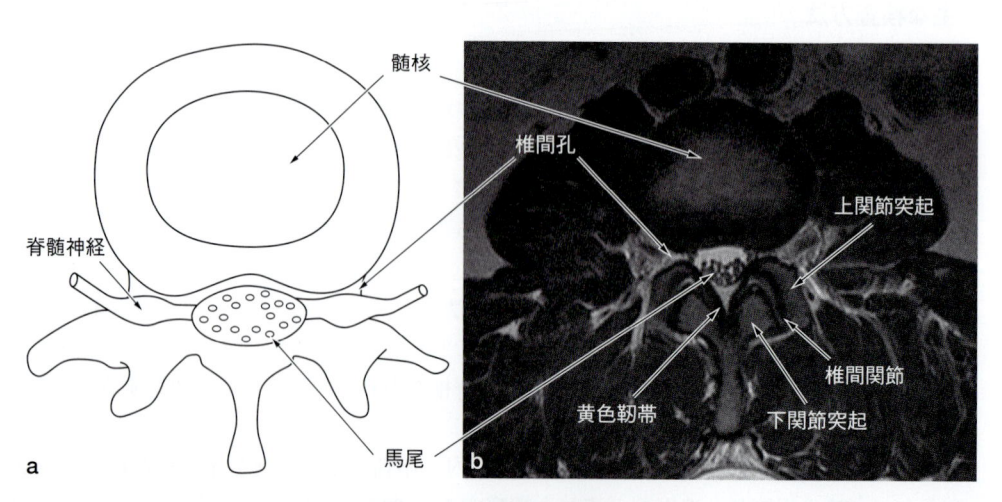

図5-30　MRI（腰椎）
a：シェーマ，b：MRI T2強調横断像

3．代表的疾患

a．変形性脊椎症
単純X線にて椎体の配列の乱れ，椎間腔狭小化，骨棘形成が描出される．

b．後縦靱帯骨化症（図5-31）
頸椎に圧倒的に多く，椎体背側に骨化した後縦靱帯肥厚が単純X線，CTで高吸収域として描出される．

c．脊椎すべり症
椎体の並びが前後方向にずれている状態をいう．椎弓の分離によって生じる分離すべり症と，椎間板・椎間関節の変性によって生じる変性すべり症に大別される．第4・5腰椎椎体の前方すべりが多く，単純X線側面像，CTにて椎体のすべりが指摘される．また，屈曲・過伸展位ですべりの程度の変化をみることによって不安定性を評価することができる．ミエログラフィーでは，硬膜腔の狭小化が描出される．MRIは脊髄・脊髄神経・馬尾への圧迫の評価に有用である．

d．腰椎椎間板ヘルニア（図5-32）
髄核が線維輪の断裂を通じて脱出する病態で，脊髄・脊髄神経を圧迫する．ミエログラフィーでは，主に椎間レベルで外方からの圧迫像が指摘される．MRIでは脊柱管内，椎間孔に脱出した髄核が指摘され，脊髄・馬尾への圧迫の評価に有用である．

e．腰椎脊柱管狭窄症（図5-33）
脊柱管が狭小化し，馬尾・脊髄神経を圧迫することによって発症する疾患である．主に加齢性変化によって生じ，① 椎間板の変性による椎間腔の狭小化，椎間板の後方への膨隆，

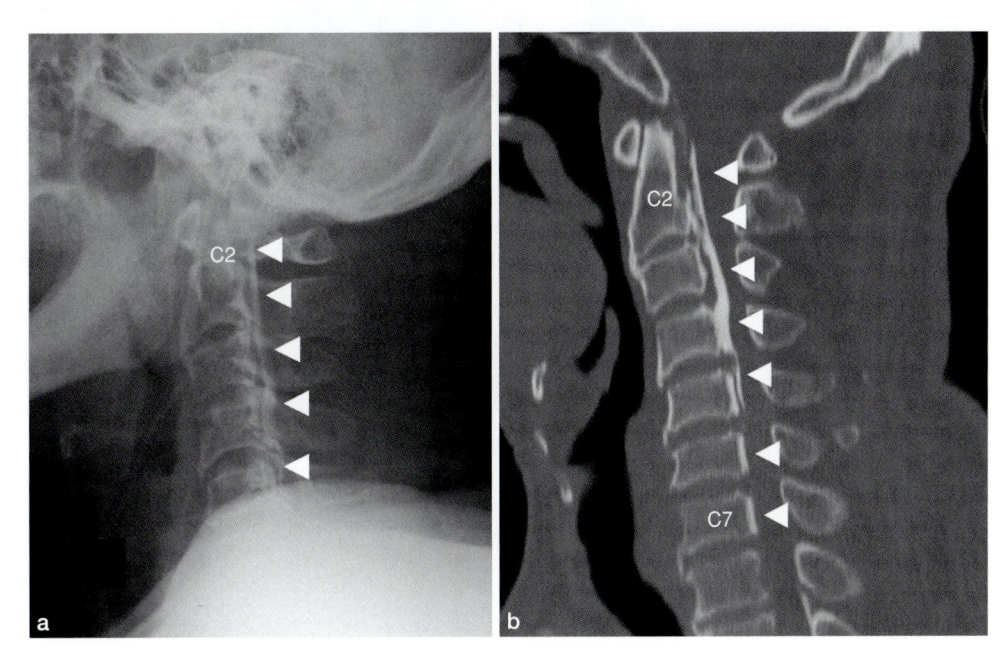

図5-31　後縦靱帯骨化症
a：単純X線，b：CT多断面表示
第2頸椎から第7頸椎椎体背側に高吸収を呈した後縦靱帯骨化を認める．

142　L．脊椎・脊髄疾患の画像診断

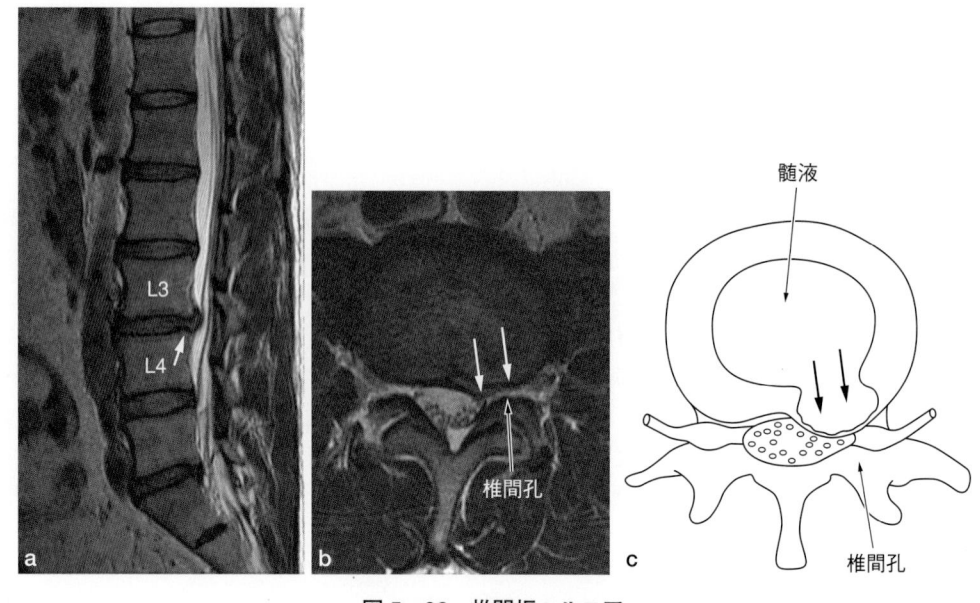

図 5-33　椎間板ヘルニア
a：MRI T2 強調矢状断像，b：MRI T2 強調横断像，c：シェーマ
第 3・4 腰椎間の椎間板ヘルニアを認め，左椎間孔の狭小化が指摘される．

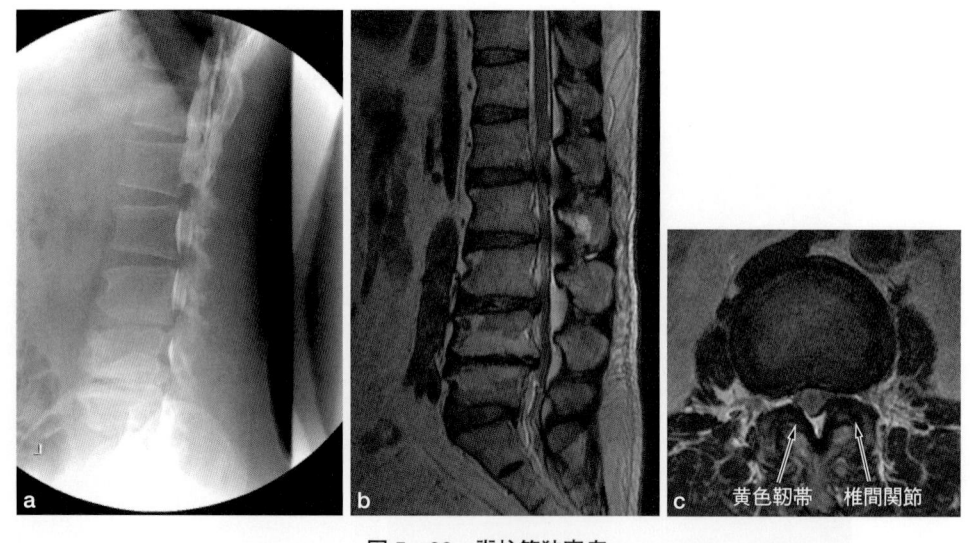

図 5-33　脊柱管狭窄症
a：ミエログラフィー，b：MRI T2 強調矢状断像，c：MRI T2 強調横断像
ミエログラフィー，MRI にて硬膜腔の狭小化を認め，椎間板膨隆，ヘルニア，骨棘形成および黄色靱帯の肥厚，椎間関節の肥厚が指摘される．

ヘルニア，② 黄色靱帯の肥厚，③ 椎間関節の肥厚，④ 骨棘形成などによって生じる．単純 X 線，CT で椎間腔狭小化，骨棘形成，椎間関節肥厚がみられる．ミエログラフィーでは，硬膜腔の狭小化が指摘される．MRI では硬膜腔の変形，脊髄・脊髄神経・馬尾への圧

迫の評価に有用である．

f．脊椎病変

悪性腫瘍が多く，そのなかでも転移性腫瘍が多い．そのほか，悪性リンパ腫，骨髄腫などがある．単純X線，CTでは，骨融解，骨破壊像が指摘され，MRIではT1強調画像で低信号，T2強調画像で高信号を呈する多発性病変が描出される．

g．脊柱管内腫瘍

神経鞘腫，神経線維腫，髄膜腫などがある．MRIでは脊柱管内に占拠する腫瘤性病変として描出され，腫瘍と硬膜との位置関係を把握するのにも有用である．

h．髄内病変

上衣腫，星細胞腫といった低悪性度のグリオーマが多い．髄内の非腫瘍性病変として感染，多発性硬化症，サルコイドーシス，海綿静脈血管腫，動静脈奇形，硬膜動静脈奇形によるうっ血などがある．MRIでは脊髄内の腫瘤性病変，異常信号として描出され，腫瘍，感染，活動性の多発性硬化症は造影MRIにて濃染される．

〈田辺英紀〉

6 神経外科手術の器械・装置

A 開頭に必要な器械

　脳神経外科手術術式の代表的なものに開頭術，穿頭術，脳室ドレナージ術，シャント術（V-P，L-P），またハーディ手術（経蝶形骨洞的手術），内頸動脈内膜剝離術（CEA）などがある．開頭術の適応となるのは各種脳腫瘍手術や脳動脈瘤クリッピング術，血管吻合術，血腫除去術（脳内出血，硬膜外血腫，硬膜下血腫）などである．穿頭術では，脳外科疾患の中で代表的外科疾患である慢性硬膜下血腫に対する穿頭血腫除去術が多数を占める．ここでは開頭術に必要な一般器械について術式の順を追って解説を加えることとする．

1．手術台

　まず手術を行うに際し，患者の四肢体幹を安定固定するために手術台が必要となる．様々なメーカーから手術台が開発販売されているが，開頭術に用いられる手術台の最低条件として以下の項目が挙げられる．

　　① 充分に低くなる（50cm以下）
　　② 回転が可能
　　③ 背板挙上，下肢屈曲が自由に可能
　　④ 頭部固定台が装着可能
　　⑤ 側臥位，コンコルド体位，半座位に対応可能
　　⑥ 長時間手術にも充分な免荷が可能なマットレスパッドを使用している
　　⑦ 手術台が自由に移動できる

2．頭部固定装置

　頭部固定装置は現在国内では以下の3種類が汎用されている．

a．馬蹄型頭部固定台

　馬蹄型をした頭部固定台でソフトマットレスパッドが装着されており，非観血的に頭部を固定することができる．主に穿頭血腫除去術や，シャント術に使用される．

b．杉田式4点頭部固定台

　半円形状で，4本のヘッドピンを用いて観血的に頭部を固定する．リング状の多目的ヘッドフレームを装着することができ，脳ベラ固定器や水綿用トレーなどが設置可能である．術中透視撮影のためにカーボン製のものもある．

c．メイフィールド式3点頭部固定台

　3本のヘッドピンを用いて観血的に頭部を固定する．リング状のバディーハローヘッドフ

レームを装着することができ，杉田式と同様脳ベラ固定器や水綿用トレーなどが設置可能で，カーボン製のものもある．

3．開頭用器具

　　顕微鏡手術に移行する前に開頭時に必要な手術器具としては様々な物品があり，特殊な器具を除いて一般外科，耳鼻科，整形外科などに作成された器具を使うこともできるが，やはり開頭用に作成された器具を用いるのがよく，開頭操作（肉眼的操作）から顕微鏡操作へ円滑に移行することができる．

　　当施設で使用されている開頭基本セット用器具は以下に示す通りである．（　）内は個数を表す（図6-1）．

六角メスの柄	（1）	脳ベラ（8mm）	（2）
有鈎鑷子（普）	（3）	脳ベラ（10mm）	（1）
無鈎鑷子（普）	（2）	脳ベラ（12mm）	（1）
アドソン鑷子（有鈎）	（2）	扁平鈎（小）	（2）
腫瘍鑷子（大）	（1）	ヘルニア鈎（No.1）	（2）
腫瘍鑷子（小）	（1）	脳外吸引管 $\phi 1.0mm$	（2）
硬膜鑷子	（2）	脳外吸引管 $\phi 1.5mm$	（2）
耳科用鑷子（無鈎）	（2）	脳外吸引管 $\phi 2.0mm$	（2）
メジャー（15cm）	（1）	脳外吸引管 $\phi 2.5mm$	（2）
球頭ゾンデ	（1）	脳外吸引管 $\phi 3.0mm$	（2）
硬膜フック	（2）	脳外吸引管 $\phi 3.5mm$	（2）
エレバラスパ	（1）	脳外吸引管 $\phi 4.0mm$	（2）
粘膜剥離子（直）	（1）	シャーレ（ラベル入り）	（1対）
粘膜剥離子（直角）	（1）	釣針（大）	（5）
粘膜剥離子（大曲）	（1）	釣針（中）	（5）
消毒鑷子	（2）	釣針（小）	（5）
クーパー（曲）	（2）	太輪ゴム	（10）
クーパー（直）	（1）	骨膜剥離子（直）	（2）
硬膜剪刀	（1）	骨膜剥離子（曲）	（2）
剥離剪刀（短）	（1）	ノミ（両刃）6mm	（1）
剥離剪刀（長）	（1）	ノミ（両刃）8mm	（1）
メーヨータイユー	（1）	リュウエル（脳外用大）	（1）
コッヘル（曲）	（10）	リュウエル（脳外用小）	（1）
モスキート（曲無鈎）	（5）	リュウエル（二連円索）	（1）
モスキート（直）	（10）	リュウエル（ペリカン）	（1）
血管用持針器（短）	（2）	ツチ	（1）
ダイヤモンド持針器（16cm）	（2）	水綿用トレー	（1）
マッチュー持針器	（2）	マイクロセット（専用ラバー，バット付）	
頭皮クリップ鉗子	（4）	計7点	（7）
脳ベラ（5mm）	（1）	〔鑷子（直・曲），剪刀（先細直・曲，先太直・曲），持針器〕	

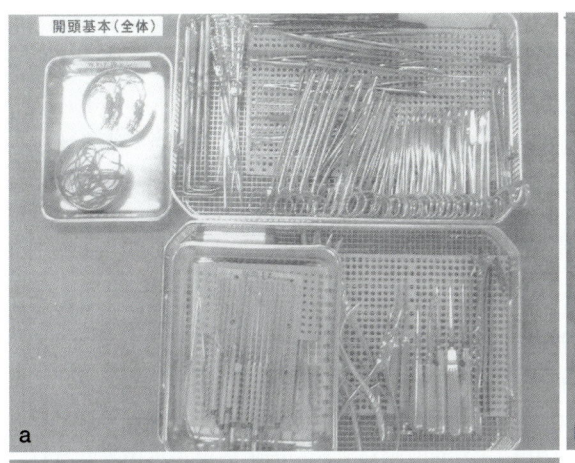

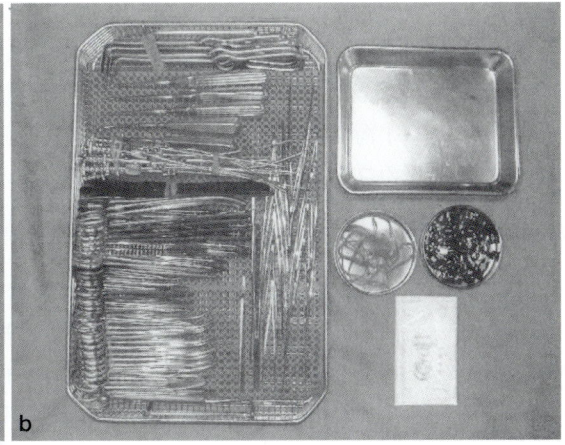

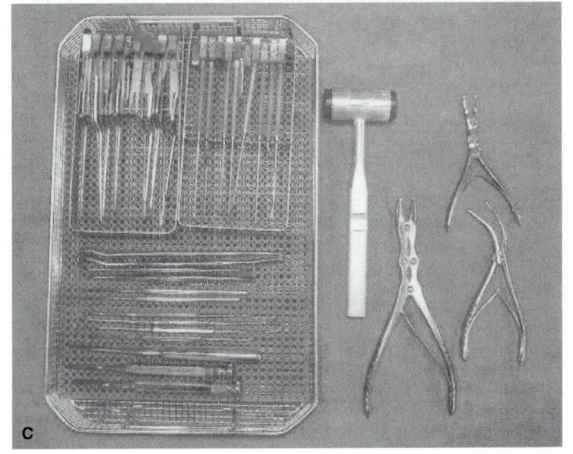

図6-1 当施設で使用されている開頭基本セット用器具

4. パワードリルシステム

　　かつては穿頭および開頭に際し，ハンドドリルや線鋸（線状のノコギリ）を用いて用手的に行われていたが，現在は主に圧搾空気を用いたパワードリルが開頭の際に用いられる．先端の刃を変えることで穿頭，骨切り，骨形成，骨弁や開頭縁への穴あけ，また頭蓋底手術の際の骨削など一連の作業が同じパワードリルシステムで行うことが可能となっている．条件としては高トルク，ハイスピードで，熱発生が少なく回転時にブレが少ない，また状況により表層用，深部用，アングルが付いたものなど必要に応じて各種アダプターが選択できることなどが挙げられる．また，現在でも穿頭術（慢性硬膜下血腫や脳室ドレナージ術など）の際にはハンドドリルが用いられている．

5. 手術用顕微鏡

　　各製造メーカーより様々な手術用顕微鏡が開発されているが，その基本条件としては双眼で立体視が可能，角度が自由に取れて軽量，倍率，焦点深度に幅があり，深部術野でも充分な明るさが得られることなどがある．また近年では，脳腫瘍摘出の際に蛍光ガイド下で行う

試みがなされており，励起光の光源やフィルターを内蔵しているもの，さらにナビゲーションシステムとの合体や，内視鏡像の取り込みなど，拡張機能にも対応可能であることが望まれる．

手術用の椅子は大げさなものより，術野の展開に応じて移動が容易に行える，キャスター付のコンパクトなものの方が実用性がある．

6．顕微鏡下手術器具

マイクロインスツルメンツの基本は，バイポーラ，鑷子，ハサミ，剝離子，吸引管である．各々直や曲がり，長さや太さなど術野に応じた形状が選択できることが望ましい．

電気凝固器具には代表的なものに単極子型（モノポーラ），双極子型（バイポーラ）のものがある．バイポーラは開頭時，主に皮切断端からの動脈性出血や筋肉，硬膜などに対する止血に用いるが，顕微鏡操作の際にも専用のバイポーラがあり，肉眼的操作の場合と分けて使用している．必要に応じて長短や先端の細さ，直や曲がりなどが選択できる．バイポーラに必要な条件としては鑷子先端が平滑で凝固組織が付着しないことが最も重要である．また周囲組織への影響を最小限にするために低温で凝固可能なことや，先端以外は絶縁されていること，高温長時間滅菌（プリオン滅菌）に対応できることなどが必要である．その他柄に組み込まれた通液路より洗浄液を流して術野を洗浄できるものなども製造されており，選択の幅が広がりつつある．モノポーラは髄膜腫などの腫瘍の切離や皮下組織，筋肉などの切開に用いられ，凝固止血しつつ切開が可能であり，電気メスとも呼ばれている．

7．手術補助装置

近年開頭術施行の際，神経機能温存のために様々な手術補助装置が開発されている．術中モニタリング装置（画像，生理機能モニタリング，ナビゲーションシステムなど），神経内視鏡，超音波吸引装置，レーザー手術装置などが挙げられるが，使用方法，適応に関しては各論に譲ることとする．

以上，開頭に必要な器具について概説したが，肝要なのは各々の手術器具の特性を充分に理解したうえで，その場に即した器具を使用し，それがひいては罹患患者の肉体機能・神経機能を温存し，罹患患者を幸せに導く手助けをすることである．

〈三木義仁〉

B 経蝶形骨洞手術に必要な器械

一般的に経蝶形骨洞手術は，下垂体腫瘍などの鞍内から鞍上部腫瘍に対する第一選択手術法であり，蝶形骨洞内や斜台部腫瘍にも用いられる．

アプローチ方法としては上口唇下粘膜アプローチと経鼻腔アプローチがあり，最近では手術用顕微鏡による方法だけではなく，内視鏡を用いた手術が行われるようになった．

1．X線透視装置（Cアーム）あるいはナビゲーションシステム

鼻鏡の角度や鞍内・鞍上部の手術操作位置の確認のために用いる．ナビゲーションシステムは，正中から左右の位置関係の確認に有用である．

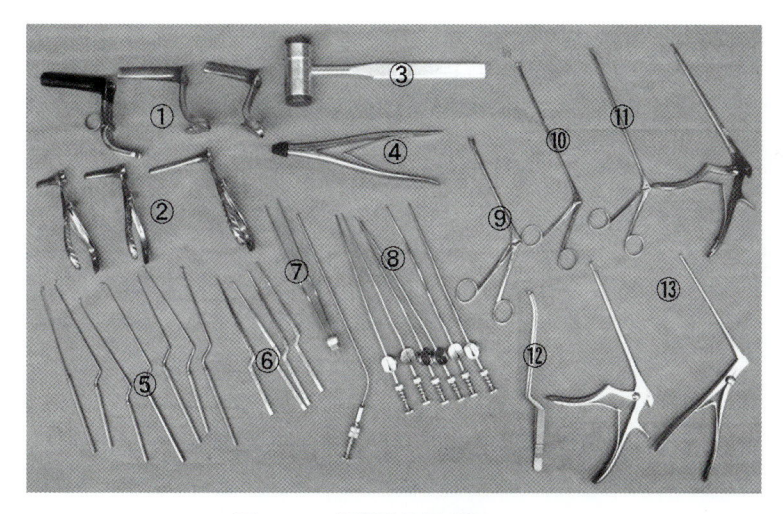

図6-2 経蝶形骨洞手術セット

2．経蝶形骨洞手術セット（図6-2）

① ハーディ型鼻鏡，② 鼻鏡，③ ツチ，④ 鼻鏡拡大器，⑤ 各種リングキュレット，⑥ 各種丸ノミ，⑦ 下垂体用バイポーラー鑷子，⑧ 下垂体用吸引管，⑨ 鋭匙鉗子，⑩ 西端鉗子，⑪ マイクロ剪刀，⑫ 腫瘍鑷子，⑬ 各種マイクロケリソン．

3．内視鏡手術に必要な器機

硬性鏡（0，30，70，120°），光源装置，モニター，内視鏡カメラ，内視鏡固定器，経鼻孔用鼻鏡，エアードリル．

〈田村陽史〉

C 脊椎・脊髄手術に必要な器械

脳神経外科領域で脊椎前方固定，脊柱管拡大術（椎弓形成術，椎弓切除術），椎間板ヘルニア摘出術，脊髄腫瘍摘出術など様々な脊椎・脊髄手術が行われている．顕微鏡下にエアードリルで脊椎骨切除を行い，脊髄硬膜内操作の基本は頭蓋内手術と同じである．

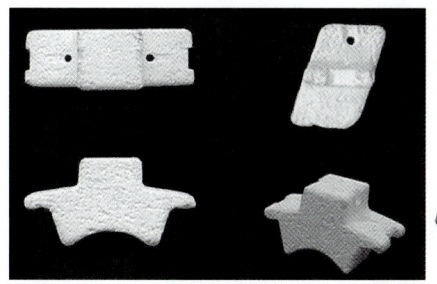

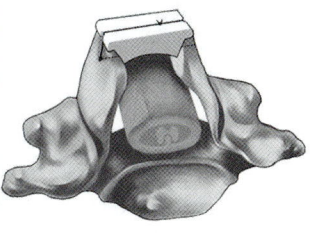

図6-3 ハイドロキシアパタイト製品

150　C．脊椎・脊髄手術に必要な器械

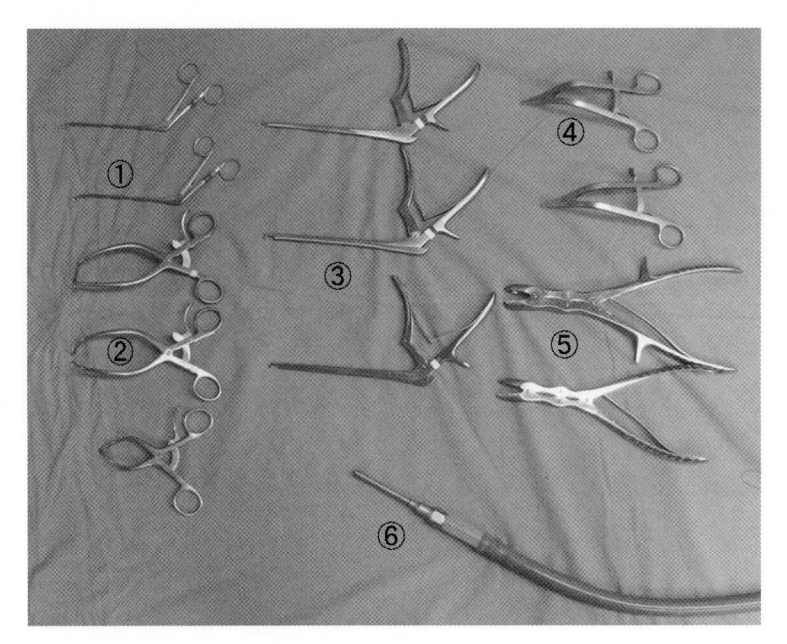

図6-4　脊椎手術セット

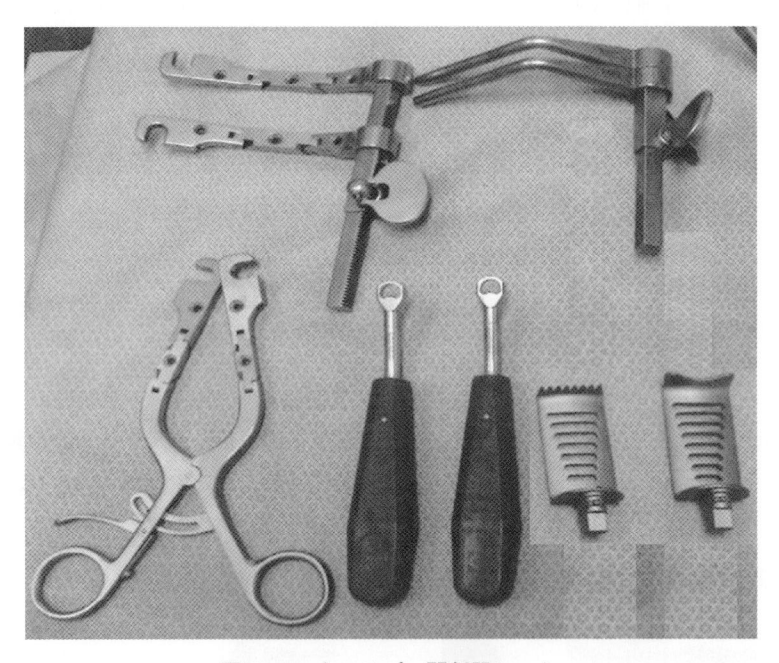

図6-5　キャスパー開創器セット

　前方固定や椎弓形成術では，自家骨（腸骨など）を用いるのが基本であるが，最近はハイドロキシアパタイト製品（図6-3）やチタン製インストルメントも用いられている．
　図6-4に，①各種鉗子，②各種ゲルピー，③各種マイクロケリソン，④椎体スプレッター，⑤各種丸ノミ鉗子，⑥ハイスピードドリルを示す．

図6-5に，キャスパー開創器セット（頸椎前方固定）を示す．

〈田村陽史〉

D 術中超音波装置

　超音波画像は機器が安価であること，得られた画像はリアルタイムのものであることがナビゲーションと比較し大きな利点である．ナビゲーションシステムの開発により脳腫瘍に対して正確で低侵襲なアプローチが可能となってきたが，術中の脳の変位に対する対策が必要である．超音波検査は非侵襲的で繰り返し行うことができ，しかもリアルタイムに画像が得られるため，脳神経外科手術の術中支援に向いている．脳深部の病変や解剖学的部位，および脳血管を観察する手段として有用な手術支援機器である．超音波装置では，脳室系が比較的明瞭に描出され，脳室内の脈絡叢は高エコー性に強調されてみえる．そして，血腫や囊胞，また脳室内や囊胞内の隔壁も明瞭に描出される．そのため，脳神経外科手術において，腫瘍性病変をはじめ，水頭症，頭蓋内囊胞性病変や出血などの観察をリアルタイムに行うために極めて有用である．その他，病変部位の同定や摘出過程における残存病変の観察，病変関連血管の同定や血流の把握に有用で，術中に脳の変位が起こりやすい脳室内-脳室近傍腫瘍，囊胞性病変，多発性病変の手術の際に特に有効である（図6-6）．

1．穿頭術

a．脳室穿刺

　脳室穿刺は脳神経外科で頻繁に行われ，難易度は低く安全に行われている手術手技である．しかし，手術操作はブラインドであり，穿刺点や穿刺方向は経験的に定められているが，脳室および穿刺針の位置を観察しながら行う手技ではない．このため，1回での穿刺が不成功となることはよく経験される．

　術中超音波装置では，脳室の位置や穿刺針・ドレーンの留置位置をリアルタイムでモニターすることが可能である．

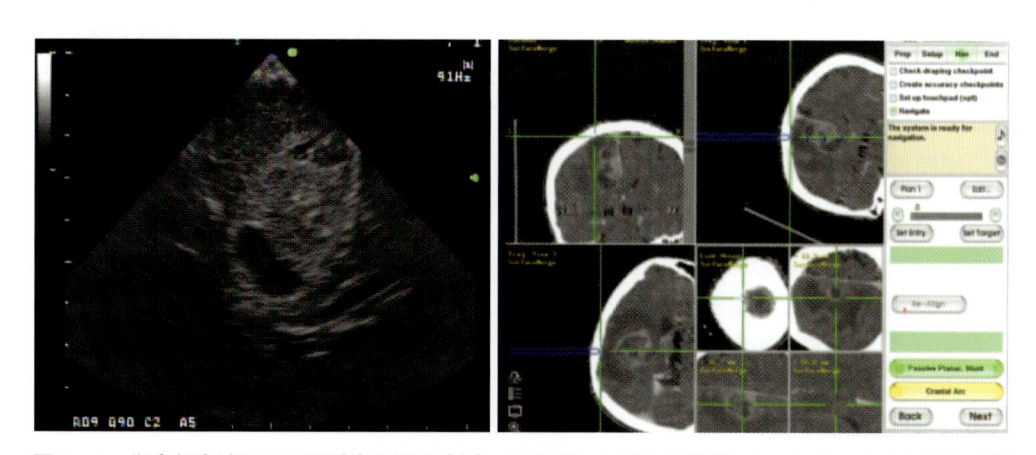

図6-6　術中超音波による脳腫瘍の描出（左），同症例におけるナビゲーションシステムの画像（右）

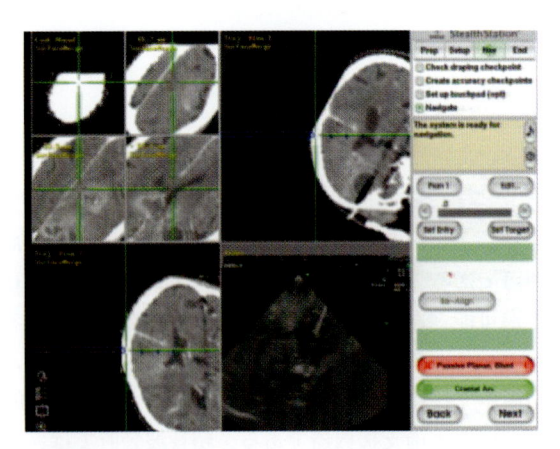

図6-7 ナビゲーションシステム中に表示された超音波画像
脳変位の程度をリアルタイムに観察できる．側脳室前角部分の表示で，正中構造（大脳鎌）および脳室内脈絡叢が高輝度に観察される．本症例は脳室への刺入を避け，深部病変の生検を行っている．

b．生検術（脳腫瘍など）

　　穿頭による生検手術は，定位的手術装置やナビゲーション支援装置を用いることで，より安全，確実に行えるようになった．しかし，実際の手術中の画像により誘導される手技ではなく，髄液排出などによる変位の問題があり，計画した部位の生検が正確に行い得たかどうかは評価が難しい．術中超音波装置では刺入する生検プローベがリアルタイムに視認可能となり，脳室近傍や囊胞壁の生検では非常に有用となり，併用することで，診断精度が向上すると考えられる（図6-7）．

c．脳内血腫除去術

　　従来の定位脳手術は術前のCT画像であらかじめ決定した位置を定位的に穿刺し吸引除去する手法であり，穿刺や血腫吸引の様子を直接観察できない．吸引を進めるうちに血腫が引けなくなるが，このときに血腫がなくなったのか，固い血腫塊が残存しているのかは判断できない．この時点で血腫吸引を終了し，術後のCTで予想以上に血腫が残存していることは稀ならず起こりえる．超音波装置の併用では，血腫が吸引される様子がリアルタイムで観察され，血腫腔の中で穿刺針の位置を変えながら血腫の吸引を進めることも可能である．

2．開頭術中エコー

a．脳腫瘍摘出術

　　脳腫瘍の輝度は腫瘍組織により異なるが，高輝度エコーまたは高輝度から低輝度エコーの混在として描出されることが多い．長時間の手術中に変位を生じた場合など，腫瘍の同定，位置確認や残存腫瘍の視認に優れ，ナビゲーション装置を術中にリアルタイムに補正することも可能となってきた．

b．微細血管ドップラー

　　血管吻合術や脳動脈瘤クリッピング術の術中に使用することで，脳血流の開存を確認する

ことが可能となる．

術中超音波は手技の様子をリアルタイムに透視下のように観察でき，しかも簡便で非侵襲的に繰り返し行える利点がある．また機器が小型なため容易に手術室へ持ち込め，手術室間の移動も簡便である．

〈川端信司〉

E 電気生理学機器

1．脳の電気生理

脳の最小単位である神経細胞の活動とは，細胞体における膜電位の脱分極によって活動電位を発生させ，軸索を通じてシナプスに伝達することからなる．神経細胞の集合である脳は，微弱ながらも神経細胞の活動による電位変動を発生させており，この電位変動を測定したのが脳波である．脳の機能を電気的活動の面から測定する方法を，電気生理学的検査法と呼び，脳波，聴覚誘発電位，体性感覚誘発電位などがこれにあたる．

2．電気生理学的検査法

a．脳　波　electroencephalogram（EEG）（図6-8）

脳の活動によって生じる微弱な電位変化を，頭皮上の電極で測定する．通常，国際10-20法と呼ばれる配置で皿電極を頭皮に貼り付け測定する．シールドを施した脳波室で測定する必要があり，測定中は安静を保つ必要がある．異常脳波を捉えやすくするため，光刺激，過呼吸，睡眠，薬物負荷などの賦活法を併用する．てんかん焦点の検索，発作型の判定，抗てんかん薬の効果判定，特徴的な脳波が出現する神経疾患の診断，脳死の判定などに用いられる．

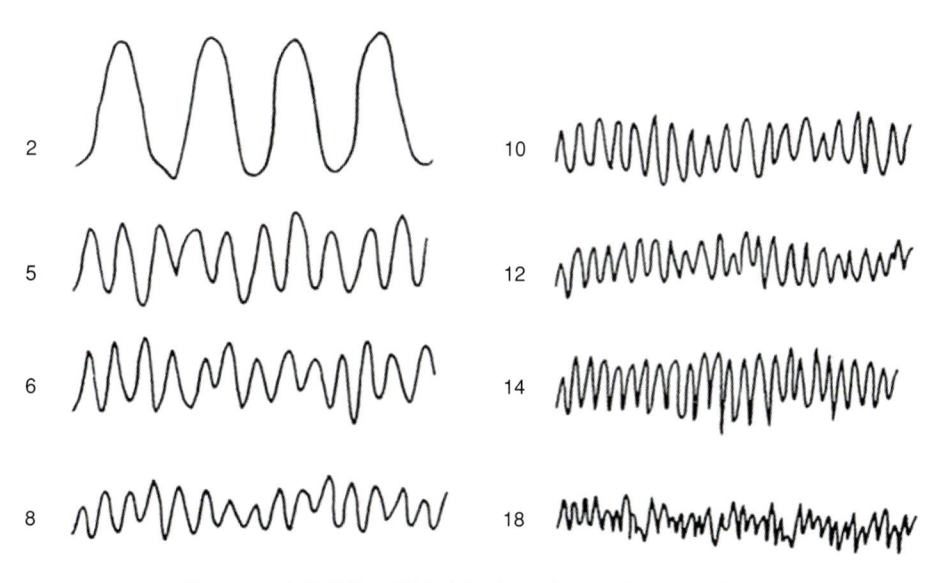

図6-8　各周波数の脳波（左側の数字は周波数を示す）

154　E．電気生理学機器

b．聴覚脳幹反応　auditory brain stem responce（ABR）または
　　聴覚誘発電位　auditory evoked potential（AEP）

　　　感覚器や末梢神経の感覚伝導路に音や光，または電気的刺激を加えることで，脳の感覚の一次中枢や脊髄における神経の中継点で極めて微弱な電位が生じる．同じ刺激を何十回，何百回と繰り返し，これを加算平均すると，背景の脳波やアーチファクトは相殺され消失するが，刺激によって誘発された微弱な電位は加算され，刺激から一定の短い時間の後に，はっきりとした波として抽出される．このような手法で得られる電位を誘発電位とよび，脳の様々な感覚刺激で行われている．

　　　聴覚誘発電位は，イヤホンを装着しクリック音を与えて聴覚を刺激し，頭皮から脳波を導出し，1,000 回程度の加算によって得られる．刺激から 0.01 秒以内に通常 7 つの項点が記録される（図 6-9）．起源は，聴覚の求心経路にしたがい，各々，聴神経末梢部（Ⅰ波），蝸牛神経核（Ⅱ波），上オリーブ複合体（Ⅲ波），外側毛帯（Ⅳ波），下丘（Ⅴ波），内側膝状

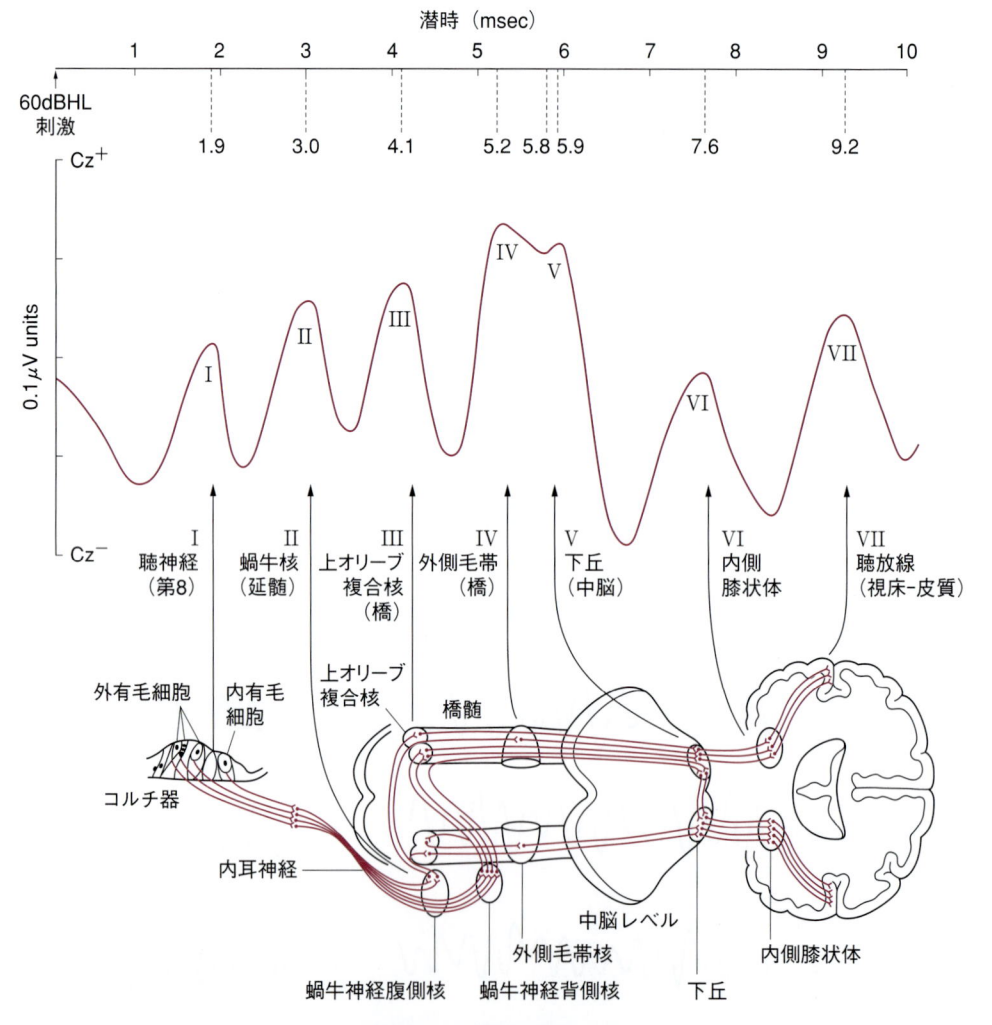

図 6-9　聴覚脳幹反応の波形と起源（Stockard ら，1977）

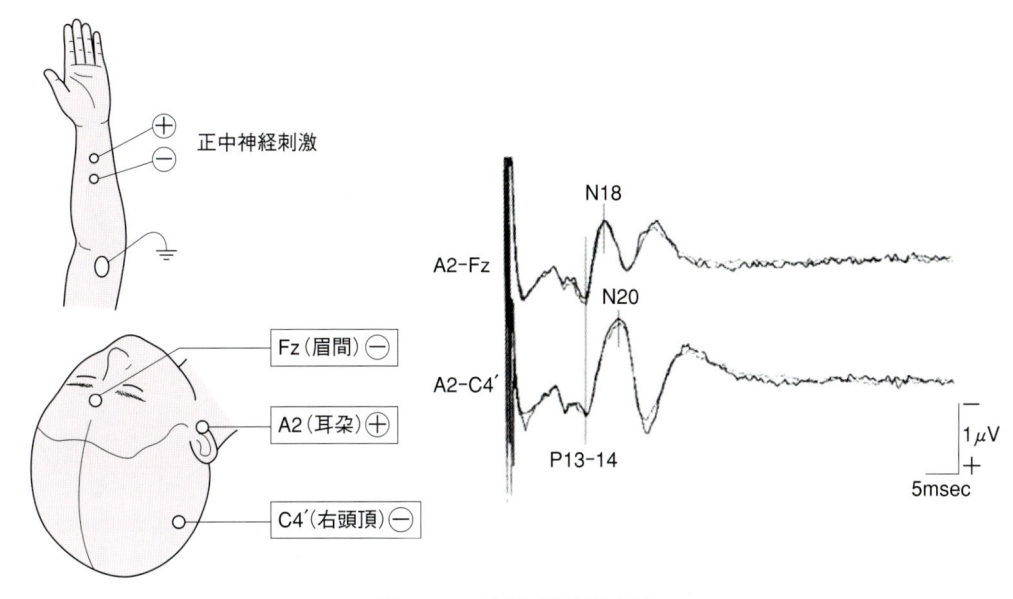

図 6-10 体性感覚誘発電位

体（VI 波），そして聴放線（VII 波）とされている．

意識状態や通常の麻酔に影響されにくく，再現性のよい波形が簡単な手技で得られるので，極めて利用価値の高い検査である．客観的聴力検査，聴神経核から中脳に及ぶ脳幹機能の評価（脳幹死の判定など），術中の聴神経や脳幹の機能モニターなどに用いられている．

c．体性感覚誘発電位　somatosensory evoked potential（SEP）（図 6-10）

一側の正中神経を手関節近くで電気刺激すると，約 0.02 秒後に脳皮質における体性感覚の一次中枢に，その刺激に対応する微弱な電位が生じる．これを，頭皮上あるいは脳表の電極で測定し，500 回程度加算平均し，波形を得る．刺激から波形が出現するまでの時間を潜時といい，上肢の正中神経刺激であれば約 0.02 秒，下肢の脛骨神経刺激で 0.07 秒である．得られた波形の高さを振幅と呼び，潜時の延長や，振幅の低下によって神経障害を評価できる．麻酔や測定場所に影響を受けにくく手術室でも比較的安定した波形が得られるため，術中モニターとして多用されている．脊髄や脳幹部の手術中の，潜時の延長は脊髄や脳幹部の内側毛帯路の障害を示し，脳の感覚野近傍の直達手術中の異常は，中心後回への障害を意味する．また術中に脳表電極によって SEP を測定することにより，脳機能の局在診断が可能である．たとえば，正中神経刺激誘発 SEP で最大の振幅を示す部位が手の感覚野であり，三叉神経刺激誘発 SEP で最大振幅の領域が顔面の感覚野である．腫瘍などによって偏位した中心溝を同定するには，SEP による位相の逆転 phase reversal による方法が最も信頼性が高いとされる．

d．運動誘発電位　motor evoked potential（MEP）（図 6-11）

大脳皮質の運動野をある条件で電気刺激すると，下行遠心路を刺激が伝達され，対応する末梢の筋の収縮が観察される．この電気生理学的手法を，運動誘発電位（MEP）といい，近年術中モニターとして特に重要視されている．運動野の刺激は，頭皮に電極を刺入して頭蓋骨を経由させて通電する経頭蓋刺激法，頭皮に磁気コイルを置き磁気刺激を行う方法，開

F．神経刺激装置

図6-11　運動誘発電位

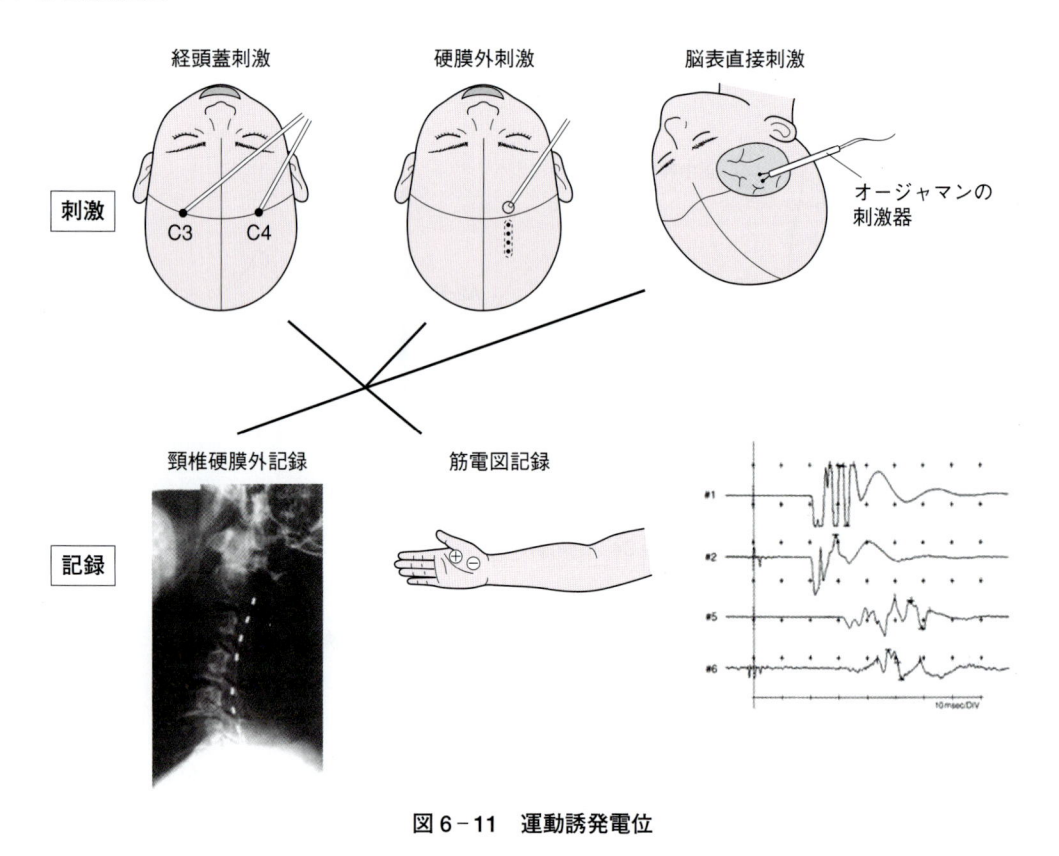

頭術中に脳皮質を直接電気刺激する方法がある．誘発電位の検知は，頸椎に脊髄硬膜外電極を刺入し脊髄下行遠心路の電位変化を測定する方法と，運動が誘発される筋肉の筋電図を測定する方法がある．経頭蓋刺激法は，脊髄脳幹部の手術に有用であり，脳皮質の直接刺激法は運動野近傍の腫瘍の摘出術の際に，術中モニターとして使用されている．SEPと比較し，運動野を直接同定できることと，加算平均が必要ないため，必要な時に刺激をして即座に下行路の障害の有無を知ることができる点が優れている．その即時性から，動脈瘤のクリッピング術における穿通枝障害のモニターとしても使用されている．

〈青木　淳〉

F　神経刺激装置

　神経刺激装置は脳神経に近接するような脳腫瘍の摘出や脳幹部病変の摘出を行うにあたって必要となる手術機器である．すなわち脳幹や脳神経が走行すると思われる部分を直接刺激し，その目的の神経が支配する筋肉の筋電図を測定することで，刺激部位に神経核が存在しているか，神経線維が走行しているかどうかを判定する装置である．よって神経刺激装置は，刺激電極および刺激によって誘発された目的筋の筋電図を測定する測定装置（図6-12）からなる．筋電図（誘発筋電図）が測定されれば，その刺激部位には目的脳神経核もしくは脳神経が走行することとなり，神経機能を温存するためには同部位近傍の操作をより慎

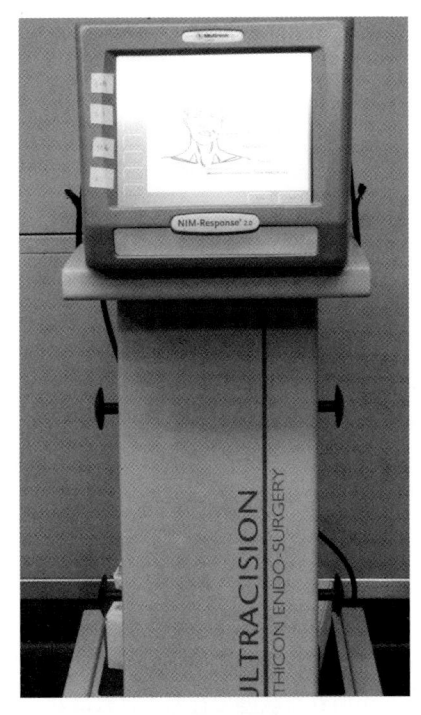

図6-12 神経刺激装置の一例
画面上に筋電図が描出される.

重に行わなければならないことになる.脳神経外科手術において神経刺激装置は非常に有用であり多用される.以下に神経刺激装置の実際について解説を行う.

1. 目的神経となる脳神経

　運動線維を含む脳神経,動眼神経(第 III 脳神経),外転神経(第 VI 脳神経),顔面神経(第 VII 脳神経),舌咽神経(第 IX 脳神経),迷走神経(第 X 脳神経),副神経(第 XI 脳神経),舌下神経(第 XII 脳神経)が目的神経となる.

2. 刺激の種類および筋電図電極の設置

　刺激法として単極刺激と双極刺激がある.双極刺激は2本の刺激電極を目的部位に押し当てて,この間に通電させることで刺激を行う.対して,単極刺激は1本の端子を目的部位に押し当てて刺激を行う.双極刺激の場合,2本の刺激端子を当てる方向,2本の電極の距離,電極間の髄液の介在の有無によって刺激が不充分になることがあり,偽陰性を生じやすい.一方,単極刺激の場合,刺激が髄液を介して周囲に滑走することがあり目的部位以外の部分も刺激されることがあるため偽陽性が生じやすいとされている.しかし単極刺激の場合,刺激が拡散するのを利用して刺激強度を変えて刺激してその反応をみることで目的脳神経まで遠いか近いかを判定できるため有用である.それぞれの電極の特性を理解した上で適切な環境,刺激強度での刺激が求められる.筋電図電極の設置は目的脳神経によって当然異なる.すなわち,顔面神経(第 VII 脳神経)であれば眼輪筋,オトガイ筋,口輪筋,副神経

（第XI脳神経）であれば胸鎖乳突筋，舌下神経（第XII脳神経）であれば舌に筋電図電極を設置する．

3．神経刺激装置が有用と思われる手術

a．脳幹の海綿状血管腫摘出術や神経膠腫摘出術

脳幹表面に顔を出していないような場合は脳幹表面に切開を加えて腫瘍に到達しなければならない．このとき安全に進入できる部分を探るのに非常に有用である．

b．聴神経鞘腫摘出術

発生神経である聴神経と顔面神経は近接しており，摘出に際しては顔面神経の温存は必須条件となる．しかし，ときに顔面神経は圧排され菲薄化していることもありその同定が困難なことがある．神経刺激装置を用いて顔面神経の走行を同定しながらこれを温存するように腫瘍を摘出する．また巨大腫瘍の場合下位脳神経の走行を把握するためにも有用である．

c．その他の小脳橋角部腫瘍

聴神経鞘腫以外の小脳橋角部腫瘍摘出に際しても有用であることがある．

4．神経刺激装置を用いる場合の注意点

当然ではあるが，マッピングが終了するまでは麻酔に使用する筋弛緩薬の使用は導入のときのみとして，マッピングは完全に筋弛緩薬が切れた状態で行わなければならない．麻酔の維持はできればプロポフォール，フェンタニルを用いる．刺激強度は適宜上下させながら刺激を行う必要がある．目的神経が既に障害を受けている場合は通常より強い刺激強度でなければ筋電図に反応が出ない場合もある．

〈池田直廉〉

G ナビゲーションシステム

脳神経外科手術においては，正常脳や動脈，静脈，脳神経などの正常組織を温存して手術操作を遂行することは最大の必要条件である．術前検査の発達によって手術計画は非常に行いやすくなり，前もって病変と正常構造物の位置関係や大脳半球機能野（一次運動野，一次感覚野，一次視覚野など）との関係がかなり把握しやすくなっている．しかしながら，脳神経外科における開頭手術においては顕微鏡を用いて手術を行うのが一般的で，どうしても（拡大して手術野を観察しているため）視野が狭くなる傾向にあるので，ややもすれば手術操作部位のオリエンテーションを失う危険性を常にはらんでいる．このような事態に陥らないように充分な注意を払いながら手術を行っていかなければならないのは当然であるが，術中に術者がどの部分の摘出操作を行っているかをリアルタイムに知ることができれば術者は安心して手術に望むことができる．低悪性度神経膠腫など正常脳との境界が不鮮明な髄内腫瘍摘出に際しては，術前画像上腫瘍境界と思われる部分を術野に反映できれば，安全でかつ最大限の摘出が可能となる．ナビゲーションシステムは文字通り自動車に搭載されているカーナビゲーションシステムと同様の役割を手術において果たす．すなわち，術者に，「現在どの部分を操作しているのか」（現在地がどこなのか），「病変に到達するにはどの方向に向かえばよいのか」（目的地に到着するにはどの経路を通るのがよいのか）を教えるための

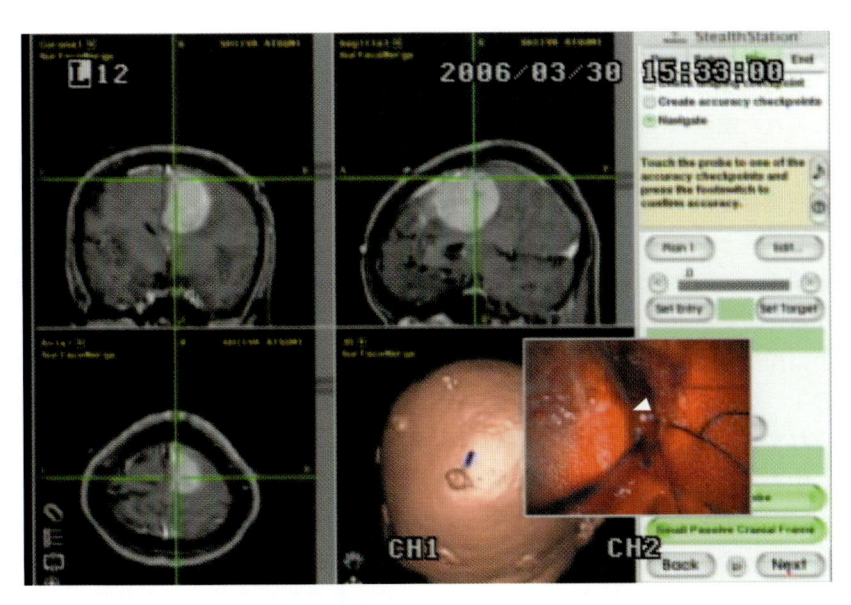

§6．神経外科手術の器械・装置　159

図6-13　手術中ナビゲーションシステム画面
右下に術野中でプローベ（矢頭）で指している部分が，ナビゲーション画面の十字線の交点として反映されている．

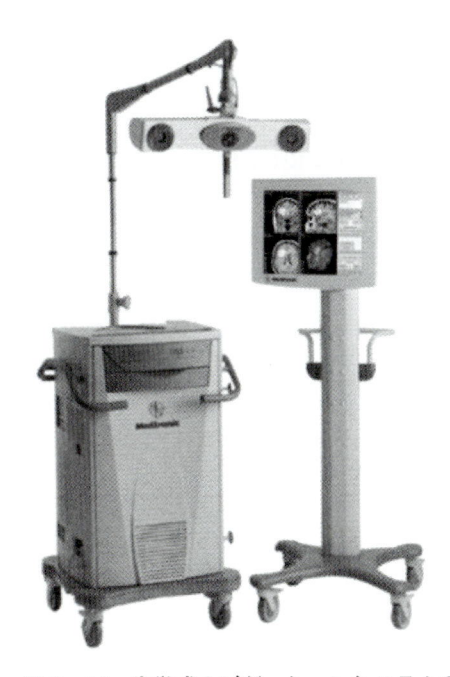

図6-14　光学式ナビゲーションシステムの一例

手術機器である．術直前に撮影したMRI，CTなどの画像データをコンピューターにとりこみ，設定を行うことでプローベが指し示した点が術前画像に反映されるシステムであり（図6-13），たとえば，リアルタイムに病変と周囲正常構造物，正常脳との境界が把握できるた

め非常に有用である．ナビゲーションシステムには機械式，磁気式および光学式と大きく分けて3種類が存在する（図6-14）．いずれのナビゲーションシステムにおいても手術台に固定された頭部の位置を正確にナビゲーションシステムコンピューターに把握させる必要がある．つまり手術台に固定された頭部とコンピューター上の頭部MRIやCT画像データとの位置関係をコンピューターに教え込む必要がある．この操作をレジストレーションという．レジストレーションは患者の頭部の座標を規定するものであり，もちろん病変の位置も規定する．このステップでミスが生じれば，術中ナビゲーションシステムが全く役に立たなくなるため，慎重な設定が必要である．

　手術操作にて脳が偏位した場合，ナビゲーションシステムは不正確なものとなる．その要因の1つが髄液の排出である．硬膜内手術操作を行う場合，多かれ少なかれ髄液の排出は避けられず，髄液が排出されると脳は術野表面から落ち込む．あくまでもナビゲーションシステムのもととなる画像は前述の通り，術前に施行したMRIやCTである．脳が落ち込んだ分だけ誤差が生じることとなり注意が必要となるが，手術の早い段階ではその誤差も最小限であり充分ナビゲーションに耐えうるものである．術中エコー，MRIは術中脳偏位にかかわらずリアルタイム画像を得ながら手術を遂行することができるために極めて有用である．しかしながら，術中MRI設置の費用は莫大である上に専用の手術機器（磁場対応機器）が必要であり，いかなる施設でも導入可能とは言い難いのが現状である．

〈池田直廉〉

H 神経内視鏡

　内視鏡の脳神経外科への応用は，20世紀初頭に水頭症疾患の観察から始まり，第三脳室底開窓術や脈絡叢摘除術が行われていた．その結果は必ずしもよくなく，シャント術の発展により衰退していった．しかし，光学系技術の発展により神経内視鏡 neuroendoscope 機器の開発が行われるようになり，徐々にその手術成果が報告されるようになった．1990年にJonesらによって神経内視鏡を用いた第三脳室底開窓術の良好な結果が報告され，日本でも徐々に各施設で神経内視鏡手術が行われるようになった．現在では水頭症はもちろんのこと，下垂体腫瘍摘出術，脳室内腫瘍生検は内視鏡単独での手術が行われ，さらに顕微鏡手術の支援システムとして脳動脈瘤のクリッピング術にも広く用いられるようになった．

1．神経内視鏡機器

　現在用いられている内視鏡機器には大きく分けて3種類ある．

a．硬性鏡（図6-15a）

　高倍率で高い光学的解像度が得られるため，優れた画質で手術を行うことができる．複数の鉗子孔を持つ外筒を用いることによって，軟性鏡に比べ幅広い手術操作が可能である．しかし，機動性に欠けるため直線的で術野には制限がある．視野角度の異なる硬性鏡への変更によって，その弱点を補う．

b．準硬性鏡

　内視鏡の先端が細く，軽く彎曲することが可能なため，解像度は低いが操作性に優れており，手術操作の補助機器として用いやすい．

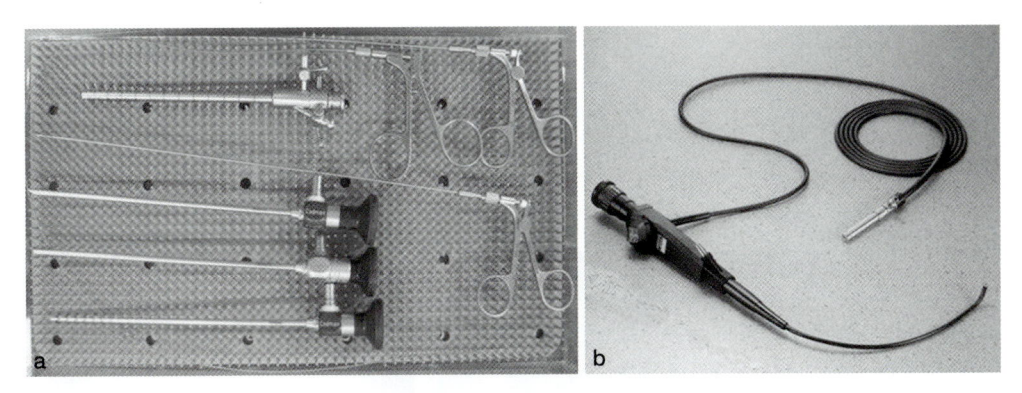

図6-15 硬性鏡（a）と軟性鏡（町田製）（b）

c. 軟性鏡（図6-15b）

　　第三脳室底開窓術をはじめ，水頭症手術にはその機動性のよさから特に日本では最もよく用いられる内視鏡である．しかし鉗子孔が1つしかなく，その大きさにも制限があり手術手

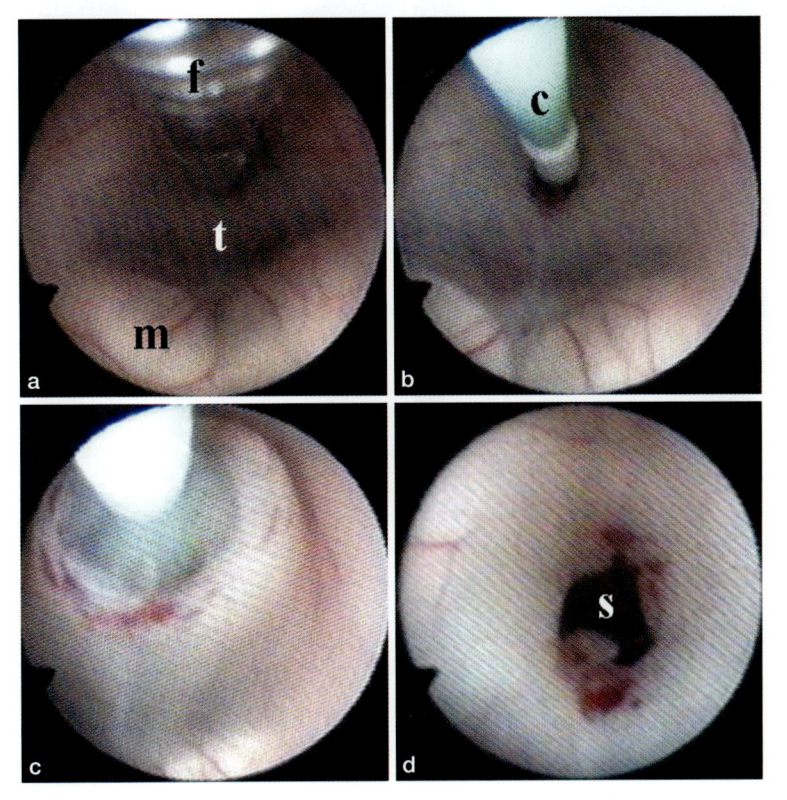

図6-16 第三脳室底開窓術の術中内視鏡写真
a: 鉗子（f）で鈍的に乳頭体（m）前方の灰白隆起（t）を穿孔する．
b: バルーンカテーテル（c）を穿孔部位に通す．
c: バルーンを拡張し穿孔部位を拡大する．
d: 第三脳室底に設けたストーマ（s）．

162   H. 神経内視鏡

技には制限がある．解像度は硬性鏡に劣っていたが，CCDを使ったビデオカメラを内視鏡に組み込んだ径の細いビデオスコープ（電子スコープ）の出現によってその解像度は飛躍的に高まった．今後の発展が期待できる．

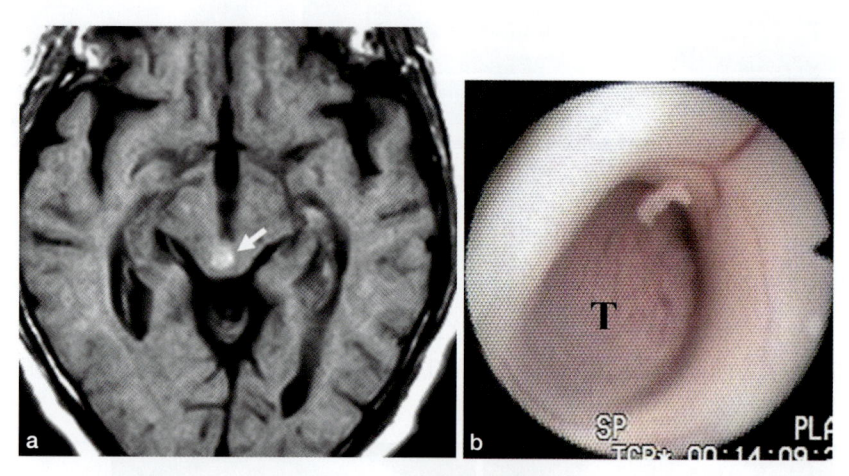

図6-17　転移性脳腫瘍
a：造影MRI．中脳に造影される小さな病変を認める（矢印）．
b：術中内視鏡写真．中脳水道入り口に腫瘍を認める（T）．

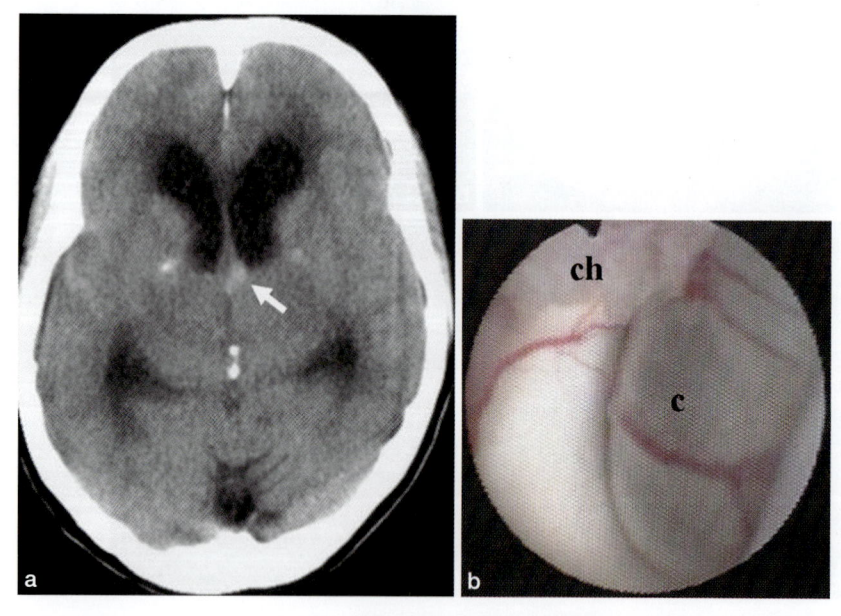

図6-18　コロイド嚢胞
a：単純CT．第三脳室内に高吸収の小さな病変を認め（矢印），側脳室は拡大し急性水頭症をきたしている．
b：術中内視鏡写真．モンロー孔に嵌まり込んだ嚢胞性病変を認める（c）．
ch：脈絡叢

2. 適応疾患

a. 内視鏡単独手術
① 閉塞性水頭症：第三脳室底開窓術（図6-16），脳室隔壁穿破，脳室内短絡管設置
② 脳室内腫瘍：腫瘍生検術（図6-17）
③ 脳内出血，脳室内出血：血腫除去術
④ 脳内嚢胞性病変：嚢胞開放術（図6-18）
⑤ 下垂体腫瘍：経蝶形骨洞腫瘍摘出術

b. 内視鏡支援手術
① 脳動脈瘤クリッピング術
② 神経血管減圧術
③ その他顕微鏡手術

3. 第三脳室底開窓術

手術は全身麻酔下に図6-19に示す人員・機器の配置で行う．通常，右前頭部の正中より外側，冠状縫合前方に小切開を行い，穿頭後脳室内にpeel-awayカテーテルを挿入する．その後，軟性内視鏡を挿入し，側脳室からモンロー孔を経由して第三脳室内に入る．中脳水道周囲を確認し，両側乳頭体と漏斗陥凹に囲まれた三角形の中心の灰白隆起に鉗子で鈍的穿孔を行う．その後，バルーンカテーテルで穿孔部を拡大しストーマ（小口）を設ける．最後に前橋槽内に内視鏡を挿入して，脳槽との髄液の流通を確認して手術を終了する（図6-16，6-20）．

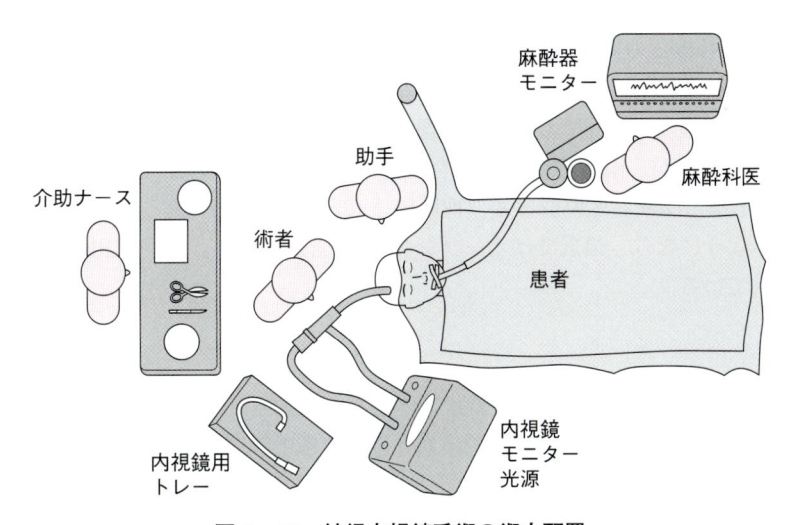

図6-19 神経内視鏡手術の術中配置

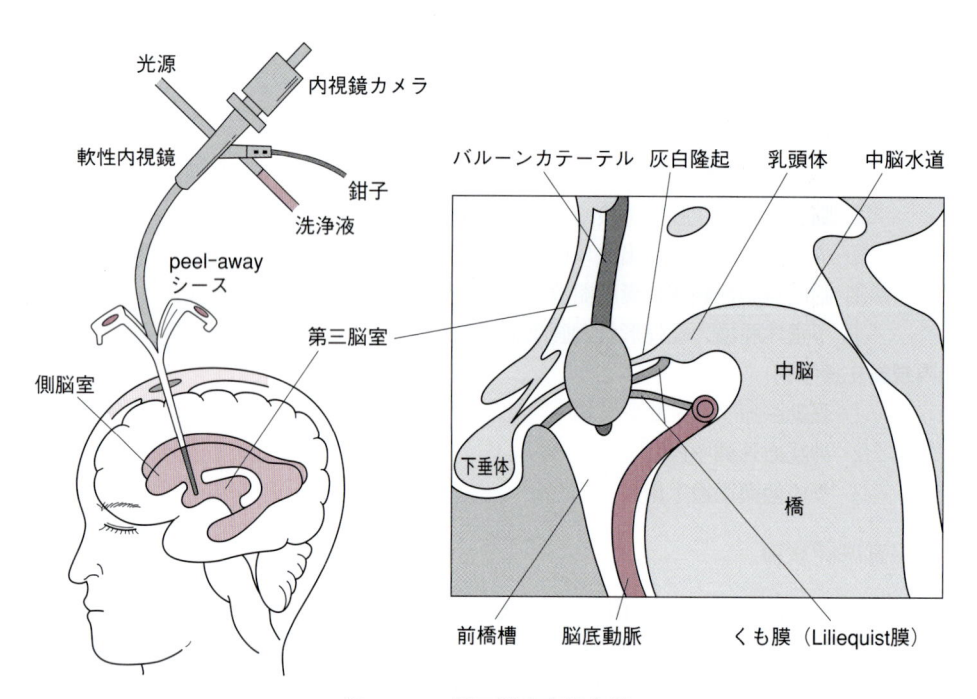

図 6-20 第三脳室底開窓術
軟性内視鏡によるバルーン拡張時の第三脳室底矢状断イラスト．

〈田村陽史〉

I 術中 CT/MRI

　術中 CT/MRI 機器の開発により，脳内画像をリアルタイムに撮像しながら，正確かつ安全に脳外科手術を行うことができるようになった．特に脳腫瘍摘出術や脳内血腫除去術の術中に病変の残存程度を確認するための画像モニターとしては，機器の大きさ，放射線，磁場などの問題はあるが，術中 CT/MRI が有用であることは疑いの余地はない．初期の頃には放射線科 CT 室で簡便な定位脳手術（血腫除去など）が行われた．その後，手術場に CT が導入されるようになり，最近ではオープン MRI の開発により，術中 MRI がいくつかの施設で導入されている．

1．術中 CT

　最近では手術台を固定させ，CT 装置本体を連続移動させてヘリカル CT を撮影することが可能となっている．残存病変や術後出血の確認や術中脳深部到達部位の確認などに有用である．

2．術中 MRI　（図 6-21）

　手術中に MRI を行うことは磁場強度の問題があり困難な面が多かった．その後，磁場方式の変更や MRI 対応手術機器の開発により，MRI を手術室に導入し明瞭な画像を得ることが可能となった．MRI は従来の閉鎖型ではなくオープン型で，磁場も 0.3〜0.4T とし 5

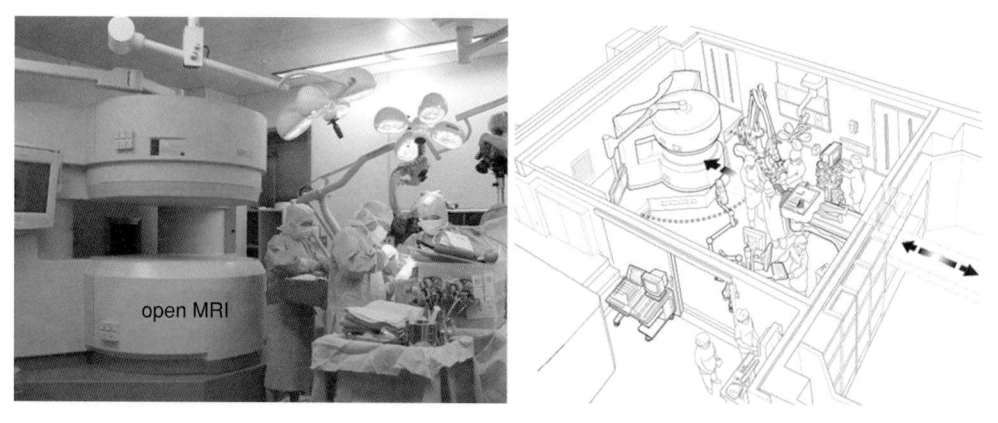

図6-21　術中MRI機器と手術場〔㈱日立メディコより提供〕

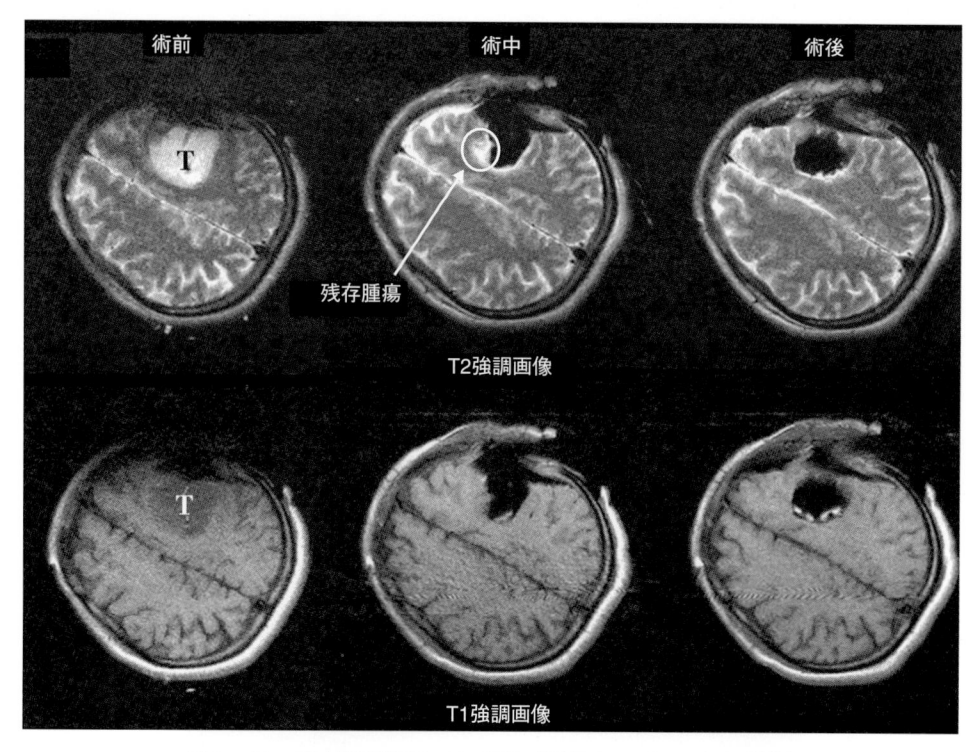

図6-22　術中腫瘍摘出MRI画像〔㈱日立メディコより提供〕

ガウスラインを狭くして，細かな手術器具は従来のものが使用できるようになった（顕微鏡，麻酔器などの大型機器はMRI対応）．

　得られる画像はCTでは病変の境界が不明瞭な造影されない神経膠腫などでもT2強調画像でその範囲を明確に捉えることができる（図6-22）．また下垂体腫瘍など冠状・矢状断画像が有用な腫瘍にも便利である．

〈田村陽史〉

J 脳腫瘍手術機器

1. 超音波吸引装置（CUSA）（図6-23）

超音波の組織選択性を利用し，弾力性に富んだ神経や血管を残し脆弱な組織のみを超音波振動で破砕する装置である．超音波発生装置からの電気エネルギーを振動子で超音波振動に変換しハンドピースの先端に取り付けたチップを振動させる．先端からは洗浄水で破砕した組織を洗い流しながら吸引する．

対象疾患としては，主に脳腫瘍の内減圧に用いられる．腫瘍組織のみを破砕，吸引するため，腫瘍内血管が残り出血点の確認が容易である．出力を下げることによって，腫瘍被膜のみ残して内減圧ができる．また脳切除においても脳腫瘍同様の要領で使用する．

2. 高周波手術装置（PAL-I）（図6-24）

Electromagnetic Field（EMF）システム，PAL-Iは13.56MHzの高周波を利用し，電極先端にエネルギーを集中することによって熱影響の少ない切開・蒸散・凝固を行うことができる．脳腫瘍の手術では，比較的硬い腫瘍を蒸散させることが可能で，操作性にすぐれているので，脳深部手術にも応用できる．最近では神経内視鏡において，軟性鏡の小さな鉗子口へプローベを挿入できるため，凝固・切開に利用されている．

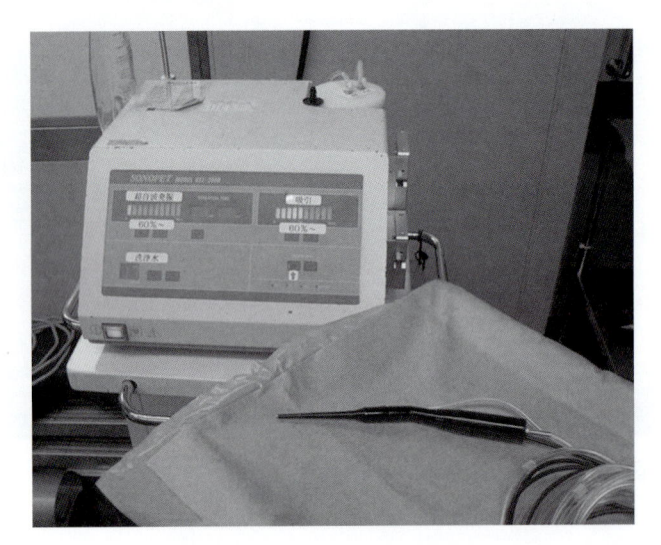

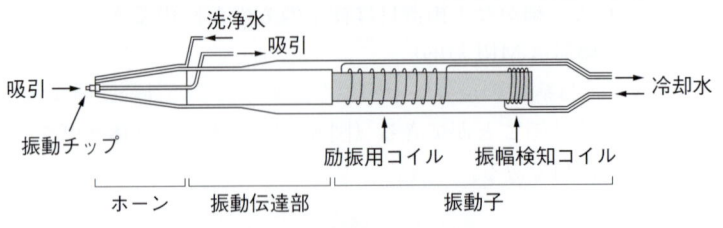

図6-23 超音波吸引装置（CUSA）

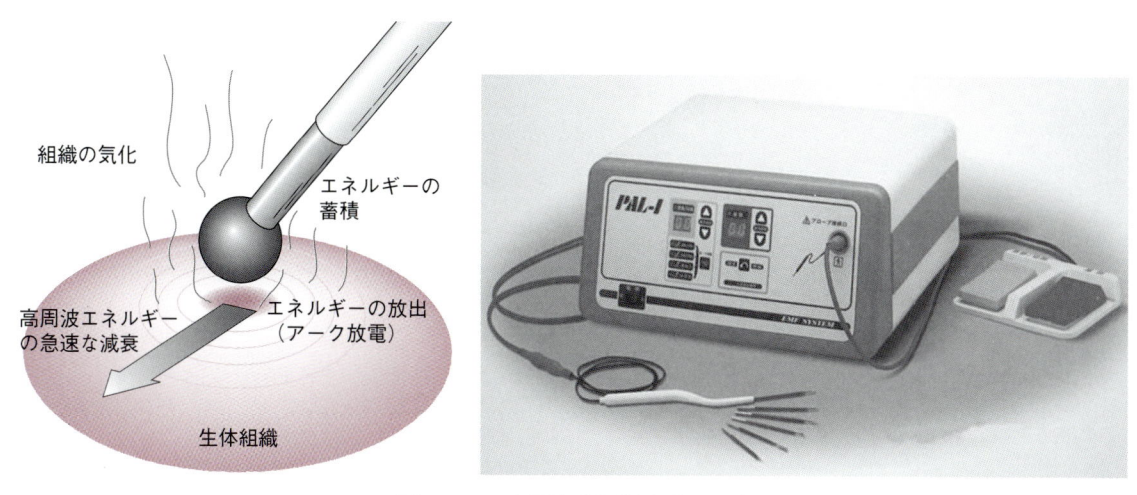

図6-24 高周波手術装置（PAL-I）

3．KTPレーザー

　　KTPレーザーはもともとネオジウム-ヤグ（Nd-YAG）レーザーに，波長を半分に変換できるKTP結晶を組み込み，波長を532nmとして，組織破壊深度が2mmと浅く組織の蒸散・切開を行いながら，止血も行うことができる．ヘモグロビンの吸収域内にあるため，止血効果が大きく，水にほとんど吸収されないため洗浄しながらの止血が可能である．

〈田村陽史〉

中枢神経系疾患に対する放射線治療 7

A ライナック

1. 装　置

　　　ライナック治療装置（医療用直線加速装置　linear accelerator，リニアック治療装置ともいう）（図7-1）は，現在の高エネルギー放射線治療装置の主力装置で，電子線とX線を照射できる．表在性の病変には電子線が，深部の病変にはX線が用いられる．頭部の放射線治療では，日々の放射線治療時の体位の再現性を保ち，照射中の頭部の動きを抑制するために，シェル（図7-2）と呼ばれる固定具で患者を放射線治療器の寝台に固定する．

2. 放射線照射法

　　放射線の生物反応は核内のDNAを損傷することから始まる．これは，癌細胞のDNAにも，正常細胞のDNAにも起きる反応である．放射線治療は，正常細胞のDNAの損傷を低く抑えつつ，癌細胞のDNAに損傷をきたすようにすることが求められる．そのために，放射線が正常細胞にはできるだけ照射されないような工夫をすること（これを空間的線量分布の改善という）や，少しずつの放射線を毎日照射する分割照射（時間的線量配分の改善）などが行われている．

　　放射線照射法は，その目的から，根治的治療，予防的治療，および緩和治療に分類される．通常は1日1回，1回1.8〜2.0Gy，週5回の分割照射で，根治的治療では60〜70

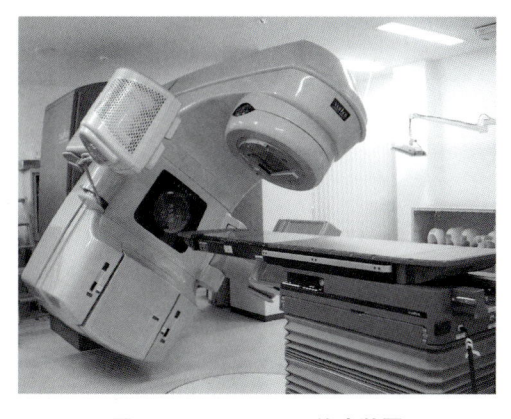

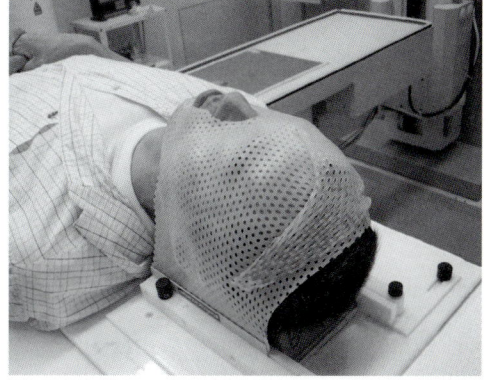

図7-1　ライナック治療装置　　　　　図7-2　シェルによる患者の固定

Gy，予防的治療では 45 ～ 50Gy 程度照射する．

a．根治的治療

腫瘍が比較的限局しており，放射線照射および他の治療法との併用により根治性が期待できる場合に適応となる．

b．予防的治療

主として根治的治療（多くは手術）後，潜在的腫瘍残存が疑われる部位に対し放射線照射を行い，根治性を高めようとする場合に採用される．

c．緩和治療

腫瘍が治療予定範囲外に及ぶために根治性は望めないが，患者の身体的・社会的苦痛を軽減することを目的とする照射法．

3．放射線治療計画

放射線治療をすることが決まると，放射線治療計画を行う．放射線治療計画では，使用する放射線の種類とエネルギー，照射する方向と範囲，1 回あたりに照射する線量と照射回数，総線量などを決定する．近年では，CT 画像を用いて三次元的により正確な治療計画を行うことができるようになり，放射線治療成績の向上につながっている．

4．ライナックによる頭部の放射線治療

a．悪性神経膠腫

可及的に腫瘍を摘出した後，放射線療法と化学療法を行う．腫瘍およびその周囲の浮腫領域からさらに約 2cm 含めた範囲を標的として 60Gy/30 回/6 週程度照射する．場合によっては，途中で照射範囲を縮小する．膠芽腫では中間生存期間 12 カ月程度，2 年生存率 10 ～ 20％である．

b．低悪性度神経膠腫

術後の顕微鏡レベルの残存腫瘍に対し，予防的治療を行う．CT シミュレータを用いて三次元放射線治療計画を行い，45 ～ 55Gy/25 ～ 30 回/5 ～ 6 週程度照射する．5 年生存率は 50 ～ 70％である．

c．髄芽腫

基本的に根治を目指して術後照射を行う．全脳全脊髄照射が標準である．全脳脊髄に 36Gy/20 回/4 週，後頭蓋窩にはさらに 18Gy/9 回を追加照射（ブースト）する．しかし，小児では様々な有害事象を考慮し，5 歳以下の年少者では，年齢に応じて減量を考えざるを得ない場合もある．化学療法を併用する場合には全脳脊髄には 23.4Gy が標準と考えられる．5 年生存率 60％ 程度．

d．転移性脳腫瘍

緩和治療として全脳照射（図 7-3）を行う．30Gy/10 回/2 週が標準的．症状改善率は 60 ～ 80％，中間生存期間は 6 ～ 12 カ月である．近年，定位放射線照射が広く行われるようになった．

5．脳腫瘍に対する放射線治療による有害事象

放射線治療による有害事象は，放射線治療中に出現する急性期障害と，治療終了数カ月以

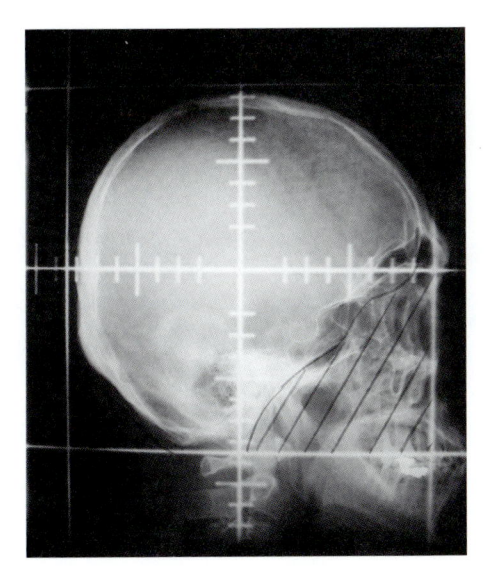

図7-3 全脳照射

降に出現する晩期有害事象がある．急性期有害事象は，一過性のものが多く，放射線治療が終了すれば改善するものが多い．一方，晩期有害事象は，一度発症すると治療抵抗性のものもあり，充分な注意が必要である．

a. 急性期有害事象

頭部への照射では，脱毛，一過性の脳浮腫による頭痛や嘔気，中耳炎などがある．全脊髄照射では，骨髄抑制に注意が必要である．

b. 晩期有害事象

頭部への照射では，高線量照射された場合には放射線脳壊死がもっとも問題になる．転移性脳腫瘍に対する全脳照射では，通常の線量で脳壊死を起こすことはないが，照射後長期生存した場合，脳萎縮による記銘力障害が問題になる場合がある．視交叉に50Gy以上照射されると視力・視野障害の可能性がある．視床下部〜下垂体が照射野内であれば内分泌障害をきたすことがある．特に小児の場合，成長ホルモン分泌障害が問題になる．小児の全脊髄照射では脊椎骨の発育障害をきたす．

〈高橋正嗣　楢林　勇〉

B ガンマナイフ

ガンマナイフとは，開頭手術を行うことなく脳内の病巣（脳血管疾患や脳腫瘍）をごく短時間，かつ低侵襲で治療することができる放射線治療装置である（図7-4）．

ガンマナイフは，1968年にスウェーデンのカロリンスカ大学脳神経外科のレクセル教授によって開発された．そして，その優れた治療成績が次第に明らかになるにつれ，ガンマナイフは全世界に導入されるようになった．日本では第1号機が1990年に東京大学医学部附属病院に導入されてから，現在（2008年7月現在）では全国で合計51台のガンマナイフが

B．ガンマナイフ

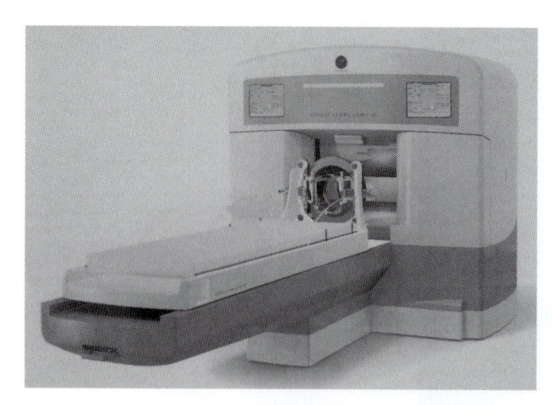

図7-4 ガンマナイフ治療装置（ELEKTA提供）

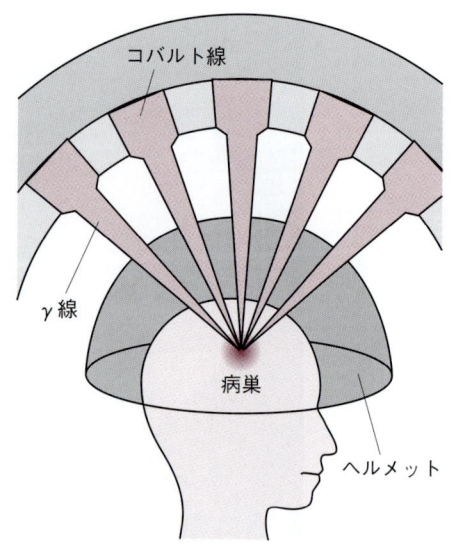

図7-5 装置の構造

稼動している．

1．原 理

　　ガンマナイフ装置内には，図7-5のように201個のコバルトが半円球状かつ同心円状に配置されている．この各々のコバルトから発せられるγ線（X線よりさらに波長の短い電磁波）はヘルメット上の小孔を通ることにより散乱しない細いビームとなり，1カ所に集中するような構造になっている．そして，この焦点に病変を一致させるように頭部を固定して，病巣だけを照射するのがガンマナイフの原理である．201個のガンマ線が集束する焦点には高いエネルギーが生じるため，照射を受けた病巣のみが徐々に凝固，壊死していくことになる．また，焦点には高いエネルギーが生じても，γ線の1本1本は持っている力が弱いため，頭を貫通しても頭皮や頭蓋骨・脳・血管・神経への影響が少ないことが，病巣の周りの組織を傷つけない理由である．さらに，照射の誤差は±0.5mmという高精度が得られている．ビームが集束する焦点は球状となるが，この焦点の大きさも変えることが可能である．ビームの太さをヘルメット小孔の大きさを変えること（4つタイプの小孔がある）で変化させ，さらにその焦点を様々に組み合わせることで不整形の病変や，様々な大きさの病変にも対応することができる．これらのような特徴があるため，今まで手術が不可能とされてきた脳深部の病巣や，eloquent area（脳の大事な領域）の病巣も治療することが可能になった．ガンマナイフという名前は，照射部位と非照射部位との間に，まるでメスを入れたように鮮明な境界線がつくられることに対し，ある脳神経外科医が「ナイフで切ったようだ」と表現したことから生まれたとのことである．

2．適応疾患

　　脳動静脈奇形，良性脳腫瘍（下垂体腺腫，前庭神経腫瘍，髄膜腫など），転移性脳腫瘍，機能的疾患である三叉神経痛などが適応疾患となるが，これら以外に難治性疼痛や難治性て

んかん，頭蓋外疾患としての耳鼻科領域や眼科領域の腫瘍性病変の治療にも応用されるようになってきている．その一方で脳原発の悪性腫瘍に対しての適応にはまだ議論の余地があるとされている．治療対象病巣の大きさは，おおむね最大径が3cm以下，体積で10cm^{3}以下とされていて，照射は通常1回を原則とする．また転移性脳腫瘍のような多発病巣に対しても，1回ですべてを治療することが，ほとんどの場合で可能である．

3．利　点

① 脳深部の病巣や，運動野・感覚野・言語関連領域野などのいわゆる eloquent area と呼ばれる大事な領域に存在する病巣など，一般的に手術対象となりにくい場所の治療が可能である．
② 同時に多発病巣を治療することができる．
③ 通常の放射線治療では制御できない疾患に対しても効果が期待できる場合がある．
④ 全身麻酔が必要なく，体への侵襲はきわめてわずかなため，合併症のある患者や高齢者においても安全に治療可能である．
⑤ 治療のための入院期間が短くて済み（通常3日間），退院後ただちにもとの生活にもどることができる．
⑥ 脱毛や皮膚炎，骨髄機能抑制をきたすことがほとんどない．

4．欠　点

① 治療する病変の大きさなどの点で制限がある．
② 効果に即効性がない（治療直後に効果が現れない）．
③ 放射線特有の副作用（放射線壊死）が遅発性に出現する可能性がある．また10年以上の長期成績がまだ不明である．そのため，安全に病巣摘出が可能な症例では手術摘出を優先することが勧められる．
④ 金属フレームを頭部に4点ピン固定しなければならないため，その操作に多少の痛みを伴う．
⑤ 極めて稀ながら，悪性腫瘍が誘発される場合があるといわれている．
⑥ 機械の構造上の問題で，頸部や体部の病変などには用いることができない．

5．進化するガンマナイフ

　　画像診断機器（MRIなど）の進歩や治療計画専用ソフトの改良により，ガンマナイフの照射プラン作成は年々綿密で詳細かつ迅速に行えるようになってきている．1999年にはAPS（automatic positioning system）装置が搭載されたガンマナイフユニットモデル type C が登場した．旧タイプのものでは，ガンマナイフ装置への頭部固定は1回1回を手動で行っていたが，APS装置により，この操作を自動で行うことが可能となった．つまり，患者は何度も体位を変えずに済むようになったため，照射時間の短縮も得られ，より快適にガンマナイフを受けることができるようになった．また，この装置は照射精度をも向上させた．そして今後，さらに進化を遂げた perfexion という新しいガンマナイフ機種が登場する予定である．

■メモ■

1)「定位」とは？

「病巣を正確に位置決めすること」をいう．

2) 定位放射線照射 stereotactic irradiation (STI)

多方向から少量の照射線を一点に集中させることにより高線量の焦点を形成し，これらを目標部位に一致させて照射する方法をいう．

3) 定位手術的照射と定位放射線治療

定位放射線照射という言葉は，定位手術的照射 stereotactic radiosurgery (SRS) と定位放射線治療 stereotactic radiotherapy (SRT) の総称でもある．1回の照射で治療を終了する場合を定位手術的照射といい，1回だけで治療を終了するのではなく，何回かに分割して行う場合を定位放射線治療という．ガンマナイフは通常1回照射で治療を終了するので，定位手術的照射になる．それに対して，Xナイフやサイバーナイフは，定位手術的照射だけではなく定位放射線治療も行うことが可能である．

〈住岡真也〉

C Xナイフ

1．定位放射線照射

患者を治療台に固定し，高い精度での照準を行い，病変を中心とした狭い範囲に多方向から放射線を集中して照射する方法である．周囲の正常組織への被曝を抑えながら，病変には高線量を照射できる．1回の照射で治療が終了する定位手術的照射 stereotactic radiosurgery (SRS) と，分割照射をする定位放射線治療 stereotactic radiotherapy (SRT) とがある．

手術では治療困難であった部位の病変の治療が可能であること，手術よりも低侵襲であること，治療期間が短いことなどの特徴を持つ．

Xナイフはライナックから照射されるX線を用いる定位放射線照射で，ガンマナイフはコバルト線源から照射されるγ線を用いる．両者の比較を表7-1に示す．

表7-1 Xナイフとガンマナイフの比較

	Xナイフ	ガンマナイフ
治療器	従来のライナックを使用	専用の治療器が必要
線源/線種	ライナック/X線	コバルト/γ線
線源交換	不要	必要（半減期：5.27年）
位置精度	綿密な精度管理が必要	高い位置精度を有する
SRT	GTCフレームで容易に可能	固定フレームのため困難
治療時間	長い（1ターゲットに30分）	短い（1ターゲットに数分）

2．固定具

Xナイフでは，従来のシェルを用いた固定では位置精度が不充分なため，さらに強固な

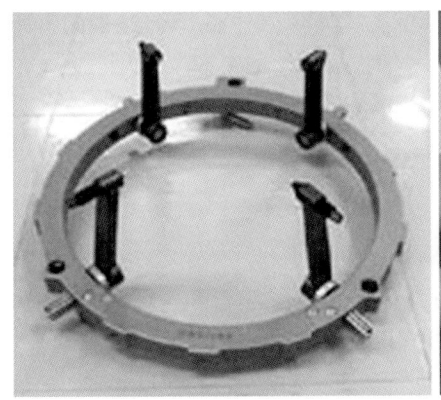

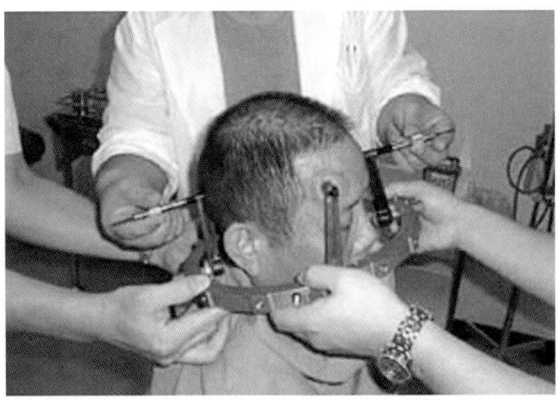

図7-6 BRW ヘッドリング

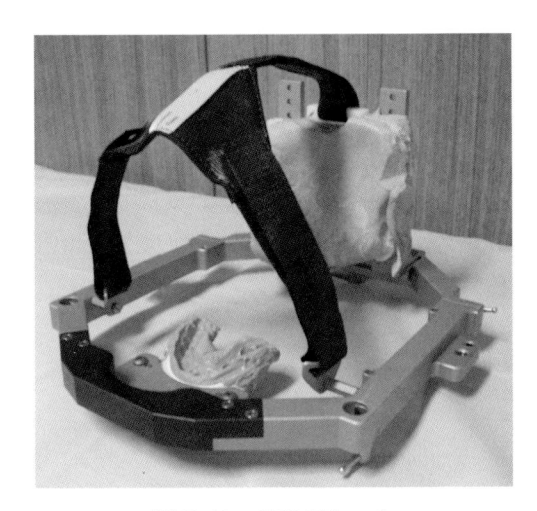

図7-7 GTC フレーム

固定具を用いる．

　SRS には，BRW ヘッドリング（図7-6）と呼ばれる固定具を用いる．患者の前額部2点と後頭部2点の計4点を，局所麻酔下に，ボルトを用いて頭蓋骨に観血的に固定する．固定精度は非常に高いが，麻酔注射時に痛みがあること，麻酔薬による副作用，固定部の出血や感染などに注意が必要である．

　SRT の場合には，観血的な固定具をつけたまま何日も過ごすことができないため，非観血的で着脱可能な，再現性のある固定具が必要である．X ナイフで用いられる GTC フレーム（図7-7）は，患者の上顎歯列を型どったものと3本のベルトをヘッドリングに取り付けた固定具である．患者に協力してもらい，何度か装着の練習をすることで再現性の精度は向上する．歯が悪い患者や，コミュニケーションの難しい小児や高齢者，意識障害のある患者には使用が困難である．

3. 照射

　ライナックから出力される X 線を直径 12.5～40.0mm の細いビームに絞り，ガントリー

を回転させながら扇型に照射する．ガントリーの回転の中心に病変を設置すれば，病変には常に放射線があたり，正常組織にはほとんど照射されない．この扇型（アーク）を三次元的に多方向から照射することで病変部のみに線量を集中させることができる．

4．適応疾患

a．転移性脳腫瘍

定位放射線照射のもっとも多い適応疾患．一般に，腫瘍径が3cm以下，腫瘍個数が数個（3～5個）以下，全身状態が比較的良好な場合に適応となる．手術と同等の治療成績が得られる．局所制御率80～90％，中間生存期間は6～12カ月程度．

b．悪性神経膠腫

ライナックによる外照射後の追加照射（ブースト）として行われることが多い．

c．前庭神経鞘腫

手術による全摘出が標準的治療であるが，最近は，侵襲性が低い治療として，定位放射線照射が用いられることが多くなってきた．手術と比較して聴力保存率の向上が期待できる．晩期有害事象を減らすという点で分割照射（SRT）が望ましいという意見が多い．

d．脳動静脈奇形（AVM）

血管内皮細胞が放射線によって損傷をきたし，血栓化することを利用した治療法．動静脈奇形のナイダスをターゲットにして照射する．通常，SRS（1回照射）が用いられる．ナイダスの完全閉塞までに2～3年を要する．2年閉塞率は70～80％．

e．その他

髄膜腫や下垂体腺腫などが適応となることがある．

5．有害事象

a．急性期有害事象

照射直後から約24時間までに10％程度に一過性の脳浮腫による脳圧亢進症状が起きる．脳幹部への照射ではとくに注意が必要である．

b．晩期有害事象

照射3～12カ月後に，放射線脳壊死が数％に起こる．開頭術が必要になる場合もある．頭蓋底への照射の場合，脳神経障害に注意が必要である．とくに視神経・三叉神経・顔面神経の障害は患者のQOLを著しく低下させる．

c．局所麻酔薬による副作用

SRSではフレーム装着時に局所麻酔薬の皮下注射が行われるため，その副作用に充分な注意が必要である．アナフィラキシーショック，意識障害，悪心，嘔吐など．

d．ボルト固定部の副作用

SRS終了後，ボルトを抜去した際に出血をきたすことがある．動脈性の出血の場合には縫合が必要になることもある．また，抜去部の創部の感染に注意が必要である．治療後数日間は洗髪しないようにする．

〈高橋正嗣　楢林　勇〉

D サイバーナイフ

1. サイバーナイフとは

　サイバーナイフは，ガンマナイフによって普及した頭部定位放射線照射システムを進化させた装置である．ロボットに搭載した放射線発生装置をコンピュータで動かすことで病変の動きを追跡できるため，頭部はマスクで緩やかに固定する程度で充分で，1回照射のみならず分割照射が可能となり，これまで治療が困難だった部位の病変も扱うことができるようになった（図7-8）．

2. サイバーナイフの歴史

　従来の定位放射線照射装置（ガンマナイフ，Xナイフなど）により，頭蓋内病変の治療はいちじるしく発展した．しかし，① 頭部は局所麻酔によるピン固定が必要，② 検査時から治療終了まで頭部固定装置に束縛されるため，通院治療や数日に及ぶ分割照射が困難，③ 治療対象は頭蓋内病変に制限され，④ 機種によっては線量分布が不均一になりやすい，などの問題点があった．

　1992年から米国Stanford大学のAdlerらは，侵襲的固定装置なしで頭部・頸部さらには体幹の病変に高精度の放射線照射を行う目的で，標的を探して追跡するミサイル技術や高い自由度をもつロボット技術を応用した新しい定位放射線照射装置-サイバーナイフ-の開発を始めた．1994年から米国で，1997年からは日本でも治療が開始され，優れた成績をあげている．

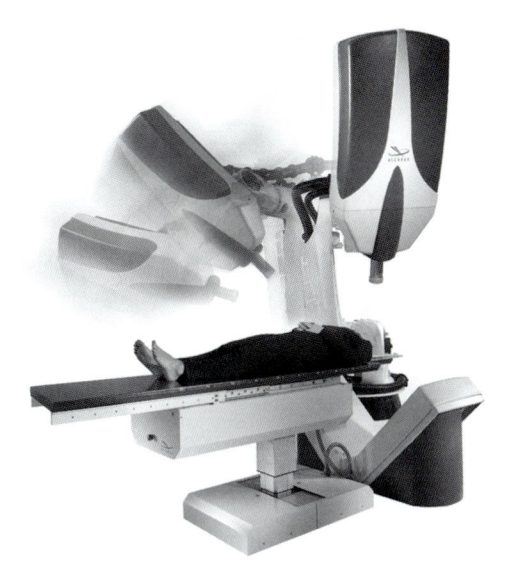

図7-8　コンパクトな放射線発生装置を搭載したロボット，治療ベッド，病変追尾用移動検出モニター

3．適応症例

サイバーナイフは基本的に定位放射線照射装置であるから，従来の機種で適応となる頭蓋内病変（直径3cm以下の脳腫瘍，脳動静脈奇形）が治療対象となる．治療範囲が広いため，耳鼻咽喉科・口腔外科領域や頸椎・頸髄の病変なども治療できる．また分割照射など治療方法の工夫により直径4cm程度の病変まで治療できる可能性がある．

4．代表的な頭蓋内病変に対する治療成績の報告のまとめ

a．転移性脳腫瘍

腫瘍の局所制御率（消失・縮小・不変を含める）は90％，また症状も軽快することが多いという結果が得られ，生活の質（QOL）が改善されて非常に有効である．しかし平均生存期間を著しく改善させる効果は期待できない（照射後6カ月・1年・2年の生命予後はそれぞれ48％・20％・8％）．

b．前庭神経腫瘍

約40％で治療後一時的に増大するものの，5年以上経過した例をまとめると90％で縮小するという良好な成績である．聴力機能は70〜80％，顔面神経機能は95％以上で保存される．

c．髄膜腫

局所制御率（消失・縮小・不変を含める）は90％以上と優れている．しかし脳浮腫をきたしやすい例も知られている．

d．脳動静脈奇形

治療に適した直径3.0cm以下の例では，消失率は治療後1年で50〜60％，2年で80〜90％と成績は良好である．しかし完全消失するまで出血の危険が残ること（出血率は自然経過とほぼ同じ3〜4％/年），治療後5年経っても消失しない場合には再治療を要すること，治療後に画像異常がかなり認められ（30％），その1/3に症状を伴うことなどが明らかになってきた．

5．副作用，合併症

数日以内の早期には，吐気・嘔吐（10％程度）が最も頻度が高く，発熱や痙攣，皮膚の発赤や粘膜潰瘍などが起こる可能性がある．数週間から数カ月まで腫瘍周囲の浮腫，脱毛，脳神経障害など，さらに数カ月から数年以上では腫瘍周囲の壊死や血管閉塞，腫瘍新生などが知られている．

6．治　療

治療は病変の状況により，初診の当日，翌日あるいは数日後に行う．治療時には，初診日に作製したマスクをつけて，治療台の上に臥床する．治療計画に基づいてロボットアームが頭部の周りを移動して照射を行う（45〜90分程度）．10mm以内の病変の動きは自動的に追尾して治療を続け，それ以上の動きには装置が止まる．原則として治療日は入院してもらう．

7. サイバーナイフの特徴

a. 非侵襲的定位技術
サイバーナイフでは侵襲的固定装置を使用せず，ネット状のマスクと病変追尾装置を用いるので外来での治療も可能である．

b. 時間的自由度
1回の照射で治療が終了する定位手術的照射（SRS）と分割照射を応用する定位放射線治療（SRT）のどちらにも高精度に対応できる．分割照射は3回，5回，7回としている．

c. 空間的自由度
従来の定位手術的照射では治療対象は頭部固定装置で覆われた範囲に限られたが，サイバーナイフは耳鼻咽喉・口腔・頸椎の治療も状況により可能である．米国では全脊椎・肺癌・前立腺などの治療も試みられている．

d. 複雑な形状の病巣にも均一な線量分布
サイバーナイフは，X線ビームをさまざまな方向へ照射できるため，複雑な病変でも均一な線量分布が得られる．また健常組織への過度の被曝や，病変への不充分な照射を避けることができる．

〈長澤史朗〉

E 強度変調放射線治療

悪性脳腫瘍，ことにグリオーマに対する放射線治療は標準的治療として，1日1回2Gy，総線量60GyのX線による分割照射が確立されている．しかしながら，グリオブラストーマに話を限ると，術後この標準的放射線治療を行っても，平均生存期間は9～12カ月であり，画像上の奏功率（50%以上の造影域の縮小）は23%に過ぎず，満足すべき状況とは決していえないのが現状である．

悪性グリオーマの治療が困難である最大の理由は浸潤的発育である．つまり，MRI等の画像所見で造影を受ける腫瘍塊から腫瘍細胞がその辺縁にぱらぱらと発育し，この部分では機能している正常の神経組織が介在する．よって外科的に治癒切除は現実的には不可能であり，後療法が必須となる．浸潤部では当然腫瘍細胞の密度が異なり，これらの腫瘍を制御するには放射線量に差をつけることが理にかなっている．つまり悪性腫瘍の細胞が密に詰まっているところには大量に，少ないところは少量照射することが重要である．この理論を実現させる照射法がこの**強度変調放射線治療 intensity-modulated radiotherapy（IMRT）**である．つまり，悪性グリオーマを標的とすると，造影域 gross tumor volume（GTV）に数mmマージンを加えた planning target volume 1（PTV1）に最も高線量を照射し，その周囲にさらに広いマージンを取ったPTV2，3を設定し，それぞれに重み付けをつけた照射が試みられている．この照射を可能にするために，多分割しぼり multi-leaf collimator が使用される．照射ごとに collimator の形状を変化させることで照射前の計画に沿った，それぞれのPTVに重み付けを行える．

いまひとつの試みが inverse planning である．通常のX線外照射の照射計画ではGTV，PTVを設定後，各方向からの照射計画を足し合わせ，試行錯誤を重ねて，治療計画を作成

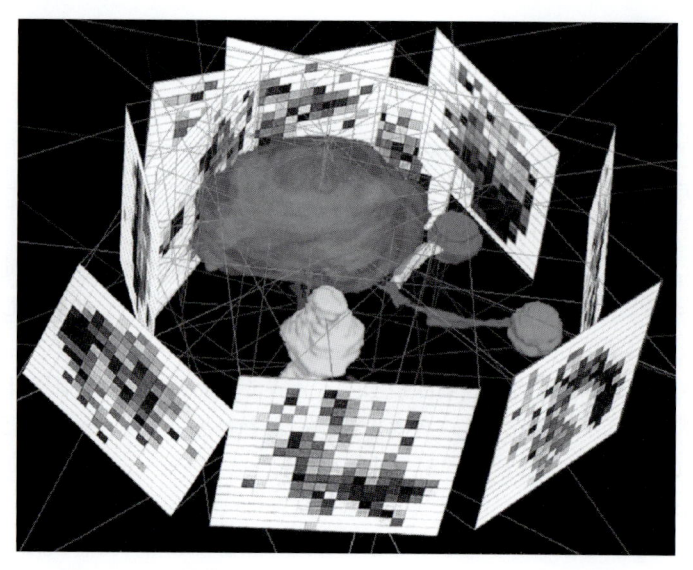

図7-9 左側頭葉の病変に対する9門のIMRT照射模式図

する．これに対して，inverse planningでは，逆にあらかじめ，PTVに対して目標とする最大線量，最小線量，あるいは線量-体積曲線を治療計画装置に入力する．また，照射野に含まれる線量を抑えたい正常危険臓器 organ at risk（OAR：脳腫瘍の照射に対しては，眼球の水晶体，視神経，網膜や脳幹など）に対しては，通常許容されうる最大線量を入力する．この操作により，治療計画装置上で行い最適とされる，各門のコリメーターの形状，線量の割り振りなどがコンピュータにより自動的に設定される．つまり，照射したい部位，照射したい線量，照射を避けたい部位をあらかじめ設定すれば，どこから，どのような形で，どれだけ照射をするか，コンピュータが自動的に計算してくれるわけであり，理想的な線量計画が容易に立てられる．図7-9に左側頭葉の病変に対する9門の照射模式図を挙げる．OARとして両側眼球，視神経，脳幹を設定し，この部分の照射を避けている．IMRTはX線を用いる照射法としては最も合理的な照射法と考えられる．まだ，悪性グリオーマに対するまとまった治療報告は少ないが，今後の報告が待たれる．

〈宮武伸一〉

F 硼素中性子捕捉療法

硼素中性子捕捉療法 boron neutron capture therapy（BNCT）は原理上腫瘍に対する細胞選択的照射が可能な唯一の放射線治療法である．硼素（^{10}B）原子を含む化合物を投与し，その後，原子炉で熱中性子もしくは熱外中性子を照射する．硼素化合物自体には細胞毒性はなく，また治療に用いる中性子の毒性も極く小さいが，硼素原子核は中性子を捕獲し，極めてエネルギーの高いヘリウム原子核（α粒子）とリチウム反跳核をそれぞれ，9μmと4μmという，細胞1個に相当する距離に放出し，その細胞を破壊する細胞選択的な粒子線治療ともいえる（図7-10）．すなわち殺細胞効果は硼素中性子捕獲反応の生じた細胞のみに限局され，近隣の硼素を含まない細胞には影響を及ぼさない．そこで，硼素化合物を腫瘍だけに

図7-10　BNCTの原理

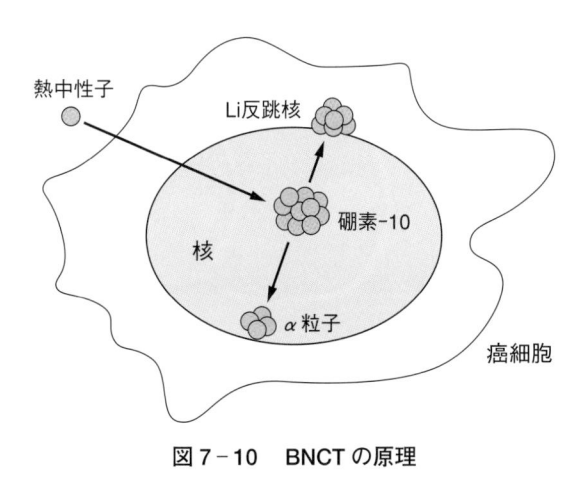

選択的に集積できれば，腫瘍選択的な細胞破壊が可能となる．X線を用いた外照射やXナイフやガンマナイフ等の定位放射線治療また陽子線等の粒子線治療等すべて照射野内の細胞は腫瘍であれ，正常細胞であれ，すべて破壊するわけであるが，BNCTは狙った腫瘍を細胞レベルで選別して破壊することができる．

　以前は原子炉で開頭手術を行っていたが，われわれは中性子の深部到達性を高めるべく，熱外中性子の利用を開始した．これにより，非開頭での照射が可能となった．ついで，集積機序の異なる2種類の化合物BSH（borocaptate）とBPA（boronophenylalanine）の併用を行っている．BSHは破綻した血液脳関門よりしみ出すように腫瘍組織に移行する．MRIで造影を受ける部分にこの硼素化合物が移行すると考えると想像しやすい．BPAはアミノ酸であるフェニルアラニンに硼素をつけた化合物である．腫瘍組織は栄養となるアミノ酸を取り込みやすく，亢進した蛋白代謝を利用して積極的に腫瘍組織に蓄積される．また，フッ素ラベルしたBPAをトレーサーとして利用することにより，PETにより腫瘍内および脳内BPA濃度が推測され，治療の適応決定および照射線量がsimulationできる．図7-11にBPA-PETによるBPAの取り込みを示す．この症例では右頭葉脳腫瘍は反対側正常脳に比べ

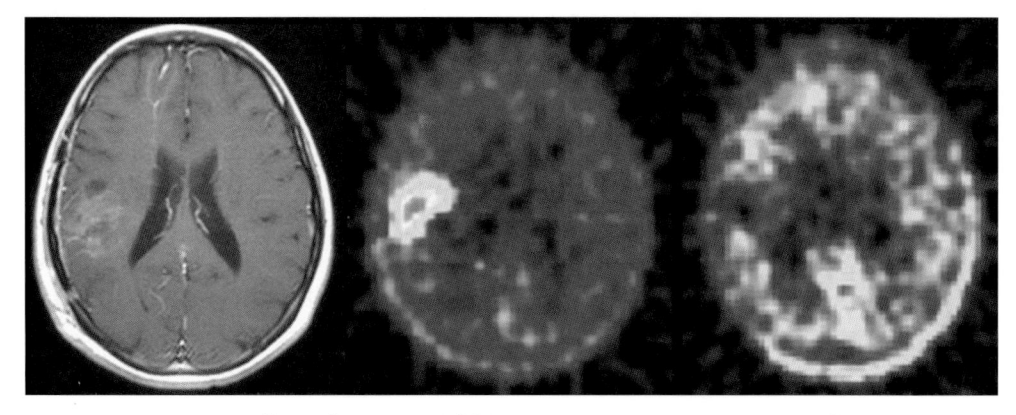

図7-11　グリオブラストーマ症例でのBPA-PETによるBPAの取り組み
左：Gd造影MRI，中：術前F-BPA-PET，右：BNCT施行21カ月後F-BPA-PET

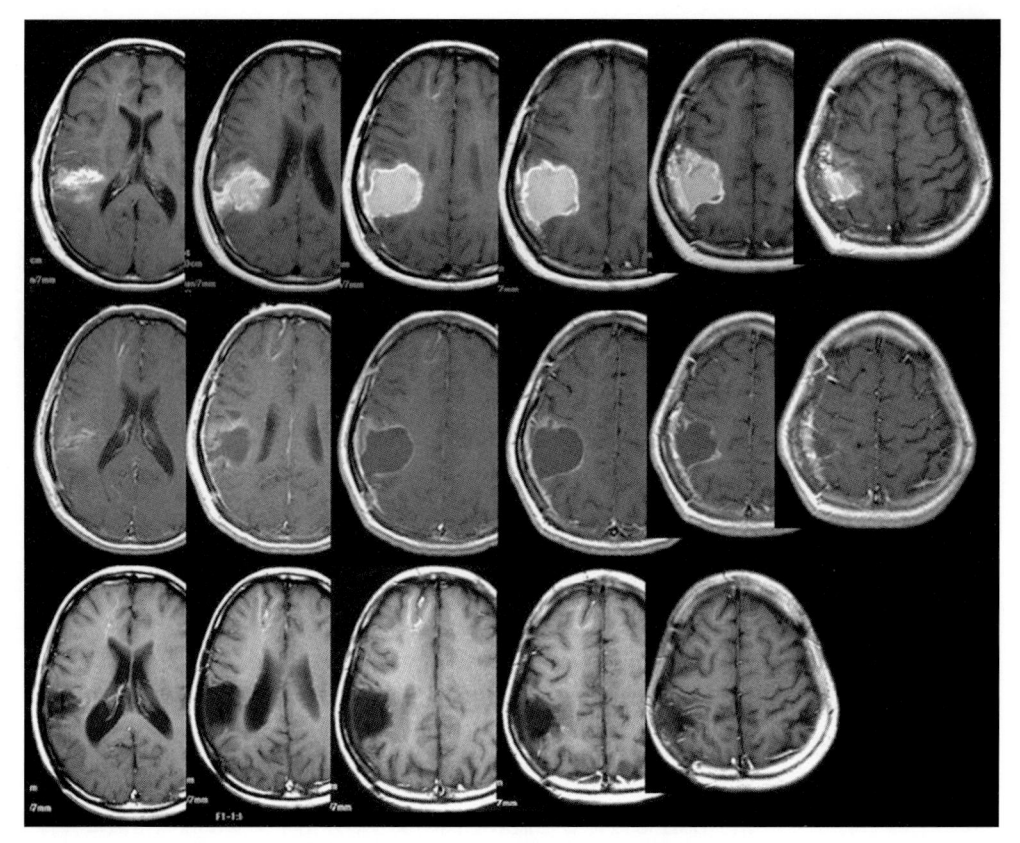

図7-12　前図症例の治療経過（造影 MRI）
上：術前，中：BNCT 前，下：BNCT 19 カ月後

て，4.5倍の蓄積を示す．これをもとに腫瘍および正常脳の吸収線量を試算すると，BPA と BSH の併用により腫瘍は正常脳の6倍の線量で照射される．

　図7-12に，図7-11に示したグリオブラストーマ初発例の治療経過を示す．初回手術が終了した段階で紹介を受け，施行した PET が先の図7-11中央である．その後当院で再度摘出を行い，腫瘍摘出腔にオンマヤリザーバーを設置し，BNCT 当日に空気置換を行い，BNCT を施行した．中性子は生体内を通過する際に減弱するが，空気中は減弱しないため，このような空気置換が有効である．その後20Gy の局所照射を深部に追加した．BNCT 施行19カ月目の MRI が図7-12下段であり，21カ月後の PET を図7-11右端に示す．腫瘍の再発は全く認めず，壊死も生じず，神経脱落症状なく経過している．また PET でも BPA の集積を全く認めていない．

　図7-13に当科で経験した初発グリオブラストーマの BNCT 治療群と1990年より2006年までに経験した BNCT 以外の初発グリオブラストーマ治療群の生存曲線を示す．BNCT 治療群は再発が確認されるまでは，化学療法は行っていない．われわれの経験では再発例に対しても，治療効果を認めたが，前治療として X 線の分割照射が選択されていると，放射線壊死の可能性が高くなり，また，これを避けるため線量不足になる傾向がある．また，局所制御はある程度満足のいく成績とも考えられるが，多くの症例を髄腔内播種でなくしてお

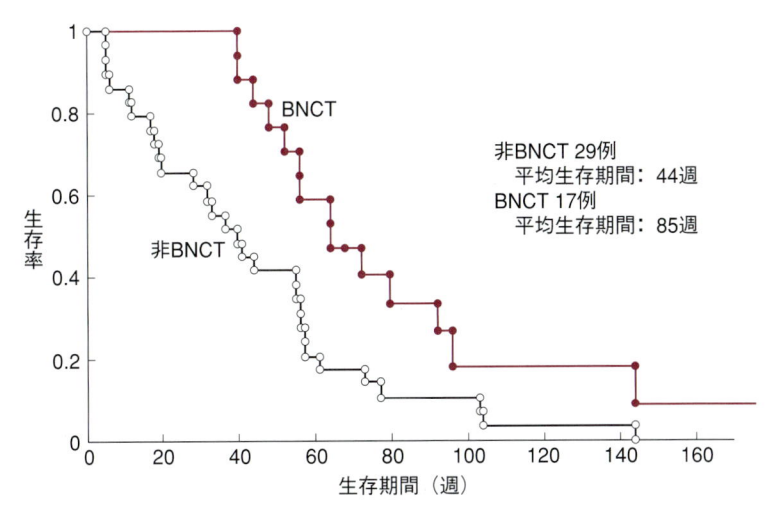

図7-13 グリオブラストーマ治療別生存期間

非BNCT 29例 平均生存期間：44週
BNCT 17例 平均生存期間：85週

り，これが大きな問題と考える．髄腔内播種以外にも，BNCTにも解決すべき問題点が多い．まず熱外中性子を用いても，深部線量が不足する症例が存在する．ここで示した症例のように，硼素の不均一分布による打ちもらしを防ぐべく，最近の症例ではBNCT後20～30 Gy程度の局所X線照射を深部に追加している．

　本治療法の一番の欠点は，原子炉がないと治療できないという点であろう．これに対しては中性子の発生・照射が可能な加速器の開発が進んでおり，この数年内に病院内でBNCTが可能になるものと思われる．

〈宮武伸一〉

G 粒子線治療

　粒子線は質量を有する粒子であり，荷電粒子線と非荷電粒子線に分けられる．荷電粒子線には**陽子線**，**α線**（ヘリウム原子核）や，さらに質量の大きい**重イオン線**として**炭素線**，**ネオン線**等が存在する．古くは，非荷電粒子線である**速中性子線**や重イオンであるネオン線も粒子線として臨床応用されてきたが，現在のところ，治療に用いられている粒子線は陽子線と炭素線である．このうち炭素線は**重粒子線**とも呼ばれており，主としてわが国での臨床経験が世界をリードしている．わが国には炭素線の治療施設が2ヵ所，陽子線の治療施設が5ヵ所稼働中であり，このうち，後述の兵庫県立粒子線医療センターは双方の治療が可能な唯一の施設である．粒子線の特徴は図7-14に示す**ブラグピーク**にある．この特徴を理解してもらうために，X線の生体内での減衰から説明を始める．X線が生体内に照射されると，なだらかに減衰しながら進んでいく．よって，どのような照射計画を立てても，標的となる腫瘍組織を超えてX線はエネルギーを放出し，先鋭な線量分布を付与することは不可能である．これを補うための方法がガンマナイフ等の定位放射線治療であるが，これでも標的を超えた照射は避けられない．一方粒子線は荷電粒子のエネルギーをコントロールすることにより，生体内での飛程の制御が可能となり，その飛程の終末で最も強いエネルギーを放出

G．粒子線治療

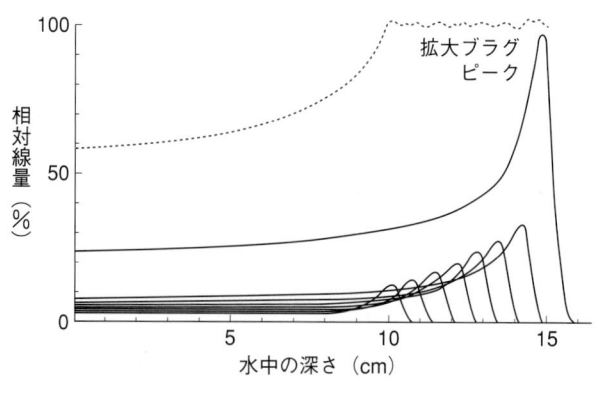

図7-14　ブラグピーク

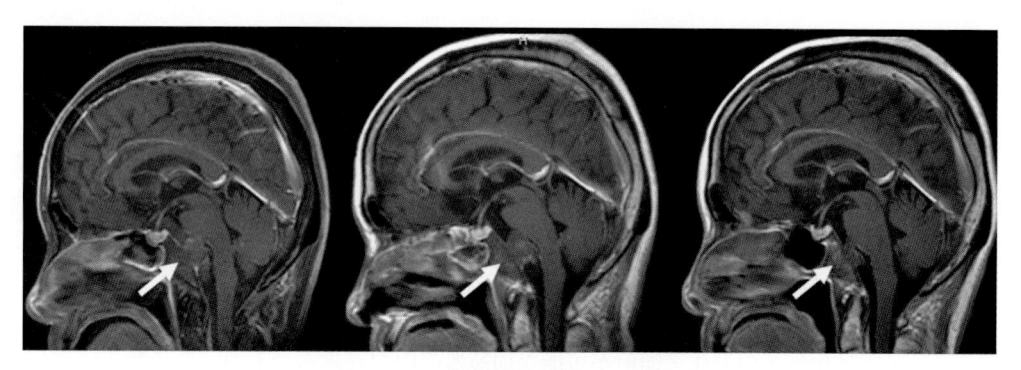

図7-15　陽子線で治療した脊索腫
左：治療前，中：治療6カ月後，右：治療2年後

し，これをブラグピークと呼ぶ．このピーク以降にはほとんど線量が及ばず，ここがX線と根本的に異なる点である．フィルターを利用し，いくつかのブラグピークを重ねることで一定の深さで均一な線量が得られ，拡大ブラグピークとよばれている（図7-14）．これと，ボーラスと呼ばれる遮蔽物質を利用することにより，数門の照射により，非常に尖鋭な線量分布が得られる．

図7-15にわれわれが陽子線治療で経験した脊索腫の治療経過を紹介する．症例は76歳女性で，腫瘍は蝶形骨洞より斜台を破壊し，脳幹前面を圧迫する脊索腫である．これに対して，組織診断を確定後，陽子線による治療が兵庫県立粒子線医療センターで行われた．治療は26分割，総計65Gy-Eqを照射した．照射後，腫瘍は徐々に退縮し，脳幹前面の圧迫が解除していることが読み取れる．陽子線照射に起因する副作用は認めていない．

このように現在のところは，粒子線治療が究極の定位的照射法であるといえる．ただ粒子線の弱点として，皮膚に近い腫瘍に対しては皮膚にも高線量が避けられない．

悪性グリオーマに対する粒子線治療の報告は少なく，英文誌では陽子線と光子線の併用の報告が一報あるのみである．これによると，確かに陽子線治療はグリオブラストーマの2年生存率が34％と非常によい成績を挙げている．しかしながら，詳読すると，治療により広範な放射線壊死が生じており，生存者のQOLはかなり障害されている．浸潤部をカバーす

べく，照射野を広く設定すれば，生命予後の改善には繋がるが，機能予後は損なわれることになる．このあたりが悪性グリオーマに対する粒子線治療の課題であろう．

一方，境界は鮮明であるが，外科的切除が困難な悪性腫瘍に対して，粒子線治療は究極の切り札になることは容易に予想できる．陽子線と炭素線の選択はどちらがよいのであろうか？　両者はほぼ同等の線量分布特性を持つ．明らかな違いは相対的生物効果にある．陽子線の相対的生物効果は 1.1（X線の 1.1 倍）とされるのに対して炭素線のそれはおよそ 3 とされている．相対的生物効果が高いと放射線抵抗性の腫瘍に対してもより高い治療効果が期待され，かつX線や陽子線のように酸素による影響を受けにくい．前述の脊索腫も炭素線が有利といえる．しかしながら，建設費用や実際の照射の自由度を加味すると陽子線にも期待が集まり，今後の動向が気になるところである．

〈宮武伸一〉

脳神経外科手術法

A テント上開頭法と対象疾患

頭蓋内病変に対する手術方法は，その病変の部位や大きさによって開頭 craniotomy 部位を決め，脳内への到達法 approach を選択する．本項では各開頭術と顕微鏡による代表的脳深部へのアプローチを記載する．また最近，言語野や運動野などの脳内病変（特に神経膠腫）に対して行われるようになった覚醒下手術についても言及する．

1．前頭開頭術

a．対象疾患

- 前頭葉病変
- 前交通動脈瘤，末梢性前大脳動脈瘤
- 嗅窩部髄膜腫，大脳鎌髄膜腫（前半部）など
- 第三脳室内腫瘍（頭蓋咽頭腫など）
- 髄液鼻瘻閉鎖術（前頭蓋底骨折による）

b．方　法（図8-1）

1）皮膚切開

前頭部の毛髪線内に沿った弓状切開を行う．皮膚弁を翻転する際，骨膜を残して後述する

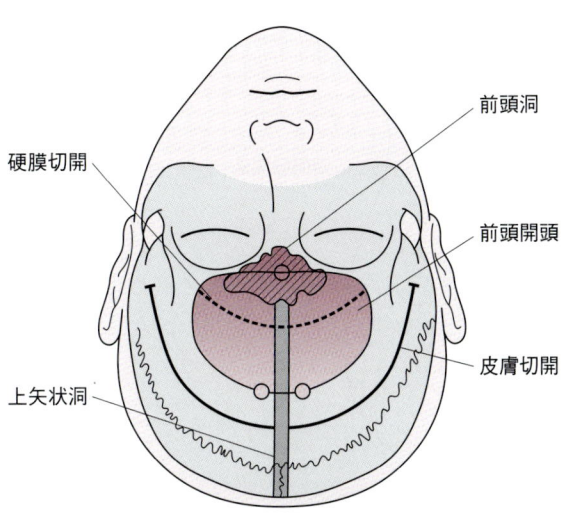

図8-1　前頭開頭術

前頭洞開放に対する処置に利用する．

2）開　頭

前頭骨開頭では上矢状洞と前頭洞の処置が問題となる．上矢状洞の両側に穿頭を行い，上矢状洞上面の硬膜を骨から充分に剥離し損傷を避ける．前頭洞が開放した場合は骨膜や帽状腱膜を翻転して覆い，髄液鼻瘻を防止する．

3）硬膜切開

前頭蓋底を底辺とした弓状切開を行う．

c．大脳半球間裂アプローチ　interhemispheric approach

片側と両側のアプローチがあり，両側では上矢状洞を結紮し大脳鎌を深部に向かって切開する．その後，両側前頭葉を牽引しながら大脳半球間裂くも膜を剥離して，前頭蓋深部へ到達する．前頭葉が下方に落ち込むので嗅神経の損傷に注意する．

2．前頭側頭開頭術（蝶形骨縁開頭）

a．対象疾患

- 前頭-側頭葉病変
- 中大脳動脈瘤，内頸動脈瘤，前交通動脈瘤，脳底動脈先端部動脈瘤など
- 蝶形骨縁髄膜腫，下垂体近傍腫瘍など

b．方　法（図8-2）

1）皮膚切開

耳介前方から毛髪線内に沿って正中まで切開を行う．側頭筋は下後方に翻転する．

2）開　頭

前頭頬骨縫合前下方のkey holeを含め3～4カ所の穿頭を設けて，前頭側頭骨開頭を行う．その後，前頭蓋底と中頭蓋窩が水平面になるまで蝶形骨翼を削除する．

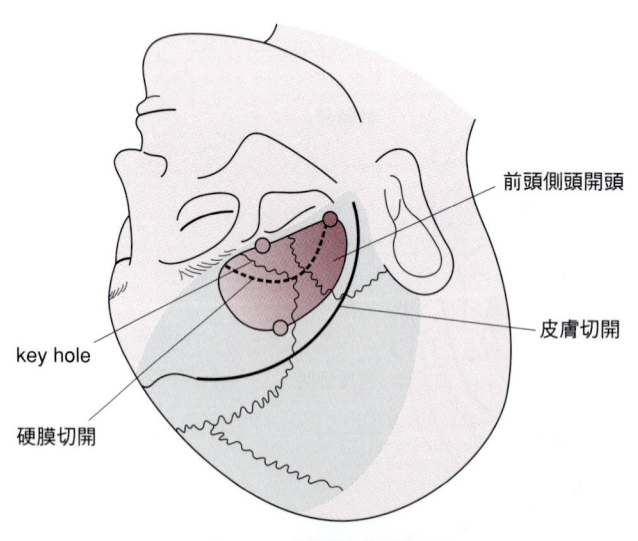

図8-2　前頭側頭開頭術

3）硬膜切開

硬膜は蝶形骨縁を中心とした弓状切開を行う．

c．経シルビウス裂アプローチ　transsylvian approach

通常，前頭葉と側頭葉側に残した浅シルビウス静脈との間のくも膜を切開しシルビウス裂内に進入する．その後，中大脳動脈に沿って中枢側へくも膜を剥離し，脳底槽に到達する．前方循環の多くの脳動脈瘤の基本手術アプローチである．

3．側頭開頭術

a．対象疾患

- 側頭葉病変
- 脳底動脈先端部動脈瘤，上小脳動脈瘤，後大脳動脈瘤
- 側脳室下角病変など
- てんかん（側頭葉切除など）

b．方　法（図8-3）

1）皮膚切開

耳介を中心とした逆U字切開か，耳介前方から逆？マーク切開を行う．U字切開の際には顔面神経前頭枝の走行に注意する．側頭筋は前方へ翻転する．

2）開　頭

側頭骨開頭の下縁は中頭蓋窩が露出するまで充分に行う．乳突蜂巣が開放されれば，骨膜を利用して閉鎖する．

3）硬膜切開

硬膜は側頭葉下面を底辺とした，弓状切開を行う．

c．側頭下アプローチ　subtemporal approach

可能であれば，術前に脊髄ドレナージを留置し髄液の排出を行い，頭蓋内圧を下げる．側頭葉を牽引しテント縁を走行する滑車神経を確認し，テント切開を行う．ラベー Labbé 静脈の走行には注意を払う．

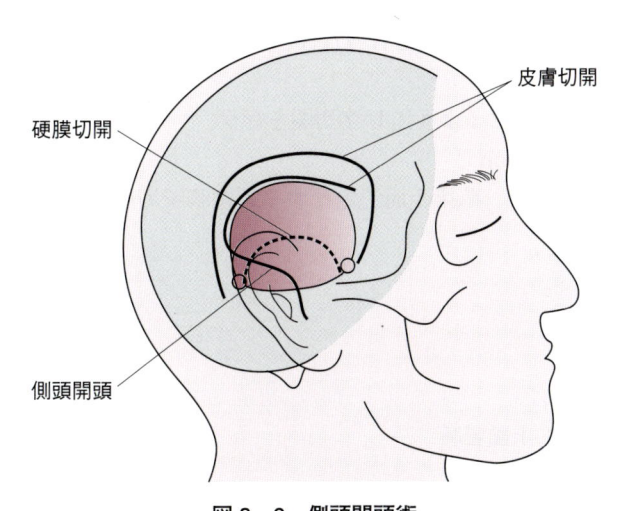

図8-3　側頭開頭術

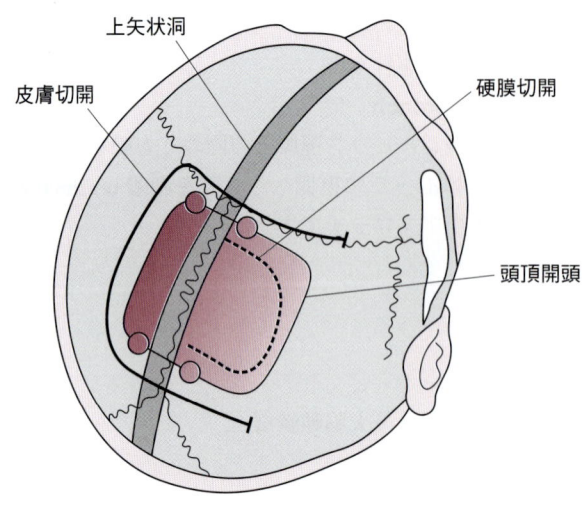

図 8-4 頭頂開頭術

4. 頭頂開頭術

a. 対象疾患
- 前頭-頭頂葉病変
- 大脳鎌髄膜腫（中間部）
- 側脳室前角・体部・後角病変
- 第三脳室内病変

b. 方　法（図 8-4）
1) 皮膚切開

   正中線を底辺とするU字切開を行い，大脳鎌面の剥離が必要な場合は，上矢状洞を対側に超えて切開を行う．

2) 開　頭

   上矢状洞の両側に穿頭を行い，硬膜剥離を行った後，開頭を行う．

3) 硬膜切開

   硬膜切開は上矢状洞側で翻転できるようにU字切開を行う．

c. 経脳梁アプローチ　transcallosal approach

大脳半球間裂のくも膜を剥離し，脳梁上面を走行する両側脳梁周動脈の間の脳梁に2cmの切開を加え側脳室内に入る．

5. 後頭開頭術

a. 対象疾患
- 後頭葉病変
- 大脳鎌後半部髄膜腫，テント上髄膜腫
- 松果体近傍腫瘍など
- 側脳室三角部病変

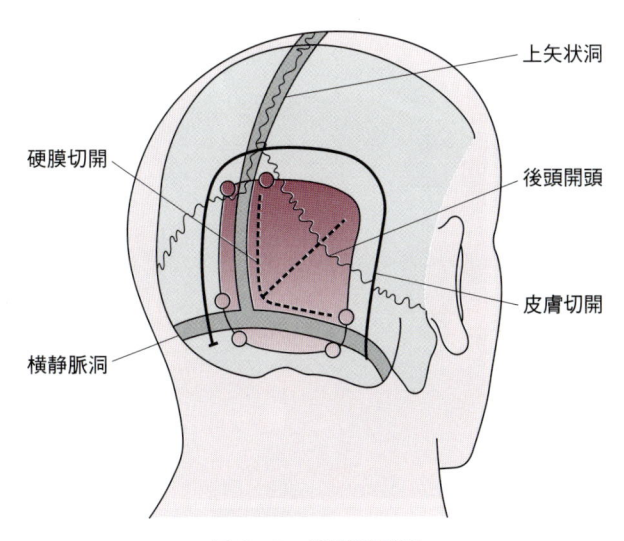

図8-5 後頭開頭術

b．方　法（図8-5）
1）皮膚切開
　　横静脈洞を底辺とする逆Ｕ字切開を行う．
2）開　頭
　　上矢状洞・横静脈洞の損傷のないように穿頭後に後頭骨開頭を行う．
3）硬膜切開
　　上矢状洞，横静脈洞に沿って静脈洞交会に向かって切開を加える．

c．後頭経テントアプローチ　occipital transtentorial approach
　　後頭葉を外側に牽引し，直静脈洞の1cm外側のテント縁から静脈洞に平行に切開を加えると，深部静脈系が露出される．

6．覚醒下手術（図8-6）
　神経膠腫の予後は腫瘍摘出率に反映する．そこで言語野や運動野などの症候発現域 eloquent area に発生した神経膠腫に対して，神経機能を残してできる限り腫瘍を摘出する治療戦略が行われている．術前の機能MRIや脳磁図などでeloquent areaを把握し，さらに手術による脳機能マッピングで同定できれば，より安全に腫瘍を摘出することが可能である．
　手術でマッピングする方法としては，脳表に**硬膜下電極**を設置し，術後1週間かけ電気刺激でマッピングを行う方法と，術中覚醒下にマッピングしながら腫瘍摘出を進める方法がある．われわれの施設では硬膜下電極を挿入し，2期的に覚醒下手術を行っている．

a．麻酔導入
　一般的には鎮静作用の強いプロポフォールと鎮痛作用の強いフェンタニルを使用する．プロポフォールは用量依存性に鎮静度を調節することが容易である．鎮痛には局所麻酔薬の創部への浸潤も重要である．気道の確保はラリンゲルマスクを使用して，マッピング時には抜去し，腫瘍摘出後再挿入する．筋弛緩薬は麻酔導入時のみ使用する．

192　B．テント下開頭法と対象疾患

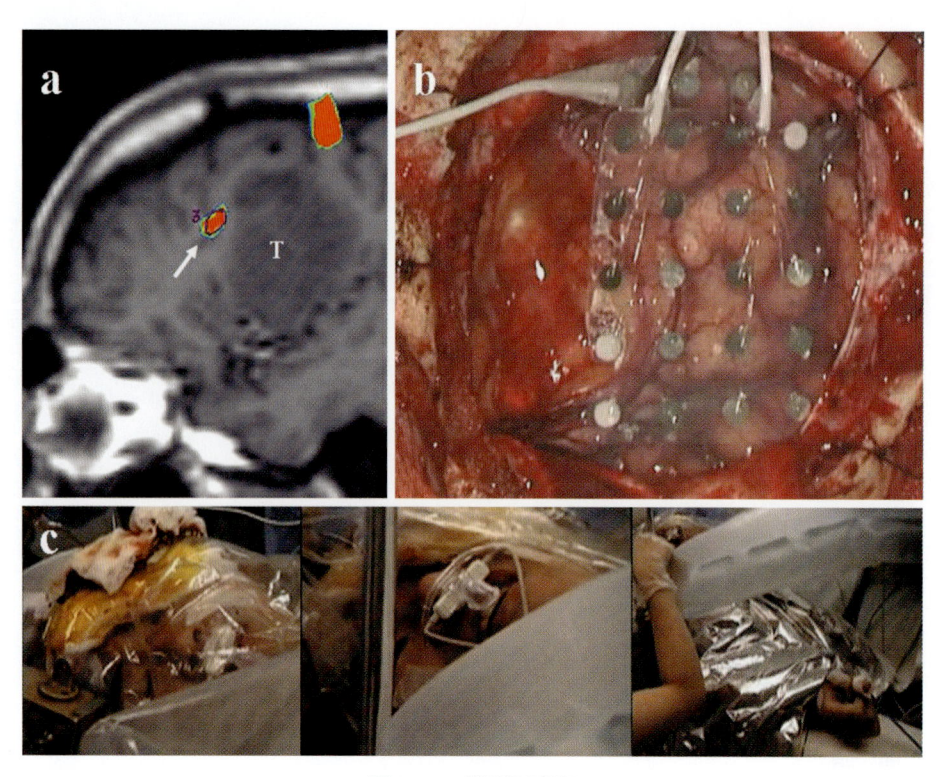

図 8-6　覚醒下手術
a：機能 MRI．腫瘍（T）と言語タスク後の運動言語野（矢印）を示す．b：慢性硬膜下電極．c：覚醒後，ラリンゲルマスクを抜去し，言語と手運動のタスクをかけている．

b．モニタリング

麻酔の覚醒度の指標として BIS（bispectral index）が用いられている．脳波の周波数解析で麻酔深度を数値化した機器である．現在麻酔覚醒度の指標としては信頼性が高い．

c．術中脳機能マッピング

初回手術の硬膜下電極による脳表マッピングの位置を充分に確認した後，覚醒下に言語タスクをかけながら，オジャマン皮質刺激装置を用いてより詳細なマッピングを行う．特に腫瘍の摘出を深部に進める際，皮質下を刺激して機能障害を来たさないように注意する．

現在，覚醒下手術は術前の画像による脳機能マッピングの発展と麻酔薬や術中モニタリング機器の開発によって安全に行えるようになった．

〈田村陽史〉

B テント下開頭法と対象疾患

脳は頭蓋骨によって囲まれ守られており，その頭蓋内のスペースは小脳テントによって上下に分けられている．テント下のスペースはテント上に比べて狭く，脳血流はテント上の灌流とも分離しており独自の空間となっている．また周囲を静脈洞に囲まれ，脳幹も存在する

ことから，手術の適応となる症例や手術のアプローチ（開頭）方法はテント上とは異なったものとなっている．

手術の対象となる疾患は，脳腫瘍，脳動脈瘤，脳内出血などテント上と同じ疾患が挙げられる．しかし，上述したようにテント下はスペースが狭く，直接脳幹に圧迫が及ぶため，小さな病変でも早急に外科治療の必要性に迫られることが多い．小脳出血では直径が3cmを超え，神経症状を呈するなら手術加療が推奨される．テント上の出血としては，手術の適応となる可能性が低い大きさである．また，脳梗塞など本来外科的治療を必要としない疾患でも，広範囲に脳梗塞が起こり，浮腫を伴ってきた場合には脳幹を圧迫し，生命の危険に曝されることがある．そのような場合，頭蓋骨を外し，脳幹への圧迫を回避する外減圧術を救命目的にて緊急に行うことがある．テント下の特徴として，第Ⅲ～Ⅻ脳神経は脳幹から出ているため，脳神経に関与する疾患も治療対象として挙げられる．聴神経周囲の鞘から発生する前庭神経腫瘍はテント下腫瘍の代表の1つである．また，正常血管が脳神経を圧迫する三叉神経痛，顔面痙攣なども手術加療により治癒が見込める疾患である．

基本的に手術のアプローチ方法は2つに分けられる．1つは正中から進入する方法（正中後頭下開頭），もう1つは耳の後ろから進入する方法（外側後頭下開頭）である．

1．正中後頭下開頭　midline suboccipital craniotomy

正中近傍の小脳実質内の病変，第四脳室，脳幹病変など，正中からの距離が近いものに対して用いる．後頭隆起から第4～7頸椎のレベル（病変の位置，大きさ，首の太さなどによって異なる）まで正中の皮膚を切開する（図8-7a）．左右の頸部の筋肉の間を分けていくと，出血もなく，筋肉を損傷せず，頭蓋骨に到達することができる．頭蓋骨は，上方は横静脈洞まで切除する（テント下の上限）．下方は，病変の位置や大きさなどによって，大孔

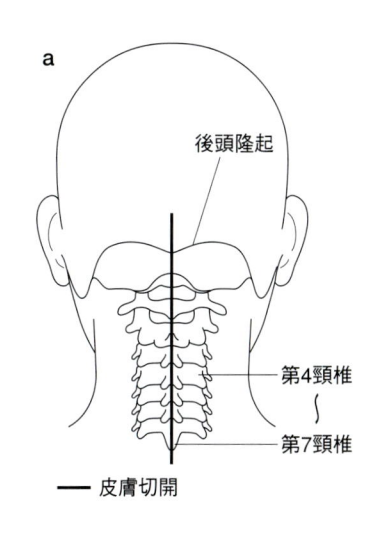

図8-7　正中後頭下開頭

B．テント下開頭法と対象疾患

を開放する．さらに下方に病変がある場合は第1頸椎も切除することがある（図8-7b）．

a．アプローチ可能部位

中脳，延髄，小脳（小脳上面から下面まで），第四脳室，橋（第四脳室底を経由）（図8-7c）．

b．手術術式と対象疾患

1）脳腫瘍摘出術

小脳実質内腫瘍や脳幹部腫瘍（グリオーマ，転移性脳腫瘍，海綿状血管腫など），第四脳室腫瘍（上衣腫，髄芽腫など）．

2）脳動脈瘤クリッピング術

後下小脳動脈瘤（遠位部）．

3）血腫除去術

高血圧性小脳出血．

4）外減圧術

脳梗塞などにより急性脳腫脹を伴った疾患，キアリ奇形．

2．外側後頭下開頭　lateral suboccipital craniotomy

脳幹の外側部から脳槽（小脳橋角部）に向かって三叉神経や顔面神経などの重要な脳神経が出ている．小脳橋角部は後頭蓋でも腫瘍をよく認めるスペースであり，この部位へアプローチするのに用いられる．耳介の後ろを毛髪線に沿って皮膚を切開する（図8-8a）．大きく開頭する場合，ホッケースティック状に皮膚を切開することもある（図8-8a）．その下の頸部の筋肉群を切開し，頭蓋骨に到達する．頭蓋骨は静脈洞が確認できるまで開頭する．静脈洞は上方，外側端にあるため，開頭の限界となる．病変によっては下方では大孔を開放する．さらに前方にある第1頸椎との関節である，後頭顆を一部削ることもある（図8

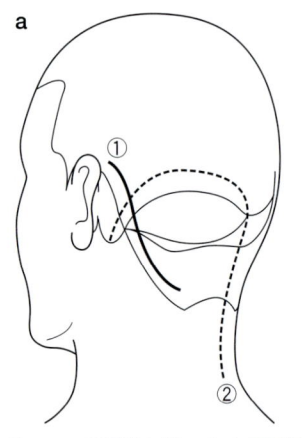

図8-8　外側後頭下開頭

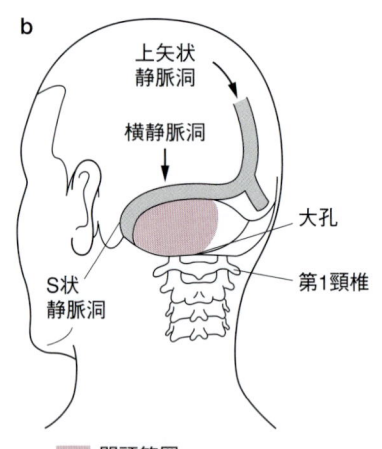

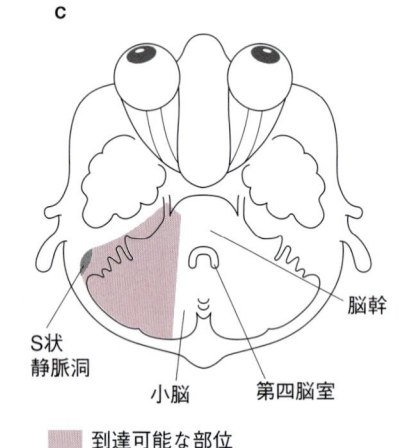

－ 8b）．

a．アプローチ可能部位

三叉神経，顔面神経・聴神経，下位脳神経（迷走，舌咽，副），舌下神経，小脳（外側部），小脳脚，橋（図 8 - 8c）．

b．手術術式と対象疾患

1）脳腫瘍摘出術

小脳橋角部腫瘍（前庭神経腫瘍，髄膜腫，類上皮腫など），小脳実質内腫瘍（グリオーマ，転移性脳腫瘍，海綿状血管腫など）

2）脳動脈瘤クリッピング術

後下小脳動脈瘤，解離性椎骨動脈瘤など．

3）微小血管神経減圧術

三叉神経痛，顔面痙攣，舌咽神経痛．

〈古瀬元雅〉

C 経鼻経蝶形骨洞手術

下垂体部腫瘍に対する経蝶形骨洞手術は，クッシング，ギオーらにより導入，展開してきたが，手術用顕微鏡と術中透視撮影を用いたいわゆるハーディーの手術として1967年に完成された．口唇粘膜下から鼻中隔粘膜下にアプローチし鼻中隔を脱臼骨折させた後に蝶形骨洞に至る sublabial rhinoseptal transsphenoidal surgery である．近年，さらに低侵襲な方法として直接鼻腔からアプローチする経鼻手術が行われることが多い．経鼻手術には内視鏡を用いる内視鏡下手術と顕微鏡を用いる方法がある．また，内視鏡下手術の場合，鼻中隔粘膜を切開する方法，蝶形骨洞の自然開口部付近を広げて入る方法，あるいは両側からアプローチする方法など様々な方法がとられている．われわれは顕微鏡を用いた経鼻下垂体手術を行っているのでこれについて述べる．

1．手術に必要な画像検査

a．頭蓋X線撮影

トルコ鞍の大きさ・形状・蝶形骨洞の含気化の確認が重要である．

b．MRI

腫瘍の大きさ・進展方向，海綿静脈洞・内頸動脈・視交叉などの重要な周辺構造との関係を把握するために水平断に加え冠状断，矢状断が必要である．脳血管の評価は通常MRAにて行い，脳血管撮影は行っていない．

c．CT

鼻中隔彎曲などの鼻腔の形態，蝶形骨洞の隔壁の数とトルコ鞍底との関係を把握することが必須であり，アプローチ角と一致した断面で，骨条件の撮影を行う．

2．手術

気管内挿管による全身麻酔を行い，挿管チューブは左口角に固定する．上半身を約30°挙上し，頭部はほぼ水平とし，術者側にやや回転する．X線透視またはナビゲーターをセッ

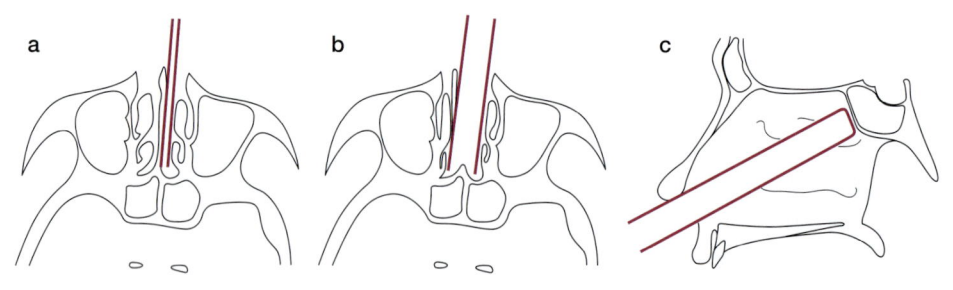

図 8-9　手術の模式図
a: 片方の鼻腔に鼻鏡を挿入する．b: 骨性中隔を反対側へと骨折させ蝶形骨洞への視野を確保する．c: 鼻鏡をセットした状態の側面模式図．

トする．口腔内はガーゼでパッキングし，消毒液などの胃内への流入を予防する．両側の鼻腔をイソジン液で消毒し，鼻中隔に20万倍エピネフリンを浸潤させておく．鼻中隔粘膜に切開を加え，片側の鼻中隔粘膜を鼻中隔から剥離する．骨性鼻中隔を反対側に骨折させ対側の粘膜も剥離し，両側の粘膜下に経鼻手術用の細型の鼻鏡を挿入する（図8-9）．ここからは従来のハーディーの手術と同様で，両側の蝶形骨洞自然孔を術野の上方に確認するように鼻鏡をセットする．ノミ，骨鉗子を用いて蝶形骨洞底を開窓し，蝶形骨洞の隔壁を除去，蝶形骨洞粘膜を除去する．この際，隔壁の位置を術前のCTでの位置とよく対比させることにより左右へのオリエンテーションをつける．トルコ鞍底の開窓をノミ，骨鉗子を用いて行い，硬膜を切開する．大きな腺腫の場合，硬膜切開を行うとすぐに柔らかい白色調の腫瘍が認められる．キュレット，吸引にて摘出を行う．前上方の部分は顕微鏡の死角となるが，必要に応じ内視鏡（30°，70°）を挿入することにより観察可能である．トルコ鞍底は蝶形骨洞の開窓時に採取した骨片を利用して行い，フィブリン糊で固定する．

3．術後管理

尿崩症の出現に注意し，術後から1時間ごとに尿量を測定する．時間尿量が250ml以上，

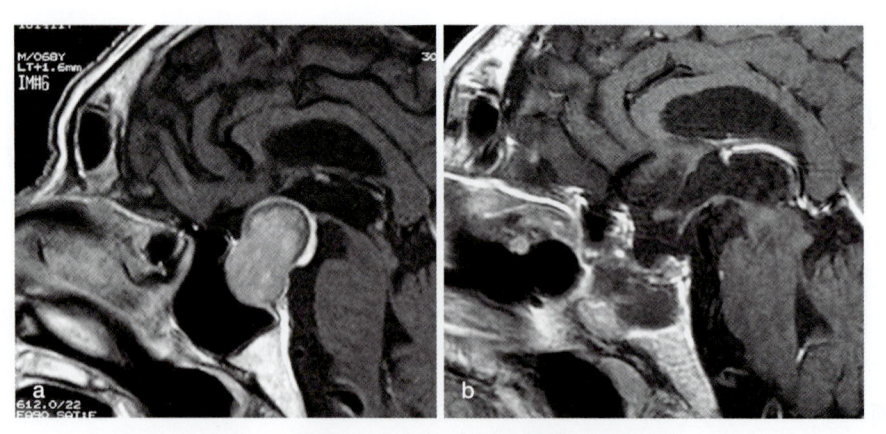

図 8-10　症例　68歳男性
a: 術前MRI矢状断像．トルコ鞍上進展を示す下垂体腫瘍．
b: 術後MRI矢状断像．腫瘍は全摘出されている．

かつ尿比重が1.005以下となったら，尿崩症と判断し，水溶性ピトレシン2単位を皮下注する．術当日にはハイドロコーチゾン500mgを投与し，その後漸減する．術中に髄液流出を認めた場合は，脂肪をトルコ鞍内にパッキングし，腰椎ドレナージを数日間留置する．上半身を20〜30°挙上した状態でベッド上安静とする．認めない場合は，翌日から離床可能である．

【症例】

68歳，男性．視力，視野障害を主訴に来院．MRIではトルコ鞍上に進展する下垂体腺腫を認めた（図8-10a）．経鼻的下垂体腫瘍摘出術を行い，腫瘍は全摘出された（図8-10b）．術後，視力，視野ともに改善された．

〈久我純弘　大西英之〉

D 頭蓋底外科

頭蓋底部に発生する腫瘍や血管病変に対する外科的治療は非常に困難で最も手術難易度の高い領域である．近年，頭蓋底外科のめざましい進歩に伴い，この部位の病変に対する直達手術が可能となってきた．この部位の病変を観察するために脳を牽引することにより術野を得ようとすると脳損傷が生じ術後に大きな障害を生じる．そこで，いかに脳に負荷を加えないかが重要である．そのために脳を牽引する代わりに頭蓋底部の骨削除を行い，また，脳循環障害をきたさないように血液の流出路である静脈系をいかに温存するかがポイントとなる．頭蓋骨底部には脳神経，内頸動脈，静脈洞などの重要な構造物が含まれており，これらを損傷せずに骨削除，硬膜切開を行い術野を展開する必要がある．このためには顕微鏡手術のための微小解剖を含む頭蓋底の解剖学的知識が必須である．

主な疾患としては，髄膜腫（錐体斜台部，蝶形骨縁内側部），神経鞘腫（三叉神経，前庭神経），下垂体腺腫，頭蓋咽頭腫，脊索腫，軟骨肉腫，頸静脈孔腫瘍，眼窩内腫瘍，副鼻腔癌などの腫瘍や，傍突起部・海綿静脈洞部内頸動脈瘤，脳底動脈瘤などがある．

これまでにいくつものアプローチ法が開発されてきたが，代表的なものを挙げると，経錐体法（前方法，後方法），経眼窩頬骨法，前頭側頭硬膜外法（ドーレンツ法），経後頭顆法，経前頭蓋法，経鼻経口法などがある．ここではこの中でも基本的な経錐体法，経眼窩頬骨法について述べる．

1．経錐体法

錐体骨の切除範囲，頭蓋底の重要組織を図8-11に示す．

a．前方法

仰臥位で患側に肩枕を入れ，上半身を約25°挙上する．側頭部が水平になるように頭部を回転し頭軸を軽度懸垂させる．皮膚切開は図8-12aのごとく行うが，前床突起近傍にまで病変が及ぶ場合は図8-12bのごとくとする．開頭は外耳孔の前方3横指，後方2横指，上方3横指の広さで行い，中頭蓋窩底が平坦になるようにする．頭蓋底より硬膜を剝離し，錐体骨稜，弓状隆起を確認し浅錐体神経と弓状隆起を結ぶ線より内側の錐体骨先端部を削除する．中頭蓋窩，後頭蓋窩硬膜を切開し，上錐体静脈洞を結紮切断しテントを切開する．メッケル腔を開放すると動眼神経，滑車神経が確認され，深部には内頸動脈，外転神経が確認で

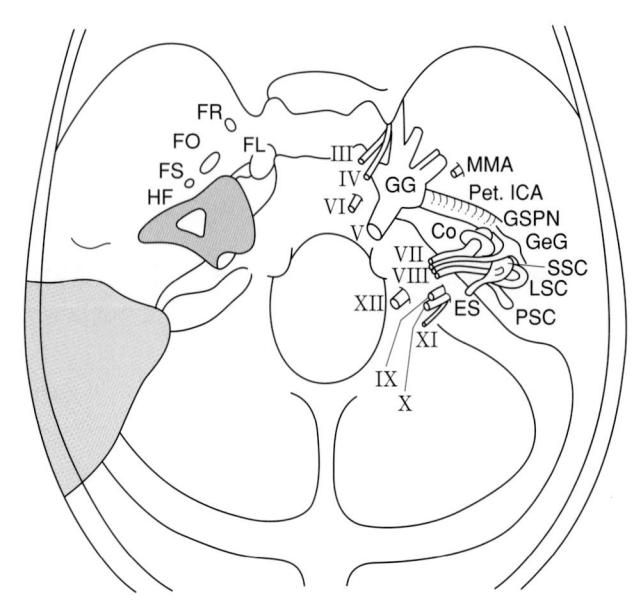

図8-11　錐体骨の切除範囲，頭蓋底の重要組織
グレーは前方法，ピンクは後方法での骨切除範囲．Co：蝸牛，ES：内リンパ嚢，FL：破裂孔，FR：正円孔，FO：卵円孔，FS：棘孔，GG：三叉神経節，GeG：膝神経節，GSPN：大浅錐体神経，HF：顔面神経裂，LSC：外側半規管，MMA：中硬膜動脈，Pet. ICA：錐体部内頸動脈，PSC：後半規管，SSC：上半規管，II〜XII：第II〜XII脳神経

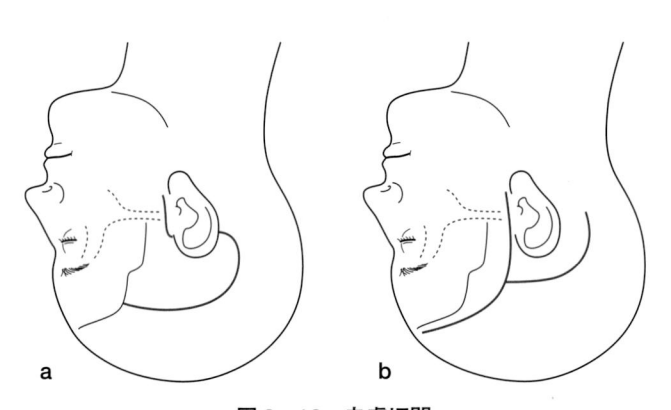

図8-12　皮膚切開
a：通常，b：前頭側頭開頭を追加する場合

きる．椎骨・脳底・前下小脳・上小脳・後大脳動脈が露出される（図8-13）．このアプローチでは斜台の中央部，内耳道の高さまでが到達可能である．

b．後方法

　　体位は前方法と同様である．皮膚切開は図8-14aのごとくであるが，病変が前方の海綿静脈洞にまで及んでいる場合は図8-14bのごとくとする．開頭は図のごとく横静脈洞を挟むように中頭蓋窩，後頭蓋窩に及ぶ開頭を行う．その後，乳様突起部の皮質骨を骨鋸，ノミ

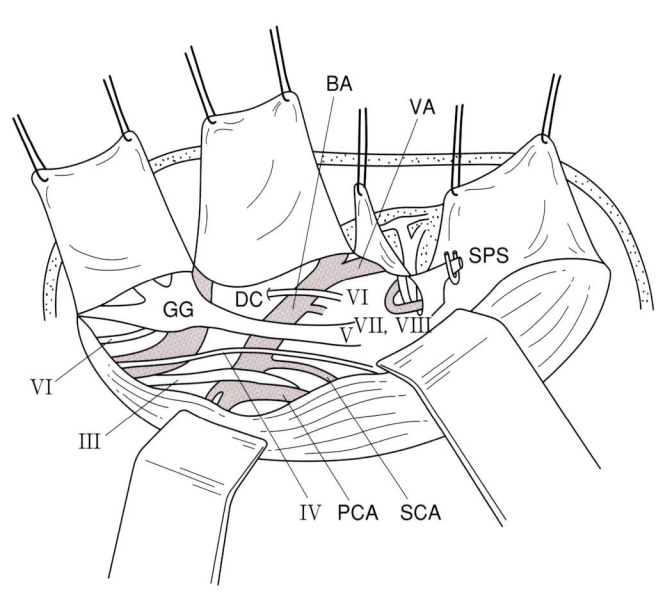

図8-13　前方経錐体法での硬膜内術野
BA：脳底動脈，DC：ドレロ管，PCA：後大脳動脈，
SCA：上小脳動脈，SPS：上錐体静脈洞，VA：椎骨動脈

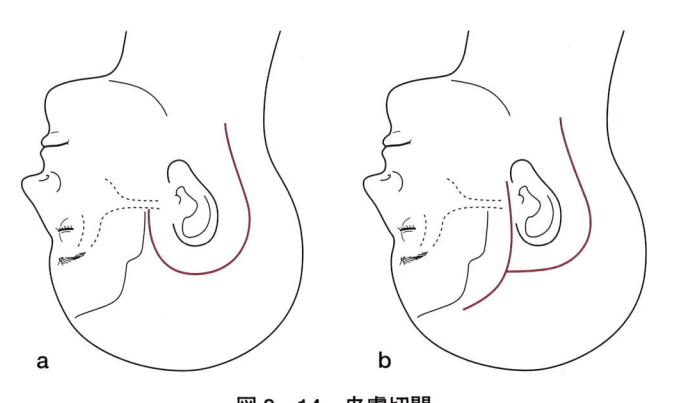

図8-14　皮膚切開
a：腫瘍が小さい場合，b：腫瘍が大きい場合

を用いて切除し，閉創時に戻せるようにしておくと美容上問題がない（図8-15）．硬膜を剥離し，弓状隆起を確認後，錐体骨内側からS状静脈洞前方の骨削除を行う．この際，骨性三半規管，顔面神経管に注意する．S状静脈洞前方の後頭蓋窩硬膜，中頭蓋窩硬膜を切開し，上錐体静脈洞を結紮切断した上で，テント切開を行う．これらの操作の際，側頭葉から流入する静脈を損傷しないように注意する．大きな開頭を行うと図8-16のごとく視神経から副神経まで確認できる．また，血管では内頸動脈，後交通動脈，前脈絡叢動脈および後方循環系の全ての血管を露出可能である（図8-16）．閉頭に際しては硬膜を縫合し，死腔は腹部から採取しておいた脂肪片を充填しフィブリン糊で固定する．

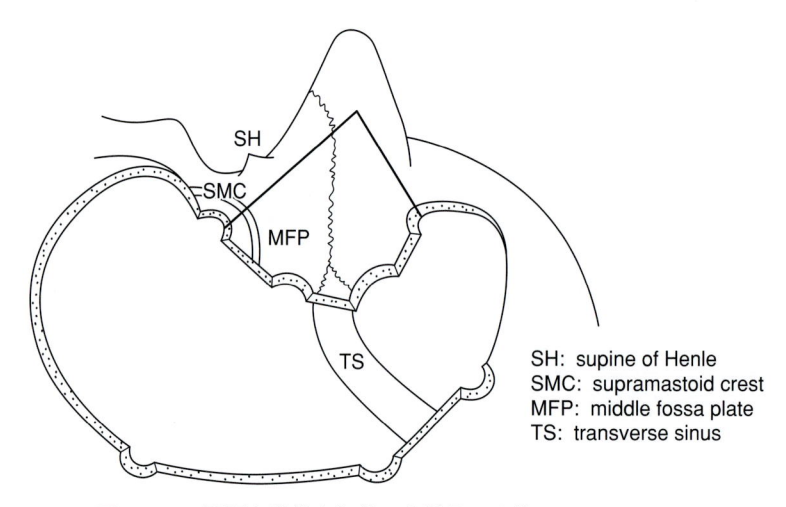

図8-15　開頭と乳様突起部の皮質骨切除線

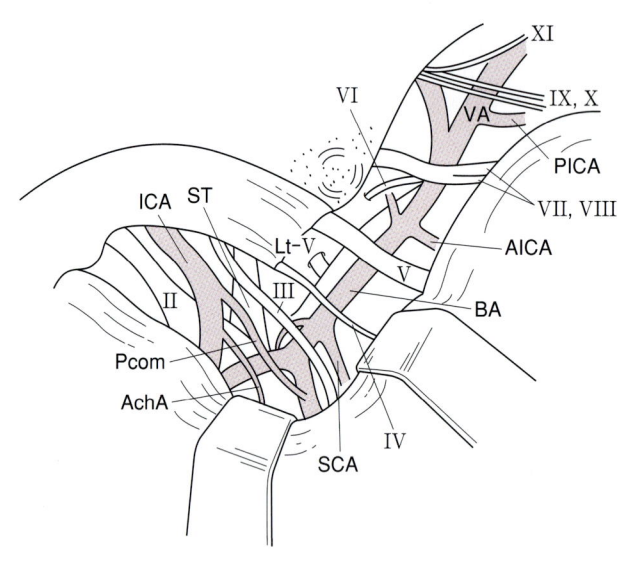

SH: supine of Henle
SMC: supramastoid crest
MFP: middle fossa plate
TS: transverse sinus

図8-16　後方経錐体法での硬膜内術野
AchA: 前脈絡叢動脈, Pcom: 後交通動脈,
AICA: 前下小脳動脈, PICA: 後下小脳動脈

2．経眼窩頬骨法

　皮膚切開は通常の前頭側頭開頭の場合より耳介付着部下縁付近まで下方に延長する（図8-17）．通常の前頭側頭開頭を行った上で，前頭蓋底・中頭蓋底硬膜，眼窩骨膜を剥離する．図8-18のごとく，骨鋸を用いて頬骨弓，頬骨基部，眼窩上縁の骨切りを行う．上眼窩裂上壁の骨削除を行い，一塊として骨片を除去する．さらに，必要に応じ硬膜外より前床突起を削除する．また，上眼窩裂より後方へ硬膜の外層剥離を行うことにより海綿静脈洞部へもア

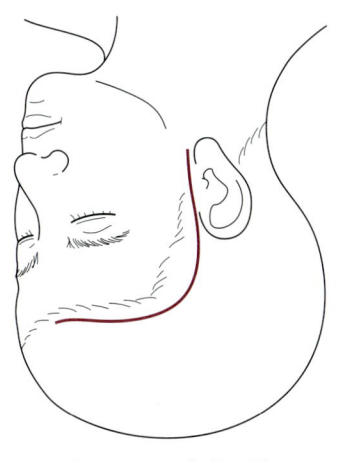

図8-17 皮膚切開

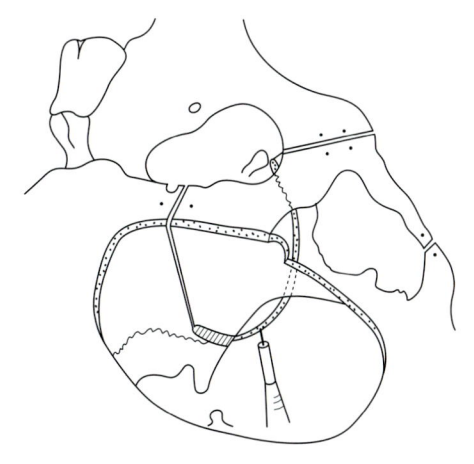

図8-18 経眼窩頬骨法の開頭・骨切り

プローチできる．トルコ鞍近傍病変から高位の脳底動脈先端部まで可能となる．

〈久我純弘　大西英之〉

E 穿頭術

　頭皮内に部分剃毛，もしくは全剃毛後，2～3cmの皮膚切開を行い，その中心部を穿頭器（図8-19）という手術道具を用いて約1.5cmの穴を頭蓋内に開け，目的の手術を行う．この手術は，局所麻酔を用いて行う脳神経外科の代表的な手術手技である．主に頭部外傷後しばらくたってから生じる慢性硬膜下血腫の治療に用いられる．穿頭した後に硬膜を切開し，中の血腫を吸引するとともに生理食塩水で血腫腔を洗浄するという手術である（図8-20）．その他に，穿頭術は脳室内出血の血腫や脳脊髄液を排出する脳室ドレナージ術のチューブを脳室内に挿入する際に実施されたり水頭症の特に脳室から腹腔内へ脳脊髄液を逃

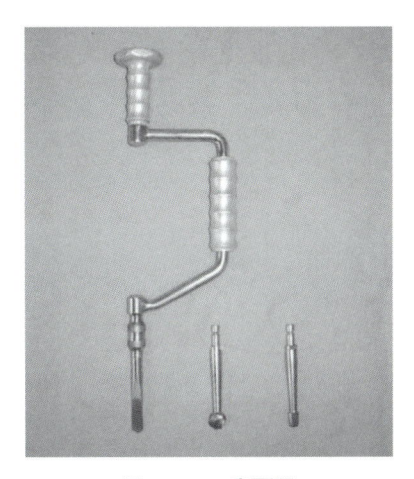

図8-19　穿頭器

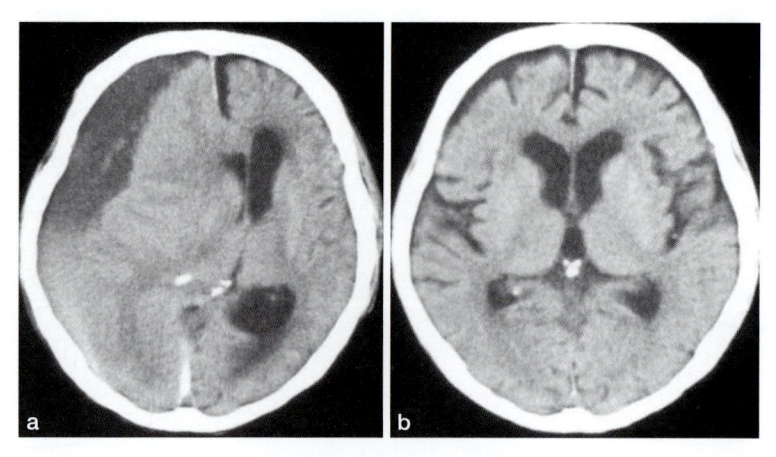

図8-20 慢性硬膜下血腫（a：術前，b：術後）

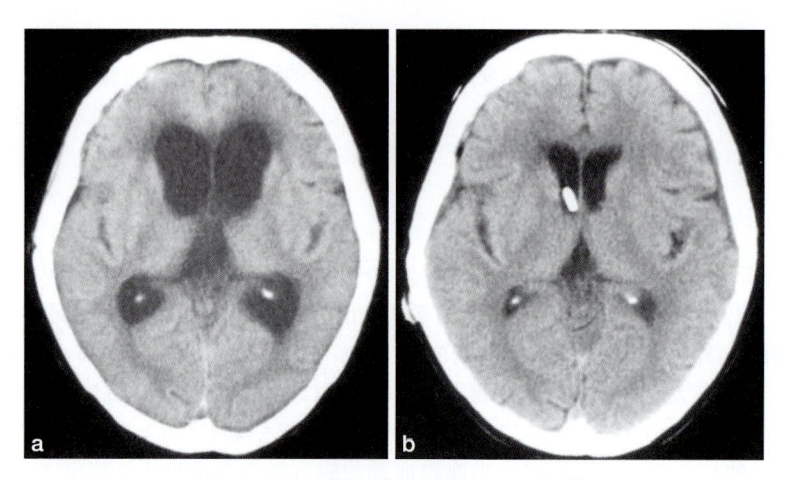

図8-21 水頭症（a：術前，b：術後）

がしてやる脳室腹腔シャント術の際にも，シャントチューブを脳室内に挿入する時に実施される（図8-21）．また，神経内視鏡手術における内視鏡を頭蓋内へ挿入するための「穴」をつくるためや，定位脳神経外科手術におけるプローベを頭蓋内に挿入するための「穴」をつくるために行われる．

〈谷口博克〉

F 定位脳手術

1．定位脳手術とは

　　定位脳手術は振戦などの不随意運動やパーキンソン病に対する外科的治療法として1947年に開発，1952年に初めて人に行われ，頭蓋内の任意の1点に任意の方向から到達し治療を行うというものである．実際はフレームにボルトで頭部を固定し，フレームにはX軸

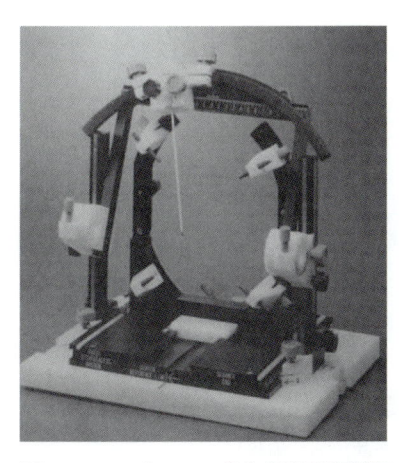

図8-22　パティル式定位脳手術装置

（左右），Y軸（前後），Z軸（頭足）が目盛られており，CTあるいはMRIを用いて目標点の三次元的な座標が決定される．フレームにつけた定位脳手術装置〔パティル式（図8-22），駒井式，レクセル式など〕を3つの方向にそれぞれ計測分移動させることにより，定位脳手術装置の中心が目標点になるという原理である．

　原則として手術は局所麻酔下で行われるが，作用時間の短い静脈麻酔薬を使用することもある．前頭頭頂部に3cmから5cmの皮膚切開を加え，頭蓋骨にドリルを用い骨孔を開ける．定位脳手術装置を使って，その骨孔を通して目標とする脳の深部まで針，カニュラ，電線などを刺し入れ，症例に応じた治療を行う．合併症として，脳に針などを刺し入れることにより，少ないながらも脳出血や感染の可能性がある．

2．パーキンソン病における定位脳手術

　1952年以前は現在のような薬物治療がほとんどなかったため，定位脳手術が開発されるとパーキンソン病の有効な治療法となった．1960年代後半にLドーパがパーキンソン病の治療薬として普及してから，定位脳手術の件数は大きく減少したが，その後，長期Lドーパ治療の問題点が言われるようになり，1990年台になり再び定位脳手術が見直されるようになった．内科的治療で充分に効果が得られない場合に，以下のような治療が行われている．

a．淡蒼球破壊術
　パーキンソン病の外科的治療として初めて行われ，脳の淡蒼球を電気凝固する．不随意運動，すくみなどに有効．

b．視床破壊術
　ふるえ（振戦），こわばり（固縮）に有効．

c．脳深部刺激療法
　脳深部（視床，淡蒼球，視床下核）に微小電極を埋め込み，ペースメーカーに似た機械で電流を流して症状をコントロールするものである．視床下核の刺激療法はパーキンソン病の運動症状全般に有効．

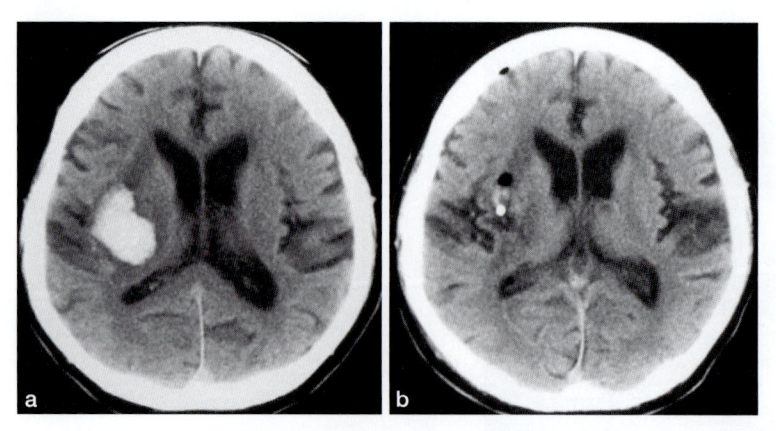

図8-23 定位的血腫吸引術（a：術前，b：術後）

3．脳出血における定位脳手術

　脳出血を起こした場合，脳は周りを頭蓋骨という硬い殻で覆われているため，腹部などの場合と違い圧の逃げ場をなくすこととなり，脳出血周囲の正常な脳組織が圧迫されることになる．さらに脳出血を放置すれば脳内の腫れが進行し脳浮腫という状態になり，ますます正常な脳組織への圧迫がいっそう強まる．よって，中等量から大量の出血に対しては，血腫除去を早期に行うことにより脳への圧迫を除去し，救命し得たり機能の回復を早めたりすることが期待できる．

　脳出血に対する外科的治療としては，大出血には主に救命目的に行われる開頭血腫除去術が行われることが多いが，生命に別状のない中等量から少量の出血には機能回復目的に定位的血腫吸引術が行われるのが一般である（最近では内視鏡的に血腫吸引術も行われている）．

　定位的血腫吸引術は定位手術装置を頭部に固定してCT撮影を行い，そこで血腫の位置が計算され骨孔部よりその場所にカニュラを通して血腫を吸引するものである．盲目的に血腫を吸引するため，すべてを取り除けない場合もありうる．必要に応じてドレーンを留置し，後日に血栓溶解薬（ウロキナーゼなど）を注入して残存血腫を吸引する（図8-23）．

　手術時期は施設により違いがあるが，発症後ほぼ止血の確認ができた比較的早期（1週間以内）に行うのが一般である．最大の手術合併症は盲目的に手術を行うため再出血が挙げられ，約4％の頻度である．術前より神経症状が悪化する場合があり，開頭血腫除去術が必要となることがある．

4．脳腫瘍に対する定位生検術

　脳腫瘍の正確な組織診断は，治療方針を決定する上で極めて重要である．組織診断を行うのみならば，侵襲の少ない方法で脳腫瘍の一部が採取されるべきであり，定位生検術が行われることが多い．定位脳手術装置を通じ，骨孔から生検針を目標とする脳深部の腫瘍病変に刺し入れ，組織採取を行う．

〈谷口博克〉

G 頸動脈内膜剥離術

1. 頸部頸動脈狭窄症について

　　頸部で総頸動脈が内頸動脈と外頸動脈に分岐する部分で，動脈硬化性の粥化状変化により血管の狭窄を生じ，これが原因で脳血流量の低下をきたしたり，頭蓋内塞栓の原因となったりして，脳梗塞を起こす原因となりうる疾患である．最近では食生活の欧米化に伴い，日本人にも，この疾患が増加傾向を示している．狭窄の程度が強くなると，その後の脳梗塞を予防するために外科的治療が必要となるが，その標準的治療は**頸動脈内膜剥離術　carotid endarterectomy（CEA）**である．このCEAに関しては欧米を中心に大規模な多施設共同研究がなされ，内服薬のみで治療する方法（内科治療）とCEA（外科的治療）では，その後の脳梗塞の発症予防としてはCEAの方が優れているという結果が出ている．また，現在ではCEAの手術リスクが高いと考えられたり，麻酔のリスクが高い患者に対しては**頸動脈ステント留置術　carotid stenting（CAS）**という血管内治療も行われている．

2. CEAに対するエビデンス

　　症候性の場合は70%以上の高度狭窄例でCEAが有効，無症候性の場合は60%以上でCEAが有効と言える（図8-24）．しかし，これらの手術手技には外科医の手術リスクという条件が付けられている．症候性の場合は6%以下，無症候性の場合は3%以下の手術リスクでなければならない．

3. 手術手技

　　全身麻酔下に患側頸部と胸鎖乳突筋に沿って切開する．その後は総頸動脈，外頸動脈，内

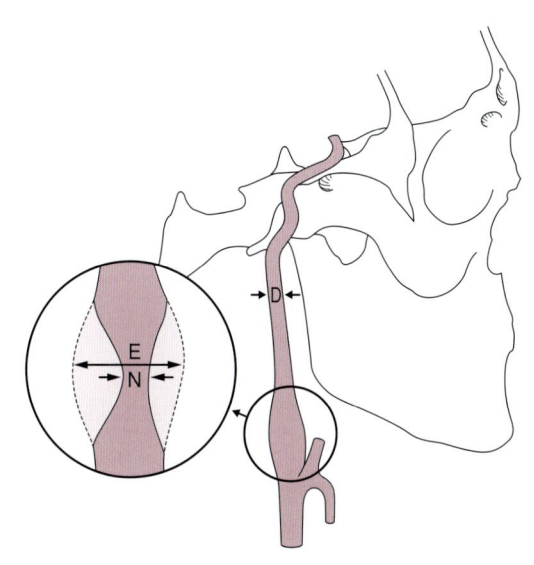

図8-24　狭窄率%（NASCET法）＝（1－N/D）×100
　　　　　　　　（ECST法）＝（1－N/E）×100

H．頭蓋内外血管吻合術

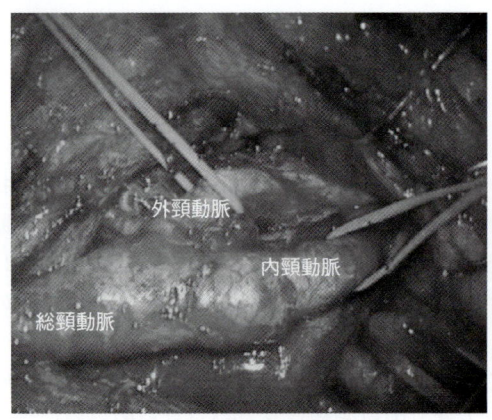

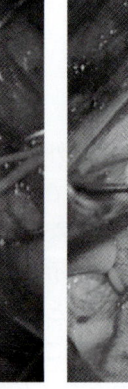

図8-25　頸動脈の露出

図8-26　粥腫の剥離・摘出

　頸動脈を確保し（図8-25），血行遮断をして病変部の動脈切開を行う．血行遮断中は脳の血流を確保するため，内シャントと呼ばれる器具を用いる方法もある．
　顕微鏡下に内膜と中膜を丁寧に剥離して粥腫を摘出する（図8-26）．粥腫摘出術は血管壁を縫合する．そのまま糸で縫合して閉じる方法とパッチという人工血管を利用して切開部を拡張させて閉じる方法がある．
　現在，頸部頸動脈狭窄症に対する外科的治療法はCEAである．しかし，頸動脈ステント留置の技術の向上とステント関連器材の発達によりCASの数は増加傾向である．頸動脈ステントは今春よりCEAの危険性が高い症例に限って保険承認されており，今後そのニーズは増えていくものと思われる．

〈谷口博克〉

H　頭蓋内外血管吻合術

1．概　念

　頭蓋内外血管吻合術は，頭蓋内の主要な血管（主幹動脈）に慢性的な狭窄ないし閉塞があり，脳の血流が過度に不足している時，血管吻合術によって血行を改善させ，脳梗塞を予防しようとするものと，脳動脈瘤などの根治術のために主幹動脈の閉塞が必要となり，その代替の血管を増設する目的で行われる高流量のバイパス術がある．

2．手術の適応

　血行を増やす手術（血行再建術）の目的は，脳梗塞の予防である．脳の主幹動脈に閉塞もしくは高度な狭窄が見られても，動脈硬化によって長時間かけて徐々に狭窄が進んだ結果，ウィリス動脈輪や，脳の軟膜髄膜血管を介した側副路（側副血行路）が発達し，脳血流は充分に保たれている場合が少なくない．この時，血行再建術は，不要であるばかりか有害である．脳血流がわずかに低下しているだけであれば，薬物などの内科的治療によってある程度脳梗塞は予防できる．この時，外科的血行再建の危険性が上回り，やはり手術適応はない．

閉塞した血管の灌流領域の脳血流が過度に不足しているのに，その領域が脳梗塞に陥ることを免れている状態が慢性的に継続している場合に限って，外科的血行再建は適応になる．脳梗塞になる確率を予測することは容易ではないが，脳血流の予備能を評価することである程度予測可能であると考えられている．すなわち，安静時の脳血流が健側と比較して 80% 以下に低下しており，かつアセタゾラミドの投与によって，脳血流が 10% 以上増加しない程度に脳血流の予備能の低下した部位は（§5-E．脳血流検査の項を参照），2 年間で 17% 程度の確率で脳梗塞が生じる危険性があるとされている．これは，外科的血行再建の手術危険性（約 5%）を上回り，73 歳以下で，他の重篤な疾患のない長期の生存が予想される患者にとっては，手術を受けることによって，脳梗塞の危険を減少させるという手術効果を享受できる．この疫学的データが，外科的血行再建術の適応を正当化する根拠とされている．

3．手術の方法

外頸動脈系の動脈を剥離，頭蓋内に導入して，脳内の動脈（内頸動脈系）に吻合する方法や，橈骨動脈，大伏在静脈などの採取した血管を用いる方法などがある．代表的な手術法である浅側頭動脈・中大脳動脈血管吻合術，橈骨動脈バイパスグラフト術について述べる．

a．浅側頭動脈・中大脳動脈血管吻合術　STA-MCA anastomosis　(図 8-27)

脳血流の予備能が低下した患者に対する全身麻酔は注意が必要である．過換気によって血中の炭酸ガス濃度（$PaCO_2$）が低下すると脳血管が収縮し脳血流低下が生じる．特に小児もやもや病の患者には過換気によって脳梗塞が生じる危険があるため，術中 $PaCO_2$ は正常かやや高めを維持する．患側の側頭部が水平になるように頭部を固定し，あらかじめマーキングした浅側頭動脈に沿って皮膚切開を行い，浅側頭動脈を約 10cm 剥離する．側頭筋を切開し，側頭骨に径 3～4cm の開頭を行い，中大脳動脈の皮質枝を一時遮断し 1.5～3.0mm 程

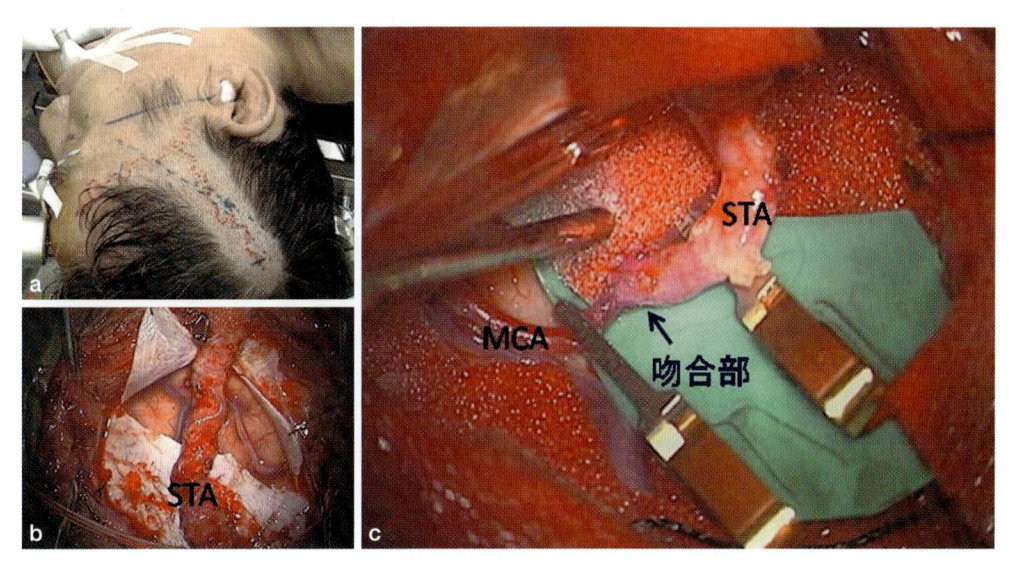

図 8-27　浅側頭動脈・中大脳動脈血管吻合術
a：浅側頭動脈のマーキング．b：浅側頭動脈の剖出，開頭，硬膜切開．
c：中大脳動脈皮質枝をクリップにて一時遮断し，浅側頭動脈を吻合．

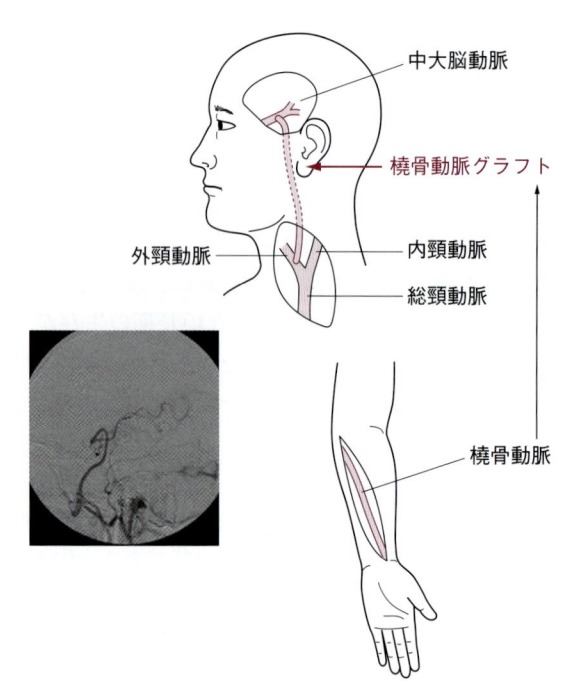

図8-28 橈骨動脈バイパスグラフト

度の動脈切開を行い，浅側頭動脈の断端を中大脳動脈の側面に10-0または11-0のナイロン糸でT字状に吻合する．

b．**橈骨動脈バイパスグラフト** radial artery bypass graft（high flow bypass）（図8-28）

　　　前腕の橈骨動脈を肘関節から手関節まで剥離，採取する．前頭側頭開頭の後，シルビウス裂を開き中大脳動脈垂直部（M2 portion）を剖出する．頸部に約4cmの横切開を加え頸部頸動脈分岐部を剥離する．外頸動脈を動脈切開し，採取した橈骨動脈の近位部を端側吻合する．頸部の術野から開頭部までトンネルを作成し，橈骨動脈を導入し，遠位端を開頭部から中大脳動脈まで引き入れ，中大脳動脈の垂直部に吻合する．

4．術後管理

　　血管吻合術の術後，特に重要なのは血圧管理である．循環予備能の低下した領域は，通常，血管が拡張し自動調節能が失われていることがある．吻合術後，灌流圧が上昇すると脳代謝に見合わない過度な脳血流が"流れ過ぎ"ることがあり，これを過灌流症候群という．臨床症状としては，頭痛，嘔気，ひどい場合は脳内出血を引き起こすこともある．また，吻合部の血管内皮が完成するまでに吻合部に血小板が付着し血小板血栓が形成されると，術後早期の急性閉塞の原因となる．これを回避するため，抗血小板療法が行われることが多い．

〈青木　淳〉

I シャント手術

1. はじめに—シャント術は，水頭症治療の第一歩

　　シャント手術は，水頭症の最も安全で確立された治療法である．しかし，水頭症の治療が，手術だけで完了するわけではない．シャント術は，水頭症治療の最初の第一歩であり，余分な髄液を腹腔内にドレナージするための道筋（チューブ）をつける手段にしか過ぎない．

　　余分な髄液が，常にシャントからドレナージされることで水頭症の治療が成功するには，具体的には，以下の3条件のすべてをクリアする必要がある．

　　〈シャント治療を成功させるための条件〉
　　　① 術前の適切なシャントデバイスの選択
　　　② 合併症のないシャント手術
　　　③ 術後のシャントバルブ（流量）の適切な管理

2. シャント手術

　　シャント手術は，2年目の研修医でも行える難易度の低い手術である．しかし，手術には細かなノウハウがあり，数多くの落とし穴がある．従って，成功して当然の手術であるので，多くの合併症を防ぐための高いクオリティコントロールが要求される．未熟練者による合併症率は有意に高く，上級医が指導することで合併症率も低く抑えられる．

　　シャント感染にも常に留意する必要がある．特に，乳児と高齢者でシャント感染のリスクが高い．高熱の持続，シャントチューブ上の皮膚の発赤，項部硬直などの感染の徴候には，観察項目として常に留意する必要がある．一度シャント感染が生じると，すべてのシャントシステムを抜去して感染の鎮静化を図る．その間の，頭蓋内圧のコントロールには，脊髄ドレナージで対処することが多い．

　　シャント手術には，脳室腹腔シャント術，脳室心房シャント術，腰部くも膜下腔腹腔シャント術の3つの術式がある．その中で最もスタンダードなのが脳室腹腔シャント術である．

a. 脳室腹腔シャント術（VPシャント術）

　　シャント治療の第一選択となる最も一般的な術式である．
　　脳室と腹腔をシャントチューブでつなぐ，すなわち脳室カテーテルを留置し，頸部や前胸腹部の皮下を通り，腹腔内に腹腔カテーテルを留置する．

1）脳室カテーテルの留置

　　脳室カテーテルを留置する部位は2種類あり，右の側脳室の前角または後角である．いずれの部位においても，脳室側チューブの先端（開口部）を脳室内の脈絡叢と接触しない部位に留置する．右側（非優位側）である理由は，高次脳機能（言語や認知）に及ぶ影響が小さいからである．

　　前角か後角かを選ぶ基準は，多くは術者の好みである．しかし，前角穿刺の方が合併症の割合が低いとする報告がある．脳室カテーテルが閉塞する主な原因は，脈絡叢がシャントチューブに絡まることによる閉塞であり，前角穿刺の方が，解剖学的に脈絡層が絡まりにくい．また，脳室カテーテルの位置のずれも前角穿刺の方が生じにくい．

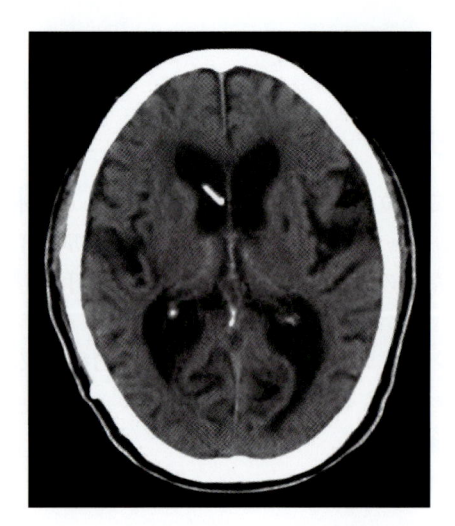

図8-29　脳室側チューブの理想的な留置位置

　前角穿刺でも，モンロー孔にチューブが入ってしまうと，モンロー孔内にある脈絡叢がからまりやすい．これを避けるために，モンロー孔の約1cm前方，すなわち前角の中心部分にチューブがあるのが理想的である（図8-29）．
　この部位のトラブルとしては，チューブの位置異常，閉塞，穿刺部位の脳内出血がある．術後のCTにて，これらのトラブルが生じていないかをチェックする．

2）腹腔カテーテルの留置

　臍の右側に，数cmの横切開を設け，腹直筋膜を切開して腹直筋を分け，腹筋を切開する．腹腔チューブは，約20cmの長さでダグラス窩方向に留置する．小児では，成長とともに腹腔カテーテルが抜けてくるので，これを見越して長めに留置する．
　この部位での以下のトラブルが想定される．
　　① チューブの腹腔外への誤留置
　　② チューブが腹腔内から抜けて腹部の皮下で「とぐろ」を巻く
　　③ チューブの折れ曲り（キンキング）
　　④ チューブ固定用の縫合糸による狭窄
　術後の腹部単純X線撮影にて，これらのトラブルの有無をチェックする．また，極めて稀ながら，胸部にチューブを通す際に肺を傷つけて気胸が生じることがある．

3）シャントバルブの留置

　バルブは，頭部もしくは前胸部に留置される．バルブの機能は，流量の調節やリザーバー（経皮的な穿刺，パンピングに使用）としての機能がある．
　この操作では，以下のトラブルが生じることがある．
　　① バルブとチューブの接続部位でのチューブの断裂
　　② チューブの折れ曲り（キンキング）
　　③ シャントバルブの反転
　これらは術後の頭部あるいは胸部単純X線撮影にてチェックする必要がある．

b．腰部くも膜下腔腹腔シャント術（LPシャント術）

腰部くも膜下腔と腹腔をシャントチューブでつなぐ術式である．腰部くも膜下腔-腹腔シャント術である．

脳室穿刺に伴う，脳実質の損傷がない利点がある．また，頭蓋骨に穴をあける必要がないなど，手術に対する抵抗感も低く，正常圧水頭症例を中心に普及しつつある．しかし，下記のような多くの禁忌があるので注意を要する．

① 閉塞性水頭症
② 脊髄くも膜下腔の髄液通過障害例（腰部脊柱管狭窄症，頸椎症など）
③ 小児（小脳扁桃の下垂を生じて，キアリ奇形を発症する）
④ 腰椎の高度変形，腰椎棘突起の多椎体レベルでの癒合

また，欠点としては，シャントバルブの留置に工夫を要するのと，バルブが皮下脂肪に埋没すると術後におけるバルブの位置確認が難しい場合がある．

腰椎カテーテル留置に伴う合併症としては，以下のものが生じうる．

① 腰椎カテーテルの断裂
② 腰椎カテーテルの折れ曲がり（キンキング）
③ 腰椎カテーテルの神経根刺激による神経痛（この予防には腰椎カテーテルの髄腔内の長さを5cm程度に留める必要がある）
④ 髄液漏

c．心房腹腔シャント術（VAシャント）

シャントカテーテルの末端を，通常，顔面静脈から右頸静脈を通って右心房に誘導する．

サイホン効果が起こりにくいとされるが，感染が起こると早期から敗血症となり重篤化する．また，血栓形成による肺塞栓，シャント閉塞，シャント腎炎などの重篤なリスクがある．このため，第一選択として施行されることはなく，VPシャントの腹腔側のトラブル時（腹膜炎，高度の腹膜癒着など）に適応となる．

3．バルブの選択

バルブには数多くの種類があり，近年では圧可変バルブも開発され，病態に応じて選択される．近年では，コッドマン・ハキムバルブに代表される圧可変式バルブが使用される頻度が高い．

シャントは，脳室などの髄液腔と腹腔（心房）をチューブで結ぶものであり，シャントからドレナージされる髄液量は，脳と腹腔の圧格差（頭蓋内圧－腹腔内圧＋落差）に比例する．落差は，高身長であるほど大きく，腹腔内圧は肥満度に比例する．従って，シャントが流れやすいかどうかは，患者の体格に大きく依存する．たとえば，小太りで背の低い人はシャントが流れにくく，やせ形で背の高い人はシャントが流れやすいのである．

この流れやすさの個人差を調節するのが，圧可変式バルブの役割である．我々は，身長と体重からバルブの設定圧を決める換算表を作成しており，初期圧の設定はこれを基に決めるのが合理的である．また，バルブの調節範囲を超えるような体格の患者で，オーバードレナージが危惧される場合には，アンチサイフォン効果のあるバルブ（サイフォンコントロールバルブ）を留置する．

4．術後のシャントの管理

シャントチューブは体内に隠れているために，目視でのシャント流量が適切かどうかの評価が行えない．これらのチェック項目は，症状改善やCTでの脳室サイズから間接的にしか評価できないもどかしさがある．

特に高齢者の正常圧水頭症の場合，シャント治療によっても脳室の大きさはほとんど変化しないので，脳室サイズは流量の目安にならない．また，シャント流量のわずかな不具合が症状の増悪（流量不足）や慢性硬膜下血腫（流量過多）を引き起こす．すなわち，高齢者のバルブ設定のストライクゾーンは，若い人に比べ非常に狭いのである．

外来でのシャント患者の管理としては，シャント閉塞やアンダードレナージに伴う症状の増悪，オーバードレナージに伴う低髄液圧性の頭痛，慢性硬膜下血腫，細隙脳室（スリットベントリクル）が発生していないかをチェックする．特に，体格の変化でシャント流量が変わることで，シャントシステム自体にトラブルがなくてもオーバーやアンダードレナージが生じる場合がある．

特に，「シャントに肥満と便秘は大敵」と言われるぐらい肥満には注意を要する．このために，体重が大きく変動しないように日常生活の指導が重要である．

シャント閉塞が疑われれば，シャントバルブを穿刺してシャント造影を行って閉塞の有無，場所を確認する．シャント閉塞の場合には，シャントを入れ替える「シャント再見術（シャントリビジョン）」が行われる（シャント再建術，再検術とも呼ばれており意見の一致をみていない）．

〈梶本宜永〉

J 腰椎くも膜下ドレナージ

1．目　的

最も低侵襲的に髄液排泄が可能な方法（穿頭不要）で，頭蓋内圧のコントロールを行う．

2．適応疾患

① 交通性水頭症における頭蓋内圧亢進時のコントロール（非交通性水頭症では脳ヘルニアを起こす危険性があり禁忌）．
② くも膜下出血術後の脳血管攣縮予防のための血腫の排泄（特にコイル塞栓術後）．
③ 開頭術後や頭蓋底骨折による髄液漏発生時に修復目的で髄液を排泄させる．
④ 重症髄膜炎時の汚染髄液の強制排泄．
⑤ 特発性正常圧水頭症の診断目的（タップテスト陰性時に行うことがある）．

3．方　法

① 第3・4もしくは第4・5腰椎間より穿刺し，通常頭側へドレーンを留置することが多い．便や尿による刺入部の汚染の危険が高いため，刺入部には必ず防水性のドレープで覆うことが重要である．

② 腰椎ドレーンに開放式の脳室ドレナージ回路および排液バッグを接続し，ベッド上安静のもと脳圧管理することが多い．開放式回路ではドレナージ回路および排液バッグにフィルターがついており，大気圧に開放されている．カネカ社製の回路用ラックにはレーザーポインターが内蔵されており，基準点の調整が容易であり有用である．基準点は仰臥位で外耳孔に設定し，脳室ドレナージ回路の滴下口の高さでドレナージ圧を設定する．

③ 閉鎖式回路（カネカ社製のアクティーバルブⅡ等）を用いれば，バルブ圧でドレナージ量が決定されるため臥床安静の必要はないが（ドレナージしながら立位歩行可能），システム自体がやや高価であるのが難点である．

④ ドレーン刺入部は毎日消毒し，ドレーンが屈曲しないように固定する．また3方活栓部や排液バッグの接続部も充分に消毒し滅菌ガーゼで保護する．なお接続部の消毒にイソジン®を用いると脱着困難を起こす危険があるため他の消毒薬を用いるか，イソジン®が充分乾いてから（乾燥後抗菌力を発揮する）ハイポアルコール®でイソジン®を除去する．

⑤ 患者移動時は必ずドレーンを閉鎖し，帰室後必ず再開放する．回路やバッグ内のフィルター部が濡れると圧が開放されなくなり，サイフォン効果によりオーバードレナージを起こす危険性があるため充分注意する．また気管内吸引時にはむせによる頭蓋内圧亢進によりオーバードレナージを来たすため，前もって回路を閉鎖しておく．

⑥ 常に脳室回路内の拍動に注意し，拍動が鈍ってきた場合にはドレーンの屈曲・閉塞・抜去が疑われるため，直ちに主治医への報告が必要である．

⑦ くも膜下出血後，髄液の血性が増強してきた際には動脈瘤の再破裂が疑われるため，直ちに主治医に報告が必要である．

⑧ 感染予防のため通常7～10日間の留置に留めることが多い．さらにドレナージが必要な場合はいったん抜去し別の部位から穿刺するか，脳室ドレナージを考慮する．感染が認められればただちにドレーンを抜去する．

〈山口和伸〉

K 脳室ドレナージ

1．目 的

頭蓋内出血や腫瘍などの占拠性病変のほか，モンロー孔の閉鎖で頭蓋内圧の上昇が見られる場合に，髄液排除による頭蓋内圧のコントロール目的で行う．また頭蓋内圧の測定や脳室ドレーンを介する薬剤注入も行う．

① くも膜下出血・脳室内出血等各種原因による急性水頭症．
② 急性硬膜下血腫等頭部外傷の際の脳圧管理．
③ 髄膜炎等の感染症の際の髄液排泄および薬剤の髄腔内投与．

2．方 法

① 通常非優位側の前角穿刺を行う．場合によっては後角穿刺を行うこともあるが，刺入部

からの髄液の漏出の危険が高いため一般的には行われない．チューブの先端は側脳室前角部に留置され，設定圧以上になると髄液を排泄することにより，頭蓋内圧を調節する仕組みになっている．脳室カテーテルに脳室ドレナージ回路および排液バッグを接続する．

② ドレーン刺入部は毎日消毒し，Yガーゼを挟んで滅菌ガーゼで覆い，ドレーンが屈曲しないように固定する．

③ 常に脳室回路内の拍動に注意し，拍動が鈍ってきた場合にはドレーンの屈曲・閉塞・抜去の可能性だけでなく，脳腫脹により側脳室自体の虚脱が疑われるため，直ちに主治医への報告が必要である．

④ 感染予防のため通常7～10日間の留置に留めることが多い．さらにドレナージが必要な場合は反対側や後角穿刺を考慮する．感染が認められればただちにドレーンを抜去する．

〈山口和伸〉

脳血管内治療法

A 出血性疾患

1．脳動脈瘤の脳血管内治療法

a．脳動脈瘤塞栓術（図9-1）

　　　　脳動脈瘤にマイクロカテーテルを誘導して，離脱型コイルを瘤内に留置し，血液が入らないようにして，破裂を予防する．

　　　　局所麻酔下に施行することが可能である．患者の体動があり，安静が保てない場合（破裂急性期など）は，全身麻酔下に施行することが望ましい．

　　　　脳血管撮影室で，多くの場合大腿動脈経由でシースイントロデューサーを挿入する．手術中の血栓形成を予防するため，全身のヘパリン化を行い，カテーテルに装着したYコネクターからヘパリン加生食の持続灌流を行う．

　　　　ガイディングカテーテルを母血管に誘導して，血管造影（3D DSAなど）を行い，動脈瘤の頸部と母血管の関係が判別可能な透視角度（ワーキングプロジェクション）を設定する．

　　　　ガイディングカテーテルの中に，マイクロカテーテルを通して，マイクロガイドワイヤーを用いて，透視下にロードマップ機能などを使用しながら，動脈瘤に誘導する．ガイディン

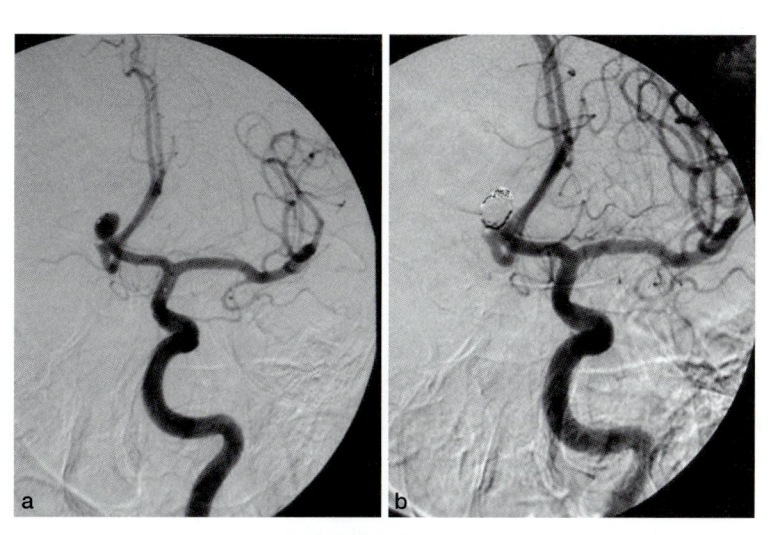

図9-1　脳動脈瘤塞栓術（前交通動脈瘤）
a：術前，b：術後

グカテーテルからの確認造影を行い，マイクロカテーテルの先端が動脈瘤内に留置されていることを確認する．

　動脈瘤のサイズを計測（CTAや，DSAのワークステーションのデータなどを利用）して，挿入する離脱型コイルのサイズを決定する．離脱型コイルには，電気離脱型（GDC，Micrus coil, ED coilなど）と，水圧離脱型（DCS, Microplexなど）があり，さまざまな固さ（standard, soft, ultrasoftなど），形状（3D, 2D, complex, helicalなど）で，直径1.5mmから25mm，長さ1cmから50cmと多くのサイズがあり，動脈瘤の形状・大きさによって使い分ける．

　マイクロカテーテルを通して，離脱型コイルを挿入していき，マイクロカテーテルのマーカーとコイルのマーカーが合わさるように挿入できたことを透視下で確認したのち，造影を行い，コイルが母血管に逸脱していなければ，離脱してコイルを留置する．電気離脱型コイルでは，ケーブルをコイルに接続して，電流を流すことで離脱が可能となる．水圧離脱型コイルでは，コイルの断端に専用のシリンジを装着して，ヘパリン加生食や造影剤を注入することで離脱する．

　基本的に，コイルは，徐々にサイズを小さくする形で選択する．まず，動脈瘤の内壁に密着するようなフレーミング framingコイルを留置し，そのフレームの中に充填するフィリング fillingコイルを留置，最後に，フィニッシング finishingコイルを留置することになる．

　造影で，動脈瘤への造影剤の流入がなくなれば，手技を終了して，マイクロカテーテルを抜去する．

　術後は，定期的に，頭部単純撮影によりコイル形状の変化の有無を確認し，頭部MRAも併用して，コイルの変形が見られる場合には血管撮影を行う．

〈バルーン併用コイル塞栓術〉
　動脈瘤の頸部が広い場合は，コイルが母血管に逸脱することがある．このような症例では，母血管にバルーンカテーテルを留置しながらコイル留置を行い，塞栓術を行う．

b．母血管閉塞術（図9-2）

　内頸動脈巨大脳動脈瘤や，椎骨動脈解離性動脈瘤などに施行する．動脈瘤のみならず，母血管を離脱型コイルら離脱型バルーンを用いて閉塞することで，破裂，増大を予防する．

　内頸動脈巨大脳動脈瘤の場合は，動脈瘤および母血管閉塞を同時に行うため，事前に閉塞試験を行う．全身ヘパリン化のもと，バルーンカテーテルを内頸動脈起始部に留置して，バルーン拡張により内頸動脈の血流遮断を行う．神経症状の確認や，バルーンカテーテル先端部のスタンプ圧の測定を行い，同時に対側の内頸動脈，椎骨動脈造影を行い，側副血行の状況を確認する．通常20分程度の血流遮断を行うので，脳血流検査（SPECTなど）を行うこともある．

　閉塞試験の結果，内頸動脈の閉塞が可能と判断された場合は，マイクロカテーテルを動脈瘤に誘導して，動脈瘤内に比較的ルースにコイルを留置して，母血管には密にコイルを留置する形の塞栓を行う．再開通を防ぐために，離脱型バルーンをコイルより近位部に複数個留置する．

　椎骨動脈解離性脳動脈瘤の場合には，動脈瘤と母血管閉塞を同時に行うが，反対側の椎骨動脈から脳底動脈にかけての血行が存在することが必須条件となる．

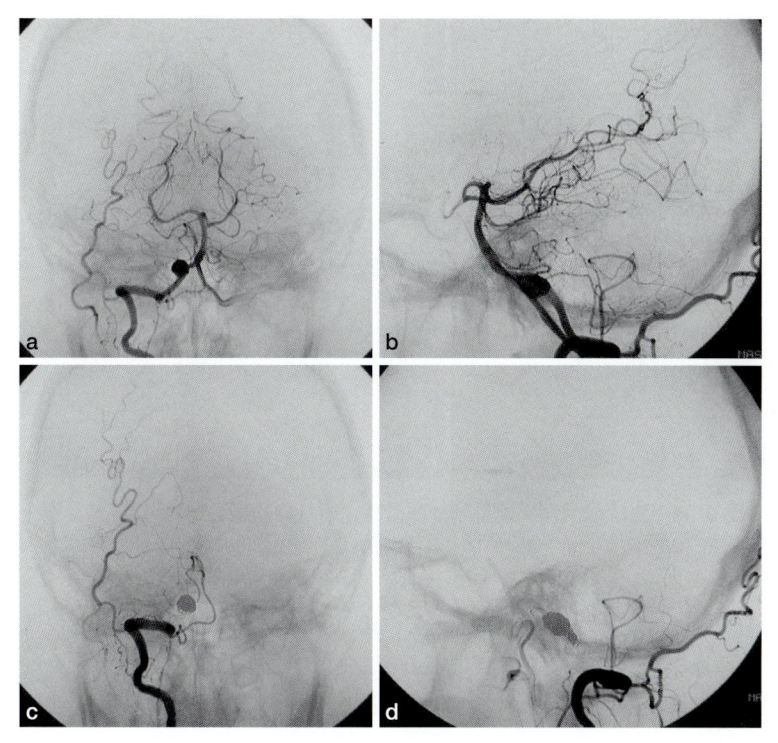

図9-2 母血管閉塞術（右椎骨動脈解離性動脈瘤）
a, b: 術前, c, d: 術後

　なお，反対側の椎骨動脈が低形成の場合，母血管閉塞を行うと脳底動脈への血流が途絶えてしまうので，ステント併用のコイル塞栓術，ステント留置術が施行されることもある．

2. 脳動静脈奇形塞栓術（図9-3）

　主に液体塞栓物質（主にNBCA：n-ブチルシアノアクリレート）を用いて，栄養動脈や

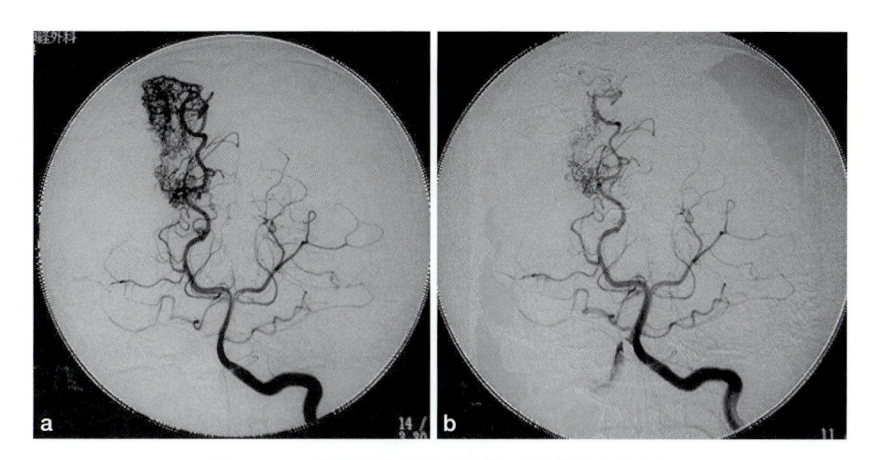

図9-3 脳動静脈奇形塞栓術（経動脈塞栓術）

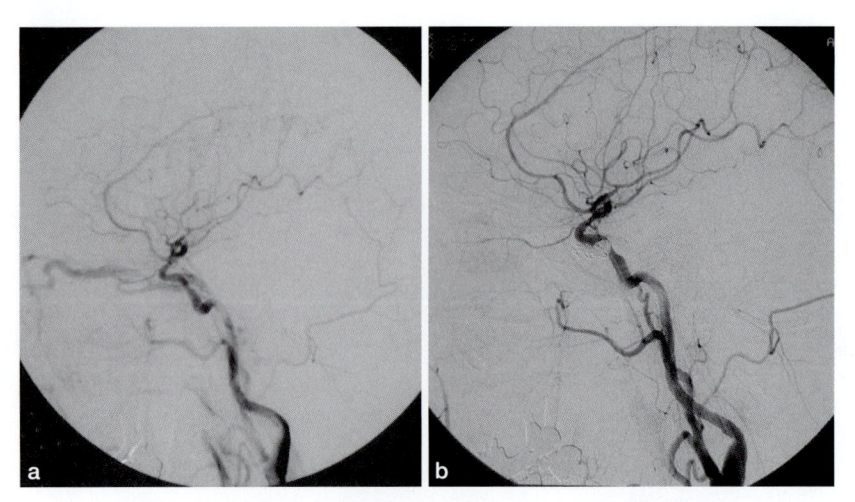

図 9-4 海綿静脈洞部硬膜動静脈瘻塞栓術（経静脈塞栓術）
a：術前，b：術後

ナイダスを塞栓するが，血液と触れることにより固体化することにより塞栓される．リピオドールという造影剤と混ぜて注入することにより，DSA で確認が可能となるが，その濃度により粘稠度も異なるので，カテーテルの位置や血行動態により調節する必要があり，この塞栓術は熟練を要する．

　摘出術を前に，手術中の出血量を低下させる目的で塞栓術を行う場合と，定位放射線療法を行う前にナイダスの体積を減らすために行う場合がある．前者では主に術野で確保が困難な栄養動脈からの塞栓術を行うことが多く，後者は放射線療法で閉塞不可能な栄養動脈上の動脈瘤や動静脈瘻のような部分を残さないように塞栓術を行うことが多い．

3．硬膜動静脈瘻塞栓術（図 9-4）

　海綿静脈洞や横静脈-S 状静脈洞に見られる硬膜動静脈瘻が有名であるが，前者は主に眼症状（結膜充血，眼球突出，複視）で発症することが多く，後者は，耳鳴り，頭痛などで発症することが多いが，罹患静脈洞から脳表の静脈に逆流を認める症例では，痙攣や脳出血を併発することがある．

　脳動脈瘤や，脳動静脈奇形の塞栓術とは異なり，基本的に経静脈的塞栓術により根治が得られることが多い．動静脈瘻の存在する静脈洞に対して，マイクロカテーテルを挿入して，コイル塞栓術を行うことが多いが，挿入困難なことも少なくなく，その場合は，経動脈的にNBCA など液体塞栓物質を用いて塞栓することもある．

〈黒岩輝壮〉

B 虚血性疾患

1．急性期再開通療法

　脳主幹動脈の急性閉塞（特に中大脳動脈や脳底動脈塞栓症）症例では，血栓溶解療法や経

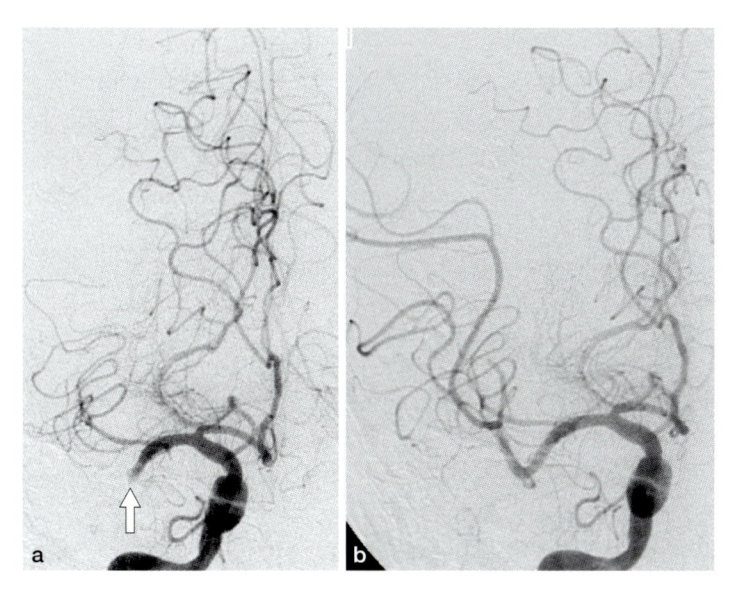

図 9-5 右中大脳動脈閉塞（64 歳男性）
ウロキナーゼ 36 万単位で，部分再開通．入院時 NIHSS 8 点は，
退院時に 2 点まで回復．

皮的脳血管形成術を超急性期に行うことにより再開通できる場合がある．ただし，再開通のタイミングが遅くなれば，再開通後に出血性梗塞を合併して予後をさらに悪化させる可能性があるため，その適応の有無を充分に見極めることが重要である．

a．局所線溶療法（図 9-5）

現在，血栓溶解療法には組織プラスミノーゲンアクチベーター（t-PA）の静脈内投与と，血管内治療による局所線溶療法がある．

局所線溶療法の適応は，一般的には軽症から中等度の脳梗塞で，CT で新たな脳梗塞（"early CT sign"）を認めず，発症 6 時間以内で治療が可能な症例とされる．

その手技は，わが国で 2002 年 1 月より行われた MELT Japan と呼ばれる多施設共同研究で手技の標準化がなされたので，ここで紹介する．

局所麻酔下に大腿動脈からシースを挿入し，全身ヘパリン化（5,000 単位静注）を行う．ガイディングカテーテルを閉塞した頭蓋内主幹動脈の近位にある内頸動脈（総頸動脈）に誘導．その中にマイクロカテーテルとマイクロガイドワイヤーを通して，閉塞部位の遠位（不可能な時は可及的近傍）に誘導する．ウロキナーゼ 60 万単位/生理食塩水 50m*l* の溶液を，シリンジポンプを用いてマイクロカテーテルから 10m*l*/5 分で注入し，最大 60 万単位を局所動注する．

症状の著しい改善，完全再開通が認められた場合，あるいは症状の悪化があり頭蓋内出血合併が疑わしい場合は直ちに手技を中止する．術後は血圧の厳重な管理を行い，術直後・翌日の CT で出血性梗塞の有無を確認する．

b．経皮的脳血管形成術

出血性梗塞の可能性が高く，ウロキナーゼによる局所線溶療法が行いにくい場合や，ウロキナーゼでの再開通が不可能であった症例で施行されることがあるが，その適応・有効性な

どは一定の見解は得られていない．

　　局所線溶療法と同様の方法でマイクロカテーテルを閉塞部の遠位に誘導後，交換用ロングワイヤー（300cm長）を挿入して，マイクロバルーンに交換する．その直径は，閉塞血管径を越えないことが重要で，通常は2.0mm径のものを選択する．透視下に，1気圧/10秒程度のゆっくりとした加圧を行い，バルーンの拡張を確認する．バルーンを収縮させて，ガイディングカテーテルからの造影で再開通の有無を確認する．

2．頸動脈ステント留置術

　　頸動脈狭窄による脳梗塞を予防するための外科手術として，その有効性が証明されているのは**内膜剥離術（CEA）**がある．しかし，全身麻酔の困難な症例（高齢者，呼吸器疾患，冠動脈合併症例など）は周術期合併症が多く，病変が高位である場合や，再狭窄例，放射線照射後などの症例では手術の難度が上がるとされる．これら"ハイリスク"の症例に対して，低侵襲である脳血管内治療に対する期待が高まってきた．

　　また，近年の脳血管内治療の器材，技術の進歩により，すでにこれらCEAハイリスクの患者については，**頸動脈ステント留置術（CAS）**の方がCEAよりも成績がよい，というランダム化比較試験も報告されており，わが国でも2008年春に，厚生労働省よりCASの保険適応が認可された．

　　CASの適応は，一般にCEAハイリスクの症例とされるが，動脈硬化が強く血管の蛇行が強く，病変までのアプローチが困難な症例は"CASハイリスク"とされ，この場合はCEAを選択せざるを得ないこともあり得る．

　　CASは，CEAのように，頸動脈分岐部周辺のプラークを切除するのではなく，ステントという金属製の筒によりプラークを外側に押しつけて血管狭窄を解消する治療であるが，一般にバルーンカテーテルによるPTAを必要とするため機械的にプラークを破壊することになる．この際，生じた破片（デブリス）が血流に乗って脳に流れると脳塞栓を引き起こすため，これを予防するための器具である**"プロテクションデバイス"**を併用する．

　　プロテクションデバイスには，バルーンタイプのものとフィルタータイプのものがあるが，前者は手技中にバルーン拡張による一時的に血流を遮断するもので，後者は血流を維持したままステントを留置する．今回，厚労省よりCASに用いる器材として保険認可を受けたのは，アンギオガード（Cordis社）と呼ばれるフィルタータイプのものである．一方，バルーンタイプには，パーキュサージュガードワイヤー（Medtronic社）やパロディーアンチエンボリックシステム（Gore社）がある．

　　また，今回CAS用の器材として保険認可を受けたステントは，外力を加えても損傷しにくい自己拡張型ステントであるプリサイズ（Cordis社）である．

a．CASの手技（図9-6，9-7）

　　局所麻酔下に大腿動脈より，8～9Fのガイディングカテーテルを病変側の総頸動脈に誘導留置する．ついで，プロテクションデバイスを誘導して，デブリスの遠位塞栓を予防できる体制を整える．血管内エコーなどを用いて血管内腔の計測を行い，バルーンやステントのサイズを決定する．

　　プロテクションデバイスの動作を確認した後に，前拡張バルーンを用いて病変の拡張を行い，バルーンを抜去．ステントを誘導して留置した後，拡張不充分の部分に対して後拡張バ

PTA, ステント
病変部をPTAバルーンで拡張し，ステントを留置する

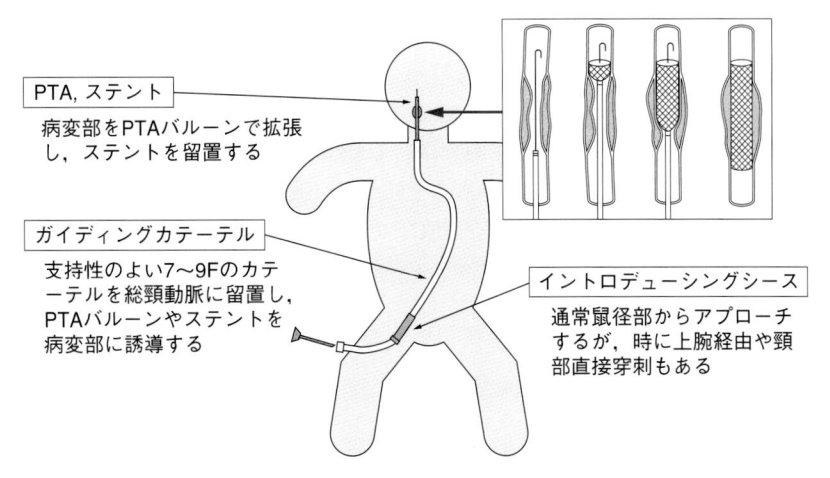

ガイディングカテーテル
支持性のよい7～9Fのカテーテルを総頸動脈に留置し，PTAバルーンやステントを病変部に誘導する

イントロデューシングシース
通常鼠径部からアプローチするが，時に上腕経由や頸部直接穿刺もある

図9-6 頸動脈ステント留置術

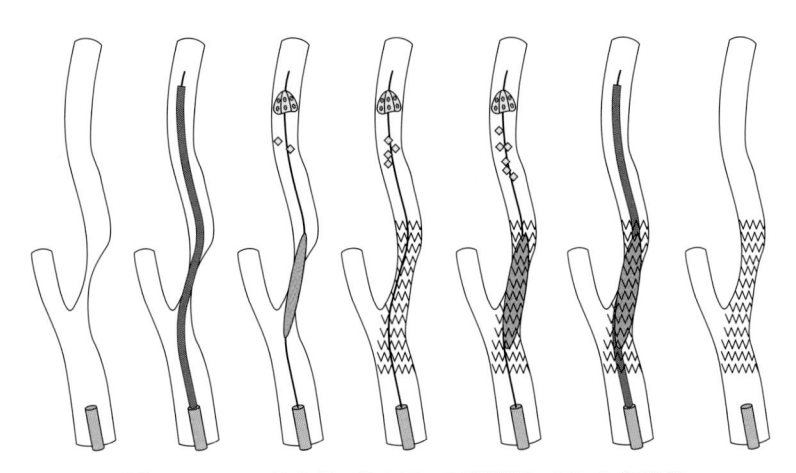

図9-7 アンギオガードを用いた頸動脈ステント留置術
フィルター付きガイドワイヤーで，血流を維持したまま，PTA，ステント留置を行う．術中に発生するデブリスは，フィルターとともに，キャプチャーシースで回収する．

ルーンを誘導して後拡張を行う．デブリス，プロテクションデバイスを回収して，手技を終了する．

b．CASに必要な薬物治療

　一般に狭窄病変では乱流が生じたり，プラークの破綻出血が起こりやすいことから，血小板凝集能が亢進していることが多いため，術前から抗血小板薬の投与が必要となる．アスピリン100mg/日，クロピドグレル75mg/日，シロスタゾール200mg/日のうち2剤を併用する．

　術中はカテーテル操作が必要であるため，抗凝固療法が必須であり，シース挿入後にヘパリン700単位/kg静注を行い，ACTを250～300秒に保つように適宜追加してから，アンギオガードを展開してステント留置を行う．

　頸動脈狭窄が存在する頸動脈分岐部には，頸動脈洞という血圧・脈拍の調節中枢が存在す

るため，CASでは，バルーンの機械的拡張による物理的な刺激が生じて，徐脈，低血圧が出現することが多い．その程度，持続時間を見ながら，アトロピンや昇圧薬（ドパミンやノルアドレナリンなど）の投与が術中・術後で必要となることがある．

　術前脳血流が障害されている症例では，CASの術後に逆に血流が必要以上に増加する"**過灌流症候群**"を合併することがある．頭痛や不穏状態，痙攣発作で発症して，経頭蓋ドップラー（TCD）や，脳血流検査SPECTで診断される．放置すれば脳出血を合併するので，降圧薬による血圧制御や，プロポフォール持続静注による鎮静や，バルビツレート療法による全身麻酔が必要となる．

〈黒岩輝壮〉

脳神経外科手術の麻酔 10

1. 脳神経外科手術

　　　脳神経外科手術の対象は，頭蓋内圧亢進性疾患と虚血性疾患の2つに大別できる．
　　頭蓋内圧亢進性疾患は，脳腫瘍，脳動脈瘤，脳動静脈奇形，水頭症，外傷，血腫などであり，麻酔は**頭蓋内圧 intracranial pressure（ICP）**を増加させないようにコントロールすることを目標とする．
　　虚血性脳疾患の手術は，内頚動脈狭窄症に対する内膜切除術，閉塞性脳血管障害やもやもや病に対する浅側頭動脈−中大脳動脈吻合術などであり，麻酔は虚血部位の血流量を維持することを目標とする．
　　麻酔は，吸入麻酔薬，静脈麻酔薬など，いずれを使用してもよいが，循環動態の安定，迅速な覚醒，血圧および$PaCO_2$のコントロールに充分注意する．

2. モニタリング

　　　日本麻酔科学会の「安全な麻酔のためのモニター指針」に従い行う．具体的には，心電図，パルスオキシメーター，カプノメータ，尿量，体温測定を行う．必要に応じて観血的血圧測定，中心静脈圧測定を行う．
　　脊髄・脊椎手術では，**体性感覚誘発電位 somatosensory evoked potential（SEP）**，**運動誘発電位 motor evoked potential（MEP）**で脊髄機能をモニターする．

3. 麻酔の導入

　　　プロポフォール1～1.5mg/kg（チオペンタール3～5mg/kg），**ベクロニウム**0.1～0.15mg/kgで全身麻酔を導入する．**レミフェンタニル**0.2～0.5μg/kg/分（フェンタニル2～4μg/kg）を併用すると気管挿管時の血圧の上昇を抑制することができる．レミフェンタニル使用時には，徐脈になりやすいので硫酸アトロピンの用意が必要である．

4. 麻酔の維持

　　　プロポフォール3～5mg/kg/時（イソフルラン0.5～1％，セボフルラン1～1.5％），レミフェンタニル0.15～0.3μg/kg/minの持続静脈内投与で麻酔を維持する．レミフェンタニルの持続投与により，体動やバッキングは起こらないが，ベクロニウムを使用する場合，0.05mg/kg/時程度で持続投与する．ピン固定する時には，レミフェンタニルを増量する．
　　脳実質には侵害受容体がないので，硬膜切開後，脳実質に対する操作中は疼痛が減少する

表10-1 脳循環に対する麻酔薬の効果

	CBF	CMRO₂	ICP
吸入麻酔薬			
亜酸化窒素	↑↑	↑	↑
イソフルラン	↑	↓↓	→↑
セボフルラン	↑	↓↓	→↑
静脈麻酔薬			
チオペンタール	↓↓	↓↓	↓↓
プロポフォール	↓↓	↓	↓↓
フェンタニル	→	→	→
レミフェンタニル	→	→	→
ケタミン	↑↑	↑	↑↑

ため，体動，バッキングが起こらない程度の浅麻酔でよい（皮膚・太い血管・骨・硬膜の処置までは，麻酔深度を深くする）．

5．麻酔薬の選択

　吸入麻酔薬（イソフルラン，セボフルラン）は，**脳血流量 cerebral blood flow（CBF）**を増加させ，ICPの上昇を引き起こすが，神経の電気的活動を抑制し**脳酸素消費量 cerebral metabolic rate of oxygen（CMRO₂）**を減少させる（表10-1）．イソフルランは，CMRO₂を減少させる作用が最も強い．セボフルランは，血液/ガス分配係数0.65と非常に低いため覚醒が極めて速い．亜酸化窒素（笑気）は，イソフルラン・セボフルランの血管拡張作用を増強する．

　静脈麻酔薬（チオペンタール，プロポフォール）は，CBF，CMRO₂を減少させ，ICPを低下させる．ケタミンは，CBFを増加させ，ICPの上昇を引き起こすと共に，CMRO₂を増加させるので，脳神経外科麻酔ではあまり使用しない．オピオイド（フェンタニル，レミフェンタニル）は，CBF，CMRO₂にはほとんど影響しない（表10-1）．

　SEP・MEP測定時には，吸入麻酔薬は，SEP・MEPの誘発電位を抑制して振幅減少や潜時延長を引き起こすため使用しない．一方，静脈麻酔薬，特にオピオイドは，SEP，MEPに影響しない．

　脳神経外科手術の麻酔は，循環動態の安定，迅速な覚醒，モニターへの影響から，酸素-空気-プロポフォール-レミフェンタニルで管理されることが増えている．

6．麻酔中の呼吸管理

　生理的な状態での脳血流量CBFは，50ml/100g/分で，平均血圧50〜150mmHgの範囲では脳灌流圧（平均血圧-頭蓋内圧）は一定に保持されている（図10-1）．

　PaCO₂が上昇すると脳血管は拡張してCBFは増加し，PaCO₂が低下すると脳血管は収縮してCBFは減少する．PaCO₂が20〜80mmHgの範囲では1mmHgの増減で2〜4%（1〜2ml/100g/分）のCBFが増減する（図10-1）．過換気を行うとPaCO₂が低下し，脳脊髄液（CSF）のpHは上昇し，脳血管は収縮してCBFは減少する．過換気を持続して行う

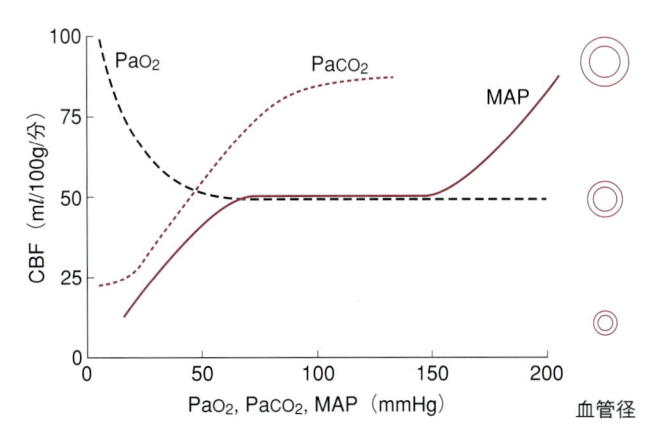

図10-1 PaO₂・PaCO₂・平均血圧（MAP）と CBF の関係
(Patel PM, Drummond JC. Cerebral physiology and the effects of anesthetics and techniques. In: Miller RD, editor. Miller's Anesthesia. 6th ed. Philadelphia: Churchill Livingstone; 2005. p. 813-57より改変)

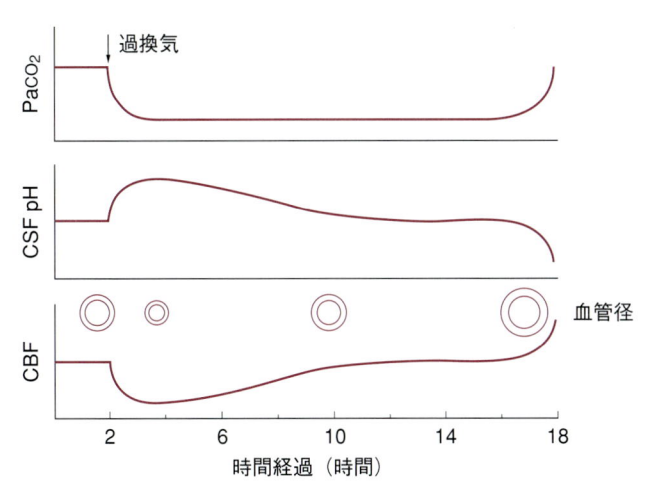

図10-2 過換気と PaCO₂・CSF pH, CBF の関係
(Drummond JC, Patel PM. Neurosurgical anesthesia. In: Miller RD, editor. Miller's Anesthesia. 6th ed. Philadelphia: Churchill Livingstone; 2005. p.2127-73より改変)

と CSF 中の炭酸水素イオン産生が低下し，CSF の pH は正常に戻り，CBF も過換気前に戻る．過換気後，急激に $PaCO_2$ を正常にすると，CSF の pH が低下し，脳血管は拡張して CBF は増加し，ICP は正常（過換気前）以上に上昇する（図10-2）．

PaO_2 が 50mmHg 以下に低下すると CBF は著しく増加する（図10-1）．

7．麻酔中の体温管理

$CMRO_2$ は，脳温 1℃ の低下で 7% 減少するため，脳保護目的で，軽度低体温（34℃）で管理することがある．

8. 麻酔中の輸液・輸血管理

　　輸液は，細胞外液補充液（酢酸リンゲル，重炭酸リンゲル）1〜3ml/kg/時で行い，過剰輸液を避ける．等張糖液は脳浮腫を助長するので使用を避ける．
　　輸血はなるべく控える（Ht 30〜35％を目標にする）．

〈南　敏明〉

術前術後管理 11

A 深部静脈血栓症

1. 概念

　　深部静脈血栓症は手術症例を術前術後管理する上で，近年非常によく聞かれるようになった疾患である．その注意すべき問題点は，重篤な呼吸障害を引き起こす肺塞栓症の塞栓源となることである．術前に深部静脈血栓症を予防したり，早期に発見したり，適切な治療を行うことが術前術中術後の肺塞栓を予防することとなるのである．深部静脈血栓症と肺塞栓症は重大な相関関係にあるため，肺塞栓症に関しても記載する．

2. 原因

　　深部静脈血栓症の原因は，大きく分けて血管内皮障害，血流障害，血液凝固・線溶能異常が考えられる．具体的には，腹部や下肢の外傷・腫瘍・術後，長期の血管留置カテーテル，静脈炎などの組織の炎症，腸骨静脈の狭窄，下肢静脈瘤，長期臥床，飛行機搭乗（エコノミークラス症候群），脱水，妊娠出産，経口避妊薬，悪性腫瘍，膠原病，血液疾患（凝固異常症），加齢などがある．

　　深部静脈血栓症は，このような原因が複数重なっている場合があり，特に術後，長期臥床，悪性腫瘍が3大要因となっている．原因となる基礎疾患が血栓形成に大きく関わっており，血栓の部位診断と同様に原因の検索は治療する上で重要である．

3. 症状

　　症状としては，血流のうっ滞による下肢の腫脹と疼痛が初期にみられる．腫脹が高度で組織圧が上昇してくれば動脈の灌流障害が起こり，下肢の皮膚は強い疼痛を伴って蒼白もしくはチアノーゼを呈するようになる（有痛性白股症または青股症）．そのまま放置すると静脈性壊死となる．しかし，ここまで悪化するまでに血栓が肺に流れて肺塞栓を起こすことが多い．

　　肺塞栓の症状としては，呼吸困難，胸痛，血痰などがあり，肺動脈の閉塞が高度であればショック状態に陥ったり，心停止に至ることもあるが，検査して初めて判明するような無症状の場合もある．

4. 診断・検査

　　血液凝固能（特にD-ダイマー*）で異常値を示した場合は，超音波検査や造影CT，

MRI・MRAなどを行い血栓の有無を診断する．肺塞栓の合併を調べる目的で，血流シンチや胸部造影CTなどを行う場合もある．

　　*D-ダイマーはフィブリンがプラスミンによって分解される際の生成物である．血液検査において血栓症の判定に用いられる．

5．治　療

深部静脈血栓症の治療の目的は，深部静脈血栓症に伴う症状の改善と血栓進展の予防を行い，同時に肺塞栓を予防することである．具体的な治療法について次に述べる．

a．安　静

急性期には浮腫と疼痛の軽減のため下肢の安静と挙上を行う．**弾性ストッキング**着用下の早期歩行も有効であるという報告もある．最近では，ベッド上安静の際に下肢の血行改善目的で**フットポンプ**という自動空気圧迫器械を装着し，間欠的機械マッサージを行い，血栓形成を予防する方法が選択されることが多い．

b．**圧迫療法**

急性期においては過度の圧迫は静脈還流障害を悪化させる可能性もあり，症例において選択する必要がある．歩行開始時に弾性ストッキングまたは**圧迫包帯**が用いられる．

c．**抗凝固療法**

急性期は一般的にはヘパリン10,000〜20,000単位を点滴投与する．最近は**低分子ヘパリン**の皮下注射が行われるようになった．同時に**ワルファリン**などの内服治療を行う．

d．肺塞栓予防

一時的または永久的に下大静脈内に血栓除去フィルターを留置することもある．一時的下大静脈フィルターは外科手術中または血栓除去術の際に選択される．

e．**経皮的カテーテル血栓除去**

カテーテルを用いて血栓粉砕，吸引する方法で，点滴や保存的治療法が有効でない場合に併用される．

既に肺塞栓を起こしている場合は，点滴または注射による線溶療法を行う．ショック状態に陥り，肺でのガス交換が非常に困難な場合は，緊急でPCPS（経皮的心肺補助システム）を装着する場合もある．

6．予　後

致命的な肺塞栓を合併せず，早期に治療されれば生命予後は良好である．下肢の腫脹も数カ月以内に改善する場合が多い．しかし再発を繰り返す場合は，肺塞栓も合併しやすく，生命予後は不良となることもある．

後遺症としては，血流のうっ滞や静脈高血圧による静脈瘤や色素沈着，皮膚炎，湿疹および難治性の潰瘍を形成する場合がある．

7．リスク表

肺塞栓症への対策は様々な施設で考案されているが，参考のため当院で採用している深部静脈血栓症のリスク表を紹介する（表11-1）．この表を用いて外科手術の前に深部静脈血栓症のリスクを評価し，最適と思われる治療法または予防法を選択し手術を行っている．

表11-1 当院で採用している深部静脈血栓症のリスク表（一部改変）

手術・外傷症例

基本リスクランク

リスク選択		低リスク	中リスク	高リスク
	脳外科	開頭術以外の手術	脳腫瘍以外の開頭術	
	婦人科 産科領域	30分以内の小手術 正常分娩	30分以上の手術 帝王切開術	
	整形外科		脊椎手術 右記を除く骨盤・下肢手術	股関節全置換術 膝関節全置換術 股関節骨折手術
	外傷/ 脊椎損傷			重度外傷、運動麻痺を伴う完全または不完全脊髄損傷
	その他	1時間未満の一般手術	1時間以上の一般手術	

付加リスクポイント

－2点	☐ 40歳未満	
各1点	☐ 肥満（BMI＞26.4を目安）	☐ エストロゲン治療中
各2点	☐ 下肢静脈瘤 ☐ うっ血性心不全・呼吸不全 ☐ 中心静脈カテーテルの留置 ☐ 重症感染症	☐ 48時間以上の安静臥床 ☐ 悪性疾患（脳腫瘍を含む） ☐ 癌化学療法中 ☐ 60歳以上
各3点	☐ 下肢麻痺	☐ 下肢ギプス包帯固定
各9点	☐ 静脈血栓塞栓症の既往	☐ 血栓症素因
合計	＿＿＿＿点	

－2点：1ランク down　　－1～1点：不変
2～3点：1ランク up　　4～6点：2ランク up　　7点以上：3ランク up

最終リスクランク

リスク選択	リスクなし	
	低リスク	早期離床と積極的運動（下肢の等尺性運動）
	中リスク	弾性ストッキング or 間欠的空気圧迫法
	高リスク	間欠的空気圧迫法 or 低用量未分画ヘパリン
	最高リスク	間欠的空気圧迫法と低用量未分画ヘパリンの併用 or 弾性ストッキングと低用量未分画ヘパリンの併用

最高リスクの場合

Dダイマー検査	
数値	＿＿＿＿（正常値は＜2.0μg/ml）

〈松島　滋〉

B 肺炎

1. 概　要

術後肺炎は脳外科手術の機能および生命予後にも大きく影響するため，まず予防することが肝心であるが，発症した場合は早期に診断し，適切な治療を行うことが大切である．

2. 原　因

術後に肺炎を起こす原因としては，術中・術後に気管内に異物や分泌物を吸引した場合，喀痰などの気管分泌物を喀出できない場合，術中・術後に使用した薬剤に対する副作用が出現した場合などがある．

3. 分　類

術中・術後に発症する肺炎は大きく分けて次のように分類される．

a. 人工呼吸器関連肺炎

人工呼吸器を装着して48時間以降に新たに発症（9〜24%）した肺炎をいう．人工呼吸器装着中の患者が肺炎を起こすリスクは，装着していない患者の6〜21倍とされている．発症率は1%/日で上昇すると言われており，術後感染として重要である．また人工呼吸管理開始後5日目までは発症率は増加し，以後は低下する．

1）リスク因子

発症には患者の状態や人工呼吸管理期間や原因菌などが大きく関与する．長期人工呼吸管理，抜管後の再挿管操作，発症前の抗生剤投与，原疾患（熱傷，外傷，中枢神経疾患，呼吸器疾患，心臓疾患など．特に脳外科疾患では術前から咽頭反射や咳反射の低下を伴うことがある），明らかな誤嚥，筋弛緩薬の使用，その他に気管チューブの低カフ内圧，挿管中の移動，仰臥位などがある．

2）感染経路

① 鼻腔・口腔内・咽喉頭分泌物の気管内への垂れ込み：気管内挿管中の患者の口腔内の分泌物には細菌などが定着しやすい．この分泌物は気管チューブのカフ直上まで貯留するため，人工呼吸器に対するファイティングやカフのエアー漏れなどにより，気管チューブ周囲から気管内に分泌物が垂れ込み，気管末梢に播種され肺炎が発症する．

② 胃液の誤嚥：脳神経外科患者でしばしば投与されるH_2ブロッカーは，胃液のpHを上昇させるため，細菌などが胃内に潜在することがある．気管内挿管中でも嘔吐や，胃液の口腔内への逆流が起こることもあり，①と同様の過程で気管内に垂れ込むと，胃液による気管粘膜の障害とともに細菌感染を生じ肺炎が発症する．

③ 吸入液等の吸引：吸入液や呼吸器回路内の結露が，細菌により汚染されていた場合，これを気管内に吸引し肺炎が発症する．

④ 気管内吸引の手技：気管内の喀痰などを吸引器で吸引する際，手洗いや手袋をせずに吸引したり，汚染された手袋をしたまま人工呼吸器に触れることにより感染する．

3）診断・症状

① 確定診断：（a）発熱，白血球増加，PaO_2の低下，（b）胸部X線写真での異常陰影の

出現，（c）膿性気道分泌物．
② 人工呼吸器関連肺炎の可能性：上記の①に加え，（a）気管支鏡による細菌定量培養で有意な細菌の証明，（b）血液培養陽性で気管支よりの細菌と一致，（c）胸水培養陽性で気管支よりの細菌と一致，の何れかを満たした場合．

4）防御機能の抑制因子
　① 咳：鎮静薬，オピオイド鎮痛薬，筋弛緩薬．
　② 粘液線毛：高濃度酸素吸入，吸入気湿度低下，気管チューブの挿管操作．
　③ 気道：気道損傷（細菌の定着を促進）．
　④ 肺胞：10 bacteria/1 好中球以上の細菌数．

5）治　療
　適切な抗生剤が投与されるか否かが罹患率と死亡率に影響する．抗生剤の選択は原則として，原因菌の培養などで判明した感受性があるものを使用する．しかし人工呼吸器関連肺炎を疑った場合は，できるだけ早期に予想される原因菌に対する抗生剤の投与が望ましい．長期人工呼吸管理されている場合は，既に広域スペクトルの抗生剤が投与されていることが多く，緑膿菌などの耐性菌が発生していることも考慮する．特に5日以上の人工呼吸管理，入院5日以降の患者，副腎皮質ホルモン剤投与中の患者，器質的肺疾患の患者，免疫抑制薬の投与患者などでは，メチシリン耐性黄色ブドウ球菌（MRSA）の発生を考慮し，抗MRSA抗生剤も併用する必要がある．また耐性菌のリスクが高い患者には，作用機序の異なる抗生剤の2剤併用療法が望ましい．

6）予　防
　できるだけ早期に人工呼吸器から離脱することが一番の予防であるが，脳外科疾患では意識障害が遷延する，麻痺等の神経脱落症状のため自発呼吸が弱いことなどの理由で離脱が困難なことも多いため，その予防について述べる．
　① 人工呼吸器等の管理：人工呼吸器の使用開始時は常に滅菌された呼吸回路を使用する．加湿器には滅菌水を使用し，回路内の結露は気管内に入らないように頻回に除去する．人工鼻は加湿器に比べて肺炎の発症率が低いため，喀痰の多い場合や気道抵抗が高い場合を除いて推奨される．
　② 口腔内清拭：定期的に口腔内の洗浄を行い，頻回に唾液等の吸引を行う．
　③ 気管チューブの管理：気管チューブが必要以上に動かないようにしっかり固定し，カフ上部の分泌物が気管内に落ち込まないように，エアーを過不足なく入れ，定期的にチェックする．もしカフ上部の吸引が可能であれば頻回に行う．また気管チューブ抜去時は口腔内およびカフ上部の貯留物が落ち込まないよう充分に吸引除去する．カフ上部吸引が可能であれば頻回に行う．
　④ 気管内分泌物の吸引方法：開放式では吸引チューブは1回毎に破棄した方がよい．閉鎖式吸引システムを使用するのもよい．清潔操作で行い，吸引チューブの内腔の洗浄は滅菌水を用いる．吸引回路は該当患者専用とする．
　⑤ 手洗いと手袋：吸引時には未使用の手袋を着用する．人工呼吸器の回路内の結露の除去などの操作を行う場合も未使用の手袋を着用し，汚染された場合は必ず交換するようにする．手袋着用前には手洗いや手指洗浄剤などにより手指を清潔にする．
　⑥ 経管栄養：経管栄養を注入する際は，頭位を30〜45°挙上し，胃からの逆流を予防す

る．特に経鼻胃管チューブは早期に抜去することが望ましい．
⑦ 急性胃粘膜病変：ステロイド投与に伴う場合やストレス潰瘍に対する予防や治療の際のH_2ブロッカーの投与は注意を要する．可能なら胃のpHを上げない薬剤を選択することも考慮する．
⑧ 予防的抗生剤投与：脳神経外科手術後の抗生剤の投与はルーチンに行われる．肺炎の予防にも有効であるという報告もあるが，耐性菌が発生する可能性もあり，喀痰培養などの検査を定期的に行う．
⑨ その他：アンビューバッグ等は該当患者専用のものを使用し，定期的に交換する．

b．誤嚥性肺炎

嚥下性または吸引性肺炎とも呼ばれる．誤嚥，誤飲を契機に発生する肺炎で，嚥下障害が見られる脳神経外科疾患の患者には起こりやすい．特に術後で気管チューブ抜管後の覚醒不良の時期は，麻酔薬や術後の止血薬や抗生剤投与などの影響で嘔吐しやすく，誤嚥性肺炎を発症しやすい．

1）嚥下障害の原因

嚥下障害（嚥下反射の障害や低下）は脳神経外科患者だけではなく様々な原因で発症する．咳反射の低下も同時にみられると，さらに発症しやすい．
① 器質的障害：（a）口腔・咽頭→舌炎，歯周病，扁桃炎，咽頭・喉頭炎，口腔・咽頭腫瘍，異物など，（b）食道→食道炎，憩室，狭窄，異物，腫瘍，食道裂孔ヘルニア，頸椎症など．
② 機能的障害：（a）口腔・咽頭→脳血管障害，脳腫瘍，頭部外傷，脳炎，パーキンソン病，神経変性疾患，重症筋無力症，筋炎，代謝性疾患など，（b）食道→アカラジア，筋炎，強皮症，全身性エリテマトーデスなど．

2）発生機序

嚥下運動は口腔期，咽頭期，食道期の3段階に分けられる．嚥下障害の主な病態は，飲み込み障害と気道への誤嚥に分けられ，咽頭期に多く発生する．誤嚥性肺炎は食物，液体，胃内容物，咽頭分泌物を誤嚥，誤飲し，気管・肺胞系の防御機能（咳反射など）で排除できない場合に発症する．
① 胃内容物の誤嚥：嘔吐時に大量の吐物が気管内に誤嚥すると，まず気管支痙攣が起こり，次に食物残渣により気道閉塞が起こる．同時に胃液による化学性肺炎も併発し重篤な呼吸障害と低酸素血症に陥る．この際に咽頭および胃内の細菌等が肺内に吸引されると細菌性肺炎となる．
② 微少吸引：嚥下運動を伴わずに口腔・咽頭内容物が少量ずつ持続的に，咽頭から気管内へ落ち込んだり吸引されたりして，結果的に細菌性肺炎を発症する場合がある．明らかな誤嚥は認められないが，広義には誤嚥性肺炎とされている（不顕性誤嚥）．

3）診断・症状

（a）呼吸不全，（b）気管支痙攣，（c）気管内分泌物の異常な増加と著明な肺雑音，（d）進行性代謝性アシドーシス，（d）低血圧，（f）肺水腫，（g）胸部X線写真（他の肺炎と異なり，発症より約24時間後に明確な陰影が出現する．主に右下肺野および肺門部にび漫性の陰影として見られることが多い）．

4）治　療

① 抗生剤の投与：培養により肺炎の原因菌が判明している場合は，感受性の認められる抗生剤を使用するのが原則である．しかし誤嚥性肺炎が発症し，早期に抗生剤を投与する必要がある場合，広域スペクトルの抗生剤を投与する．
② 副腎皮質ホルモン投与：抗炎症作用があるため短期間投与することもある．
③ 酸素吸入投与，人工呼吸器の装着：重篤な呼吸不全になった場合に選択される．
④ 気管支内視鏡による吸引：重症例で気管内挿管症例では，内視鏡での吸引や洗浄が有効である．

5）予　防

誤嚥性肺炎はいったん発症すると治療は困難で，死亡率も高いため，発症の予防が非常に重要である．

① 誤嚥防止：誤嚥を起こしやすい病態の改善が重要．基礎疾患の治療と機械的要因の除去が必要となる．食事時は起座位または上半身を挙上し，少量ずつゆっくり，患者の嚥下能力に合わせて行う．腹圧上昇により嘔吐しやすい患者に対しては，食後は半座位を保持し，胃内容物の逆流や嘔吐を防止するようにする．同時に，誤嚥に備えて吸引器を準備したり，前もって喀痰を吸引してから食事をさせるなどの注意を払う．
② 口腔内清拭：口腔内の細菌の繁殖を予防する（不顕性誤嚥に対して有効）．

c．沈下性肺炎

就下性肺炎とも言われ，脳神経外科では術後を含め，長期臥床を余儀なく強いられる患者に見られるため注意を要する．

1）発生機序

長期臥床状態でいることにより，肺内の血液が重力でうっ滞し，細菌などが繁殖しやすい条件になり発症する．廃用性症候群の一症候として認められる．脳神経外科領域では，重度の意識障害を認める患者は臥床状態が続くため注意を要する．

2）診断・症状

発熱，白血球増加，喀痰の増加，呼吸不全など一般の肺炎とほぼ同じであるが，胸部X線では両側の中肺野にび漫性の陰影を認め，胸部CTでは両側の肺の背側に無気肺を伴う肺炎像を認めることが多い．

3）治療・予防

基本的には一般の肺炎と同じ治療を行う．

① 抗生剤の投与：原則的には，培養により肺炎の原因菌が判明している場合は，感受性の認められる抗生剤を使用する．
② 酸素吸入投与：呼吸不全が認められれば開始する．充分な加湿を併用すると，喀痰の排出も促すことができる．
③ 体位変換：肺内のうっ血を予防し，喀痰の排出を促すため，体位変換を2時間毎に行う．同時にタッピングやバイブレーターの使用などがより効果的である．
④ 口腔内清拭（口腔ケアー）：口腔内の細菌の繁殖を予防し，不顕性誤嚥が併発しないようにする．

d．間質性肺炎

間質性肺炎は膠原病やウイルス感染など様々な原因で発症するが，脳神経外科の術後に関

連性の高いものは，薬剤性の間質性肺炎である．

　間質性肺炎は間質性肺臓炎とも呼ばれ，肺の間質組織に炎症を起こす疾患の総称をいう．治療も非常に困難で致命的な転機をとることも多い．炎症が進行して間質組織が線維化すると肺線維症と呼ばれるようになる．

1）病態

　間質とは気管支の末梢にある肺胞とそれを取り巻く毛細血管を支持する組織のことである．肺炎は細菌感染による気管支や肺胞の炎症であるのに対し，間質性肺炎は支持組織の炎症のため，症状は異なる．大きく分けて2つの病態からなる．

① 肺コンプライアンスの低下：炎症により肺の間質に浮腫や肥厚が起こるため，肺の拡張や収縮が妨げられる．そのため肺内に取り込める空気量が低下したり，流入速度が低下する．

② 血液ガス交換の低下：間質の炎症による浮腫や肥厚は，肺胞-毛細血管間を広げ，結果として血液ガス交換率が低下し，血液中への酸素の拡散が著しく障害される．

2）分類

　原因による分類する．

① 感染：ウイルスやマイコプラズマ感染によることが多い．

② 膠原病：関節リウマチ，強皮症，皮膚筋炎などの組織の線維化を来たす膠原病の一症候として発症する．

③ 放射線：肺腫瘍などに対する放射線治療後に発症することがある．放射線の照射野に一致した形の陰影としてX線上見られる．

④ 薬剤性：抗癌剤，抗生剤，インターフェロン，抗痙攣薬，降圧薬，消炎鎮痛薬などが原因となる．漢方薬では小柴胡湯が有名である．薬剤性の間質性肺炎が疑われた場合は，ただちに薬剤の使用を中止する．

⑤ 特発性：明らかな原因が判明しない場合の間質性肺炎をいう．

⑥ その他：パラコート中毒が有名であるが，パラコートの細胞障害には酸素が関与しているため，酸素投与は禁忌である．

3）症状

① 呼吸困難：呼吸は浅く速拍になる．さらに進むと呼吸不全となり，下顎呼吸が見られるようになる．

② 乾性咳嗽：頻回に咳が見られるが，喀痰は伴わない．咳き込むことが肺気腫や気胸の原因となり，さらに呼吸不全を進行させる．

4）診断

① 理学所見：（a）聴診で「捻髪音」（ベルクロラ音）が特徴的（パチパチという）．（b）ばち指（慢性的な呼吸障害のため）．

② 臨床検査：（a）胸部X線および胸部CTでは，炎症部位は比較的均一な陰影が見られ，いわゆる「すりガラス様陰影」となる．さらに進行すると蜂巣状の陰影になる．（b）血液検査でLDHの上昇，赤沈の亢進が見られる場合がある．炎症の活動性と治療効果を知る上で，SP-A，SP-D，KL-6は信頼性が高い．

③ 病理所見：硝子膜形成，II型上皮増生・肥厚，肺胞壁への好中球浸潤．末期は蜂窩肺となる．

5）治　療

① 副腎皮質ホルモン：ステロイドは抗炎症・抗浮腫目的に投与されるが，投与法や効果の評価は様々．感染がある場合は増悪させる場合もあるので慎重に投与．
② 免疫抑制薬：ステロイドと同様に抗炎症作用を目的に投与されるが，やはり感染がある場合は増悪させるので要注意．
③ 抗生剤：培養などで細菌などが検出されれば，感受性のある抗生剤を投与するのが原則であるが，やはり耐性菌の出現に注意する．
④ 酸素投与：呼吸不全が進行して低酸素状態になれば酸素投与を開始する．
⑤ 人工呼吸器管理：呼吸不全がさらに進行して二酸化炭素の貯留が見られるようになり，CO_2ナルコーシスに陥る可能性が出てくれば，気管内挿管もしくは気管切開を行い，人工呼吸器による呼吸管理を行う．

6）予　後

進行性で治療抵抗性の間質性肺炎は，予後不良である．しかし進行が遅く慢性的な症状を呈する場合は10数年生存する場合もある．一過性の感染や薬剤性のものは原因が除去されれば回復する可能性は高いが，全体的には予後は不良の場合が多い．

〈松島　滋〉

C 髄液漏

1．概　念

脳表面のくも膜下腔には脳脊髄液が循環している．脳神経外科のほとんどの手術では，頭蓋骨を開頭し硬膜を切開，くも膜を切開することにより，病変部へアプローチする．手術終了時には，くも膜を縫合することはほとんどなく，脳脊髄液が硬膜外に漏出しないよう硬膜を縫合する．しかしながら硬膜縫合の小裂孔より多少の髄液の漏洩が認められる．通常は手術創の治癒過程で硬膜との癒着や肉芽形成により自然に閉鎖されるが，瘻孔が大きく，漏れる量が多いと問題となる場合がある．硬膜外腔，皮下組織に髄液が貯留し，細菌感染を起こすと，髄液を介して頭蓋内にも感染が波及し，髄膜炎・脳炎の原因となる．

2．髄液漏を認めやすい手術

下垂体腺腫，髄膜腫摘出術，後頭蓋窩手術，頭蓋底手術．

3．症　状

低髄液圧症候群（脳脊髄液減少症）として臥位よりも座位・立位で増悪する頭痛を認める．経蝶形骨洞手術を行った際には，髄液が蝶形骨洞内に貯留し，髄液鼻漏となる．鼻腔や咽頭に漿液性の髄液が流れる．後頭蓋窩や中頭蓋窩の開頭手術では，乳突蜂巣が開放されることがあり，髄液が侵入すると髄液耳漏となる．聴力低下で気づかれることが多い．

4．続発する病態

髄膜炎が最も多く，1週間以上髄液漏が続くと危険性が高くなる．脳炎にまで悪化する場

合がある．大量の髄液漏の場合には，硬膜下血腫を続発する場合がある．

5．治　療

① 保存的に経過観察し自然閉鎖を待つが，自然閉鎖が期待できない場合には，脊髄ドレナージを留置し漏れ出る髄液量をコントロールする．液体貯留が多い場合には創部の癒着が起こらず閉鎖しにくい．ただし，細菌が存在すれば頭蓋内に引き込んでしまう恐れがあるので，コントロールが必要である．
② ２週間以上保存的加療で閉鎖が認められない場合には，髄液漏閉鎖手術が必要である．硬膜の瘻孔を確認し，筋膜や骨膜，筋肉片にてパッチを行い密に縫合する．さらにフィブリン接着剤を用いて被包する．経蝶形骨洞手術術後など硬膜縫合ができない場合には，筋肉片や脂肪を充填する．頭蓋内圧亢進が要因で髄液漏が治癒しない場合にはシャント術が行われることもある．

6．病棟管理

脊髄ドレナージでの管理を開始した際には，髄液を採取し色調，性状を観察，細胞数，細胞分画，グルコース，監視培養を行う．定期的に髄液採取を行い，感染徴候の早期発見に努める．髄液鼻漏の診断に**グルコース酸化酵素試験紙**が用いられているが，涙液に糖が含まれるため，正常鼻汁でも45〜75％に弱いながらも糖が検出されるので注意が必要である．**Double ring sign**も古くより行われているが，信頼性には欠ける．蝶形骨洞からの髄液漏の場合は，15〜30°頭部挙上とし，鼻をかむことを禁止する．排便時にも頭蓋内圧が上昇するので，緩下薬を投与する．

〈山田佳孝〉

D 尿崩症

1．病　態

抗利尿ホルモン　antidiuretic hormone（ADH）は下垂体後葉より分泌されるペプチドホルモンで腎集合管に作用して強い抗利尿作用を示す．視床下部前部で合成され下垂体後葉に軸索輸送され血中に放出される．血漿浸透圧上昇や循環血液量の減少で促進され，体液量や浸透圧の恒常性維持に重要な役割を果たしている．このADH分泌が障害されると，体液の状態にかかわらず利尿がかかり，低張尿が持続する．この状態を**尿崩症　diabetes insipidus（DI）**という．

2．尿崩症を来たす疾患

下垂体腺腫・頭蓋咽頭腫・下垂体部の胚細胞腫の術後に見られやすい．頭部外傷や前交通動脈瘤や内頸動脈瘤術後に起こることもある．

3．症　状

大量の低張尿を認め，脱水となる．口渇，頻尿，多尿，高ナトリウム血症を認める．放置

されれば死に至ることがあり，厳重な管理が必要となる．

4．診断基準

尿量 250ml/時以上，尿比重 1.010 未満で，臨床的尿崩症と判断する．

5．術後管理

手術直後より尿崩症を来たすことは少なく，12～24 時間後から尿量が増加してくる．術直後は術中の輸液負荷や浸透圧利尿薬の影響を受ける場合が多く，慎重な判断を要する．術後は尿量，尿比重，体重，水分出納，血清電解質，尿電解質，血漿浸透圧，尿浸透圧を細かくチェックする．尿量 250ml/時までは追いかけ輸液とし，前時間尿量の 80% を次の輸液速度とする．尿比重 1.005 未満，尿量 250ml/時以上が 3 時間持続もしくは 300ml/時が 2 時間持続する場合には，まずインダシン®座薬（50mg）を使用する．反応が悪ければ，水溶性ピトレシン®を使用することとなる．水溶性ピトレシン® 5 単位を 5% ブドウ糖液 500ml に希釈（0.01 単位/ml）とし，1ml/時で開始する．尿量，尿比重を毎時確認しながら，用量を微調節し，時間尿量を 100ml/時，ナトリウム 145mEq/l 以下を目標に調節する．

6．慢性期治療

術後尿崩症が持続し恒久的と判断された場合は，**デスモプレシン®（DDAVP）**に変更する．デスモプレシン®には点鼻薬と吸入薬がある．1～2 回/日投与でコントロールを行う．

〈山田佳孝〉

E ICU 症候群

1．概　念

術後精神病とも呼ばれる精神状態で，ICU 収容患者に発症しやすいため，**ICU 症候群**または **ICU 精神病**とも言われ，最近では**拘禁症候群**のひとつと言われることもある．ICU において治療を受けるということは，生命に関して多少なりとも危険があることを意味するため，入室すること自体，精神的に追い込まれていることが多い．そのような精神状態の上に，さらに様々な制約と環境の変化などが加わり陥った精神症状群が，一般的に ICU 症候群と呼ばれている．原則として，麻酔薬や鎮静薬の影響がある場合は除外するが，現実的には薬剤投与下で評価されることも多い．

2．病　態

病態としては，いくつかの精神状態が複合的に反応している状態である．特に，点滴や医療装置に繋がれることによる拘禁反応，一定の照明や単調な機械音などによる睡眠障害，そして自らの生命が危機的状況にあるかも知れないという不安感が中心で，その他に外界からの隔離や他者（家族など）との意思の疎通制限などによる感覚遮断現象や ICU という環境の変化への順応障害などがさらに修飾する精神症状群である．

3. 症　状

　　症状としては，主に譫妄が強く出る．夜間に強く出現する場合もある（**夜間譫妄**）．その他よくみられるものに，妄想（被害，赦免，無罪など），情緒的錯乱，不穏，幻覚，幻視（小動物視），記銘力障害などがある．

　　症状は，年齢や既往疾患などにも影響され，特に高齢者や脳血管障害の既往を持つ場合は出現しやすい．また，ICU に入室する原因となった疾患の重症度（疼痛や心機能および呼吸苦などの程度）にも影響される．

4. 治　療

　　基本的には充分な睡眠をとらせることである．ICU 内の機械音や照明などの環境を整え，睡眠のリズムをつけるように夜は暗くして充分な睡眠を取れるように援助する．また，自分のおかれている状況を繰り返し充分に説明したり，心理的接触を多く持ち，訴えをよく聞くことで，患者本人の持つ不安感を取り除いたり，家族に付き添ってもらい安心感を与えることも大切である．

　　さらに薬剤療法としては，譫妄や幻覚・幻視などの精神症状に対し向精神病薬の投与や，不穏や睡眠障害に対し適度な鎮静薬の投与などが行われる．また，手術後等の疼痛に対する適切な鎮痛薬の使用も症状の改善に役立つと言われている．

5. 予　後

　　一般的には予後良好である．原因となる睡眠不足や環境の改善に伴い，速やかに回復する．ICU 入室中の患者の場合は，一般病棟に戻るだけで症状が回復する場合も多い．しかし，稀に環境が戻っても症状が遷延することがあり，他の精神障害や器質的障害の可能性もあるため，精査を要する場合があるので注意する．

〈松島　滋〉

F　頭蓋内圧のモニタリング

1. 頭蓋内圧亢進

　　頭蓋内圧の正常値は 5〜15cmH$_2$O である．20cmH$_2$O 以上を頭蓋内圧亢進と定義している．脳出血や脳腫瘍による占拠性病変や脳浮腫，脳腫脹，急性水頭症，静脈洞血栓症により頭蓋内容の容積が増大するが，頭蓋骨に覆われているため，容積の拡大には限界がある．髄液量の減少や血管床の減少によりある程度までは頭蓋内圧は保たれるが，代償しきれなくなると頭蓋内圧は亢進する．頭蓋内圧亢進は非常に危険で，脳ヘルニアとなると，呼吸停止，心停止と致命的となる危険性がある．

　　平均動脈圧と平均頭蓋内圧の較差が脳灌流圧であるが，高度に頭蓋内圧亢進となり脳灌流圧が 50mmHg 以下になると，脳血流を維持できなくなる．術後頭蓋内圧亢進が予測され，血圧管理も必要な状態では頭蓋内圧モニタリングが重要となる．

2．頭蓋内圧亢進症状

a．慢性頭蓋内圧亢進症状
① 頭痛，嘔吐（特に早朝），② うっ血乳頭，二次的に視力視野障害を認める場合もある．③ 外転神経麻痺，④ 意識障害．

b．急性頭蓋内圧亢進症状
① 血圧上昇，② 徐脈，③ 失調性呼吸（クッシング三徴）．

3．頭蓋内圧の測定方法

硬膜外・硬膜下・脳室内・脳実質内に圧センサーを留置し，頭蓋内圧をモニタリングすることができる．頭部外傷後や術後脳腫脹などにより頭蓋内圧上昇が予測される症例では，持続的に頭蓋内圧をモニタリングすることにより早期より対応することができる．

a．硬膜外圧
頭蓋骨と硬膜の間に圧センサーを留置する．

b．硬膜下圧
硬膜と脳表の間に圧センサーを留置する．

c．くも膜下圧
硬膜外麻酔用のチューブをくも膜下腔に留置し，圧トランスデューサーに接続する．特殊なセンサーを使用せず，安価で簡便であるが，細いため，正確性に乏しい．

d．脳室内圧
側脳室に留置した脳室ドレナージで圧測定を行う．脳室の高度偏位・圧排では穿刺も困難であり，脳室内に入ってからも孔の閉塞により圧を反映しない可能性がある．また感染のリスクが高い．

e．脳実質内圧
脳実質内にセンサーを挿入するため，侵襲的である．脳室の偏位・圧排の影響を受けない．

頭蓋内圧モニター装置の留置による主な合併症は，感染症と出血である．感染性合併症は脳室内，脳実質内で高く 10～15％ 程であるが，全体では 5％ 程である．出血性合併症は全体で 1.4％ で，外科的除去が必要となるのは 0.5％ である．

4．頭蓋内圧亢進の管理

頭蓋内圧を 15～25mmHg 以下に管理を行い，脳ヘルニアを防止し，脳灌流圧を維持することが重要である．

a．頭位挙上
頭部を 15～30° 挙上する．静脈圧が減少し，頭蓋内圧は減少する．ただし，頸部を屈曲させすぎると，静脈還流が悪くなり逆に静脈圧を上昇させるため注意が必要である．

b．浸透圧利尿薬
脳浮腫の治療に用いられる．高張溶液により血液浸透圧を上昇させ，浸透圧格差により脳組織から水分を血管内に移動させ，頭蓋内圧を低下させる効果がある．しかしながら反跳現象（リバウンド現象）により，一時的には効果を認めるが，血液から水分を引き戻し，後に

悪化することがある．マンニトール，グリセロール，イソソルビド（内服）がある．マンニトールは脳組織内には侵入せず髄液などの脳組織外の水分を引き込む．即効性があり，手術中や緊急を要する場合に用いられるが，腎不全時には尿から排泄されないため，血管内に停滞し，心不全・肺浮腫の原因となるので注意を要する．グリセロールは脳組織内より水分を引いてくるので，細胞毒性浮腫や血管原性浮腫に有用である．比較的安全性に優れており継続的な頭蓋内圧管理，脳浮腫管理に用いる．イソソルビドは経口投与が唯一可能な浸透圧利尿薬で，腸管より吸収され，そのまま尿中に排泄される．腸管を介するため，緩やかに効果を示す．経口投与なので外来患者に使用する．

c．ステロイド

血管透過性を抑制することにより抗浮腫作用を示すが即効性はない．血管原性脳浮腫に効果がある．作用機転は，① 抗炎症作用による細胞および細胞膜の強化，② 損傷脳毛細管の透過性亢進予防，③ 血液脳関門の防衛・修復作用である．

d．過換気療法

脳血管は$PaCO_2$によって自動調節機構が働き，血管径を調節する．$PaCO_2$を30～35 mmHgに調節することにより脳血管は収縮し血管床が減少する結果，頭蓋内圧は低下する．さらに頭蓋内圧をコントロールできない場合には25mmHgまで下げてもよいが，長期間継続することは勧められない．

e．低体温療法

33～35℃の低体温管理を行うことにより，脳代謝が低下し，必要脳血流量が減少する．その結果脳血管は収縮し，血管床が減少，頭蓋内圧は低下する．

f．バルビツレート療法

脳代謝率が50％にまで低下することにより，正常脳の脳血管は収縮し，脳血流量，頭蓋内圧は減少する．虚血部位ではすでに血管は自動調節能を失い，すでに拡張しているため，局所灌流圧は上昇する．最近ではプロポフォールが代用されることがある．

〈山田佳孝〉

G 栄養管理（NST）

1．背　景

現在の医療現場では，疾患の治療に専念するあまり，栄養管理が忘れられていることが多い．このため入院後に医原性に栄養不良患者が数多く発生している．これまでの多くのリサーチの結果，栄養不良の患者は合併症発生率，死亡率が有意に高く，入院期間も長いことが明らかとなっている．近年，日本でも栄養管理の重要性が認識されるようになり，栄養サポートチーム nutrition support team（NST）が多くの病院に導入されている．治療成績の向上や医療経済的観点からも栄養不良患者を早期に識別し，適切な栄養管理を行うことが重要視されている．

2．絶食・栄養不良の問題点

① 胃粘膜・腸管絨毛の萎縮：消化管上皮は活発な組織で，細胞半減期は2～3日である．

基質（栄養素）が消化管に入らないと，上皮細胞産生の低下，酵素活性の低下，粘膜の粘性低下となる．
② 消化吸収能力の低下：腸絨毛の萎縮の結果，吸収面積が減少し，食物は充分に消化されないまま腸管を通過する．
③ **細胞性免疫・液性免疫の低下**：腸粘膜には腸上皮からなる機械的バリアと粘膜に存在するリンパ球，形質細胞，マクロファージからなる免疫機構により免疫機能を有している．これら免疫細胞が分泌型IgAを産生し，腸内病原体と結合し，病原体が腸上皮細胞を通過して全身循環に侵入するのを防止する．絶食により腸管や気道の分泌型免疫グロブリンが減少する結果，免疫不良となり，感染性合併症を来たしやすくなる．
④ 唾液分泌量の低下による口腔内細菌繁殖．
⑤ **バクテリアルトランスロケーション**：絶食により腸管内粘液産生量が低下する．粘液は腸管粘膜表面に付着して，腸内細菌，毒素，抗原等に対するバリアとしても機能している．また抗生剤使用により腸内常在菌量が減少し，病原性細菌が増殖しやすくなる．

3. 主観的包括的評価 subjective global assessment（SGA）

① 体重減少，② 食事量の低下，③ 嘔気や下痢，便秘などの消化器症状，④ 浮腫・皮下脂肪の減少・筋肉量の減少・皮膚ツルゴールなどの身体触診所見，⑤ 活動性などを評価する．血液検査や計測を必要とせず，外来診察時でも可能で，最初に栄養不良患者を識別することができる．

4. 客観的栄養評価 objective data assessment（ODA）

主には身体測定や血液検査などの客観的なデータを元に栄養状態を評価する．総蛋白質，アルブミンが栄養状態の指標とされやすいが，アルブミンの半減期は21日であるため，短期的な栄養の評価には有用ではない．これに対し，プレアルブミンは半減期2日，トランスフェリンは半減期7日，レチノール結合蛋白は半減期0.5日と短く，現在の栄養状態の指標として有用である．また細胞性免疫の評価としては総リンパ球数が指標として用いられる．

5. 必要エネルギー量

基礎エネルギー消費量 basal energy expenditure（BEE）の計算には**ハリス・ベネディクト Harris-Benedict 公式**が用いられる．
男性：66.47＋(13.75×BW)＋〔5.00×身長（cm）〕－(6.76×年齢)
女性：655.10＋(9.56×BW)＋〔1.85×身長（cm）〕－(4.68×年齢)

これに活動係数（表11-2），ストレス係数（表11-3）を乗じたものを総エネルギー必要量とする．この計算はやや煩雑であるため，総必要エネルギー量の概算として25～30 kcal/kg で計算してもよい．

総必要エネルギー量が決定すれば，次に蛋白質（アミノ酸）投与量を決定する．蛋白質（アミノ酸）の投与は生体内での蛋白質同化作用に用いられることを期待しているが，そのためには充分な非蛋白カロリー（NPC）が必要となる．非蛋白カロリーが不充分であると，投与したアミノ酸もエネルギー源として利用されることとなる．アミノ酸を有効に利用するためにはNPC/N（窒素）比を150～100に設定する必要がある．これを重視すると蛋白質

表11-2　活動係数　activity factor（AF）

人工呼吸管理（筋弛緩あり）	0.8
寝たきり	1.2
ベッド以外の活動あり	1.3

表11-3　ストレス係数　stress factor（SF）

術後合併症なし	1.0～1.1
骨　折	1.15～1.3
癌/COPD	1.1～1.3
敗血症/腹膜炎	1.2～1.4
感染症	1.2～1.5
多発外傷	1.2～1.4
多臓器不全	1.2～2.0
熱　傷	1.2～2.0
褥　瘡	1.2～1.6

必要量は必要エネルギー量/150×6.25（g）となる．もしくは，蛋白質必要量を全エネルギーの15～20％で設定する．蛋白質1g＝4kcalであるので，蛋白質の必要（g）が算出される．または侵襲度に合わせて体重あたり1.0～1.5g/日の蛋白質を投与とする．脂質の必要量は総エネルギー必要量の20～30％である．脂質1g＝9kcalで計算し，脂質必要（g）を算出する．最後に糖質であるが，総エネルギーより，蛋白質・脂質のエネルギーを引いた残りが糖質によるエネルギーとなる．糖質1g＝4kcalで計算し，糖質必要（g）を算出する．最後に水分必要を算出する．水分必要量＝尿量＋不感蒸泄（15m*l*/kg，1℃上昇ごとに13％up）−代謝水（300m*l*）＋ドレナージ＋嘔吐量であるが，便宜的には，① 1kcalあたり1m*l*の水分を投与，② 1,500m*l*×体表面積，③ 30～35m*l*/kgなど様々な計算方法がある．

　上記を元に総エネルギー・蛋白質・脂質・糖質・水分の必要量を計算し，実際のエネルギー摂取量と比較する．不足があれば，食事内容の変更，経腸栄養剤の追加，経静脈栄養にて不足を補ったり，投与経路の変更を検討する．絶食の上末梢輸液のみでは，決して必要エネルギー量全てを投与することはできない．腸管が使用可能であれば，早期より経口摂取や経腸栄養を開始，腸管が使えず2週間以内に経腸栄養ができないのであれば，高カロリー輸液を行うべきである．

6．栄養管理での注意

　術後や，食事摂取量低下時には高カロリー輸液療法が選択されやすいが，長期間の絶食は上述のごとく多くの問題がある．脳神経外科疾患では嚥下に問題があったとしても腸管自体には問題がないことが多く，できる限り経腸栄養を早期より開始することが薦められる．

　経腸栄養単独で行われている場合には，水分量に注意が必要である．1kcal/m*l*の製品を使用していても，溶媒となっている水分量はおよそ80％である．経腸栄養剤1,200m*l*を投与していても1,000m*l*以下の水分量である．このことは臨床の現場において勘違いされている場合が多く，注意が必要である．

　最も大事な点は，患者を触診し主観的に評価，食事量や血液検査等の客観的評価を適宜行い，常に患者の栄養状態に注意を払うことである．栄養管理がしっかりと行われるようになれば，医原性の低栄養患者は減少し，肺炎や褥瘡，術後創部感染などの合併症が減少し早期回復へとつながるはずである．

〈山田佳孝〉

脳低温療法 *12*

1．脳低温療法とは

　　　脳梗塞や脳挫傷など脳に損傷が加わると，損傷した周囲の脳が腫れ上がる（**脳腫脹**）．腫れた脳は循環が悪くなり，栄養（酸素や糖分）が不足した状態，つまり虚血状態となる．これらの疾患では，直接損傷した脳（**一次性脳損傷**）に加え，その周囲の脳が虚血により死んでしまい，脳損傷が拡大（**二次性脳損傷**）することが多い．脳損傷が拡大すれば，結果的には病状・症状が進行し，予後も悪くなってしまう．一次性脳損傷を治す方法は現段階の医療では存在しないので，二次性脳損傷をいかに最小限に抑えるかが，これら疾患の急性期治療のターゲットとなる．

　　　治療は，血圧，呼吸などに関与する基本的なバイタルサインを安定させることは言うまでもない．その上で，脳腫脹に対し，脱水剤，過換気療法，バルビツレート療法などが用いられる．このような二次性の脳損傷を防ぐ治療の一つとして脳低温療法が挙げられる．脳の温度を低下させることにより脳を保護する作用が期待できるからである．脳低温が脳を保護する理由として，冬眠して餌のない冬（虚血状態）を乗り切る，もしくは怪我をしたときのアイシング（冷やして腫れの程度を抑える）などのイメージが理解しやすいと思われる．

2．脳低温療法の歴史

　　　実際に脳低温療法の脳保護効果が注目を浴びたのは，ノルウェーで冬の川で溺れ，発見時心肺停止状態であった少年が後遺症ひとつなく退院したことがきっかけである．低体温が脳を虚血状態から保護したと考えられたからである．1950〜1970年代にかけて，体温を30℃以下まで低下させ，脳を保護する治療が盛んに行われた．しかし，体温を低下させることで，重篤な全身合併症が引き起こされ，よい治療結果は得られなかった．治療成績が予想に反して思わしくないため，脳低温療法は徐々に用いられなくなった．

　　　1990年になり，脳温を少し下げるだけで脳保護効果が得られることが動物実験で証明され，再び脳低温療法は臨床の場で脚光を浴びることとなった．わずかな体温の低下であれば，重篤な全身合併症を回避できると考えられたからである．世界の臨床の場で脳低温療法が用いられた．特に頭部外傷に対する有効性が期待されたが，2001年の米国からの大規模な臨床研究の報告で，脳低温療法の有効性が否定された．この結果より脳低温療法への熱気は下火となったが，低温療法の有効性への期待は根強く，他の疾患や，新たな方法で今も取り組まれている．

3．脳低温療法の現況

a．治療方法

1）冷却方法

冷却ブランケット，冷却マットレス，氷嚢，冷風（室温），アルコール清拭，冷水による胃洗浄などを用いる．

体表面から冷却すると，体温を保持するためにシバリング（筋肉が熱を産生）などの生理反応が強く，体温の低下に時間を要する．脳低温療法の治療効果を改善するためには低温を早期に導入することが重要と考え，下記のような方法も現在試みられている．

① 冷水（生食もしくはリンゲル液）の急速点滴：体重あたり 30ml/kg の冷水を 30 分かけて点滴する．
② 冷却カテーテルの開発：表面が冷たくなるカテーテルを中心静脈に留置し，血液を冷却する．

2）目標体温

33～35℃．

3）冷却期間

48～72 時間．

4）復 温

0.5℃/2 時間～1℃/12 時間．

b．脳保護効果の機序

1）脳代謝の低下（糖・酸素代謝）

酸素消費は 1℃ 低下する毎に約 5% 低下する．

2）興奮性アミノ酸放出抑制

脳損傷，脳浮腫を増悪させる化学伝達物質であるグルタミン酸の放出を抑制する．

3）抗炎症作用

虚血などによって活性化される炎症反応を抑制する．

4）フリーラジカル産生抑制

脳損傷，脳浮腫を増悪させるフリーラジカルの産生を抑える．

5）脳浮腫軽減

血液脳関門が安定することにより，血管内成分の漏出を防ぎ，浮腫が軽減される．

6）壊死やアポトーシスの阻害

c．低温療法の合併症

1）感 染

脳低温療法を導入した場合，免疫力が低下し，肺炎を合併することが多い．

2）心機能の低下

体温を 32℃ 以下に低下させると，不整脈，徐脈，低血圧が出現する．

3）出血傾向

脳低温により凝固機能が低下し，出血しやすくなる．

4）電解質異常

血清カリウム値が低下する．

d．対象疾患
1）頭部外傷

　　　頭部外傷に対して脳低温療法が有効であるという報告がいくつかあった．それを踏まえて行った大規模試験の結果，治療効果が認められなかった．現段階では，頭部外傷に対して脳低温療法の治療効果は明らかではないという結論になっている．

2）脳梗塞

　　　元来，動物実験では虚血に対する脳低温療法の有効性が認められており，治療効果が期待できる疾患である．全身合併症を防ぐ薬剤との併用などで，現在，脳梗塞への有効性を試験している．

3）成人蘇生後脳症

　　　脳低温療法によって心肺停止後蘇生した患者の予後は改善する．

4）新生児低酸素脳症（仮死）

　　　脳低温療法は致死率を減少し，神経発達の予後を改善する．

5）くも膜下出血

　　　明らかな脳低温療法の治療効果は認められていない．

4．その他の治療方法としての脳低温療法

　　　虚血に対する脳低温の脳保護効果から，巨大な脳動脈瘤の手術をする際や心臓や大動脈の手術などで一時心肺を停止するような手技を必要とする手術，頸動脈や中大脳動脈などの脳主幹動脈の一時遮断を必要とする手術などでは，血行を遮断する際に脳低温療法を用いる．脳への血流が遮断されることによる虚血から脳を保護する目的で行われる．心肺が停止する手技の場合には30℃以下に，脳主幹動脈を遮断する場合には33〜35℃程度に体温を低下させる．

5．まとめ

　　　脳低温療法の脳保護効果については異論のないところであるが，低体温による合併症のため，総合的な治療効果が得られていない．いかに全身合併症を防ぐかが今後の課題である．

〈古瀬元雅〉

リスクマネジメント 13

1．リスクマネジメント

　　医療の現場において，危険の全くない検査，治療は存在しない．しかしながら患者，患者家族，社会から我々が求められているのは安全な医療である．より安全な医療を提供できるよう組織的な対策として近年重視されているのがリスクマネジメントである．リスクマネジメントの実際は，過去の事例を検討し，起こりうる危険，合併症，その頻度を把握することに始まる．次いでその原因となる問題点を分析する．個人の不注意が原因であることも多いと思われるが，実はその背景には防止策としてのシステムが不充分であることが問題となる．問題点が明らかとなれば，対策が検討でき，改善することにより新たな事故・合併症の防止となる．組織全体での検討・改善の積み重ねの結果，求められる安全な医療へ近づくことができる．

　　脳神経外科領域における事故・合併症は，重大な後遺症へと繋がる危険があり，医師のみならず，看護師，薬剤師，リハビリ等，患者に関わる全ての職種が起こりうる危険を認識して行動する必要がある．本章では主だった脳神経外科に関連する合併症・管理について概説する．まずは起こりうる危険を把握した上で，今後の医療に役立てていただきたい．

2．インフォームドコンセント

　　インフォームドコンセントとは「説明すること」ではない．病気の説明のみならず，検査や治療の必要性，その危険性・発生頻度を含め情報を説明した上で，「患者側に理解してもらい，合意してもらうこと」である．病院側からの一方的な説明のみで，患者の理解が得られていない場合は，不測の事態が発生した場合に，不信感を与える結果となる．患者の不満を分析すると，その対象は医師のみではなく，看護師や患者管理のシステムまで幅広い．日常の看護においても，起こりうる危険性を説明し，理解してもらう必要がある．

3．造影検査

　　脳神経外科領域における主だった検査はCT，MRIであるが，脳腫瘍などでは造影検査が必要となる．毎日のように行われる検査で，我々にとってはあまり危険と考えていない検査かもしれないが，患者側にとっては不安な検査である．事前に検査の概容を説明し起こりうる合併症について理解してもらう必要がある．CTで用いる造影剤はヨード系造影剤で，3％程に皮疹や嘔気等のアレルギー反応が認められる．喘息発作やショックなどの重篤な合併症は2万5千件に1件，死亡は40万件に1件である．MRIでの造影剤はガドリニウムを含むもので，嘔気，皮疹等の軽い副作用は1～2％に認める．ショックなどの重篤な副作用

は1万件に1人で，死亡は100万件に1人である．アレルギー症状出現時もしくは事前にアレルギー反応が予測される場合にはプレドニゾロンやハイドロコーチゾンを使用するが，ステロイド以外にも抗ヒスタミン薬も有効である．造影検査後は患者に気分不良がないか確認し，皮疹の出現がないか確認する．

4．脳血管撮影

脳血管撮影は脳神経外科が行う検査の中でも最もリスクを伴った検査である．動脈内にカテーテルを挿入して行う検査であるため，血管壁の損傷や粥腫を遠位に飛ばしてしまうことにより脳塞栓症の危険がある．無症候性脳塞栓は30%程度に起こっているとの報告もあるが，症候性合併症となる危険は0.3%である．症候性となれば多くは麻痺症状が出現し，患者の精神的ショックも大きい．事前に充分なインフォームドコンセントが必要である．脳梗塞以外にも脳出血，穿刺部位血腫形成，血液感染の危険がある．術者は愛護的にカテーテル操作を行い，血管壁損傷が起こらないよう細心の注意が必要で，漫然と行うべき検査ではない．外回りの看護師も適宜患者に声掛けを行い，麻痺・構音障害の出現がないか確認する．特に生あくび出現や不穏出現は，脳塞栓が起こったサインである．バイタルサインの確認のみでは不充分である．

5．開頭手術

開頭手術一般で起こりうる合併症は，術後脳出血，硬膜外血腫，硬膜下血腫，脳挫傷がある．術後，術翌日には頭部CT検査を行い，術後合併症の出現の有無を確認するが，意識の変遷，神経脱落症状の出現に留意する．また脳実質を触る手術では痙攣発作の可能性があり，術後抗てんかん薬を投与するのが一般的である．また長時間に及ぶ手術後では，気管支分泌液の貯留により無気肺が出現していたり，術中輸液で3rd spaceに貯留した水が麻酔覚醒後一気に血管内に戻るため，心不全となることがある．特に高齢者ではこのような麻酔後の心不全に注意が必要で，細やかな管理が必要である．

術中に使用した綿片は異物残存のリスクがある．残存しないよう製品自体に長い糸がつけられているが，糸を切って短くして使用すべきではない．当施設では術野に出した綿片の数をカウントしており，閉創前に回収した数が一致するよう確認している．それでも完璧ではなく，数え間違いなどの人的な要素は残存する．残存した綿片が原因で肉芽腫が形成され，血管閉塞の原因になるので，絶対に遺残させるべきではない．

頭部の固定にピン固定が行われることが多いが，これも安全ではない．特に小児では注意が必要である．ピンが骨縫合や血管溝に刺さることにより，硬膜外血腫の危険がある．また骨折の危険もある．骨折で固定が緩み頭部が墜落するようなことがあれば，頸髄損傷で致命的となる危険があり，頭部の固定は非常に重要である．

6．ドレーン管理

術後，皮下ドレーン，脳室ドレーン，脳槽ドレーン，脊髄腔ドレーン等が挿入される．ドレーン留置中の管理で重要なのは，ドレーンが抜けることである．ドレーン抜去事故の原因は多岐にわたっており，患者自身の事故抜去，体位変換時や起座動作により引っかかって抜けることがあり得る．これらは注意すれば回避可能な事故である．スタッフのみならず患者

本人，患者家族にも注意を促す必要がある．

　サイフォン付ドレーンでは操作に習熟する必要がある．脳室・脳槽ドレーンでは過剰排泄の危険があり，場合によっては，硬膜下出血となる可能性がある．サイフォンの高さに応じて髄液を排除するためにはドレナージ回路のエアフィルターを開放し，大気圧とする必要がある．エアフィルターを閉じたままにしたり，濡らしてしまうと，大気圧とはならず，サイフォンの効果が得られず過剰排液になってしまう．移動の際には必ず回路の三方活栓とエアフィルターを閉じなければいけない．

　ドレーンは頭蓋内と外表を交通させるものであり，常に感染の危険性がある．長期間の留置では感染率が上昇するので，1週間を目処に抜去もしくは入れ替えが必要である．感染の機会を減らすためには，挿入時より完全にパックするように保護することがよい．可能ならば透明なドレープで保護し，貫通部の観察が可能な方がよい．ガーゼ交換が必要で，一度病室で創部を開放した場合には，消毒処置が必要である．発熱の出現や，髄液の色調にも気を配って観察する．三方活栓を介した髄液採取や薬剤髄腔内投与は感染の危険を高めるため最小限にすべきである．

7．深部静脈血栓症

　麻痺を伴う患者では深部静脈血栓症の危険が高い．麻痺により筋収縮が乏しく，静脈はうっ滞しやすいため，血栓形成されやすい．特に術後は凝固系が亢進しているため，血栓形成されやすい．Dダイマー，FDPなどの凝固線溶系の検査を行い，血栓形成に留意する．看護においては下肢の浮腫や把握痛がないか観察することが危険回避に繋がる．深部静脈血栓の疑いがある場合には緊急で下肢のエコーもしくは造影CTを行い血栓の有無を確認する．血栓が確認された場合には，下大静脈フィルターを留置し，二次的な血栓の増大を防ぐため，ヘパリン化が必要である．ハイリスクの患者では術前から周術期においても低分子ヘパリンの使用が勧められる．最初の立位や歩行時に血栓が遊離し肺塞栓となると，急激な呼吸不全，ショック時には心停止となる極めて重篤な合併症となる．無症候性に血栓ができている可能性は高く，事前に充分なインフォームドコンセントが必要である．

8．病棟での転倒事故

　脳神経外科病棟では片麻痺，認知機能低下，視野障害等の様々な理由で転倒事故が発生しやすい．患者個々の神経症状を理解し，看護師も注意を払う必要がある．片麻痺の患者で介助で起座させる場合には，麻痺側より降りるようにし，自分で起座，車椅子への移乗ができる場合には，健側より降りる方が安全である．またベッドの高さを低くしたり，ぶつけないようにクッションを柵につけるなどがある．歩行訓練時には介助者が横について行う．歩行訓練が進み，患者自身が自分一人でしてみようと過信する時期には注意が必要である．歩行時につまずかないよう廊下を整理しておくことも重要である．視野障害を伴う患者では，見えている側より降りられるようベッドを配置する．廊下を整理することは同様に必要である．認知症のある患者では麻痺があることを無視してベッドより降りようとしたりするため危険度が高い．ナースコールを押すよう指導しても理解できていないこともあるので，離床感知装置等を駆使して管理する必要がある．ベッドの一側を壁につけることで一方向からしか降りることができないようにするなどの工夫も必要となる．抑制を行う場合は，予め家族

へ説明を行い，理解協力してもらう必要がある．

9．経管栄養

　　意識障害や嚥下障害を認めることの多い脳神経外科では経管栄養を行う機会が多い．特に急性期には**経鼻胃管**が用いられる．経鼻胃管は日常的に行われているが，リスクの高い手技であると認識しておく必要がある．挿入に際しては気管への誤挿入の危険がある．空気注入による気泡音での確認は簡便ではあるが，確実性がない．胃に到達せず食道内であったり，左気管支に挿入された場合には間違えてしまう可能性がある．安全確実に確認するには胃液の吸引およびX線撮影が必須である．X線撮影で先端が胃内に到達していても，側孔があるチューブでは側孔が食道内にある可能性があり，注意が必要である．夜間に抜去され，再挿入する場合もX線を撮影すべきであるが，不可能であれば朝まで挿入を控えるべきである．毎回の経腸栄養剤注入時にも，確認を怠ってはいけない．鼻腔からの長さを確認し，胃液が吸引できることを確認すべきである．この際，前の食事で投与した経腸栄養剤が吸引できる場合には，胃内に停滞していると考えられ，考慮せずに投与すれば逆流の危険がある．また経管栄養中は口腔内・気管内吸引の内容に注意を払う．経腸栄養剤が混じているようであれば，胃食道逆流がある可能性がある．経管栄養は毎日日常的に行われる業務であるため，安全であると思い込みがちである．危険度の高い手技であると肝に銘じ，怠らず確認することが重要である．

　　40日以上経口摂取が不可能な場合には，胃瘻が勧められる．胃瘻を行った場合にも胃食道逆流の危険が皆無なわけではない．経鼻胃管よりは安全に投与することが可能であるが，下部食道括約筋が弛緩している場合には，逆流が起こりやすい．胃瘻の管理も重要で，バンパーが水平に当たるよう注意する．斜めであると，胃壁内のバンパーも斜めになっており，潰瘍形成の危険がある．胃瘻より注入する場合も，投与前に胃内容液の吸引を行い，前に投与した経腸栄養剤の残存がないことを確認する．

10．食事介助

　　経口摂取が可能となった患者には介助・監視下に食事が開始される．意識障害や高次機能障害のある患者では，食事への集中が持続できず，途中から誤嚥しやすくなる．また口腔内に食物が残ったまま眠ってしまうこともある．この状況で無理やりに食物を詰め込む行為は危険である．介助者が次の食事を運び入れる前に口腔内を観察することで予防しえる問題である．嚥下機能自体に問題のある患者では，事前に嚥下機能の評価を行う．アイスマッサージ，軟口蓋挙上訓練，咳嗽訓練などの間接訓練より開始し，食べ物を使った直接訓練を行う．ゼリー状の崩れてばらけないものより開始し，一口量もスプーン2/3程度にする．むせ込みもなく誤嚥する患者もあるので，途中で咳き込ませることも有用である．飲み込んだ後は息を吐くよう指導する．脳梗塞後などで片側の咽頭麻痺がある患者では，頭部を麻痺側へ回旋させ，麻痺した咽頭部を狭窄させて健側を通過するようにする．また食事時以外にも口腔ケアは重要である．食事が開始されていない患者では唾液分泌が減少しており，口腔内が乾燥していることが多い．この環境下では細菌が増殖しやすく，誤嚥と共に気管内に侵入し，肺炎の原因となる．食事をしている患者でなくとも口腔ケアは重要である．

〈山田佳孝〉

14 脳血管障害

A 総論（脳血管障害の分類と発症様式）

脳血管障害とは，何らかの原因により脳の血管に異常が発生して，脳の機能が障害され神経学的症状や意識障害をきたす状態をいう．脳血管障害はこれまでさまざまに分類されてきたが，米国NIH特別委員会はこれを改訂した第III版分類を発表し（NINDS分類第III版，1990），現在これが広く利用されている．この分類は，画像診断や病態解析の進歩に基づき，対象疾患を脳血管障害全体の中で位置づけ，治療や予防に役立つように工夫されている．ここではこの分類を概述し，臨床で扱うことの多い分類につき詳述する．

1．NINDS分類第III版に基づく脳血管障害分類の概要（表14-1）

まず症状の有無や様式によって，無症候性，局所性脳機能障害，血管性痴呆，高血圧性脳症の4つに大別する．急性発症を特徴とするいわゆる「脳卒中」は局所性脳機能障害にまとめられる．この中で症状が24時間以内に消失するものを一過性脳虚血発作（TIA），24時間

表14-1 NINDS分類第III版（1990）

A．無症候性
B．局所性脳機能障害
　1．一過性脳虚血発作（TIA）：頸動脈系，椎骨脳底動脈系，両者，部位不明
　2．脳卒中
　　a．経過による分類：改善型，悪化型，不変型
　　b．脳卒中のタイプによる分類
　　　1）脳出血
　　　2）くも膜下出血
　　　3）脳動静脈奇形からの出血
　　　4）脳梗塞
　　　　機序による分類：血栓性，塞栓性，血行力学性
　　　　臨床的カテゴリーによる分類
　　　　　（1）アテローム血栓性梗塞
　　　　　（2）心原性脳塞栓
　　　　　（3）ラクナ梗塞
　　　　　（4）その他
　　　　部位による分類：内頸動脈，中大脳動脈，前大脳動脈，椎骨脳底動脈など
C．血管性痴呆
D．高血圧性脳症

以上持続するものを脳卒中（stroke）と分類する．

脳卒中のタイプ分類の中で，病態が他と比較して複雑で症例数も多い脳梗塞の分類は重要である．脳梗塞の機序分類に「血行力学性」の概念が導入され，脳血流検査によりこれが原因とされた場合には血行再建術（頸動脈内膜剥離術やバイパス術）が内科的治療にまさると証明された．脳梗塞の臨床的カテゴリー分類（後述）も改訂され，急性期治療の選択，リスクファクターや予防などの観点から重要視される．

2．頻用されている病型分類と，臨床的な意義

NINDS 分類第 III 版の中で，脳神経外科領域で遭遇する機会が多い，脳梗塞（アテローム血栓性梗塞，心原性脳塞栓，ラクナ梗塞），脳出血，くも膜下出血，一過性脳虚血発作（TIA）につき詳述し，その特徴を述べる．

a．脳梗塞

脳血管が閉塞して脳が壊死にいたる脳梗塞が発生する機序として，脳血管に狭窄病変が進行して閉塞に至る脳血栓症と，心臓などに発生する血液の塊（血栓）が閉塞の原因である脳塞栓症（心原性脳塞栓症），脳主幹動脈に高度狭窄や閉塞が潜在した状態で全身血圧低下などによる血流低下が契機となって脳梗塞が発生する血行力学性脳梗塞に大別される．臨床的には以下の分類が頻用されている．

1）アテローム血栓性梗塞

内頸動脈や中大脳動脈など内径 2〜5mm の脳主幹動脈に生じた粥状硬化性病変（アテローマ）を基盤に，同部の破綻・血栓形成・壁在血栓からの塞栓・血行力学的要因などが発生機序となる．後述のラクナ梗塞より病巣が大きいため半身麻痺（優位半球の場合には言語障害を伴う）や意識障害といった強い症状が起こり，生命の危険も少なくない．また周囲には脳浮腫が出現して数日間は症状が増悪する場合が多い．

高血圧・糖尿病・高脂血症など動脈硬化のリスクファクターを有する例が多い．また冠動脈のアテローム血栓性梗塞による心筋梗塞の合併も多い．MRA，3D-CT 血管撮影，超音波検査などで頸動脈を含む脳血管の狭窄や閉塞を証明する必要がある．

最近は症例を選んで発症後数時間以内の血栓溶解療法が試みられ，また脳虚血や脳浮腫を軽減する薬剤などが使用されて，症状を最小限にする努力がされている．

2）心原性脳塞栓

狭窄病変が存在していない脳主幹動脈が，心房細動で発生した血栓やシャント性心疾患に伴う血栓により突然閉塞したのが脳塞栓である．一般にアテローム血栓性梗塞の場合以上に強い症状が急激に出現し，また閉塞部位の再開通や出血性梗塞の頻度も高いため，予後不良である．

心房拍動やリウマチ性心疾患に合併する場合が多く，心臓超音波検査，長時間心電図検査などによる血栓や心疾患の診断が必要である．

3）ラクナ梗塞

脳主幹動脈から分岐する内径 0.3mm 以下の細い動脈（穿通枝）が高血圧症や糖尿病などが原因で狭窄，閉塞し，球形の空洞状の梗塞（ラクナ梗塞）が生じる．梗塞巣は直径 15mm（多くは 5mm 以下）と小さいため症状も軽く，予後は比較的良好である．本カテゴリーに関連して，無症候性の病変と，新たに提唱された穿通枝起始部の粥状硬化に由来する閉塞機

序（BAD）が，予防的観点から注目されている．

b．脳出血（脳内出血）

脳内を走行する穿通枝が高血圧にさらされて破綻して起こる．頭蓋内圧が急激に増加するため頭痛や嘔気・嘔吐を伴う．出血後も高血圧が続く場合には血腫は増大して半身麻痺に加えて意識障害が起こる．血腫の周囲に脳浮腫が出現するため数日間は症状が進行する．出血部位は，被殻，視床，脳幹（橋），小脳，皮質下などに多い．皮質下出血や被殻出血で小型の場合は予後良好であるが，脳幹出血や視床出血は予後不良である．

大型の血腫には**開頭血腫除去術**が施行されるが，局所麻酔下に穿刺術による**定位的血腫除去術**が行われるようになった．

c．くも膜下出血

くも膜と脳表との間の空間で，脳脊髄液が貯留したくも膜下腔に出血したものである．原因として，くも膜下腔を走行する脳主幹動脈に発生した動脈瘤の破裂が85％と大部分で，そのほかに脳表に存在する脳動静脈奇形（AVM）の破裂などがある．主幹動脈からの出血で勢いが強いこと，広い空間のくも膜下腔は止血機転に乏しいこと，出血源が脆弱で再出血しやすいことなどから，突然の激しい頭痛，初回出血が軽くても急激に重症化する．脳実質損傷による神経症状（半身麻痺など）は起こりにくいなどの特徴があり，早期診断，再発防止を優先した患者管理や治療が重要である．

脳動脈瘤はひとたび出血すると予後が悪い（死亡25％，社会復帰50％）．本邦では破裂前に脳ドックで発見して治療するシステムが発達している．治療法も従来の**クリッピング**する方法（開頭術）に加えて，コイルを用いて血栓化する方法（**血管内手術**）も普及し，2つの方法が場合に応じて使い分けされている．

d．一過性脳虚血発作（TIA）

手足の脱力発作や構音障害が出現しても短時間に消失するものをいう．画像検査上責任病変が認められない場合が多いが，責任病巣の有無にかかわらず24時間以内（多くは数分間長くても1時間以内）に症状が消失すれば一過性脳虚血発作と診断する．粥状硬化性病変（アテローマ）で狭窄した脳血管の血流が一時的に途絶える，短時間で溶解する**微小脳塞栓**などによる血流低下が原因と考えられている．

TIAでは適切な予防措置により回復不可能な脳梗塞の発生を防ぐことができるため，まずTIAを疑うことが重要である．

〈長澤史朗〉

B 疫　学

1．脳卒中一般

脳卒中は1960年代まで日本の死亡原因の第1位であったが，高血圧治療の普及によって減少し，1980年代には癌，心疾患についで第3位になり，最近では心疾患と脳卒中の割合はほぼ等しくなった（それぞれ12.5％）．

病型別の死亡数の割合は，1960年は脳出血76.8％，脳梗塞13.3％と脳出血が脳卒中死亡の大半を占めていた．1970年代に脳出血は激減する一方脳梗塞は増加して逆転し，1999

年には脳出血23.0%，脳梗塞62.7%となった．くも膜下出血は1980年代まで漸増したがその後は横ばい状態である．2004年度の統計では，脳梗塞61.0%，脳出血24.8%，くも膜下出血11.4%，その他2.8%である．

一方脳卒中の発症率（発病者数/1,000人/年）は，久山町研究によれば1961〜69年は10.5，1974〜82年は5.0，1988〜96年は4.7と，死亡率と同様に減少している．しかし症状が後遺したり，人口構成の高齢化などにより脳卒中患者の総数は全国で現在約150万人と増加し，寝たきり状態になった原因の約40%が脳卒中と推定されている．このように脳卒中は，①発病率は以前より減少したが依然として高いこと，②生命の危険があること，③後遺症によりADLが低下する場合が多いこと，④総患者数が多く増加中などから，社会的にも取り組むべき課題が多い．

2．脳出血

1960年代の日本では脳出血の死亡率が著しく高く，これが脳卒中死亡率を世界1位におしあげていた．その後脳出血死亡率は激減して，1975年には脳梗塞と順位が入れ替わり，1980年代以後はほぼ変化していない．発症率も同様に脳出血は脳梗塞より少なくなった．秋田県の発症登録と外国のそれとの比較から，日本の脳卒中の発症率（338/1,000人/年）は欧米諸国（238〜484/1,000人/年）より高くはないが，脳出血の頻度は日本が28%に対して欧米9〜11%と2〜3倍高いことが特徴である．最近の脳出血の発症率については，大きな変動なし（秋田研究），80歳未満では減少したが80歳以上では増加（久山町研究），40〜60歳で増加（吹田研究）など一致した傾向は認められないが，高血圧を厳格に治療することが脳出血の予防に重要であることは論を待たない．

脳出血は冬（3月がピーク）に多発し，発症数が最も少ない夏（8月）の1.8倍である．発症は人の活動時の午前7時と午後5時に多い．発症後28日以内の死亡率は16%で，退院時機能予後は自立10%，障害残るも自立31%，部分介助24%，全面介助14%，死亡21%である．

内科的治療と比較して外科治療（**開頭血腫除去術**）が生命予後を改善することは確認されているが，機能予後に関してはいまだ証明されていない．また開頭手術に代わってはるかに低侵襲である**定位的血腫吸引除去術**が普及してきたが，本法の選択や治療効果の確認も今後の課題である．

3．脳梗塞

1970年代から減少してきた脳卒中の死亡者数が最近20年間は横ばいあるいはやや増加の傾向にあり（1990年は99.4／人口10万，2000年は105.5），これは脳梗塞による死亡者数の増加によるものと推定されている．脳梗塞の発症数はおおよそ1.0〜2.0人/1,000人/年（40歳以上では約6.0人/1,000人/年）であり，人口の高齢化により今後ますます増加すると考えられる．

従来日本では**ラクナ梗塞**が多く，脳梗塞の約半数を占めるとされてきた．最近は高血圧治療の普及と食生活の欧米化により，**アテローム血栓性梗塞**が増加しつつあり，急性期入院患者ではラクナ梗塞36.6%，アテローム血栓性梗塞31.1%という報告もある．**心原性塞栓**の頻度は，欧米では15〜20%，日本では（発症1週間以内の虚血性脳血管障害の中の）20.4

％で，高齢者層の増加，診断技術の進歩などを背景に今後増加すると考えられる．脳梗塞患者の発症 24 時間以内の死亡率は 6％ で，発症に季節変動は乏しい．

ラクナ梗塞の予後は良好で 90％ 以上が社会復帰しているが，心原性塞栓は出血性梗塞を起こしやすく，画像検査上で約 40％（血腫型のものに限れば 5～10％）の症例で認められる．また一般に梗塞巣も広範で予後は不良である．

最近の画像診断・病態解析の進歩や新薬の開発により，脳梗塞急性期の治療法が考案され，「治せる病気」になる可能性が出てきた．発症 3 時間以内で虚血病態が進んでいない症例を対象に t-PA を静脈投与する超早期の血栓溶解療法が実施され，また発症後 6 時間以内にカテーテルでウロキナーゼを選択的に動注する行うランダム化比較試験「超急性期脳梗塞に対する局所線溶療法に関する臨床研究（MELT-Japan）」が進行している．また脳梗塞予防治療のランダム化比較試験が行われ，欧米では症候性あるいは無症候性の頸動脈狭窄症に対する頸動脈内膜剝離術の効果が，日本でも頭蓋内動脈の狭窄・閉塞病変に対する血行再建術の有用性が証明された（JET study）．

4．くも膜下出血

高血圧の治療により多くの脳血管障害が減少する中で，脳動脈瘤がその大部分の原因であるくも膜下出血は減少せず，割合としては 1950 年代に比し 1980 年代後半ではむしろ増加している．年齢調整死亡率は男性でやや横ばいであるのに比べ，女性では倍増している．

発症 28 日以内の死亡率は 33～61％ と高いことが特徴で，発症率は 11～12 人（多い統計では 29 人）/10 万人/年，脳出血と類似した季節変化が認められる．好発年齢のピークは 40～50 歳代，女性には男性の 2～3 倍多発し，この傾向は高齢者ほど顕著になる．発症率には国別差異が存在し，人口 10 万人/年あたり最も少ない 1.04 人（中東地域）から約 20 人（フィンランドや日本）まで及んでいる．

予後に強く関与するのは出血の程度や量に関連する発症時の意識障害，再出血，脳血管攣縮であるため，一度くも膜下出血を発症した場合の予後はあまり改善されなかった．侵襲の少ない画像診断（CT 血管撮影，MRA など）の進歩・普及が契機となって未破裂動脈瘤が診断されるようになり，日本では「脳ドック」による早期発見と未破裂動脈瘤の治療が施行されるようになった．日本脳ドック学会が創立され「未破裂動脈瘤治療のガイドライン（70 歳以下，直径 5mm 以上など）」に沿って治療が行われてきた．しかしながら未破裂動脈瘤の自然歴や破裂率が明瞭になっていないとの指摘をうけ，「脳検診で発見される未破裂脳動脈瘤の経過観察（UCAS Japan）」「未破裂脳動脈瘤の自然経過と予防的治療法に関する研究（SUAVe Study，Japan）」などの調査研究が進められている．

〈長澤史朗〉

C 危険因子

脳卒中を起こす要因を危険因子と言うが，これまで提唱されていた「危険因子」の中には，根拠が不充分であったり欧米の調査結果をそのまま受け入れたものも含まれていた．しかし最近は，疫学調査や大規模二重盲検法によって科学的に因果関係が定量化され，予防効果も確認されつつある．危険因子の中には，「年齢」「遺伝」など努力しても避けられないも

の，また「地勢」「気候」「医療環境」など自然・社会的要素に規定されるものもある．ここでは根拠が証明され，かつ予防可能な危険因子について詳述する．

1. 高血圧

　　高血圧は脳出血と脳梗塞に共通する最大の危険因子で，血圧が高いほど脳卒中の発症率は高くなる．したがって高血圧の治療は脳卒中の予防にきわめて有効である．拡張期血圧を5mmHg，7.5mmHg，10mmHg下げることで脳卒中の発症頻度はそれぞれ34%，46%，56%減少し，また高齢者では収縮期血圧を下げることで30%減少する．降圧薬の種類では**カルシウム拮抗薬**が脳卒中発症リスクの低減効果が優れている．なお拡張期血圧が65mmHg以下になると発症率が逆に増加するが（**Jカーブ現象**），このような例は実際には少ないとされている．

2. 高脂血症

　　海外では**高コレステロール血症**は脳梗塞の危険因子とされているが，本邦では危険因子とは確立されていない．しかし最近はアテローム血栓性脳梗塞や高齢の高コレステロール血症患者が増加しており，今後は危険因子としての関与が高まると予測される．冠動脈疾患を伴う高脂血症では**スタチン製剤**の大量投与が脳梗塞発症予防に有効であるが，この既往がない高コレステロール血症患者において本剤の予防効果は確立されていない．

3. 糖尿病

　　糖尿病は脳梗塞の危険因子であり，非糖尿病群と比較して男性で3.3倍，女性で5.5倍発症率が高い．血糖のコントロールが重要であるが，それのみで脳卒中発症が予防できるという根拠はなく，同時に血圧管理をすることが重要と考えられている．

4. 心房細動（非弁膜性）

　　心房細動（非弁膜性）は脳梗塞の危険因子であり，脳梗塞発症率は平均5%/年で心房細動のない場合の2～7倍高い．**ワルファリンとアスピリン**は著しい予防効果があり，それぞれ61%，24%発症率を減少させる．どちらを使用するかに関しては，脳卒中または一過性脳虚血発作（TIA）の既往，高齢（70～75歳以上），心不全，高血圧の既往，冠動脈疾患，糖尿病のいずれかを合併した患者にはアスピリンによる予防効果は期待できないのでワルファリンが投与される．これら危険因子がない，もしくはワルファリンが禁忌の心房細動患者にはアスピリンが勧められる．

5. 喫　煙

　　喫煙は脳梗塞とくも膜下出血の有意な危険因子であるが，本邦と欧米との疫学調査の結果には大きな違いがある．本邦では男性では20本/日以上の喫煙が脳梗塞の危険因子であること，脳梗塞の中でもラクナ梗塞の危険因子であることが報告されている．喫煙本数が多いほどこのリスクは大きくなり，また禁煙により2年以内に急速に低下する．

　　喫煙は粥状硬化を促進する（不可逆的機序）とともに血小板凝集能，フィブリノゲン，赤血球変形能へ悪影響する（可逆的機序）．本邦で脳梗塞のリスクを高めているのはおもに後

者の機序によると推定される．

6．大量の飲酒

出血性脳卒中（脳出血やくも膜下出血）の発症率と飲酒量との間は直接的な正の相関関係があり，脳卒中の予防には大量の飲酒を避けるべきである．

7．その他の危険因子

肥満，卵円孔開存，高ヘマトクリット血症，高フィブリノゲン血症，抗リン脂質抗体症候群，高ホモシステイン血症，無症候性脳梗塞，動脈瘤解離，先天性血栓性素因なども，危険因子あるいは危険因子に準ずると考えられている．

〈長澤史朗〉

D 脳卒中の画像診断

脳卒中ほど画像診断の進歩によって恩恵を受けた疾患はないであろう．CT と MRI を組み合わせることによって，脳卒中の病型や重症度など急性期治療の選択に必要な診断をほぼ完結させることができる．

意識障害や片麻痺など脳卒中が疑われる患者に対しては，まず頭部単純 CT を撮影する．出血性脳卒中と虚血性脳卒中を鑑別するためである．CT にて出血を示す高吸収域がある場合，MRI/A を撮影することで，くも膜下出血（SAH）であれば動脈瘤の位置と大きさ，脳動静脈奇形（AVM）のグレード，脳内出血の原因などをほぼ類推できる．CT で高吸収域が見られない虚血性疾患であれば，MRI/A にて主幹動脈の狭窄を伴う血栓症，ラクナ梗塞，心原性脳塞栓症などの病型をある程度推し量ることができる．さらに頭蓋内血管の詳細な情報が必要な場合は，デジタルサブトラクション脳血管撮影（DSA）や 3D-CT アンギオグラフィーを行う．血行動態や脳血流が病態に関与しているときは，脳血流検査（SPECT，PET）が必要である．また，頸動脈の狭窄性病変の質的評価には，頸部血管エコー検査が有用である（図14-1）．

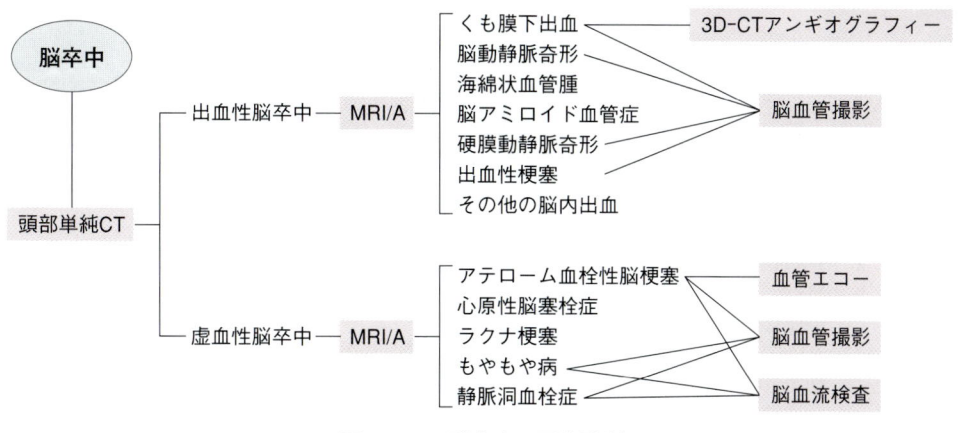

図14-1 脳卒中の画像診断

258   D．脳卒中の画像診断

1．くも膜下出血の画像診断（図14-2）

　　　　出血性病変は，頭部単純CTにて高吸収域（白）に描出される．くも膜下出血は，脳の隙間である脳槽への出血であるので，脳槽が高吸収域に描出される．注意すべきは出血の量が少なく，出血から時間が経っている場合で，CT上明瞭な高吸収域が見られないこともある．くも膜下出血が判明したら動脈瘤の検索のためMRI/MRA，脳血管撮影，3D-CTアンギオグラフィーなどを施行する．

2．脳内出血の画像診断（図14-3）

　　　　急性期の脳内出血は，単純CTにて高吸収域（白）に描出される．MRIではT1強調画像にて等～高信号域を示すが，経過とともに低信号域へと変化する．

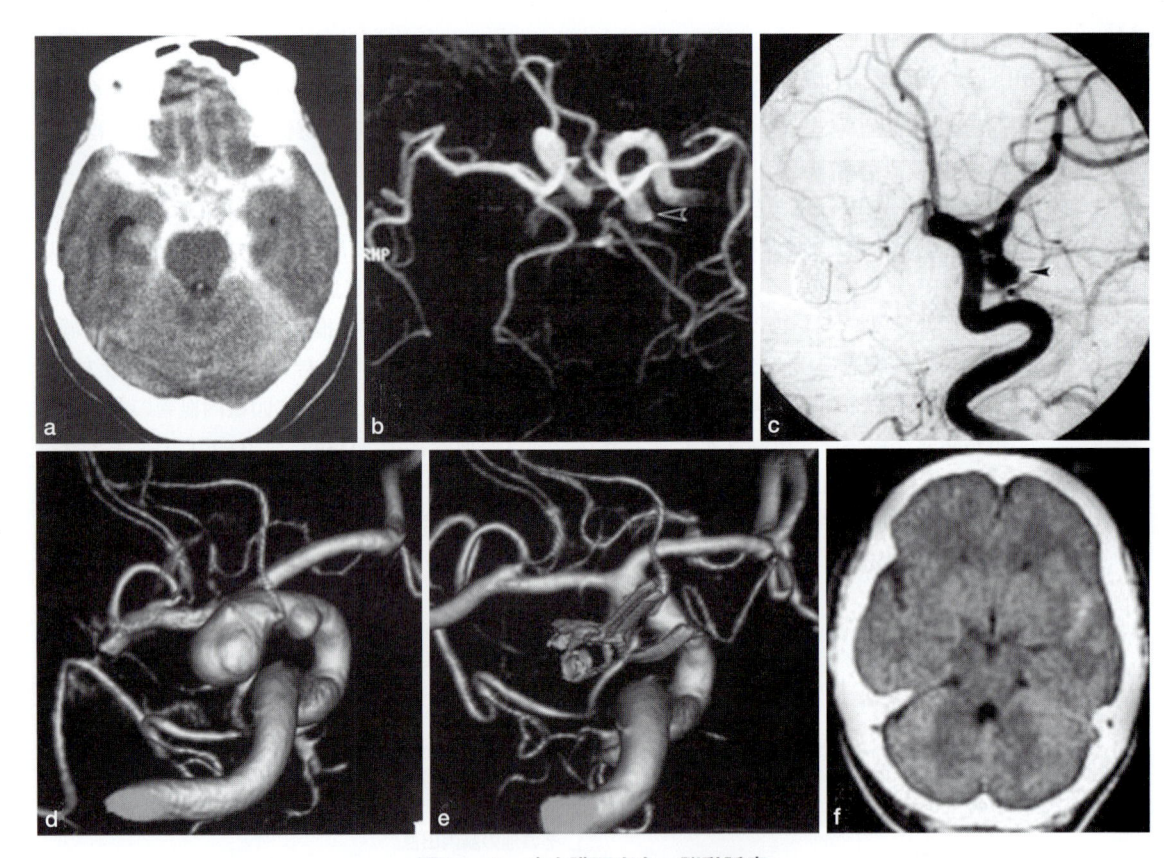

図14-2　くも膜下出血，脳動脈瘤
a： 基底脳槽，シルビウス脳槽に厚いくも膜下出血を認める．
b： MRAでは，左内頸動脈・前脈絡叢分岐部に脳動脈瘤を認める．
c： 脳血管撮影で脳動脈瘤が描出されている．
d： 3D-アンギオグラフィー（回転DSA）で得られた3次元画像（左内頸動脈・前脈絡叢動脈分岐部，後交通動脈分岐部に動脈瘤）．
e： 術後の3D-アンギオグラフィー．動脈瘤はクリップされている．
f： くも膜下出血軽症例（高吸収域は左シルビウス脳槽にわずかに見られるのみである）．

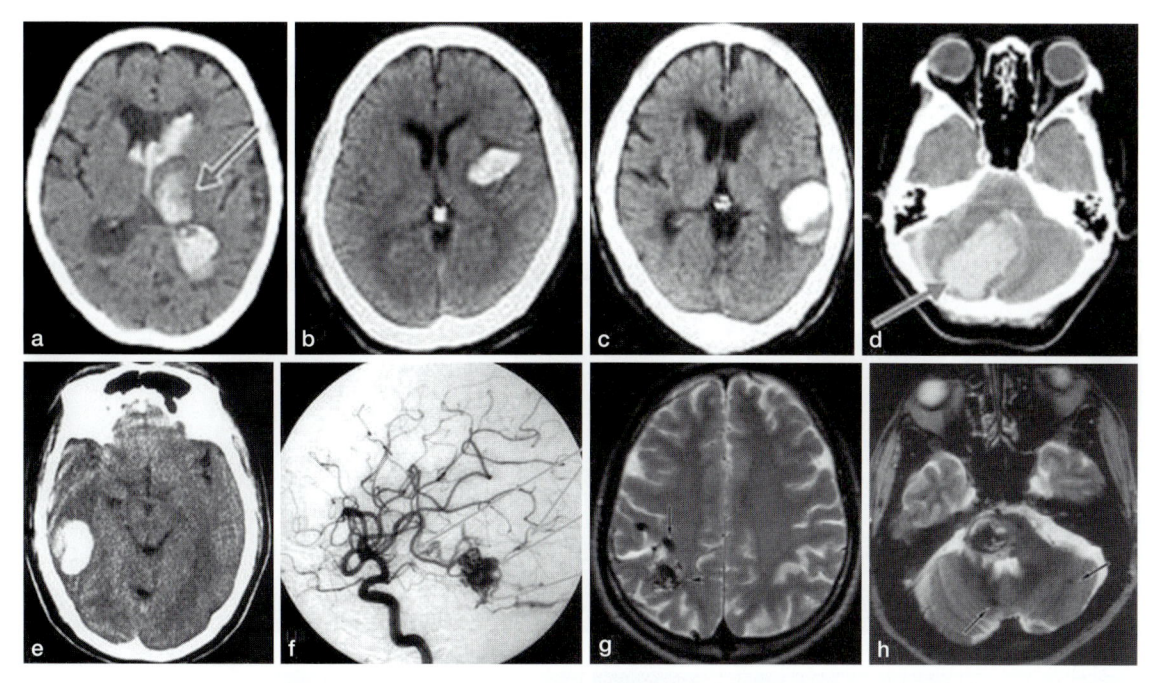

図 14-3 脳内出血
a: 左視床出血．脳室内に穿破している．
b: 左被殻出血．少量の出血で頭蓋内圧亢進はない．内包に進展しており右片麻痺を呈した．
c: 左側頭葉皮質下出血．
d: 右小脳出血．大きくて緊急手術が必要である．
e: 右側頭葉皮質下出血．一部低吸収域が見られる．
f: eの症例の脳血管撮影．脳動静脈奇形（AVM）を認めた．
g: 別の症例の脳動静脈奇形．ナイダスは流体無信号徴候を示し，流出静脈は棒状の流体無信号徴候を示す．
h: 脳幹部海綿状血管腫．T2強調画像にて中心部は低信号・高信号の混合で，周辺に低信号帯（ヘモジデリン環）を認める．

a. 高血圧性脳内出血

被殻，視床，皮質下，橋出，小脳などが好発部位である．CTでは比較的均一な高吸収域を示す．

b. 脳動静脈奇形

皮質下出血として発症することが多く，脳室内出血を高頻度に伴う．CTで高吸収域と低吸収域の混在を示す場合は本症を疑いMRIを行う．MRIでは，ナイダスの流体無信号徴候（flow void sign），流出静脈の棒状流体無信号徴候が特徴である．

c. 海綿状血管腫

単純CTにて高吸収域を示し，まだらな粒状石灰野を見ることもある．MRIは特徴的で，中心部は低～高信号域の混合を示し，周辺にT2強調画像にて低信号帯（ヘモジデリン環）を有する．

d. 脳アミロイド血管症

高齢者における大脳半球の脳表近くに生じた皮質下出血の場合，本症を疑う．CTの特徴は，脳表への血腫の波及，不規則な血腫の形，血腫腔内の液状面などである．

3. 脳梗塞の画像診断（図14-4）

a. 脳梗塞の時期による画像の推移

単純CTでは脳梗塞の発症直後には異常を認めない．約2時間後より軽度低吸収域を示すようになり，中大脳動脈の塞栓性閉塞の場合，レンズ核の不明瞭化，島皮質の不明瞭化などの初期虚血性変化（early CT sign），中大脳動脈の高吸収域（hyperdence MCA sign）を認めることがある．12時間後には明瞭な低吸収域となり，3日後には脳浮腫を来し圧排効果

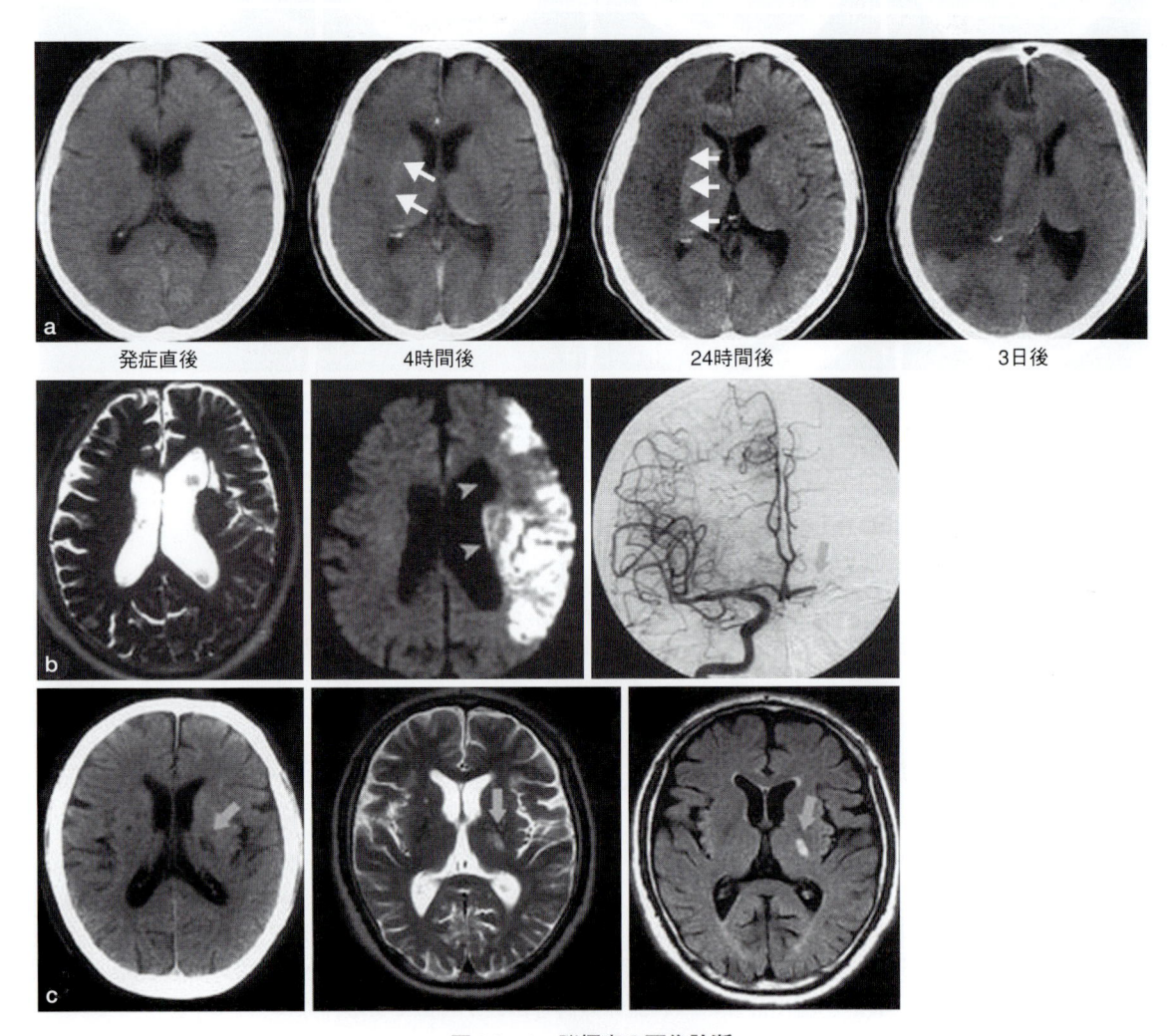

図14-4 脳梗塞の画像診断

a：脳梗塞の時期による画像の推移．発症直後には異常を認めない．4時間後，右側頭葉の皮髄境界が消失し，シルビウス裂の不明瞭化などの初期虚血変化（early CT sign）を認める（矢印）．24時間後には，低吸収域は明瞭となる（矢印）．3日後，梗塞巣はより明瞭になり脳室を圧迫，正中偏位を認める．
b：心原性脳塞栓症のMRI画像．発症2時間後T2強調画像（左）では，明らかな病巣は認められない．同時に撮影した拡散強調画像（中）では左中大脳動脈領域に広範囲に高信号が出現している．脳血管撮影（右）では，左中大脳動脈の閉塞を認めた．
c：ラクナ梗塞．左内包後脚に，CT（左）にて低吸収域，T2強調画像（中），FLAIR画像（右）にて高信号域のラクナ梗塞を認める．

が最大となる．14～21日目に低吸収域は消失し，一見正常化してくる（fogging effect）．

b．脳梗塞のMRI画像

拡散強調画像（DWI）は，CTやT2強調画像で変化を見ない発症2時間程度の急性期の虚血病巣を明瞭な高信号域として描出する．また，CTでは診断が困難な新鮮な脳幹部・小脳梗塞やラクナ梗塞を的確に診断できる．同時に頭頸部のMRAも施行すれば，主幹動脈の閉塞や狭窄を評価できるため，来院直後に短時間に無侵襲で初期評価が完結する（stroke MRI）．

c．ラクナ梗塞の画像

1本の穿通枝領域の閉塞によって生じる深部の小さな脳梗塞で，2～15mm程度である．CTにて低吸収域，T2強調画像，FLAIR画像にて高信号域として描出される．

〈青木　淳〉

E 脳動脈瘤

1．疫　学

近年，MRIの普及に伴い，未破裂脳動脈瘤の発見率は増加しており，保有率が徐々に明らかとなってきている．未破裂脳動脈瘤の保有率はおよそ5％程度と推測される．脳動脈瘤は女性に2.4倍多く，多発性である可能性も女性に有意に多い．また家族性の要素もあり，2親等以内にくも膜下出血の既往がある場合には発見率13.9％とされている．

2．未破裂動脈瘤の破裂率

破裂率に関しても従来年間1％程度とされてきたが，様々な大規模調査が行われるようになり，明らかとされつつある．中でも注目された論文として**ISUIA論文**があり，くも膜下出血の既往のない10mm未満の動脈瘤では年間0.05％，10mm以上で1％，くも膜下出血の既往がある10mm未満では0.5％，10mm以上で1％と極端に低い結果が報告された．様々な異論が飛び交うなか，2003年に同じくISUIAの前向き調査の結果が報告された．この報告では発生部位別の5年間の破裂率が報告されており，前大脳動脈瘤，中大脳動脈瘤，内頸動脈瘤では7mm未満0％，7～12mm 2.6％，13～24mm 14.5％，25mm以上40％で，椎骨脳底動脈瘤では7mm未満2.5％，7～12mm 14.5％，13～24mm 18.4％，25mm以上50％であった．この結果から発生部位と大きさが破裂率に大きく関与していることは明らかである．現在日本では**UCAS Japan**（日本未破裂脳動脈瘤悉皆調査）が行われており，2004年の時点では脳動脈瘤全体での破裂率は年間0.64％であった．大きさ別年間破裂率では4mm以下で0.17％，5～9mmで0.48％，10mm以上で2.6％，25mm以上では7.0％であった．

動脈瘤破裂によりくも膜下出血となる危険因子としては，喫煙習慣，高血圧保有，過度の飲酒が挙げられており，脳卒中治療ガイドライン2004にその改善が望ましいと記されている．また先述のUCAS Japanでは動脈瘤の大きさ，部位（後方循環），年齢（65歳以上），高血圧，突出部（ブレブ）の存在が破裂の危険因子とされている．これ以外にも女性，くも膜下出血の家族歴が危険因子と考えられている．

E．脳動脈瘤

3．未破裂動脈瘤の治療方針

　各施設間でばらつきがあるが，破裂率のエビデンスに基づき，脳ドックガイドライン2003では，最大径5mm前後より大きく，70歳以下で手術的加療が勧められている．10mmより大きい場合には強く勧められ，3～4mmの病変や70歳以上では，形，部位，手術リスク，平均余命などを考慮して個別に判断するとしている．血管内治療によるコイル塞栓術の場合，長期成績の充分なエビデンスが明らかでないが，クリッピング術の適応に準拠して行われている．

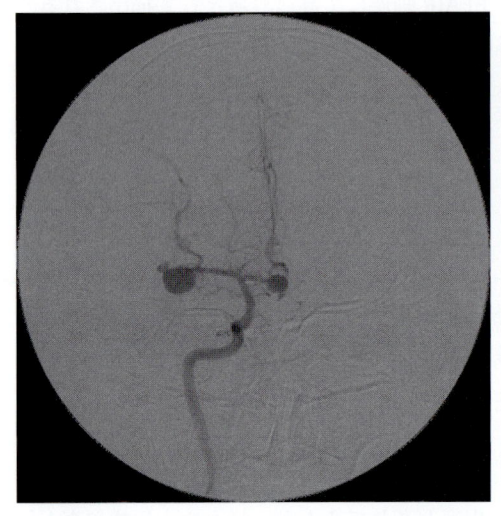

図14-5　脳血管撮影正面像（術前）
右中大脳動脈分岐部，前交通動脈に動脈瘤を認める．

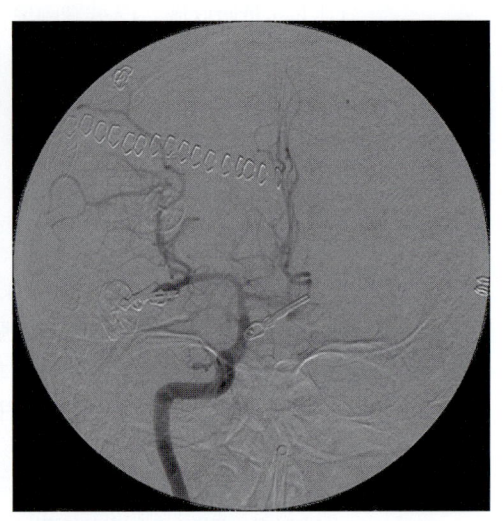

図14-6　脳血管撮影正前像（術後）
クリッピングにより動脈瘤は描出されていない．

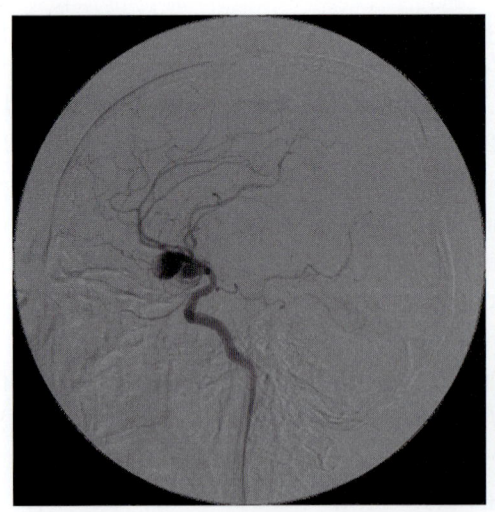

図14-7　脳血管撮影側面像（術前）

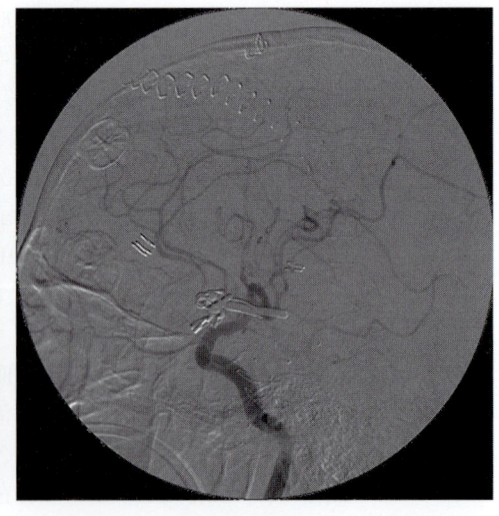

図14-8　脳血管撮影側面像（術後）

4. 直達手術

　基本的には脳動脈瘤クリップを動脈瘤頸部にかけ，動脈瘤への血液の流入を完全に遮断するクリッピング術（図14-5～14-8）が行われる．大きさや，動脈瘤形状が理由でクリップ困難な症例では，被包術や親血管閉塞を行う場合がある．手術成績は大きさや部位により大きく左右されるが，一般的には死亡率1%未満，合併症率5%程度とされている．合併症で最も注意が必要なものは脳梗塞である．クリッピングの際に動脈瘤周囲の穿通枝を挟んで閉塞したり，クリップの結果，皮質枝が屈曲して閉塞する危険がある．現在は様々な手術支援器具があり，**内視鏡支援**やMEP使用により手術合併症の回避に努められている．また手術時の脳圧迫や静脈還流障害の結果，脳挫傷となり**高次機能低下**となる可能性がある．多くの論文で示される合併症にはこの高次機能障害を含んでいないことが多く，高次機能低下を含めると手術合併症は高くなると考えられている．

5. コイル塞栓術

　脳血管内部より動脈瘤へ**マイクロカテーテル**を誘導し，コイルを充填することにより，動脈瘤への血液の流入を防ぎ，破裂防止とする治療法である（図14-9，14-10）．全身麻酔，局所麻酔どちらでも可能であるが，全身麻酔では患者は動かず安定した条件で手技を行うことができ，破裂症例では全身麻酔とする場合が多い．局所麻酔では患者の神経症状の変化を観察しながら行うことができ，合併症出現時には全身麻酔よりも早く発見することができる．したがって可能であれば局所麻酔下に行うことが望ましいと考えられる．

　脳血管内治療が開始されてからの歴史は浅く，長期予後としてはまだ不明な点も多いが，新しい器具が次々と開発されており，治療成績は年々よくなっている．ISUIA論文では死亡率3.4%，死亡＋合併症9.8%と比較的高率ではあるが，この論文ではクリッピングの死

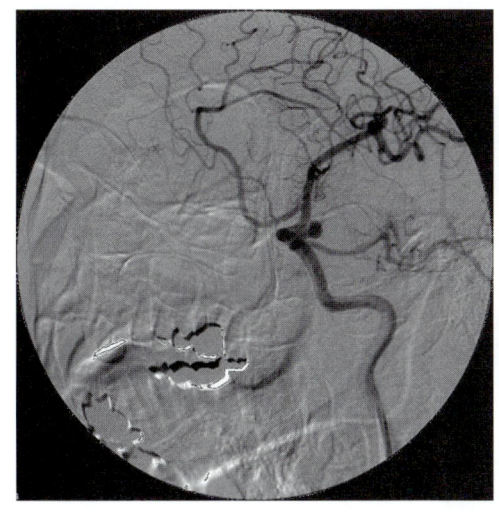

図14-9　脳血管撮影（コイル塞栓術前）
左内頸動脈後交通動脈分岐部に動脈瘤を認める．動脈瘤頸部と母血管を分離するためのworking angleとなっている．

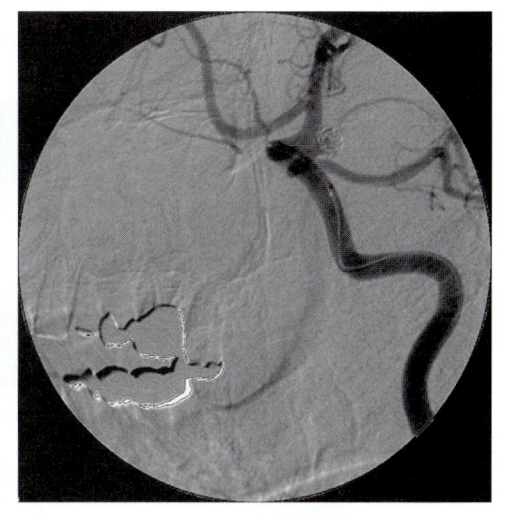

図14-10　脳血管撮影（コイル塞栓術後）
母血管へ出ることなく瘤内のみコイル塞栓されている．

亡率 2.7%,死亡＋合併症 12.6% であり,クリッピングよりよい成績であった.この結果も高いものであり良好な結果とは言えないが,器具材料の改善,技術の進歩により合併症は明らかに減少してきている.またコイル塞栓術に特徴的な問題点として**不完全閉塞**や**コイルコンパクション**による再開通があり,再治療が必要な場合がある.コイルの改善,バルーン補助テクニック等の出現によりコイルコンパクションの問題も減少しつつある.

6. 症状

近年の未破裂脳動脈瘤は偶発的に発見されることが多いが,一部には大きな動脈瘤による圧迫を受け,脳神経麻痺症状で発症する場合がある.内頸動脈後交通動脈分岐部動脈瘤では外側に存在する動眼神経が圧迫され散瞳,複視を認めたり,前交通動脈瘤や傍鞍結節部内頸動脈瘤では視神経が圧迫され視力低下,視野欠損を認める場合がある.巨大脳底動脈瘤では中脳の圧迫により眼球運動障害や麻痺,意識障害が出現する場合がある.

7. くも膜下出血

脳動脈瘤が破裂すると脳血管が走行しているくも膜下腔に出血し,くも膜下出血となる(図 14-11).一部には大きく破裂する前に**警告出血**による頭痛を認めることがあるが,ほとんどは突然の激しい頭痛で発症し,嘔吐を伴うことが多い.さらに重篤な場合には意識消失となる症例もある.くも膜下腔のみの出血では麻痺等の局所症状を伴わないことが一般的であるが,脳実質内に血腫を形成することにより局所症状を伴う場合がある.その他にも重篤な出血によりカテコラミンの放出が生じ,致死性不整脈,肺水腫が生じることもある.

くも膜下出血の頻度は人口 10 万人あたり 20 人程度で,突然死を含めて重篤となる症例が 35% あり,予後良好な転機となる症例はおよそ 35% 程度である.初回発作時の重篤度が予後と相関しており,再出血は予後を悪化させる大きな要因となる.再出血は発症後 24 時間以内が 4.1% とピークであり,治療は出血後 72 時間以内に行った方がよいとされている.近年は破裂症例であっても血管内治療で良好な成績が示されており,特に高齢者,後方循環

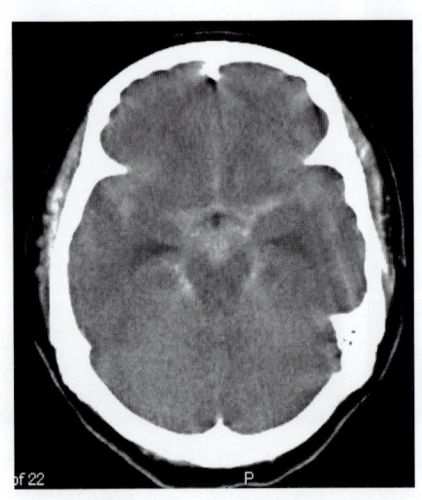

図 14-11 頭部単純 CT
脳底槽を中心にくも膜下出血を認める.

動脈瘤，重症症例では有用である．

くも膜下出血では，クリッピングもしくはコイル塞栓術にて再出血を予防した後も，続発する合併症の対策管理が重要である．くも膜下出血後の最も重要な合併症は**脳血管攣縮**である．脳血管攣縮により脳虚血，脳梗塞となり**遅発性虚血神経脱落症状**が出現，予後を悪化させる．発現時期は出血後3週間以内，特に4日目から15日目までに多く，7日目がピークである．脳血管撮影で確認されるものは50％近くあり，20〜30％が症候性脳血管攣縮となる．予防策としては，脳血流の自動調節能が障害されていることから，**3H therapy**（hypervolemia/hypertension/hemodilusion）が行われている．しかしながらその有用性に疑問を示す報告もあり，近年は過剰な輸液，昇圧は避けられる傾向にあり，normovolemia, normotensionとする傾向である．薬剤では，**塩酸ファスジル**による血管平滑筋の収縮予防が有効である．塩酸ファスジルは脳血管攣縮発生後も，罹患血管への動注により改善させることができる．輸液による全身管理以外にも，脳槽ドレナージ，脊髄ドレナージ，脳槽還流など積極的な対策も行われるが，有効性は明らかではない．脳血管攣縮は早い段階で発見し，加療することが最も重要であり，神経症状の観察と共に**経頭蓋ドップラー**などで流速の観察が有用である．

脳血管攣縮の時期を経過した後にも，髄液吸収障害により**正常圧水頭症**となることがあり，これに対してはシャント手術が行われる．

〈山田佳孝〉

F 脳動静脈奇形

1．概　念

脳動静脈奇形 arteriovenous malformation（AVM）は，原始動脈，毛細血管，および静脈が分かれる胎生早期（約3週）に発生する先天性異常である．大小さまざまな異常動静脈間に直接吻合が見られる．脳血管撮影では動脈相の時期に静脈が造影され，同時に異常な血管塊（**ナイダス　nidus**，ラテン語で巣の意味）が見られる．

2．病　理

ふつうの脳循環では，動脈→毛細血管→静脈の順に血液が流れるが，AVMの場合，毛細血管が欠損しており動脈血は直接静脈系に流入する．組織学的には，海綿状血管腫と異なり異常血管の間に正常脳組織が存在する（海綿状血管腫は組織学的には大小さまざま拡張した血管腔が密に集合しており，その間に結合織をみるが神経組織は存在しない）．脳動静脈奇形は，細動脈が奇形の本体であるナイダスに流入し直接細静脈に短絡している奇形である．**流入動脈　feeding artery, feeder**は，血管抵抗が小さいため成長・加齢に伴って奇形に注ぐ血管は少しずつ増加し，動脈血流が増加して静脈は拡張，蛇行し，奇形自身も少しずつ大きくなる．くも膜下出血の原因として動脈瘤に次いで多い．

3．症　状

発症年齢は若年が多い．出血は実質内とくも膜下腔に起こることが多く，脳内出血による

266　F．脳動静脈奇形

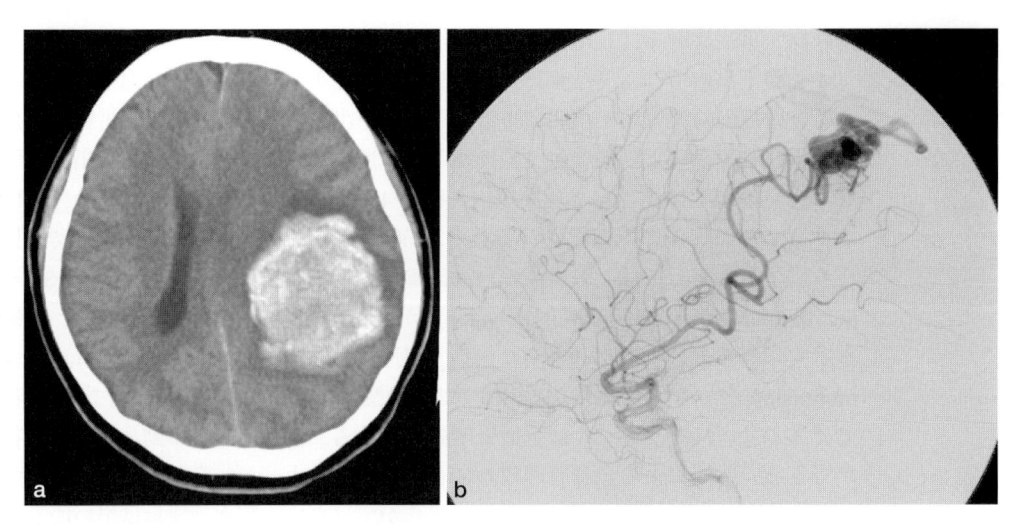

図14-12　症例　48歳男性
突然の意識障害，左片麻痺で発症．右頭頂葉に脳内出血を認めた．
a：頭部CT，b：左内頸動脈撮影．

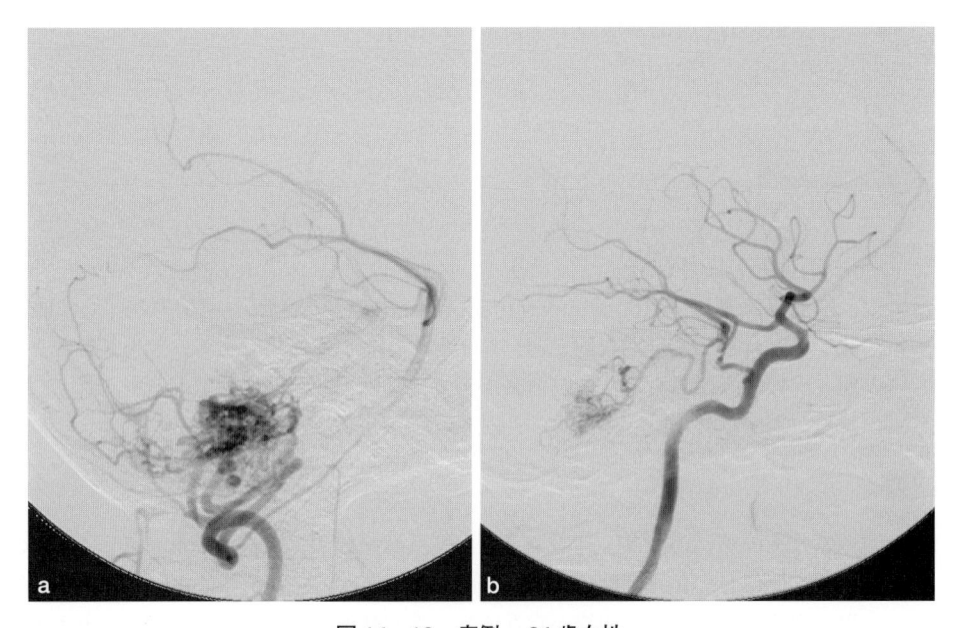

図14-13　症例　24歳女性
突然のめまいで発症し，小脳に脳内出血を認めた．AVMは小脳半球に存在し，椎骨動脈と内頸動脈から造影された．a：右椎骨動脈撮影，b：右内頸動脈撮影．

局所神経徴候を伴うくも膜下出血の病像を呈する（図14-12，14-13）．生命に対する予後は動脈瘤からのくも膜下出血の予後よりよい．未破裂脳動静脈奇形の年間出血率は1.7〜2.2％と報告され，いったん出血した破裂脳動静脈奇形の再出血率は，最初の1年で6.0〜17.8％，その後20年間は2％と報告されている．出血した場合の死亡率は29％，重度後遺症を残す症例は27％と報告されている．出血の危険因子として，脳動脈瘤を伴っているこ

と，過去の出血の既往，男性，深部静脈への流出，脳深部局在，穿通枝領域，流出静脈路狭窄などが報告されており，逆に出血の少ない因子としては2つ以上の主幹動脈境界部に存在しているとされている．出血しなければ無症状であるが，大きな動静脈奇形では血流の**steel現象**により，部分発作や二次性全般化といった痙攣発作を生じたり，周辺の一過性虚血に基づく症状を起こすことがある．

4．検　査

　CT・MRI ではナイダスの位置や大きさ，出血や随伴する急性水頭症の有無，周囲の正常神経組織との位置関係を確認する．MRIでは，脳動静脈奇形は，**流体無信号徴候 flow-void sign**）のため，脳内に無信号域として描出される．MRAでは脳動静脈奇形そのものが描出される．脳血管撮影により，栄養動脈，ナイダス，導出動脈の立体的な位置関係を正確に把握する．脳動静脈奇形では栄養血管やナイダス内に動脈瘤ができやすく，また静脈系の狭窄・閉塞を伴うことがあり，これは出血率を上げるとされるため，注意が必要である．可能であればX線平面検出器 flat panel detector（FPD）を用い，DSA，超選択的脳血管撮影，3D-digital subtraction angiography（3D-DSA）を撮影し，ワークステーションで解析を行うと，手術のプランニングに役立つ画像が得られる．

5．治　療

　脳外科的に摘出可能なものは手術を行うことが原則である．高齢で発見された小さなものは比較的予後がよく，手術を見合わせる場合もある．
　スペッツラー・マーチン Spetzler-Martin 分類（表14-2）は，脳動静脈奇形の手術摘出の難易度の指標とするもので，奇形の大きさ，優位半球か否か，深部静脈系の関与により5段階に分類する．外科的切除術による神経学的後遺症発生率はスペッツラー・マーチン分類

表14-2　脳動静脈奇形に関するスペッツラー・マーチン分類（1986）（脳卒中ガイドライン2004）

特　徴	点　数
大きさ	
小（＜3cm）	1
中（3～6cm）	2
大（＞6cm）	3
周囲脳の機能的重要性	
重要でない（non-eloquent）	0
重要である（eloquent）	1
導出静脈の型	
表在性のみ	0
深在性	1

大きさ，周囲脳の機能的重要性，導出静脈の型の点数の合計点数を grade とする．
重症度（grade）＝（大きさ）＋（機能的重要性）＋（導出静脈の型）
　　　　　　　＝（1,2,3）＋（0,1）＋（0,1）

の grade 1 で 0％，grade 2 で 5％，grade 3 で 16 〜 21.9％，grade 4 で 21.9 〜 27％，grade 5 で 16.7 〜 31％ で，大きく，優位半球にあり，深部静脈が関与するものほど手術の難易度が高い．手術は，まず**ナイダス**摘出操作に入る前に脳裂，脳溝を開いて**栄養動脈**を確保する．脳動静脈奇形の周辺のくも膜は肥厚していることが多く，直上の硬膜と癒着していることがあり，硬膜切開時には注意を要する．主な栄養動脈が確保されたのちナイダスの摘出に移る．周囲の正常脳を綿花で保護し，ナイダス周囲のグリオーシスや出血腔を利用しつつ，ナイダスへ入る細かい血管を 1 本 1 本凝固切断する．ナイダス全周の剥離が終わってから最後に**導出静脈**を切断し一塊として摘出する．

　血管内手術によるナイダス塞栓術や栄養血管塞栓術単独で脳動静脈奇形を根治させることは困難とされている．ナイダス塞栓術は，定位放射線療法のみでは根治に至らない大きなナイダスに対してナイダスの大きさを減ずることを目的として行われることが多く，栄養血管塞栓術は，手術による到達が困難な栄養血管からの出血をコントロールするときに用いられる．根治に至らない部分塞栓術は出血の危険性を増加させる可能性があり，血管内手術の適応決定は慎重に判断する必要がある．

　その他の治療法として定位放射線療法（ガンマナイフ，Ｘナイフ）がある．これは，ナイダスを中心として大量放射線を数分で照射させるもので，その機序は，血管壁に炎症を惹起し血管内に血栓を誘発するものとされている．この方法は局所麻酔で可能で，照射も短時間であるが，ナイダスの大きさが約 3cm 以下の脳動静脈奇形のみ有効であり，また照射後 3 年間の完全閉塞率が 70 〜 80％ とされており，根治に至らない場合もあること，完全閉塞までは出血の危険性は変わらないこと，さらに，放射線照射によるナイダス周囲の神経組織の壊死は避けられず，これによる神経脱落症状出現の可能性があることを充分考慮する必要がある．

〈杉江　亮〉

G 硬膜動静脈瘻

1．概　念

　硬膜動静脈瘻は硬膜血管を主な**流入動脈**とし，硬膜静脈洞，あるいは稀に脳表動脈に流出する動静脈シャントである．流入する主な動脈は内頸動脈，外頸動脈，および椎骨動脈の硬膜枝であるが，稀に（病期の遅い時期で）前・中・後大脳動脈皮質枝が流入することもある．本疾患はおもに**海綿静脈洞**および**横・Ｓ状静脈洞**に発生するが，稀に上矢状静脈洞，静脈洞交会，上および下錐体静脈洞，辺縁静脈洞などにもみられる．また前頭蓋底部，テント，頭蓋頸椎移行部，ときに円蓋部の硬膜に見られる動静脈シャントは，静脈洞を介さず直接脳表静脈に流出するタイプの硬膜動静脈瘻である．脳静脈に流出する病変であっても，瘻は硬膜動脈と硬膜静脈の間で形成される．動静脈瘻の成因や進行機序についてはまだ不明な点が多い．硬膜動静脈瘻の性的分布をみると，全体として女性（60％）が多い．しかし，発生部位別にみると，海綿静脈洞部では女性が多く（81％），横・Ｓ状静脈洞部ではほとんど性差はなく，前頭蓋底部では男性が多い．

2. 病理

　　以前は先天性か後天性かの議論が盛んに交わされたが，現在は小児にみられる一部を除き，後天性の疾患であるという認識が一般的である．本疾患の成因については不明な点が多く，まだ充分に解明されていない．発生原因が明らかなものとして外傷，静脈洞血栓症，外科的手術後に見られたとの症例報告が散見される．動静脈瘻発生後の進行・増殖・自然消退の過程においては，血管新生，動静脈吻合の開口，静脈性高血圧，high flow venopathy など，種々の因子が複雑に絡み合うことによって修飾されることが予想されるが，これらの詳細についてはまだ解明されていない．

3. 症状

　　硬膜動静脈瘻の臨床症状は，どの部に存在し，流出血液がどの方向に，どの程度流れるかにより決定され，頭蓋内出血または非出血性神経学的失調を来す．雑音，頭痛は硬膜動静脈瘻にほぼ共通する症状で，雑音は頸部で頸動脈，または岩様突起下端部で後頭動脈を手指で圧迫することにより消失ないし軽快する．

a. 海綿静脈洞部の臨床症状

　　流出血液は海綿静脈洞から主として上・下眼静脈に向けて流れる．したがって，外傷性頸動脈海綿静脈洞瘻で見られる3主徴，すなわち，眼球突出（83%），結膜の充血浮腫（74%），雑音（71%）のほか，外眼筋麻痺（50%），および頭痛または眼痛（48%）を訴える者が多い．時に動眼神経麻痺のみをみることがある．しかし，外傷性頸動脈海綿静脈洞瘻の臨床症状との大きな違いは，頭痛ないし眼痛が初発症状として多発すること，および上記諸症状も外傷性のものに比し，経過も慢性であることである．

b. 横・S状静脈洞部の臨床症状

　　雑音（85%），頭痛ないし眼痛（43%），および視障害ないしうっ血乳頭（36%）が主症状であり，海綿静脈洞部に発生したものの間にかなりはっきりした差が見られる．しかも，神経学的巣症状（24%），くも膜下出血（16%），意識障害，精神運動障害，痙攣発作など多彩である．これは横・S状静脈洞という頭蓋内から外への静脈還流上重要な部位にあり，正常な脳血液循環が障害されるために惹起するものと考えられる．また横・S状静脈洞に流入する錐体静脈が拡張し，三叉神経を圧迫し，三叉神経痛をみることもある．眼球突出，結膜の充血浮腫，外眼筋麻痺がほとんどみられないことも解剖学的位置関係から了解される．新生児例では心不全をみることがある．

c. その他の部位に発生した硬膜動静脈瘻の症状

　　硬膜動静脈瘻発生部位により症状は変わってくるが，全体として症例数が少なく，しかも関与する静脈系が多彩であるため，症状も様々である．頭痛，雑音がおおむね共通する症状であるが，くも膜下出血，脳内出血，雑音で発症する症例もあり，無症状でMRI，MRAで発見される症例もある．

4. 検査

　　脳血管撮影では，硬膜動脈ないし硬膜枝を出すすべての血管系を造影する．外・内頸動脈および椎骨動脈を両側で選択的に血管撮影（6-vessel study）するだけでなく，頸部動脈

よりの関与を知るため鎖骨下動脈撮影を行うことが望ましい．さらにDSA，超選択的脳血管撮影，可能であればX線平面検出器（FPD）を用い，3D–digital subtraction angiography（3D–DSA）を撮影し，ワークステーションで解析を行うと，手術のプランニングに役立つ画像が得られる．脳内出血，くも膜下出血を合併している例を別にすると，出血を起こしていない硬膜動静脈瘻を頭部単純CTで診断することは困難である．MRIでは瘻そのものが流体無信号徴候のため，無信号域として描出されることがある．MRAでは，瘻そのものの流速によるものの，異常所見を呈する場合が多い．

5．治 療

　無症候性で脳血管撮影にて皮質静脈への逆流を認めない硬膜動静脈瘻では，経過観察が第一選択で，MRIやMRAによる経時検査を勧める．症候性もしくは脳血管撮影で皮質静脈への逆流を認める症例では**外科的手術**または**血管内手術（塞栓術）**を考慮する．
　保存的治療としては，ごく軽度で，シャント量の少ないものは**自然治癒**が認められることもあり，単に経過観察するだけのものと，**頸動脈用手圧迫法**を用いる場合がある．これは，患者自身に，反対の手で自らの頸動脈を圧迫させる方法で，1日数十秒，1時間に数回繰り返すもので，たとえ頸動脈圧迫により虚血となっても，対側の脱力により圧迫が解除される．徐々に圧迫時間を長くすることにより，動静脈短絡の閉塞を期待するものである．
　一般的に，治療法としては，**経動脈的塞栓術**，**経静脈的塞栓術**，**観血的手術**，**定位放射線療法**を単独または組み合わせて行われる．経動脈的塞栓術では，shunting point 近傍までなるべくカテーテルを進め，塞栓することが重要で，塞栓物質として，コイルや液体塞栓物質（NBCA: n-butyl cyanoacrylate など）が用いられる．経静脈的塞栓術では，流入静脈洞をパッキングしてシャントを止めてしまうため，事前によくシャント部位の構造を把握し，正常還流との関係をはっきりさせておく必要がある．またシャント量が多い場合には，あらか

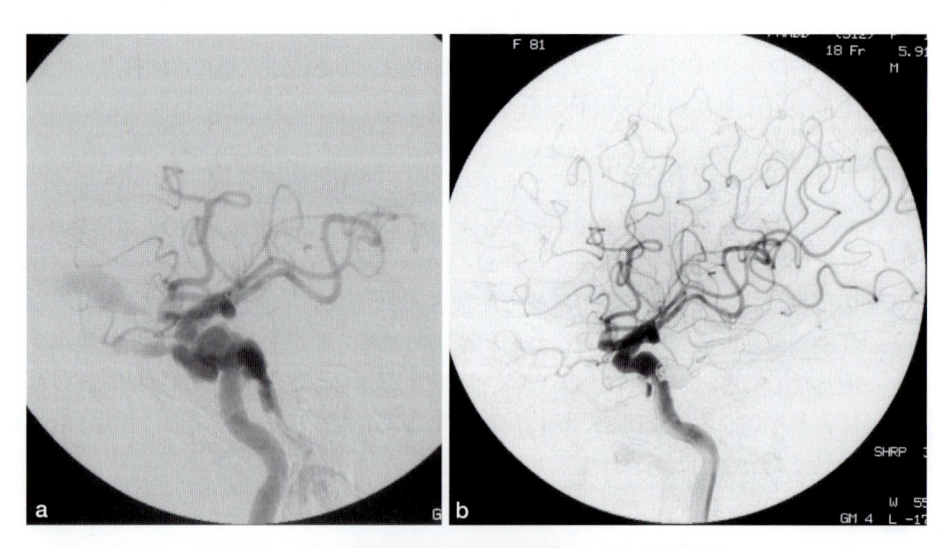

図14-14　内頸動脈海綿静脈洞瘻の一例（自験例）
a：治療前右内頸動脈撮影側面像．b：経静脈的に海綿静脈洞をコイルで塞栓．内頸動脈撮影で瘻の消失を確認．

じめ経動脈的塞栓術により流量を減らしておくと有用である．一般的にはコイルを用いて静脈洞の閉塞を行う．海綿静脈洞の硬膜動静脈瘻の場合，経静脈的塞栓術と経動脈的塞栓術による血管内治療が有用である（図 14-14）．横・S 状静脈洞の硬膜動静脈瘻の場合，経静脈的塞栓術と経動脈的塞栓術に加えて，開頭術により流入動脈の結紮ないし凝固・切断，静脈洞の周囲硬膜からの離断を併用した方が有用である．また前頭蓋底部の硬膜動静脈瘻では，血管内手術はリスクが高く，直達手術が選択される．

〈杉江　亮〉

H　その他の血管奇形

1．海綿状血管奇形　cavernous malformation　（海綿状血管腫　cavernoma*）

a．概　念

異常に拡張した洞様血管が限局的に密に集合し，そのため各血管の間に正常脳組織が見られない先天的奇形である．（*かつては海綿状血管腫と記載されていたが，腫瘍としての性格に欠如するため，正確には海綿状血管奇形と表現される．）

b．頻　度

血管奇形の中では AVM の次に多く，人口の 0.5～0.7％ に見られる．近年 MRI 検査の普及とともに偶然発見される例も増加しており，家族性（19％），多発例も多く報告されている．

c．症　状

約半数に痙攣がみられ，局所症状（22％），出血発症（9％）が続くが，無症候性のものも多く見られる．若年性症例，女性では出血率が高く，特に脳幹部では出血率，再出血率も高いとされる．組織学的には石灰化を伴わない症例に出血が多いとされる．また，出血を繰り返すごとにサイズの増大をみることが多く，占拠性病変として圧迫症状をきたすことがあ

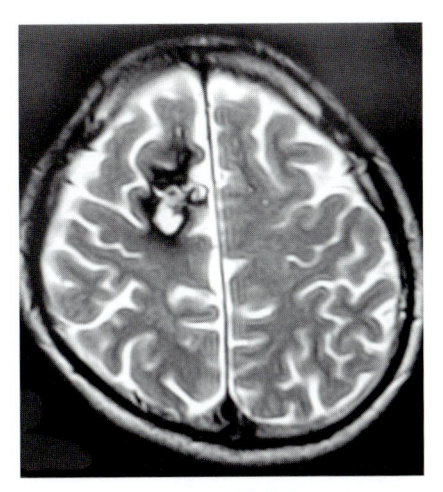

図 14-15　海綿状血管奇形の MRI 像
　　　　　（T2 強調画像）

る．

d．画像診断

単純CT所見では軽度高吸収領域として描出され，また造影剤にて増強効果をわずかに認める．石灰化を見ることもあるが（11%）特徴的な所見ではない．**モザイク状の石灰化所見**はCTでより明瞭に見分けられる．MRIでは境界明瞭な**混合信号領域**としてみられ，特にT1・T2強調画像でヘモジデリンによる辺縁部での低吸収領域を明瞭に捉えることができる（図14-15）．

e．治療

手術の適応は個々の症例によって検討されるべきであるが，以下の場合が適応と考えやすい．

① 痙攣のコントロールのため
② 摘出可能な部位に存在する場合
③ 出血を繰り返す進行性病変である場合
④ 他の疾患（たとえば脳腫瘍など）との鑑別が必要とされる場合

なお，ガンマナイフの治療効果は統一されたものがなく，一般的には治療の選択肢とならない．

2．静脈血管腫　venous angioma

a．概念

深部髄内静脈が皮質・皮質下の大きな流出静脈に集簇し静脈洞に流出する拡大した静脈系の奇形である．

b．頻度

剖検例を対象に調査すると頭蓋内血管奇形の60%を占めるとされるが，実際は臨床例では動静脈奇形，海綿状血管奇形に比較すると稀な血管奇形である．

c．症状

特別の症状はない．画像診断の発達とともに無症候性のものも多く見られ，特に後頭蓋窩のものはそうである．神経症状としては，痙攣（特に大発作，30%），頭痛（17%），くも膜下出血や脳内出血（14%）をみる．出血例ではその近傍に海綿状血管奇形との合併をみることが多いとされる．

d．画像診断

MRIでは流出静脈がflow voidとして認められ，血管撮影では深部髄内静脈が大きな流出静脈に集合し，静脈洞あるいは深部大静脈系に流出する所見（**メズサの頭　caput Medusae**）がみられる．

e．治療

出血などの臨床症状などがなければ手術の対象とされない．特に後頭蓋窩の静脈血管腫は正常組織を灌流した静脈系としてみられるため手術適応はない．

3．その他の脳血管障害：**毛細血管拡張症　capillary telangiectasia**

古典的には脳動静脈奇形，海綿状血管奇形，静脈血管腫と毛細血管拡張症が頭蓋内血管奇形の4タイプとして記述されているが，本疾患が単独で病的意義を示すことはなく，病理組

織，解剖などで見つかる例がほとんどである．臨床上あまり記憶しておく必要はない．

〈辻　雅夫〉

I 高血圧性脳内出血

　　脳実質内への出血であり全脳卒中の10%を占める．いわゆる高血圧性脳内出血として診断される症例が多いが，高血圧を有さない脳内出血症例も少なからず存在しているものと考えられている．出血する血管は特に中大脳動脈穿通枝のように線維素性変化による血管壊死，微小動脈瘤による出血と考えられている．

1．好発部位

a．出血部位

　　テント上が大多数であるが，小脳，脳幹にもそれぞれ10%程度の出血を見る（表14-3）．脳血管のうち特に中大脳動脈・脳底動脈穿通枝の線維素性変化による血管壊死，微小動脈瘤が出血源であるとされる．

1）被殻出血　putaminal hemorrhage（40%）（図14-16）

　　出血源はレンズ核線状体動脈外側枝であり血腫による内包の圧迫・損傷による反対側の片麻痺を認めることが多い．また優位側の出血であれば失語症を認め，また出血量の増大に伴い重篤な意識障害を伴うことがある．脳出血の中でもっとも多いタイプの出血型である．

2）視床出血　thalamic hemorrhage（30%）（図14-17）

　　出血源は視床穿通動脈および視床膝状体動脈である．視床出血による対側の感覚障害を認め，また内包が障害されれば被殻出血と同様反対側の片麻痺をみる．解剖学的な位置関係では被殻出血よりも脳室系に近いため，脳室内に出血が穿破し脳室内血腫を伴うことが多く，脳室内血腫の増大ともに急性閉塞性水頭症を来しやすい．脳ヘルニアを来すほどの出血量でなくても，優位側の出血例や中脳近傍へ血腫が進展した場合では意識障害，見当識障害などの症状を来しやすい．血腫量が増大した場合は他の出血と同様に重篤な意識障害を来す．

表14-3　出血好発部位

出血部位	頻度（%）
大　脳	80
被　殻	40
視　床	30
皮質下	10
橋（脳幹）	10
小　脳	10

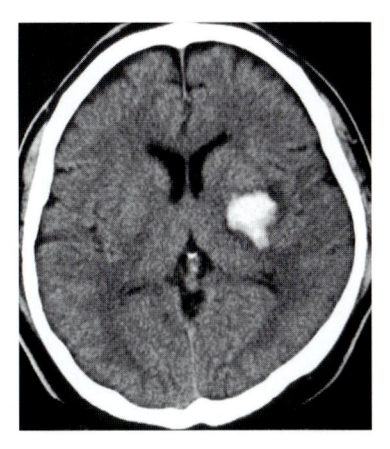

図14-16　被殻出血のCT像

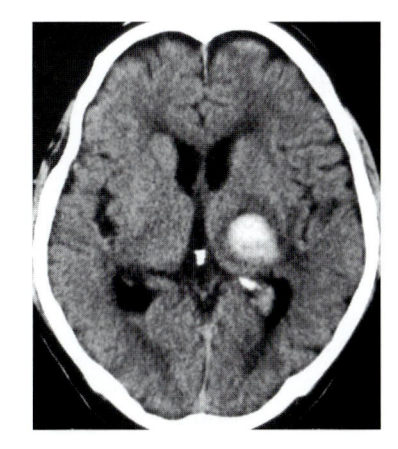

図14-17　視床出血のCT像

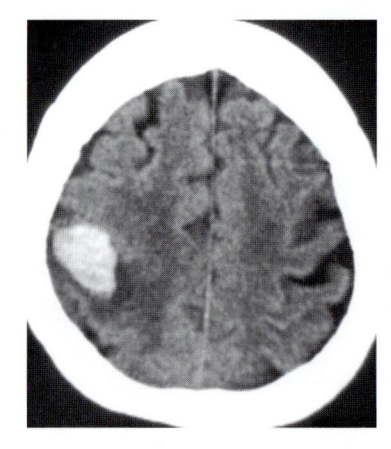

図14-18 皮質下出血のCT像 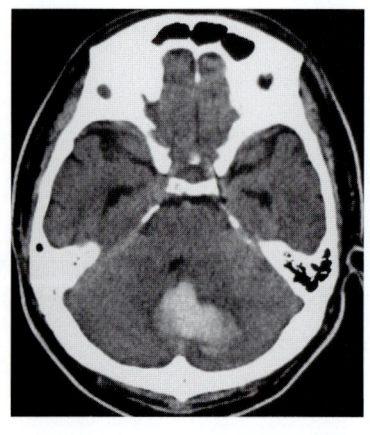　　図14-19 小脳出血のCT像 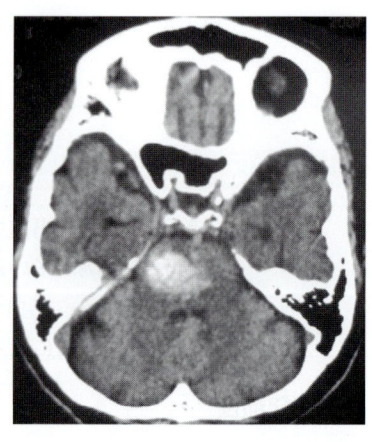　　図14-20 橋（脳幹）出血のCT像

3）皮質下出血　subcortical hemorrhage（10%）（図14-18）

大脳皮質下に出血を見るもので，頭頂葉，側頭葉に多いとされるが，前頭葉，後頭葉にも同様にみられる．一般的には出血部位に一致した局所巣症状を認めるが，てんかんで発症する症例もしばしば存在する．他の部位の出血より比較的限局性のことが多く，また高血圧以外の原因（たとえばAVM）も考慮する必要がある．高齢者では脳アミロイドアンギオパチー amyloid angiopathy に伴うことがあり，必ずしも背景として高血圧を有さない症例がこの病態に含まれる．

4）小脳出血　cerebellar hemorrhage（10%）（図14-19）

出血部位は歯状核あるいはその近傍が多く見られる．小脳症状とともに頭痛，悪心，嘔吐が強く，血腫の量に応じ球麻痺症状（脳幹症状），意識障害を伴うことがある．また，第四脳室圧排，血腫による穿破に伴い急性閉塞性水頭症を続発することが多い．

5）橋（脳幹）出血　pontine hemorrhage，brainstem hemorrhage（10%）（図14-20）

出血源は脳底動脈よりの穿通動脈（多くは傍正中枝）である．両側の著明な縮瞳（pin-point pupil）や特徴的な眼振（ocular bobbing）以外にも複数の脳神経症状などを認める．呼吸，嚥下も急性期には障害されることが多く，また他の部位の出血と比較して意識障害が重度であり，上下肢の麻痺も重症化しやすい．

2．治　療

a．高血圧管理

急性期の治療はまず厳重な血圧管理とされる．血圧をどこまで下げるかの明確な指針はないが，もし発症前の血圧がわかっている場合は平均血圧を発症前のレベルまで下げる．ただし多くの症例では発症前血圧が不明であり，まず血圧を20%程度低下させる．過度の低血圧は脳血流も低下させるため，およそ140/90mmHg程度を目標に降圧を行う．

b．脳浮腫対策

必要に応じてグリセオール，マニトールなどの脱水利尿薬を使用し，2次的脳浮腫による脳損傷・圧排損傷を軽減する．出血による脳浮腫にステロイドの効果は不確実であり，現在あまり使用されない．

c．手術治療

1）開頭手術

急性期手術の適応は被殻出血，小脳出血で施行されることがあるが，大量出血による脳ヘルニア・脳幹損傷の回避と，救命のために施行される．テント上の出血に対する明確な手術適応はなく，個々の症例により治療法が選択されていることが多い．小脳出血では径3cm以上の出血で有効性が指摘されている．視床出血，脳幹出血では直達手術による血腫除去の適応はない．

2）ドレナージ術（§8-K．脳室ドレナージの項を参照）

視床出血，小脳出血では急性水頭症の進行に対してドレナージ術を施行することがある．ただし小脳出血ではテント上方への upward herniation に注意が必要であり，小脳血腫除去術と併用されることも多い．

3）定位脳手術（§8-F．定位脳手術の項を参照）

臥床期間の短縮と機能予後を改善する目的で，特殊な定位脳手術装置により穿頭あるいは小開頭による血腫除去手術が施行されることがある．一般的にはテント上出血に対して施行されることが多いが，症例に応じて小脳出血，脳幹出血にも試みられることがある．手術適応に関してはそれぞれの脳神経外科施設の判断に任されている傾向があるが，血腫の圧迫により神経症状を来しているものであれば試みられるべき治療法である．

〈辻　雅夫〉

J 閉塞性脳血管障害

脳の代謝に見合うだけの酸素が供給されなくなった病態を脳虚血という．脳を栄養する動脈の閉塞ないし狭窄による脳血流の低下で脳虚血が生じ，脳が障害されることを閉塞性脳血管障害と呼んでいる．閉塞性脳血管障害は，脳卒中（脳血管障害）の大半を占め，発症率，死亡率とも年々増加の傾向を示しており，我々医療者が最も頻繁に遭遇する疾患の1つである．臨床的カテゴリーとして，① アテローム血栓性梗塞，② 心原性脳塞栓，③ ラクナ梗塞に分類される．また，発症機序によって，① 血栓症，② 塞栓症，③ 血行動態的脳梗塞に，さらに，症状の進行様式によって，① 一過性脳虚血発作 transient ischemic attack（TIA），② 可逆性虚血性神経脱落症状 reversible ischemic neurological deficit（RIND），③ 進行性卒中 progressing stroke，④ 完成卒中 completed stroke などに分類される．本項では，臨床的カテゴリーに準じて述べ，最後に治療法，治療薬についてまとめる．

1．病　態

a．アテローム血栓性脳梗塞

動脈硬化ないしアテローム変性を基礎疾患として動脈の狭窄が進行し脳梗塞を来す疾患である．加齢とともに進行し，高血圧，糖尿病，高脂血症，喫煙などの危険因子が大きく関与する．好発部位は，頸部内頸動脈分岐部，椎骨動脈の鎖骨下動脈からの分岐部，頭蓋内内頸動脈サイフォン部，中大脳動脈分岐部，脳底動脈起始部，終末部などである．たとえば，一側の内頸動脈が閉塞してもウィリス輪の機能が正常であれば循環障害は起きない．また，狭窄の場合でも内腔が70～90%減少しなければ血流量の減少は起きないといわれる．また，

動脈硬化による狭窄は緩徐に進行するため，側副血行路の発達が充分であればなんら神経症状を来さない．一方，血栓がウィリス輪を超えて末梢へ進展すると，側副血行障害，穿通枝動脈分岐部の閉塞が起こり種々の症状が現れる．さらに，血管閉塞の機序として重要なのは，アテローム性脳塞栓症である．アテローム斑の破裂，出血による急性閉塞や，潰瘍部に付着した血栓が剥がれて遠位部の動脈を閉塞する**動脈・動脈塞栓 artery to artery embolism**によって発症し，症状の出現は脳塞栓に近い．近位側の閉塞性病変として最も頻度が高いのが頸部内頸動脈の狭窄性病変であり，一過性黒内障やその他のTIAの主要原因である．その他，大動脈弓，頸部椎骨動脈が動脈内塞栓源とされている．

b．心原性脳塞栓症

不整脈などが原因で心臓内に血流のよどみが生じ，血液の塊が形成され，脳の血管に飛んで生じる脳梗塞を，心原性脳塞栓症という．頻度は高く，全脳梗塞の1/4〜1/3を占める．典型的には，突然発症し，短時間に半身の麻痺や視野障害などの明瞭な神経症状が完成する．既往に不整脈がある場合は，本症を第一に疑う．原因となる心疾患としては，**心房細動**がほとんどであるが，**感染性心臓弁膜疾患，洞不全症候群，拡張型心筋症**などがある．

c．ラクナ梗塞

1本の穿通枝（脳底部の主要な動脈から直接分岐し脳表を貫き深部白質を栄養する細い動脈）の閉塞によって生じる深部白質の径15mm以下の脳梗塞をいう．

2．症状，症候

梗塞巣の大きさおよび発生部位により，無症状に経過するものから特徴的な症状を呈するものまで様々である．閉塞血管と特徴的症状について表14-4にまとめた．症状の進展の様式による分類にもとづいて概説する．

a．一過性脳虚血発作（TIA）

短時間に自然寛解する，脳虚血による局所症状（巣症状）の発作をいう．頸動脈ないし椎骨動脈系にアテローム変性があり，そこに発生した壁在性血小板血栓が剥がれ，末梢へ塞栓を生じると考えられている．小塞栓は比較的早く自然に溶解し，血行が再開するため症状は消失する．TIAは大発作を予告するという点で重要であり，入院の上精査を行い，虚血病巣がみられないか，また，原因となる血管病変の程度などを可及的早期に評価するべきである．

b．進行性卒中

発症後短時間で脳梗塞の症状が増悪するタイプの脳梗塞をいう．脳梗塞で入院となる患者の約20%にみられる．アテローム硬化性脳梗塞に多く，血栓の進展による隣接する穿通枝の閉塞や，穿通枝の親動脈の閉塞などによって生じると思われる．

c．完成卒中

突然発症した脳虚血症状が，診断されるときには既に完成しているか，次第に改善しているような脳梗塞をいう．脳塞栓によることが多い．

3．診断，検査

脳梗塞の診断は，CT・MRIの登場で劇的に変化した．その他に，頸部血管エコー検査や脳血流検査などが重要である．

表 14-4 頭蓋内主要脳動脈閉塞による臨床症状

閉塞血管		臨床症状
眼動脈閉塞		同側失明（永久的なことは稀）
前大脳動脈閉塞	一側脳梁縁動脈閉塞	1）下肢の運動麻痺（反対側） 2）下肢の感覚麻痺（反対側，皮質性）
	両側脳梁縁動脈閉塞	1）両側下肢の運動麻痺または歩行障害 2）糞尿失禁 3）無動性無言
	ホイブナー動脈閉塞	1）顔面・上肢の運動麻痺（反対側） 2）失語（優位側半球）
中大脳動脈閉塞		1）内頸動脈閉塞に類似し，鑑別困難 2）発症は突発的（内頸動脈閉塞では，しばしば階段的，徐々に発症） 3）内頸動脈閉塞ではホルネル症候群を伴うことあり 4）顔面・上肢の麻痺が下肢より強い
椎骨脳底動脈閉塞	後大脳動脈閉塞	1）同名性半盲（反対側） 2）感覚性および運動性片麻痺（反対側） 3）不随意運動（片側バリスム，片側舞踏病，体位振戦）
	脳底動脈先端部閉塞	1）両側皮質盲 2）重篤記憶障害 3）失書を伴わない失読
	脳底動脈各レベルでの閉塞	1）"交代性"片麻痺または感覚障害（同側顔面，反対側四肢） 2）眼球運動麻痺 3）注視麻痺（病側） 4）舌麻痺（同側） 5）"とじ込め症候群"
	椎骨動脈（頭蓋内）閉塞	ワレンベルグ症候群
	小脳梗塞	1）歩行失調，構語障害，片麻痺または四肢麻痺 2）嘔吐，めまい，眼球運動障害

a. 頭部 CT

　　頭部単純 CT は，脳卒中の急性期に出血性疾患との鑑別を迅速に行うために，まず施行すべき検査である．脳卒中の症状を呈しており，出血を示す高吸収域を認めないときは，脳梗塞を疑う．注意すべきは，発症直後の脳梗塞は，単純 CT で異常を認めないことである．発症から 3～6 時間後，脳が壊死に陥り細胞の構築が破綻すると低吸収域として描出される．当然，低吸収域となった梗塞巣は不可逆である．

b. 脳 MRI

　　急性期の脳梗塞を診断するために，今や必須の検査となった．拡散強調画像（DWI）は，

脳梗塞発症直後から約1週間の急性期の脳梗塞を，高信号域とし描出させる．**FLAIR（fluid-attenuated inversion recovery）法**は，CTでは描出が困難な脳幹部や小脳のラクナ梗塞を描出することに優れている．**MRA（MR angiography）**は，脳の主幹動脈の狭窄や閉塞を無侵襲に短時間で評価できる．頸部MRAとあわせて行うことで，脳梗塞の病態の初期評価を完結することができる．MRIは，病態に応じた適切な治療を来院直後から開始するため必須の検査法である．時間の経過した脳梗塞は，一般的にT1-WIで低信号域，T2-WIにて高信号域として描出される．亜急性期には，脳梗塞後の脳浮腫が，T2-WIまたはFLAIR法にて高信号域として描出される．また，脳深部白質の虚血性変化や多発性脳梗塞を的確に診断できるため，脳の動脈硬化性変化の度合いを評価することなどにも用いられている．

c．脳血流検査

単純CTまたは単純MRI検査は，虚血によって脳細胞が不可逆的に障害された領域，すなわち虚血中心を描出する．血流が悪いが細胞死に至っていないような領域，すなわち**虚血性ペナンブラ（半陰陽）**が血行を改善させることによって救済できる可能性のある領域である．この，虚血性ペナンブラを診断するためには，脳血流検査が必要である．脳血流の検査は，PET，SPECT，キセノンCTや脳の循環速度を評価するものとしてperfusion CT, perfusion MRI, dynamic CTなどがある．検査の詳細は§5-E．脳血流検査の項を参照のこと．

d．脳血管撮影（アンギオグラフィー）

カテーテルを脳の血管に導入して，造影剤を選択的に脳の血管に注入し，連続X線撮影を行う．脳血管の形態を最も詳細に検査できるが，カテーテルを用いるので，脳塞栓症などの合併症を生じる可能性がある．

e．頸動脈エコー

アテローム硬化の好発部位である頸動脈を無侵襲に検査でき，アテロームの性状（軟性粥腫か硬性粥腫か石灰化かなど）を描出できるので，外科的治療の選択に有用である．また，狭窄が進行するにつれ血流の流速が上昇するので，流速の値が外科治療の適応の目安になる．

4．治 療

閉塞性脳血管障害の治療は，（a）虚血による障害が完成する前に，迅速に血栓を溶解して血流を再開させようとする超急性期の血栓溶解療法，（b）虚血中心の周辺のペナンブラ領域の二次性損傷を防ぐ急性期治療，（c）神経機能の再構築を促すリハビリテーション，（d）脳梗塞の再発を予防する慢性期治療，に分けて考えると理解しやすい．本項では，脳卒中ガイドラインに沿って治療のアウトラインを示した後，薬物療法について述べる．

a．超急性期治療

1）t-PA静注療法

閉塞性脳血管障害の治療は，2005年10月に**遺伝子組替え型組織プラスミノーゲン活性化因子 tissue plasminogen activator（t-PA）**が使用できるようになり，大きく変貌した．我々医療者は，早く治療を開始できれば『治せる疾患』であるという認識をもって初療にあたる必要がある．t-PAは，血栓を溶解し閉塞した血管を再開通させる．0.9mg/kgを10％をボーラス静注し，90％をその後1時間かけて点滴投与する．梗塞が完成していなけれ

ば脳梗塞を免れるが，脳梗塞が完成してしまってから血行が再開すると出血を来し症状が悪化することもある．

2）超選択的血栓溶解術

t-PAが認可される以前には，発症6時間以内の脳血栓塞栓症に対して行われていた．マイクロカテーテルという極細のカテーテルを閉塞部に導入して血栓溶解薬（ウロキナーゼなど）を動脈内に選択的に投与し再開通させる方法である．

b．急性期治療

1）抗凝固療法

発症48時間以内のアテローム血栓性脳梗塞で，主幹動脈の狭窄がある症例や，進行性脳梗塞，頻発する一過性脳虚血発作などに対し，ヘパリンの持続投与（10,000〜15,000IU/日，aPTTを前値の1.5〜2.0倍に調節する）が行われている．アルガトロバンは選択的トロンビン阻害薬であり，発症48時間以内の心原性脳塞栓症を除く1.5cmを超える血栓症（特に皮質梗塞）に有用である．ヘパリンと比較して出血性合併症が少ない．

2）抗血小板療法

発症48時間以内の脳梗塞患者にアスピリン100〜300mg/日の投与が予後を改善させる．わが国では，81mgまたは100mg/日が用いられる．高用量のアスピリンは逆に血小板凝集を促すことがあり注意を要する（アスピリンジレンマ）．急性期の使用は，軽症で経口摂取可能な患者に行われることが多い．オザグレルナトリウムは，発症5日以内のアテローム血栓性脳梗塞，およびラクナ梗塞に対し有効で，160mg/日を2回に分けて14日間点滴投与する．

3）脳保護薬

エダラボンは抗酸化薬であり，発症72時間以内の脳血栓および脳塞栓に対し有効とされている．腎機能障害のある患者には慎重に投与する．

4）血液希釈療法

低分子デキストランが，血液希釈，循環血液量の増量の目的で使用されることがある．心負荷が掛かるので心不全患者や高齢者には慎重に投与すべきである．

5）低体温療法

若年者の塞栓性脳梗塞患者の重症例に対して有用と考えられているが，まだ充分な科学的根拠はない．

6）高圧酸素療法

一部の施設では，脳梗塞の急性期に行われている．

7）外科的療法

開頭外減圧療法は，小脳梗塞や中大脳動脈領域の一側大脳半球梗塞で，意識障害が進行し脳幹圧迫症状を来している場合考慮される．緊急頸動脈内膜剝離術または緊急頭蓋内外血管吻合術は，広範囲の虚血性ペナンブラが見られ，虚血症状を呈しているにもかかわらず，側副血行路による低灌流が維持されているために長時間脳梗塞が出現していないような，稀な病態の際に考慮される．

c．リハビリテーション治療

脳卒中リハビリテーションは，急性期，回復期，維持期に分けられる．急性期リハビリテーションは，発症直後からベッドサイドで開始され，廃用症候群の予防と，早期からの運

動学習，早期自立を目標に行われる．**回復期リハビリテーション**は，座位が可能になり訓練室での訓練が可能になった時期から，最大機能回復を目指して行われる．**維持期リハビリテーション**は，獲得した機能をできるだけ長期に維持するために行われる．

d．慢性期治療

1）薬物療法

抗血小板療法は，非心原性脳梗塞の再発予防に有効であり，**アスピリン**（バイアスピリン®）75～150mg/日，**クロピドグレル**（プラビックス®）75mg/日，チクロピジン（パナルジン®）200mg/日，**シロスタゾール**（プレタール®）200mg/日などが投与される．心原性脳塞栓症の再発予防には，**ワルファリン**による**抗凝固療法**が有効である．ワルファリンは，食事や薬物の影響を受けやすく（納豆，クロレラ，緑黄色野菜はワルファリンの作用を減弱させる），安全域が狭く，作用の個人差が大きいため，**プロトロンビン時間の国際標準化比（PT-INR）**の測定による用量調節が必要である．**脳代謝改善薬**，**脳循環改善薬**として現在保険適応を有するものは，脳梗塞後の広義のめまいに対する**イブジラスト**（ケタス®），認知障害に対する**ニセルゴリン**（サアミオン®），脳梗塞後のめまいに対する**酒石酸イフェンプロジル**（セロクラール®）のみである．その他に重要なことは，脳梗塞の危険因子の治療である．高血圧，糖尿病，高脂血症，喫煙，心房細動，抗リン脂質抗体症候群などが危険を増加させる因子であり，脳梗塞の再発予防には，積極的な危険因子の治療が必要である．

2）手術療法

頸動脈内膜剥離術は，高度ないし中等度（狭窄率50%以上）の症候性頸動脈狭窄病変に対して，内科的治療（抗血小板療法を含む薬物療法）に加えて施行され，有意に脳卒中の再発を減少させる．脳ドックなどで見つかった無症候性頸動脈狭窄においても，狭窄率60%以上であれば，外科治療（頸動脈内膜剥離術）を行うことが推奨されている．**頭蓋内外血管吻合術**は，内頸動脈閉塞または中大脳動脈閉塞があり，脳血流の予備能が低下している場合に限り，有効であると考えられている．

〈青木　淳〉

K　もやもや病

もやもや病看護管理上，留意すべき点を具体的に述べる．

1．概　念

原因はまだ不明であるが，頭蓋内，内頸動脈末梢部が両側性に狭窄から閉塞へと進行するため，小児では主に大脳虚血発作で発症する．狭窄から閉塞へと進行する過程で脳底部に，もやもやした側副路が形成され末梢に血液を送るようになる．進行すると後大脳動脈にも狭窄から閉塞が起こってくる．

2．症　状

他の虚血性脳血管障害と同様に脳血管の灌流域別に症状を把握すると，もやもや病についても理解しやすい．

内頸動脈から分岐する前大脳動脈（area 1）と中大脳動脈（area 2），脳底動脈から分岐する後大脳動脈（area 3）で，もやもや病の初期には，area 1 と area 2，area 2 と area 3，area 1 と area 3 の分水嶺の虚血が出現する．もやもや病の進行に伴い，虚血部分が広がり症状が出現してくる．area 2 の虚血症状は主に片麻痺，上肢の単麻痺，上肢と同側の顔面麻痺，運動性失語などがある（感覚性失語は出現しにくい）．

area 1 の虚血症状は，下肢の脱力，尿失禁，大便失禁がある．大便失禁は稀で，24 年間 800 例以上の手術例で 3 例にのみ認めた．area 3 の領域では対側の半盲が出現する．出血型では，脳内出血の場合，突然の意識障害および局所脳症状（麻痺など）と嘔吐が出現する．

脳室内出血やくも膜下出血では，意識障害を伴うあるいは伴わない頭痛，嘔吐で発症する．

小児期には，主に脳虚血症状で発症する（前述）．成人型では小児に比し出血例が多い．出血例では虚血例に比し，意識障害，嘔吐を伴うことが多い．

3．検　査

a．CT スキャン

脳梗塞の場合は低吸収域となる．低吸収域は 1 時，5 時，7 時，11 時の方向で傍脳室から始まる．出血例では脳内，脳室内に高吸収域を認める（図 14-21）．

b．脳血管造影

両側内頸動脈先端部に狭窄ないし閉塞を認め，側副路としてもやもや血管を認める（MRA も同じ）（図 14-22）．

c．MRI

T2，FLAIR で，もやもや病の初期には area 1 と area 2，area 2 と area 3 の間で高信号域を認めることが多く，進行するにつれてそれが前後へ広がる．

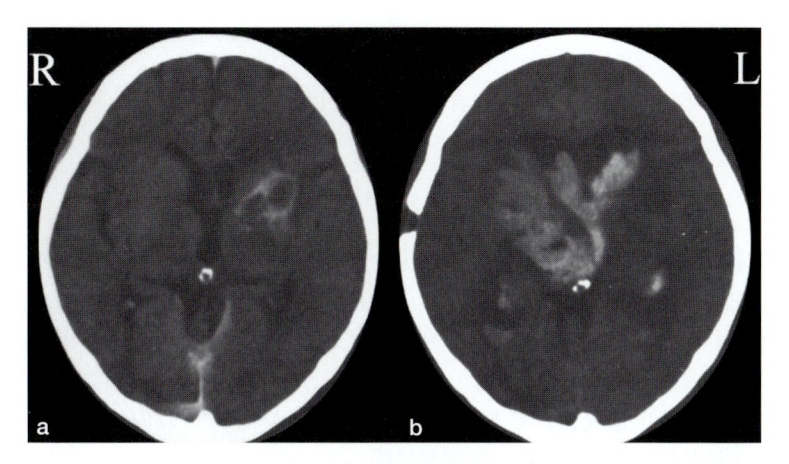

図 14-21　45 歳女性，出血例
a：左脳内出血後で右直接吻合術施行．b：経過中右脳内出血＋脳室内出血で死亡．R：右，L：左．

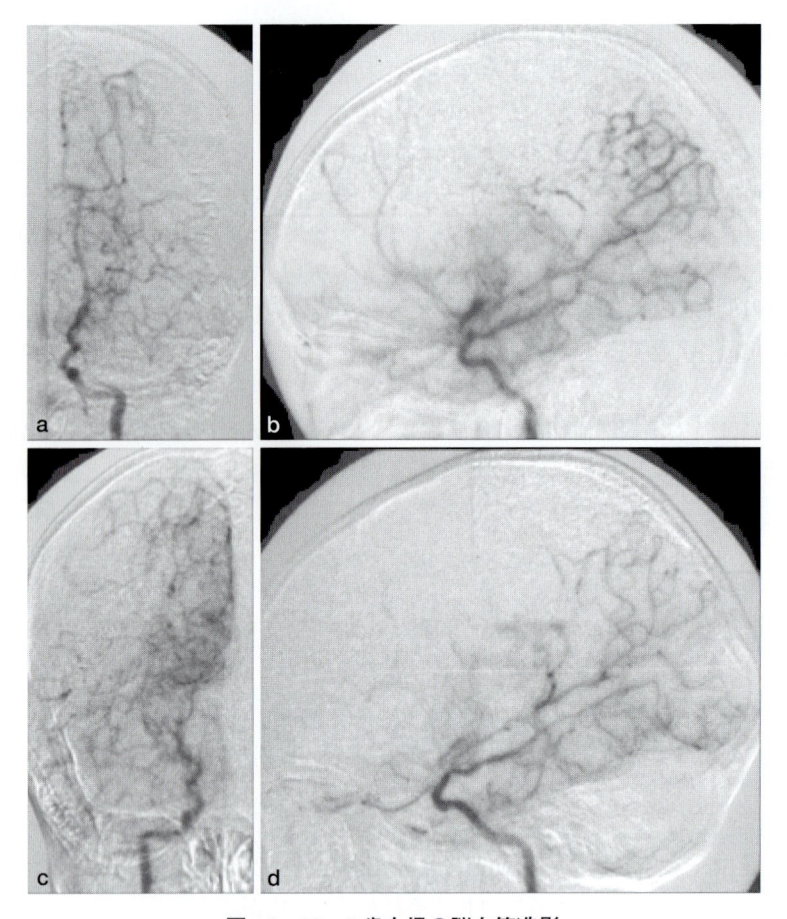

図14-22 5歳女児の脳血管造影
a：左内頸動脈造影前後像． b：同側面像． c：右内頸動脈造影前後像．
d：同側面像．

4．手 術

　　　直接吻合術（図14-23）と間接吻合術がある．間接吻合術のうち大網移植術について図14-24に示す．

5．看 護

① 脳虚血症状が出現した場合は，安静臥床させ補液を開始し水分を補給する．啼泣による過呼吸を認めるときは鎮静薬を投与し，過換気が持続しないようにする．泣きじゃくりは，持続すると脳虚血症状を悪化させることがあるため，できるだけ入眠させるようにする．

② TIA（一過性脳虚血発作）であれば，通常は5分から10分以内に消失するが，虚血症状が数時間以上持続する場合，脳梗塞に陥っている危険性がある．この際でも一番大切なことは，過呼吸をさせないこと，補液を充分行うこと，鎮静することである．経験上，脳梗塞に陥ると，患児の機嫌は悪く，覚醒すると泣くことが多い．これも大きな目安と

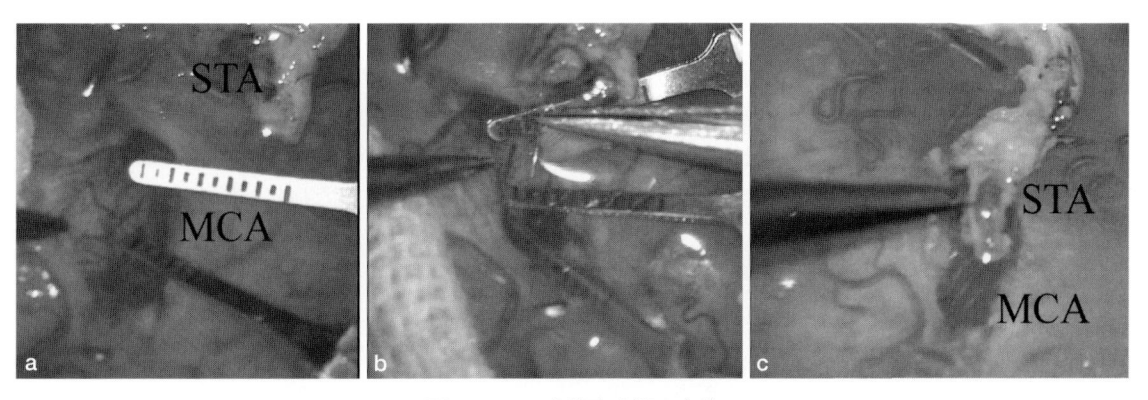

図 14-23 直接吻合術の実際
a: 中大脳動脈枝（MCA）のクランプ．MCA は 0.7 mm．STA: 浅側頭動脈．b: 吻合中．c: 吻合終了．

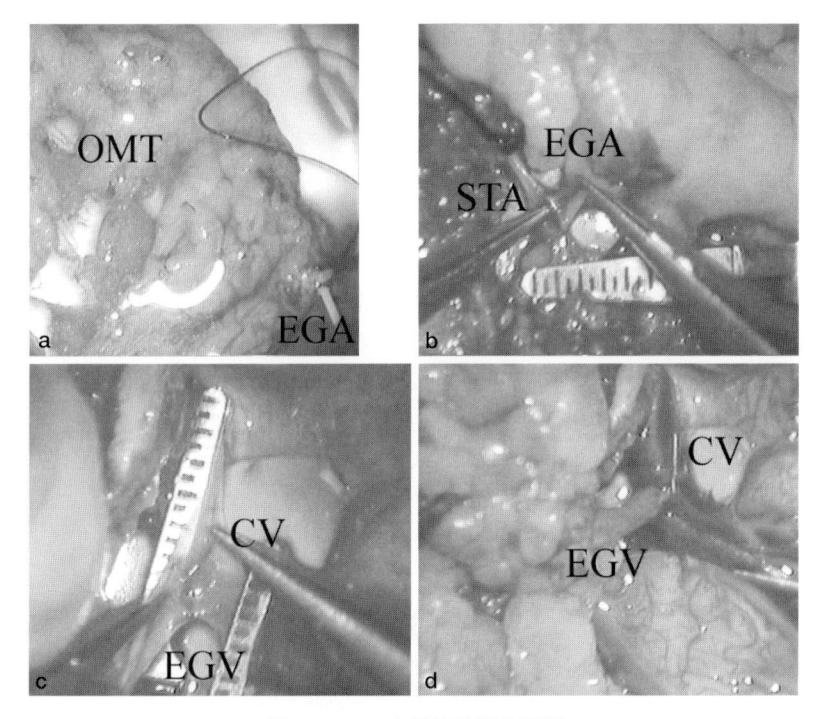

図 14-24 大網移植術の実際
a: 胃大網動脈（EGA）にカニュレーションし，それを通して摂取した大網（OMT）を洗浄している．b: EGA を浅側頭動脈（STA）に端側吻合している．c: 反対側の胃大網静脈（EGV）を脳表静脈（CV）に端側吻合している．d: 血流再開後で OMT を灌流した血液は EGV を通って CV に流れこんでいる．

なる．
③ この際，過度の声かけは避けるべきと考える．過度の声かけ，励ましが，過呼吸を増調させることもあり，家族の協力のもと入眠させることが大切である．
④ 脳血流検査，MR 検査，脳血管造影検査でも入室時に泣く患児は，時間をかけても泣きやますことが困難で，あらかじめ，内服あるいは坐薬で入眠させてから検査を施行する

か，入室後ただちに鎮静薬を静脈内投与し入眠させることが大切である．検査中は血圧，呼吸などの変化の有無に注意を要す．特に，6～7歳以下の患児の脳血管造影では，気管内挿管で全身麻酔下に施行されることが多いが，検査後の気道からの分泌物の増加や咳嗽が持続すれば過換気から脳虚血症状が出現する危険性もあり，当院ではマスク麻酔下に脳血管造影を施行している．挿管がないため，前述した症状は軽減する．

＜手術後の注意点＞

① 啼泣があれば，鎮静薬を投与し入眠させる．
② 嘔吐があれば，通常は低髄圧に伴うもので補液を充分に行うことで対処するが，制吐薬を使用することもあり得る．ただし，術後出血による嘔吐も鑑別におく必要があり，それが疑われる場合はただちにCTなどの検査を施行すべきである．
③ 手術直後から脳虚血症状が出現する際は脳梗塞に陥っている危険性があり，確定後は前述したことに注意して看護する．
④ 術後に脳虚血症状が出現する際は過換気によるもので，鎮静薬の投与で入眠させれば，通常は治る．覚醒後も治らない場合は，脳梗塞に陥っている危険性がある．その際は患児の機嫌が悪く，覚醒すると泣くことが多い．
⑤ 頭皮動脈剥離部の皮膚壊死の有無にも注意を払う．皮膚がうすい場合は，剥離部壊死が起こり得るため，当院では，術中頭皮動脈の周囲に生理的食塩水を注入し頭皮動脈を浮かせて剥離するようにして，これを防止している．壊死があり髄液漏の危険性がある場合は皮膚形成する．
⑥ 成人例で，脳血管造影上および臨床症状が進行性で，術前，脳虚血発作が頻回に起こり，脳血流量が極端に低い場合は，直接吻合術のリスクは相対的に高いと考えられる．なぜなら，太い頭皮動脈を直接吻合することで吻合直後から急激な血流変化（増加）があり得るため，脳浮腫や出血性梗塞などから，それに起因する痙攣・麻痺・失語等が出現しやすい状態となっているためである．このような症例では術後の高血圧などの有無，神経学的所見の変化に特に注意を要す．一度悪化すれば小児より重篤となる（図14-25）．

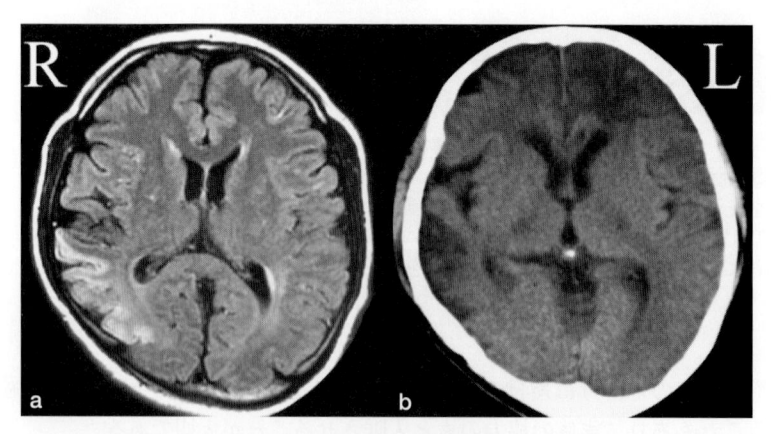

図14-25 成人虚血進行例
a：手術前．右側に脳梗塞あり．b：手術後．痙攣を契機に両側に広範な脳梗塞を起こした．R: 右，L: 左．

以上，24年間で800例以上の手術経験をもとに，具体的な看護上の注意点につき述べた．
〈東保　肇　柳川伸子〉

L 脳静脈血栓症

1. 概念

脳静脈血栓症は脳の静脈に血栓が形成され静脈の還流障害を来したものである．静脈血栓による局所症状（局所脳浮腫，静脈性梗塞など）および頭蓋内圧亢進による症状を来す．原因は感染症に由来するもの，それ以外の基礎疾患によるものに分けられるが，原因不明のものが25%程度存在する（表14-5）．

2. 症状

脳静脈血栓症は女性が60〜70%を占め，一般的な脳卒中に比較し若者に多い．症状は侵される静脈により異なり無症状から死亡まで多岐にわたることにより，早期診断のためにはまず"疑うこと"である．頭痛は最も多い症状であり，90%に認められ，2〜3日で悪化することが多い．次にうっ血乳頭，痙攣，麻痺，精神症状などがある．良性頭蓋内圧亢進症として発見されることもある．小児で最も多い症状は60%は頭痛，新生児の80%は痙攣である．

主な閉塞部位別症状について述べる．

a. 上矢状静脈洞　superior sagittal sinus

上矢状静脈洞の前方1/3の閉塞であれば無症状であることが多く，後半部の閉塞では頭蓋

表14-5　脳静脈血栓症の主な原因および危険因子

感染症
中枢神経系感染症：髄膜炎など
頭頸部感染症：副鼻腔炎，中耳炎，乳様突起炎などの波及
全身性感染症：敗血症など
先天性凝固系異常
プロテインC欠損症，プロテインS欠損症，アンチトロンビンIII欠損症など
妊娠，産褥
内科疾患
多血症などの血液疾患
炎症性疾患：全身性エリテマトーデスなどの膠原病，ベーチェット病，サルコイドーシス，炎症性腸疾患
抗リン脂質抗体症候群
脱水，悪性腫瘍
医原性
経口避妊薬，手術，腰椎穿刺
外傷
頭部外傷，静脈洞などの損傷

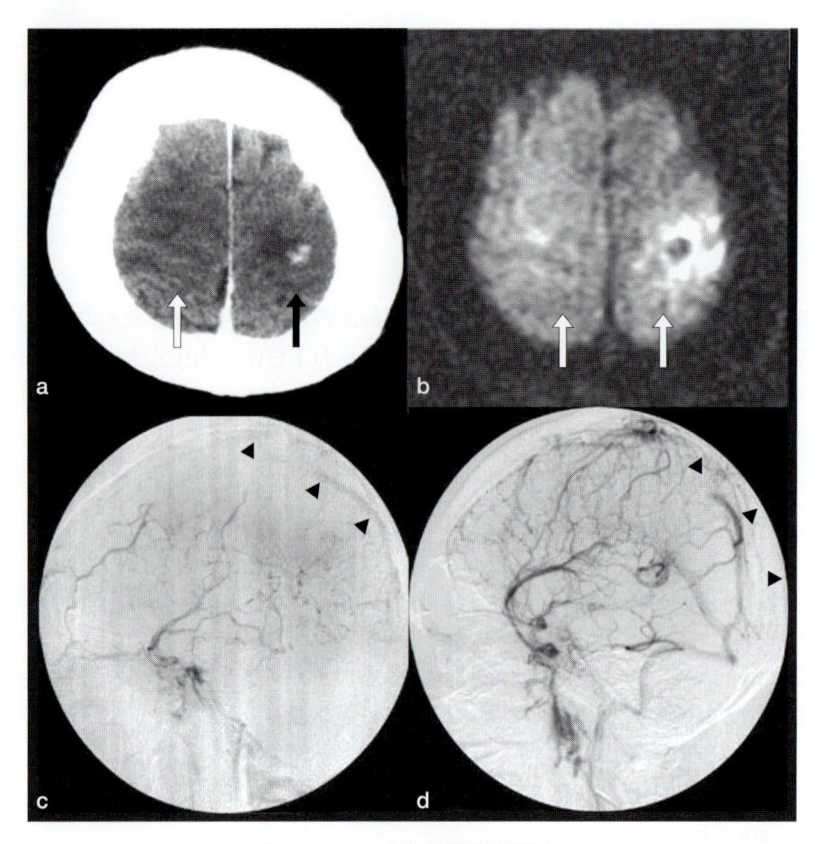

図14-26　上矢状静脈洞閉塞
a：単純CT．静脈性梗塞．左前頭葉に高吸収域（出血）（→），右前頭葉に淡い低吸収域（⇨）を認める．
b：MRI拡散強調画像．両側に高信号域を認める（脳浮腫，可逆性変化）（⇨）．
c, d：脳血管撮影．上矢状静脈洞の閉塞を認める（▶）．

　内圧亢進に加え，中央1/3では片麻痺や四肢麻痺，後方1/3では視野欠損，皮質盲，昏睡comaなどをきたし，ときに痙攣を生じる．横静脈洞と合わせて約70％を占める（図14-26）．

b．**横静脈洞　transverse sinus**
　　　優位側の閉塞であれば頭蓋内圧亢進症状を認めるが，非優位側の場合は症状の出ないことが多い．解剖学的に中耳に近いため中耳炎などの波及による感染性血栓が生じる．

c．**海綿静脈洞　cavernous sinus**
　　　原因として感染の頻度が高いため発熱が多く，頭痛，眼症状，眼球運動障害などを認める．

d．**深部静脈　deep cerebral veins，直静脈洞　straight sinus**
　　　両側視床病変により行動異常，記憶障害，意識障害から死に至る．大人より子供に多い（図14-27, 14-28）．

e．**小脳の静脈　cerebellar veins**
　　　後頭蓋窩腫瘍の症状を呈する．うっ血乳頭，小脳失調，脳神経麻痺などである．

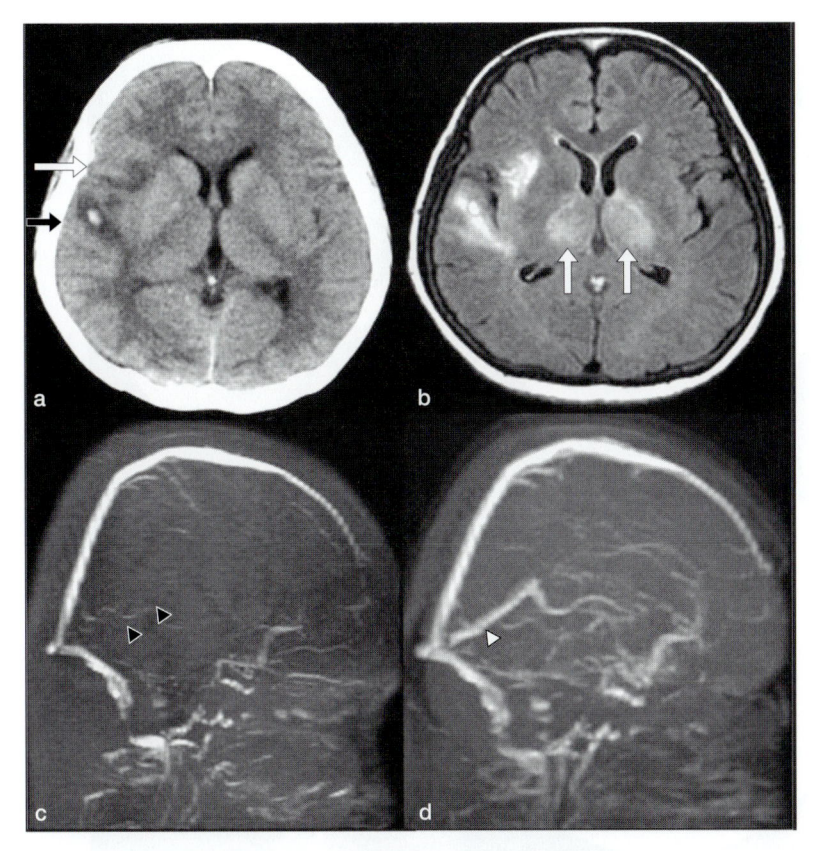

図 14-27　直静脈洞・左横静脈洞閉塞
a：単純 CT．右側頭葉に周囲に低吸収域を伴う高吸収域（出血）を認める（→）．右前頭葉に不規則な低吸収域（⇨）．
b： MRI FLAIR 画像．CT と同所見および両側視床に高信号域を認める（⇨）．
c, d： MR venography．直静脈洞（▶），左横静脈洞閉塞が認められ（c），治療後（d）直静脈洞は再開通（▷）．

3．診　断

a．検査所見

中等度の赤沈亢進，原因疾患により白血球増多，血液凝固能異常などが認められる．髄液検査では髄液圧上昇，ときに血性，キサントクロミーを呈する．

b．画像診断（図 14-26 〜 14-28）

1）CT

静脈内血栓をとらえたものとして静脈洞に一致した高吸収域，皮質静脈の cord sign（索状高吸収域），さらに造影 CT では静脈洞周囲が高吸収域，内部が等〜低吸収域を示す空洞デルタ徴候 empty delta sign，テントや脳回の増強をみる．その他，静脈性梗塞が認められるが分布が動脈支配領域に沿っていないところが動脈性脳梗塞とは異なる．さらに脳室の縮小，出血性梗塞，出血および脳浮腫などを認める．

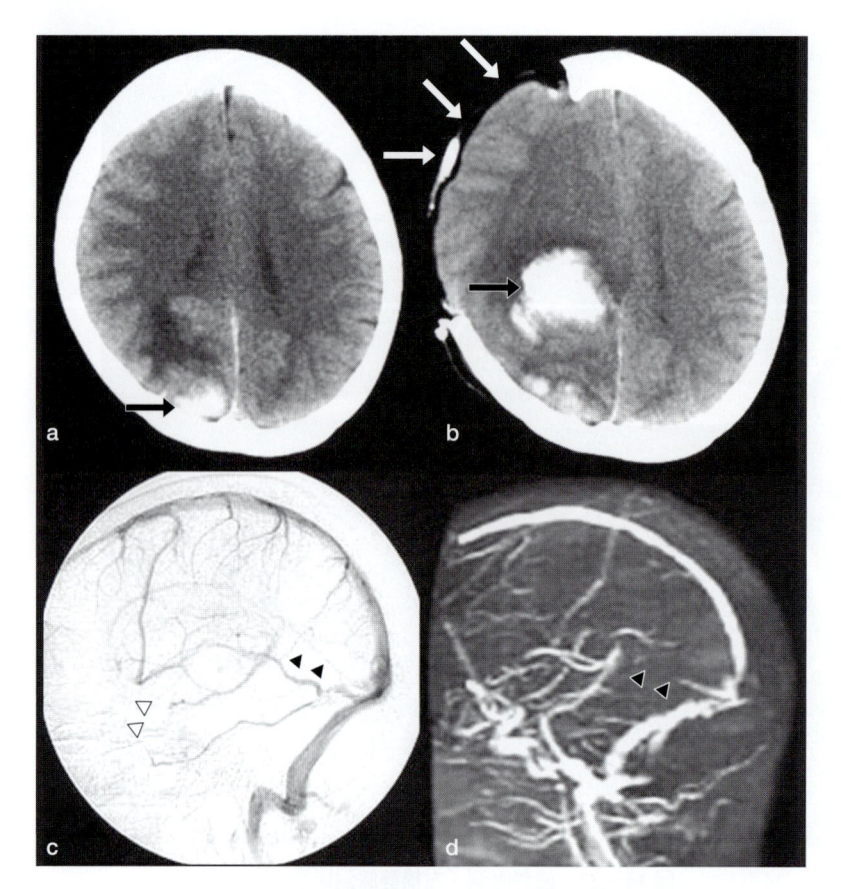

図14-28 直静脈洞・シルビウス静脈閉塞
a, b：単純CT. 右後頭葉に高吸収域（出血）(a)（→），外減圧術後，右深部白質に高吸収域（出血）(→)，右大脳半球の脳腫脹（b）(⇨)．
c, d：脳血管撮影（c）およびMR venography（d）．直静脈洞（▶）および右シルビウス静脈（▷）の閉塞を認める．

2）MRI

　　CT同様の所見に加えて血栓自体が認められることがある．急性期血栓（発症1〜5日）ではT1強調像が等信号，T2強調像が低信号を示し，亜急性期（15日頃まで）ではT1, T2ともに強い高信号を示す．増強MRIではCT同様に empty delta sign を認める．拡散強調画像では脳浮腫などの可逆性変化をとらえることができる．さらに原因となりうる副鼻腔炎などの頭部病変についても注意を払う必要がある．
　　CT，MRとも venography による静脈系描出が可能となり診断に有用である．

3）脳血管撮影

　　最終的には血管撮影にて確定診断を行う．閉塞した静脈洞の一部ないし全体の造影欠損を認める．その他，静脈洞に入る脳皮質静脈の拡張，異常な蛇行，循環時間の延長などが認められる．静脈系は動脈系に比較し個人差が大きく，診断には注意を要する．

4．治　療

　　静脈血栓症に対する治療としては，血栓そのものに対する治療およびそれにより引き起こ

される頭蓋内圧亢進および出血に対する治療が必要である．また基礎疾患が存在する場合にはその治療を行う．

a．血栓に対する治療

急性期治療は**抗凝固療法**である．一般的には**ヘパリン**の静脈内持続投与を行い，活性化部分トロンボプラスチン時間（APTT）を前値の1.5～2倍に調節する．出血性梗塞が認められてもヘパリンは出血を助長しないとの報告がある．慢性期には**ワルファリン**内服を3～6カ月間行う．近年，出血性合併症がヘパリンより低い**低分子ヘパリン**の皮下投与が注目されている．ウロキナーゼやt-PAによる血栓溶解療法については出血性合併症の危険もあり，現在は他の治療に抵抗する症例に限り考慮すべきとされているが，今後，血管内治療の進歩に伴い機械的血栓除去を含めて発展が期待できる．

b．頭蓋内圧亢進および出血に対する治療

頭蓋内圧の調節により脳ヘルニアを回避することが重要である．グリセロール静脈内投与さらに出血性梗塞部の切除，開頭減圧術などの外科的処置を行うこともある．

c．その他

痙攣に対しては抗痙攣薬投与を行う．感染によるものであれば広域抗生物質の早期投与や必要に応じて感染源の外科的ドレナージを行う．意識障害などでは気道確保などを行い全身状態の安定につとめる．

5．予 後

診断技術の進歩により効果的治療と予後の改善が認められ，約80％は神経学的後遺症なく回復しているが，20％に死亡ないし重度後遺症が認められている．急性期以後の合併症として主なものは痙攣，新たな血栓症，静脈血栓症再発などがある．従来，予後不良因子として意識障害，搬入時の頭蓋内出血，悪性腫瘍が挙げられていたが，男性，年齢（37歳以上），精神症状，深部静脈血栓症，中枢神経感染症が新たに報告されている．

【謝辞】本稿を執筆するにあたり貴重な症例をご呈示いただきました大阪府三島救命救急センターの杉江亮先生に厚く御礼申し上げます．

〈東保 肇　柳川伸子〉

15 脳腫瘍

1. 総論

1. 疫学

原発性脳腫瘍は，人口10万人当たり毎年8～12人が新たに診断される．最も多いのは髄膜腫で，次いで神経膠腫（グリオーマとも呼ばれ，星状細胞腫，膠芽腫，希突起神経膠腫，上衣腫などを含む），下垂体腺腫，神経鞘腫，頭蓋咽頭腫の順である（表15-1）．脳実質内から発生する神経膠腫は男性に多いが，脳実質外から発生する髄膜腫，下垂体腺腫，神経鞘腫などは女性に多い傾向があり，特に髄膜腫では女性に2.7倍多い．転移性脳腫瘍の実数は掴みにくいが，癌患者の15～30%は最終的に転移性脳腫瘍をきたすと言われているので，脳外科に紹介されない症例まで含めるとかなり多いと思われる．

2. 分類，好発年齢，好発部位

原発性脳腫瘍は，脳実質内から発生する腫瘍と脳実質外から発生する腫瘍に分けて考えると，予後とも相関してわかりやすい（表15-2）．すなわち，脳実質内から発生する腫瘍は浸潤性で予後が悪く，脳実質外からのものは圧排性に発育して手術で摘出できるので予後はよい．

脳実質内から発生する腫瘍の代表は**神経膠腫**で，その他の神経細胞由来の腫瘍，未熟な神経上皮由来の腫瘍（髄芽腫など）を合わせて**神経上皮由来腫瘍**と呼ぶ．さらに，悪性リンパ腫，胚細胞腫瘍が**脳実質内発生腫瘍**に入る．**脳実質外発生腫瘍**には，髄膜腫などの髄膜由来の腫瘍，神経鞘腫などの脳・脊髄神経由来の腫瘍，下垂体前葉由来の腫瘍，そして頭蓋咽頭腫などの胎生期遺残組織由来の腫瘍が含まれる．

好発年齢では，神経膠腫の中の星状細胞腫群でみてみると，星状細胞腫のピークが30～54歳，それより少し未分化な退形成星状細胞腫のピークが40～74歳，さらに未分化な膠

表15-1 原発性脳腫瘍の発生頻度

髄膜腫	26.8%
神経膠腫	25.2%
下垂体腺腫	17.9%
神経鞘腫	10.6%
頭蓋咽頭腫	3.5%

表15-2 原発性脳腫瘍の分類

脳実質内腫瘍	脳実質外腫瘍
神経上皮由来の腫瘍	髄膜由来の腫瘍
悪性リンパ腫	脳・脊髄神経由来の腫瘍
胚細胞腫瘍	下垂体前葉由来の腫瘍
	胎生期遺残組織由来の腫瘍

1．総論

表15-3　大脳半球の好発腫瘍

	前頭葉	頭頂葉	側頭葉	後頭葉
膠芽腫	33.6%	43.1%	43.0%	45.8%
星状細胞腫	25.8%	20.8%	21.8%	15.3%
退形成星状細胞腫	18.7%	18.6%	17.0%	14.1%
希突起神経膠腫	6.7%	2.7%	2.7%	2.4%
上衣腫	1.0%	2.0%	0.6%	2.8%
悪性リンパ腫	7.4%	8.1%	5.5%	13.3%

表15-4　各部位における好発腫瘍

側脳室		小脳と第四脳室	
星状細胞腫	20.2%	血管芽腫	28.7%
上衣腫	12.6%	髄芽腫	21.2%
膠芽腫	9.4%	星状細胞腫	17.3%
希突起神経膠腫	7.6%	上衣腫	9.9%
退形成星状細胞腫	6.6%	悪性リンパ腫	4.5%
下垂体-視神経交叉		小脳橋角部	
下垂体腺腫	77.6%	神経鞘腫	92.3%
頭蓋咽頭腫	15.7%	上皮腫	6.1%
胚細胞腫	3.1%	星状細胞腫	0.3%
星状細胞腫	1.0%	松果体	
第三脳室		胚細胞腫	60.6%
頭蓋咽頭腫	37.0%	松果体細胞腫	8.3%
星状細胞腫	16.7%	奇形腫	5.8%
胚細胞腫	11.1%		
下垂体腺腫	7.3%		
退形成星状細胞腫	4.5%		

表15-5　髄膜腫の好発部位

円蓋部	25.8%
大脳鎌	11.6%
傍矢状部	11.5%
蝶形骨縁	10.3%
小脳テント	7.5%
傍鞍部	7.3%
小脳橋角部	6.3%

芽腫では50〜74歳と悪性度が高まるにつれて好発年齢も高くなる．その他の神経膠腫では，希突起神経膠腫が30〜54歳である．髄膜腫は45〜74歳，下垂体腺腫は40〜64歳，神経鞘腫は40〜69歳，頭蓋咽頭腫は30〜69歳と幅広いピークがある．小児（15歳未満）に好発する脳腫瘍としては，星状細胞腫，髄芽腫，頭蓋咽頭腫，胚細胞腫，上衣腫がある．星状細胞腫は小児と成人にピークがあり，小児例では5〜14歳が全体の14%を占める．髄芽腫では，2〜14歳が約80%を占める．頭蓋咽頭腫ではやはり小児と成人にピークがあり，小児では5〜14歳で全体の約16%を占める．胚細胞腫は10〜14歳までで29%を占め，10〜24歳で約74%を占める．

　日本脳神経外科学会では，脳腫瘍全国統計という方法で脳腫瘍患者の集計を行っている（Neurol Med Chir. 2003: Suppl.）．これからみると，大脳半球の好発腫瘍は表15-3のようになる．その他の場所については表15-4のようになる．ただし，髄膜腫は好発部位の記載方法が異なるためにこれには記載されないが，表15-5のようになる．

3. 症　状

　　頭蓋内圧亢進症状と局所症状に分けられる．脳腫瘍と周囲脳浮腫によって頭蓋内圧が亢進すると，頭痛や嘔吐を来たし，他覚的にはうっ血乳頭がみられる．さらには外転神経麻痺がみられることもある．頭痛は，早朝頭痛が特徴的とされるが実際には典型例はそれほど多くはない．局所症状としては，腫瘍が発生する部位に一致して症状を呈する．たとえば前頭葉であれば，麻痺や運動性失語（優位半球）や人格変化がみられるし，頭頂葉では感覚麻痺や失行，失認やゲルストマン症候群などがみられる．側頭葉では感覚性失語（優位半球）や視野欠損，後頭葉では半盲などの視野欠損がみられる．トルコ鞍部では両耳側半盲や内分泌異常や海綿静脈洞症候群（複視，眼瞼下垂，顔面痛など）が特徴的である．また，松果体部では上方注視麻痺やアーガイル ロバートソン瞳孔などがみられる．てんかん発作はどの場所の腫瘍でもみられるが前頭葉と頭頂葉で多く，脳腫瘍患者全体では3人に1人はてんかん発作を来たす．

4. 診断（画像，生理学的，血液，腫瘍マーカー）

　　画像診断法としては，頭蓋単純撮影，CT（computed tomography），MRI（magnetic resonance imaging），SPECT（single photon emission computed tomography），PET（positron emission tomography），血管撮影などがある．

　　各種の画像診断法の発達が著しい現在において，頭蓋単純撮影が頭蓋骨腫瘍以外の脳腫瘍の診断に寄与することは少ない．下垂体腺腫時のトルコ鞍拡大，頭蓋咽頭腫でのトルコ鞍の皿状変形，前庭神経鞘腫での内耳道の扇状開大，松果体腫瘍での異常石灰化，髄膜腫での石灰化や脱灰や血管溝の拡大，頭蓋内圧亢進時の鞍背の脱灰などが知られている．

　　CTは，異常吸収域や脳室を含めた頭蓋内構造物の変位によって診断される．また，MRIに比較して石灰化のある腫瘍や頭蓋骨の変化の描出に優れている．高吸収域を呈するのは，髄膜腫や胚細胞腫や膠芽腫や悪性リンパ腫などで，髄膜腫や星状細胞腫や希突起神経膠腫や頭蓋咽頭腫や上衣腫や奇形腫などは石灰化を有することがある．造影剤により，多くの脳腫瘍が増強されるが，星状細胞腫群では未分化になるほど増強が強くなり，膠芽腫ではリング状に著しく増強される．

　　MRIは骨以外の情報の描出には非常に優れている．一般的には，腫瘍も周囲の脳浮腫もT1強調画像で低信号を呈する．CTで増強される腫瘍は，ガドリニウムでも増強される．T1強調画像で高信号を呈する腫瘍は限られており，脂肪腫，黒色腫，頭蓋咽頭腫などで嚢胞内に蛋白脂肪成分を有するもの，腫瘍内出血（メトヘモグロビン）を有する腫瘍だけである．T2強調画像では高信号を呈する腫瘍が多いが，細胞成分の多い腫瘍では低〜等信号を呈する．

　　SPECTは脳腫瘍の診断においてはタリウムを用いることが多く，腫瘍であれば集積するが，悪性リンパ腫ではIMPを用いたdelayed imageで高集積像を呈することで他の腫瘍と鑑別できるという．最近ではPETが普及しつつあり，種々の核種が使用されるが，脳腫瘍の診断においてはメチオニンなどのアミノ酸トレーサーが使用され，腫瘍であれば集積し，放射線壊死などでは取り込まれない．

　　血管撮影では，腫瘍の血管の多寡だけではなくて，周囲の血管の状況や手術に際しての必

要な血管情報も得られる．栄養血管がどこに由来するかで腫瘍の発生母地が推測できる．

　生理学的検査法としては，脳波や誘発電位（体性感覚誘発電位，聴覚誘発電位，視覚誘発電位）などがあるが鑑別診断に用いられることはなく，術中のモニタリングとして用いられることが多い．

　腫瘍マーカーとして脳腫瘍の鑑別に用いられているのは主に胚細胞腫瘍である．AFP（α-フェトプロテイン）は胎児性癌・内胚葉洞腫瘍の成分を含む場合には血液中に上昇する．しかし，胎児や妊娠中の母体，あるいは肝疾患などでも上昇する．HCG（ヒト絨毛性ゴナドトロピン）は絨毛上皮癌と胎児性癌で上昇するが，胎児，妊娠中・分娩後の母体でも上昇する．PLAP（胎盤性アルカリホスファターゼ）はアイソザイム ALP4 が胚細胞腫で上昇するとされるが，値自体が低く臨床ではそれ程有用ではない．胚細胞腫瘍以外では，悪性リンパ腫で，髄液中の $\beta2$-マイクログロブリンや血清中の可溶性IL-2受容体 soluble interleukin-2 receptor が上昇するのが特徴である．

5．遺伝子異常

　分子生物学の進歩によって各種脳腫瘍の種々の遺伝子異常が明らかとなってきた．遺伝性脳腫瘍として，神経線維腫症1型は染色体 17q11 にある NF1 遺伝子の変異により生じ，神経線維腫症2型は染色体 22q11-22q にある NF2 遺伝子の変異により生じるとされる．フォン ヒッペル・リンダウ症候群は染色体 3p25 の癌抑制遺伝子の異常によるとされるし，結節性硬化症の責任遺伝子は 16p13 と 9q34 とされている．その他にも多くの脳腫瘍の遺伝子異常が明らかにされているし，遺伝子脳腫瘍といわれるものも多くある．脳腫瘍の発生に関与する癌抑制遺伝子としては p53 遺伝子，p16 遺伝子，PTEN などがあり，癌遺伝子としては EGFR 遺伝子がある．

6．治療（手術，放射線療法，化学療法）

　治療は手術，放射線療法，化学療法に大きく分けられる．遺伝子治療や温熱療法も一部で行われているが，まだ一般的ではない．

　脳実質内腫瘍も脳実質外腫瘍も手術的摘出が治療の基本となる．最も治療に難渋する腫瘍は脳実質内腫瘍，とくに神経膠腫である．各論でも述べられるが，神経膠腫は脳実質内から発生して周囲の正常脳内に浸潤していく．周囲脳の機能を残しながら腫瘍を全摘出するのは，よほど早期に特殊な場所に発生したとき以外は不可能である．通常は，周囲脳の機能を評価して，神経機能を障害することなくいかに最大限摘出するかに力が注がれる．周囲脳の機能評価には，CT や MRI による解剖学的評価，functional MRI，PET，脳磁図など脳の外から評価する方法，そして硬膜下電極や覚醒下手術など直接に脳を刺激して評価する方法がある．これらで腫瘍周囲脳の機能を評価して，手術中にはナビゲーションシステムや超音波や蛍光色素を用いて腫瘍だけを確認して摘出する方法が一般的である．

　放射線療法の発達も目覚しく，従来の照射法に加えて，ガンマナイフやXナイフなどの定位的放射線外科療法，さらには強度変調放射線療法 intensity modulated radiotherapy（IMRT），粒子線療法や中性子捕捉療法 boron neutron capture therapy（BNCT）などがある．定位的放射線外科療法は転移性脳腫瘍や髄膜腫や神経鞘腫などに有効であり，IMRT や BNCT は神経膠腫の治療に期待されている．また陽子線は脊索腫に有効とされている．

化学療法はあまり脳腫瘍には効果的ではない．最も必要とされるのは神経膠腫で，従来は血液脳関門を通過するニトロソウレアなどを中心に行われていたが，最近，テモゾロミドの有効性が高く評価され頻用されている．詳細は各論に譲るが，希突起神経膠腫に対する PCV（プロカルバジン，CCNU，ビンクリスチン），胚細胞腫瘍に対する PVB（シスプラチン，ビンブラスチン，ブレオマイシン）や PE（カルボプラチン，エトポシド），ICE（IFOS，シスプラチン，エトポシド），悪性リンパ腫に対する MTX（メトトレキサート）などが知られている．

〈黒岩敏彦〉

2．脳実質内発生腫瘍

A 星細胞腫群

　脳腫瘍のおよそ30％を占める神経膠腫（グリオーマ）のうち，80％がこの星細胞腫（アストロサイトーマ）である．グリオーマとは脳を構成する細胞のうち，神経細胞を支えるグリア細胞が腫瘍化したものであり，グリア細胞のうちアストロサイトが腫瘍化したものをアストロサイトーマと総称する．

　アストロサイトーマは一般に比較的良性な分化型と悪性な未分化型に分けられ，さらにそれぞれが2種類に分類されるので，ここではその分類名称を紹介する．

1）毛様性星状細胞腫（WHO グレード1）
2）びまん性星状細胞腫（WHO グレード2）
3）退形成星状細胞腫（WHO グレード3）
4）膠芽腫（WHO グレード4）

　上記の WHO グレードは悪性度と相関しており，グレード1が最も良性であり，グレード4が最も悪性である．

1．毛様性星状細胞腫

　良性グレード1の星状細胞腫である．小児の小脳に好発する．良性の星状細胞腫は CT，MRI で造影を受けにくく，悪性のそれは造影を受けやすいが，これのみ例外であり，嚢胞の一部に境界明瞭な造影を受ける腫瘍部分を認め，ここを摘出できると腫瘍は根治可能である．手術により根治が期待できる数少ない星状細胞腫である．しかしながら，小脳以外では視床下部から視神経に発生したり，あるいは脳幹部に発生することもあり，このような部位に発生する症例は後遺症の危険性から摘出は困難であり，治療法は一定したものはない．手術による全摘出が可能であった場合は術後の放射線治療や化学療法等の補助治療は必要としない．全摘出が不可能であった場合の放射線治療は議論の余地があるところである．小児に好発する腫瘍であるため，遅れて発症する知能障害や内分泌障害は無視できないので，症状の悪化や，画像上の腫瘍の増大が見られた時に初めて補助療法を加えることが一般的になりつつある．

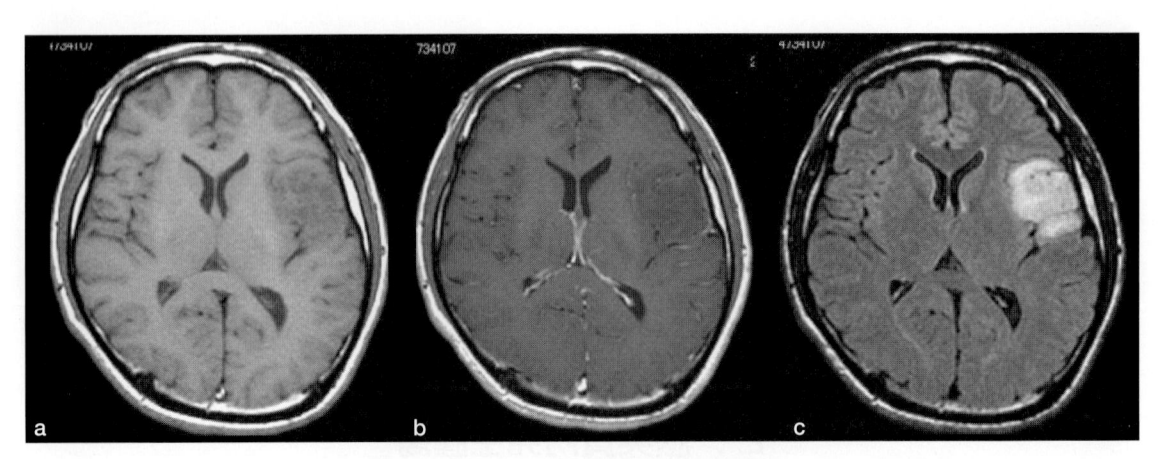

図15-1 びまん性星状細胞腫のMRI像
a：T1強調，b：Gd造影，c：FLAIR

2．びまん性星状細胞腫

　成人の大脳半球に好発するグレード2の星状細胞腫である．比較的予後良好であるが，経過中にしばしば悪性転化を来たし，グレード3，もしくは4の腫瘍として再発することも多い．前述のグレード1の毛様性星状細胞腫と異なり，腫瘍がびまん性，浸潤性に発育すること，またしばしば残存腫瘍が悪性転化をきたすことより，肉眼的な全摘出が必ずしも治癒につながらない．そこで補助療法が問題となる．
　典型的な画像を図15-1に示す．腫瘍は一般に造影されず，T1強調像で低信号域，T2

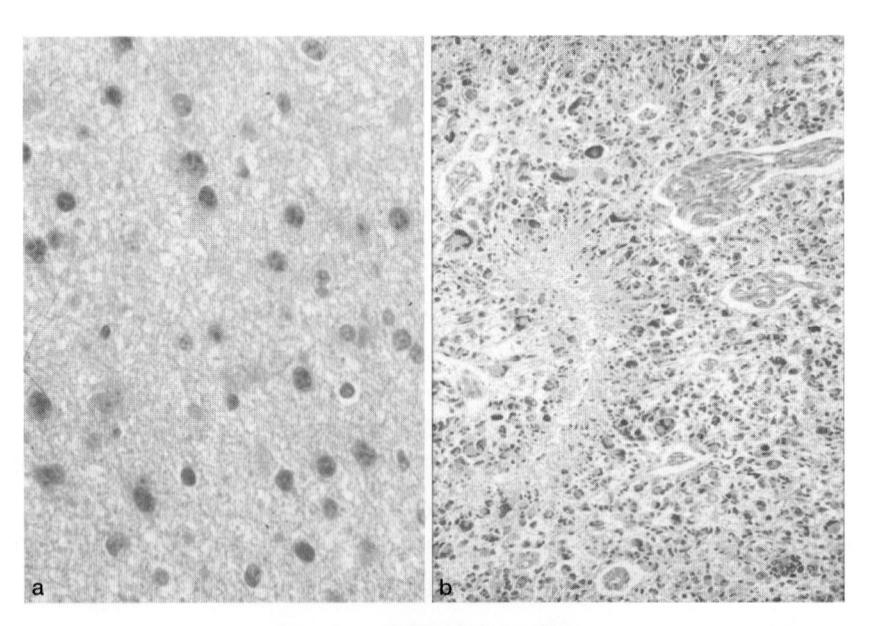

図15-2 星細胞腫群の組織像
a：びまん性星状細胞腫，b：膠芽腫

強調像/FLAIR で高信号域に描出され，周囲との境界は不明瞭なことも，明瞭なこともある．典型的な組織像を図 15-2a に示す．細胞密度は比較的低く，均一な細胞集団で構成され，図 15-2b に示す膠芽腫に比べて，おとなしい印象を受ける．

この腫瘍は手術摘出度もしくは残存腫瘍体積が予後に大きく関係するため，可能な限りの摘出が図られる．全摘出ができた場合は放射線治療等の補助治療は行わない．残存腫瘍を認めた場合の治療方針は，これも議論が分かれるところであり，一般的な結論は出ていない．しかしながら，将来悪性転化を来たした場合に積極的な後療法を行うという考えが一般的になりつつある．

3．退形成星状細胞腫

グレード 3 の浸潤性の星状細胞腫であり，難治性である．画像上，かつ組織学的にも後述の膠芽腫と厳密な線を引くことは困難である．一般的に画像上は造影を受け，浸潤性の発育を示す．予後は膠芽腫とは異なり 2 年生存率が 50％程度であるが，治療法等，おおむね膠芽腫と同じであるので，次項を参照してほしい．

4．膠芽腫

脳腫瘍の中で（人間に発生しうる腫瘍の中でも）最も悪性度の高い腫瘍であり，グレード 4 に分類される．腫瘍は極めて浸潤性であり，発育も早く，50％の患者は手術後 1 年で死亡する．画像上の特徴は，MRI で造影を受け，境界鮮明に見える場合もびまん性に造影を受ける場合も存在する．図 15-3 に典型的な MRI 画像を示す．またその典型的な組織所見を図 15-2b に示す．a のグレード 2 の腫瘍に比べ，細胞密度は高く，かつ壊死を含み，血管新生に富むなど，一目で悪性所見が理解できる．画像上境界鮮明な造影を受ける場合も，必ず腫瘍は正常脳内に浸潤性に発育しており，手術による肉眼的全摘出を行っても，必ず再発する．このため，無理な摘出術による後遺症の惹起は控えるべきである．

治療の原則は手術による可能な限りの摘出とその後の後療法である．後療法は大きく分け

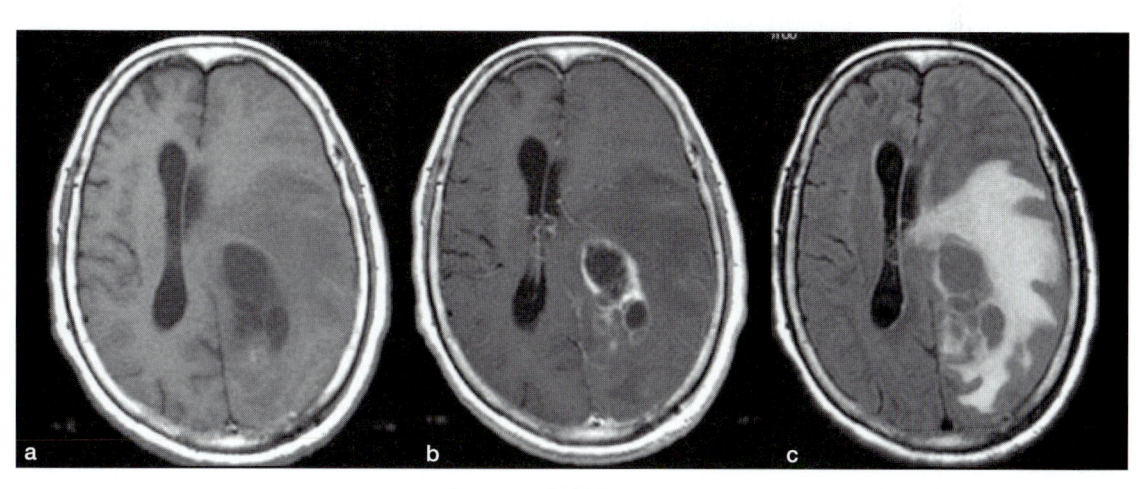

図 15-3 膠芽腫の MRI 像
a：T1 強調，b：Gd 造影，c：FLAIR

て放射線治療と抗腫瘍薬による化学療法が挙げられる．これまで，放射線治療が患者の生命を延長させることはわかっていたが，各種抗腫瘍薬と放射線の併用を行っても，患者の寿命を統計学的に有意に延長することが証明された抗腫瘍薬はなかった．そのような状況下に，2006年9月新規抗腫瘍薬としてテモゾロミド（テモダール®）が認可された．この登場により，X線の分割外照射（1日2Gy，総線量60Gy）とテモダール®の併用が膠芽腫に対する，いわゆる標準治療として行われるようになった．この治療法により，ようやく生存期間が有意に延長されるに至ったが，それとても生存期間中央値が14,5ヵ月に過ぎないのが現状である．看護師の立場から注意を要する点を述べる．テモダール®は骨髄抑制も少なく，抗腫瘍薬の中では比較的安全に使用しうるものではあるが，何例かの患者がカリニ肺炎で亡くなっており，その発生には充分に注意を要する．

テモダール®は遺伝子であるDNAにアルキル基をつけることでその複製を止め，腫瘍を死に至らせるが，このアルキル基を取り除く酵素が正常細胞に存在する．一方膠芽腫の中にもこの活性が高い集団があり，テモダール®が奏功するのは膠芽腫の約50％に過ぎない．ただ，腫瘍からDNAを採取することにより，この酵素の発現をあらかじめ調べることも可能であり，遺伝子診断により，抗腫瘍薬の感受性を予測することも可能となった．

このほか，膠芽腫に対する新規放射線治療としては強度変調放射線治療，粒子線治療，硼素中性子捕捉療法等が期待されるが，本書の各項を参照してほしい．

〈宮武伸一〉

B 希突起膠腫

希突起膠腫もしくは乏突起膠腫とは神経膠腫の約7％を占め，成人の大脳半球に好発し，その多くは前頭葉に発生する．WHOのグレードでは2に分類されるが，一部悪性度の高い腫瘍は退形成希突起膠腫としてグレード3に分類される．また星細胞腫との混在も多く適当な日本語表記はないが，mixed glioma とか oligoastrocytoma と呼ばれる腫瘍も存在する．

画像上の特徴はCTスキャンでよく観察される石灰化であり，MRIでは他の神経膠腫と同じく，T1強調画像で低信号域，T2強調もしくはFLAIR画像では高信号域を示す．造影効果を受けることもあるが，星細胞腫と異なり，造影を受けることが必ずしも悪性であることを示すものではない．本腫瘍は神経膠腫のうち，もともと比較的緩徐な発育を示す腫瘍であり，長期生存も期待できるが，基本的には正常脳内にしみこむように浸潤性に発育する腫瘍であり，手術のみでの治療は困難である．

希突起神経膠腫の最近の話題として，興味ある知見を紹介する．数ある脳腫瘍のうち，遺伝子診断によりその予後が判断できる腫瘍として最初に報告されたのが，希突起神経膠腫である．まず，この腫瘍のおよそ70％の症例の染色体を調べてみると，1番の染色体の短腕および，19番の染色体の長腕の欠失を認めた．ここでこの染色体の欠失を簡単に説明する．染色体はすべて母方および父方からそれぞれ1本の染色体が提供され，体細胞は2本の染色体を有する．このうち，1本の染色体のどこかに欠失を認めることがあり，これを loss of heterozygosity（LOH）と呼ぶ．おそらく希突起神経膠腫に特有な癌抑制遺伝子がこの1番の短腕および19番の長腕に存在することが予想される．一方で，この両者にLOHを認める症例が，実は化学療法や放射線治療に反応しやすいという論文が発表された．これは初め

て脳腫瘍の遺伝子診断が治療に役立つという最初の報告であり，注目を浴びたわけであるが，その後，このLOHを有する患者は，実は化学療法や放射線治療に感受性が高いわけではなく，もともと予後のよい疾患群であることが明らかにされた．

希突起神経膠腫の治療としては手術による可及的摘出と放射線治療および化学療法になる．全摘出できれば経過観察という立場もあるが，残存病変があれば一般的には後療法が選択される．放射線治療は他の神経膠腫と同様T2強調画像での高信号域に外照射で60Gyを照射し，化学療法としては塩酸ニムスチン（ニドラン®）・塩酸プロカルバジン・硫酸ビンクリスチン（オンコビン®）の併用が用いられることが多い（**PCV**もしくは**PAV療法**と呼ぶ）．また，最近では膠芽腫の項で紹介したテモダール®の臨床試験も始まり，今後の動向が期待されている．

〈宮武伸一〉

C 上衣腫

脳室の壁や脊髄中心管の表面を覆う一層の脳室上衣細胞由来と考えられる神経膠腫が上衣腫であり，WHOのグレード2と分類されている．他にグレード3に分類される，退形成上衣腫も存在する．神経膠腫のうち約5％程度であり，小児の頭蓋内腫瘍の10％前後を占める．脊髄腫瘍の中では神経膠腫の中で最多である．若年成人と小児という2つの発症のピークを有するが，小児では第四脳室近傍，成人では脊髄に発生することが多い．大脳に発生する上衣腫には好発年齢はなく，側脳室周囲に好発する．脊髄では頸髄，頸胸髄に発生する．
臨床症状は発生部位により規定され，以下に部位別にまとめる．

1. 第四脳室上衣腫

第四脳室の閉塞により，閉塞性水頭症を来たし，嘔気，嘔吐，頭痛，うっ血乳頭という頭蓋内圧亢進症状を呈する．他には小脳失調，眼球運動障害，眼振，めまい，麻痺等の症状を呈する．

2. 側脳室上衣腫

上述の頭蓋内圧亢進症状のほかに，発生部位による巣症状が異なり，てんかん，片麻痺，視野障害，知能障害等さまざまな症状が発生しうる．幼児期では頭囲拡大で発見されることもある．

3. 脊髄上衣腫

運動障害，感覚障害等の脊髄症状を呈する．
CTでは約半数で石灰化を認め，MRIでは他の神経膠腫と同様，T1強調像では低信号，T2強調像およびFLAIR画像では高信号域に描出され造影を受けることが多い．
治療は手術摘出が第一であり，全摘出されると5年生存率は80％と予後良好であるが，脳幹部等への浸潤があれば，全摘出は不可能であり，放射線治療等の後療法が必要となる．化学療法はさまざまなものが試みられているが，希突起神経膠腫におけるPCV療法のような，標準治療薬は確立されていない．今後膠芽腫の項で述べたテモダール®等が期待できる．予

後決定因子として，手術摘出度以外に，年齢が上げられ，成人例は小児例に比べて予後良好である．また，本腫瘍に特徴的な病態として髄腔内播種が知られており，これが起これば当然予後不良となる．

〈宮武伸一〉

D 髄芽腫

1．概　念

髄芽腫 medulloblastoma は，未分化神経外胚葉性腫瘍（PNET）に分類されるWHO grade 4の悪性の胎児性腫瘍である．最も一般的な小児悪性脳腫瘍で小児頭蓋内腫瘍の10〜20％を占める．発生年齢のピークは5〜9歳で，男女比は2：1と男児に多い．通常は小脳虫部（70％），第四脳室（17％）に位置し，しばしば閉塞性水頭症を生ずる．時に脳幹部へも浸潤し摘出困難となる．

2．病　理

腫瘍は，非常に未分化なため発生母地は明らかでなく，未分化神経外胚葉系腫瘍に分類されている．神経管を構成する原始髄上皮に類似する組織像を呈する．この種の腫瘍は髄腔内への播種が多く，手術やシャント術などの医原性のみならず自然経過でも播種を生じうる．約10〜35％の患者で，診断時に頭蓋・脊髄への播種病変がみられる．

若年者（4歳以下），播種病変の合併，全摘出が困難な場合の予後は不良である．術後の残存がなく，髄液所見が陰性なら5年生存率は75％程度であるが，明らかな残存腫瘍があり，脳・脊髄への播種を伴った場合は予後不良とされる．5年間の無再発期間を認める例が35〜50％に達する．病理学的亜型として，線維形成性髄芽腫，髄芽筋芽腫，メラニン性髄芽腫などがある．

3．症　状

腫瘍の好発部位である小脳虫部の症状が主体となり，小脳失調症状としては主に体幹失調を呈する．閉塞性水頭症の合併による頭蓋内圧亢進症状で初発する場合も多い．

4．治　療

可及的に摘出を行い，放射線・化学療法を行う．腫瘍は脳幹部に近接し，時に脳幹（特に顔面神経丘）への癒着や浸潤を伴うことから，そのような場合は無理な全摘出は行わず，可及的摘出にとどめるのがよい．髄芽腫の手術では，通常大孔の開放を要し，加えて第1頸椎の椎弓切除を行う．場合により第2頸椎椎弓切除も要する．30〜40％で手術後にシャント術を要するが，シャントに関連した播種も危惧され，適応は慎重に決定されるべきである．

術後に放射線治療を行うが，前述の如く高率に播種を来すため，全脳・全脊髄に対し35〜40Gyの照射に残存腫瘍，腫瘍床，播種病変など（おもに後頭蓋）に対し10〜15Gy追加する．3歳以下では20〜25％減ずるのが一般的である．肉眼的全摘出がなされた場合，25Gy程度の低線量照射でよいとの報告もある．しかし，小児の場合には放射線照射による

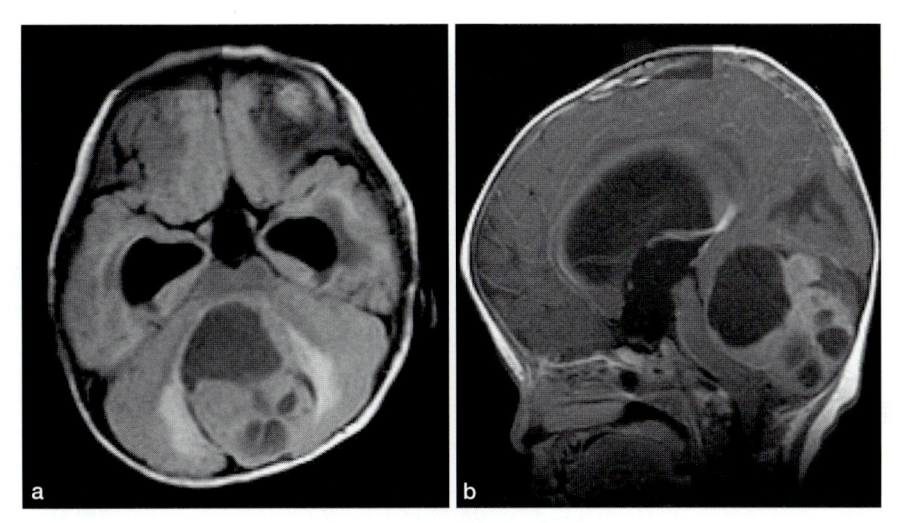

図 15-4 髄芽腫の MRI 像
a：MRI（FLAIR），b：造影 MRI（矢状断像）

知的障害や成長障害が問題となるため，可能であれば3歳までは放射線治療を行わない．
　化学療法は標準的なものはないが，再発時や予後不良群，3歳以下の場合には積極的に行われる．

5．検　査

a．単純 CT

　均質な高吸収域を呈する場合が多いとされるが，実際は低吸収域から高吸収域まで様々である．通常は充実性で正中に位置し，腫瘍の前縁に第四脳室内の髄液（低吸収）が見られることがある．**囊胞**を伴うことも多い（20～40％）．他に脳室拡大など**水頭症**の所見が70％以上で合併する．

b．造影 CT

　比較的均質に中等度の増強効果を示す．

c．MRI

　T1 で低吸収域，T2 で等～高吸収域であることが多い．ガドリニウムにてやや不均一な造影を受ける．中脳水道の拡大や，腫瘍の上下方向への進展度は MRI の矢状断像が特に有用である（図 15-4）．上衣腫との鑑別が重要であるが，困難なことも多い．上衣腫では第四脳室側に，髄芽腫では小脳側に付着，進展している場合が多く，鑑別の目安になる．最近では MRI の拡散強調像が鑑別に有用とされ，非常に高い細胞密度を反映して，髄芽腫では高信号を呈するとされる．

　その他，脊髄の造影 MRI により播種性病変を必ず検索しておく．また髄液検査も行っておくのが望ましいが，後頭蓋窩の圧亢進が予想される場合も多く，適応は慎重であるべきである．

〈川端信司〉

E 胚細胞腫瘍

1. 概　念

胚細胞腫瘍 germ cell tumor は，原始生殖細胞が成熟した胚細胞になるまでの時期に発生したと考えられる腫瘍の総称であり，全脳腫瘍の3％，小児脳腫瘍の15％を占める．本質的には浸潤性の悪性腫瘍で，全身では生殖器に最も多いが，中枢神経系に発生する理由は不明である．20歳以下に好発（70％）し，30歳以上は10％程度である．男性に圧倒的に多い（75％）．

2. 病　理

松果体部に最も多く（50％），次いでトルコ鞍上部（20％），基底核部（6％）に発生する．松果体部では特に男性に多く（90％以上），女性の松果体部胚細胞腫瘍は稀である．鞍上部では明瞭な男女差はない．多発腫瘍（松果体部と鞍上部など）のこともあるが，この腫瘍が播種することも多いため厳密に多発・播種病変を区別するのは難しい．

病理像は，**ジャーミノーマ（胚腫），奇形腫，卵黄嚢腫瘍（yolk sac 腫瘍），絨毛癌，胎児性癌** とこれらの混合型に分けることができる．ジャーミノーマが最多で50％以上を占め，混合型が30％でこれに続く．

ジャーミノーマは純型，混合型の他，合胞栄養細胞性巨細胞（STGC）を伴うジャーミノーマ（HCG産生ジャーミノーマ）がある．5年生存率は90％以上あるが，HCG産生ジャーミノーマはやや不良（83％）な傾向が見られる．奇形腫は皮膚付属器や骨，神経などの組織が同定できる分化した成熟奇形腫と，構成組織のすべてまたは一部が未熟な未熟奇形腫に分けられ，成熟型の5年生存率が86％であるのに対し，未熟型は治療抵抗性で64％である．胎児性癌は治療抵抗性で予後は不良．5年生存率は46％と低く，髄腔内播種が40％に生じる．絨毛癌は放射線治療に感受性が見られるものの，5年生存率は44％で，肺へ転移しやすい．卵黄嚢腫瘍は非常に予後不良で5年生存率は31％であり，播種が20％に見られる．

3. 症　状

症状は発生部位により異なる．松果体部に発生した場合は，**頭蓋内圧亢進症状**や**パリノー徴候**などで発症することが多い．また鞍上部のものでは，**尿崩症**や**視力・視野障害，下垂体前葉機能低下症**などが主体となる．

4. 治　療

以下に示す検査により，ある程度は組織型の推測が可能であるが，この種の腫瘍は組織型により治療方法と予後が異なるため，外科的摘出による組織診断の確定が治療の第一歩となる．組織診断の確定後，組織型にあった治療法を選択する．

5. 検　査

a. 腫瘍マーカー

一部の例では，血清中のAFP・HCGが病期に一致して増減し，腫瘍の増大または縮小・再発などの検出に極めて有用である．**AFP産生腫瘍**（2,000ng/m*l*以上）では卵黄嚢腫瘍または未熟内胚葉成分が，**HCG産生腫瘍**（2,000mIU/m*l*以上）では絨毛癌あるいはHCG産生ジャーミノーマの存在を示す．奇形腫に含まれる胚細胞腫瘍成分からも分泌され，注意を要する．

b. 画像診断

1）ジャーミノーマ

頭蓋内胚細胞腫瘍の大多数（70%）．約半数が鞍上部，次いで松果体部（40%）．10〜14歳にピーク（29%）．男性に多い．

① 単純CT：等〜軽度高吸収域．鞍上部のものでは囊胞（低吸収）を伴いやすい（松果体部では囊胞形成は稀）．
② 造影CT：均一な増強効果を示す．
③ MRI：T1，T2いずれも等信号域で，均質に増強される．

2）奇形腫

頭蓋内胚細胞腫瘍の6.8%．ほとんどが松果体部に発生し，鞍上部の発生はないとされる．10〜14歳にピーク（23%）．男性に多い．

① 単純CT：骨，歯や脂肪成分を含み，そのため低吸収域と高吸収域が混在する．
② 造影CT：不均一，時にリング状に増強される．
③ MRI：T1で低・等・高信号域の混在．T2では等〜高信号を呈し，不均一に増強される．

3）胎児性癌

頭蓋内胚細胞腫瘍の4.3%．松果体部に最も多い．10〜14歳にピーク（32%）．圧倒的に男性に多い．

① 単純CT：等〜高吸収域．
② 造影CT：均質または不均一に増強される．
③ MRI：T1，T2ともに混合性の信号域となり，増強効果を示す．

4）絨毛癌

頭蓋内胚細胞腫瘍の3.1%．松果体部に圧倒的に多い（80%）が，女性では鞍上部に圧倒的に多い．他，間脳や脳室内．10〜14歳にピーク（39%）．全体では男性に多い．

画像所見は胎児性癌（前述）に似る．

5）卵黄嚢腫瘍

頭蓋内胚細胞腫瘍の2.9%で最も少ない．松果体部に多い．10〜14歳にピーク（31%）．男性に多い．

① 単純CT：低〜等吸収域．
② 造影CT：不均一に造影される．
③ MRI：T1，T2ともに混合性の信号を呈し，不均一な増強効果を示す．

6．大脳基底核の胚細胞腫瘍

　　　頭蓋内胚細胞腫瘍の 5 ～ 10％ で比較的稀である．視床に発生することが多く，多房性の囊胞形成を示し，腫瘍内出血を生じやすいとされる．男性に圧倒的に多く，7 ～ 20 歳に好発し，平均年齢は 11 歳である．徐々に進行する運動麻痺が多く，精神症状や思春期早発症，痙攣や不明熱などを生じうる．組織型はほとんどがジャーミノーマである（80％）．予後は比較的良好とされる．
　　　画像所見としては，単純 CT では囊胞や石灰化を伴う等～高吸収域を呈し，造影により不均一に増強される．MRI では T1 で低～等，T2 で高（多くは混合）信号を呈し，患側大脳半球の萎縮を伴うことがある．神経膠腫や悪性リンパ腫との鑑別が必要である．

〈川端信司〉

F 頭蓋内原発悪性リンパ腫

1．疫　学

　　　全脳腫瘍の 0.85 ～ 3.1％，非ホジキンリンパ腫の 0.76 ～ 1.72％，年間発生率は 0.3/10 万人である．50 ～ 75 歳の中高年に好発し，やや男性に多い．ほとんどは B 細胞性びまん性大型細胞型である．本来リンパ組織のない中枢神経系に悪性リンパ腫が発生する理由は諸説あるが明らかとなっていない．20 ～ 30％ は多発性で，前頭葉，側頭葉，基底核，脳梁，小脳に発生しやすい．脳室に接していることが多く，髄腔内播種を来たしやすい．全身性悪性リンパ腫の頭蓋内転移は 5 ～ 10％ である．AIDS 患者においては 1.9 ～ 7％ に発生し，35 ～ 39 歳の男性に多い．エプスタイン・バーウイルス，HTLV-1（ATL），HTLV-3（AIDS）感染の関与も指摘されている．

2．症　状

　　　巣症状 50 ～ 60％，頭蓋内圧亢進 25 ～ 30％，精神症状 15 ～ 18％ の順に多い．大脳病変より先にぶどう膜炎を認めることがあり，10 ～ 25％ に認める．

3．病理所見

　　　肉眼的には境界不鮮明でびまん性に浸潤し，柔らかく灰色から黄褐色である．HE 染色では比較的大型核の類円形細胞で，核小体が明瞭である．びまん性に分布し，特に血管周囲のウィルヒョー・ロバン腔に浸潤している（cellular cuffing，perivascular cuffing）．壊死巣は少ない．
　　　免疫染色では，白血球共通抗原をマーカーに染色を行う．最も多い B 細胞型では CD20，CD10，CD79a などが用いられる．T 細胞型では CD2，CD3，CD4，CD5，CD45，CD43，ATLA 抗体などが用いられる．

4．CT（図 15-5）

　　　やや高吸収域で，均一に造影される．等吸収域であることもあるが，低吸収であることは

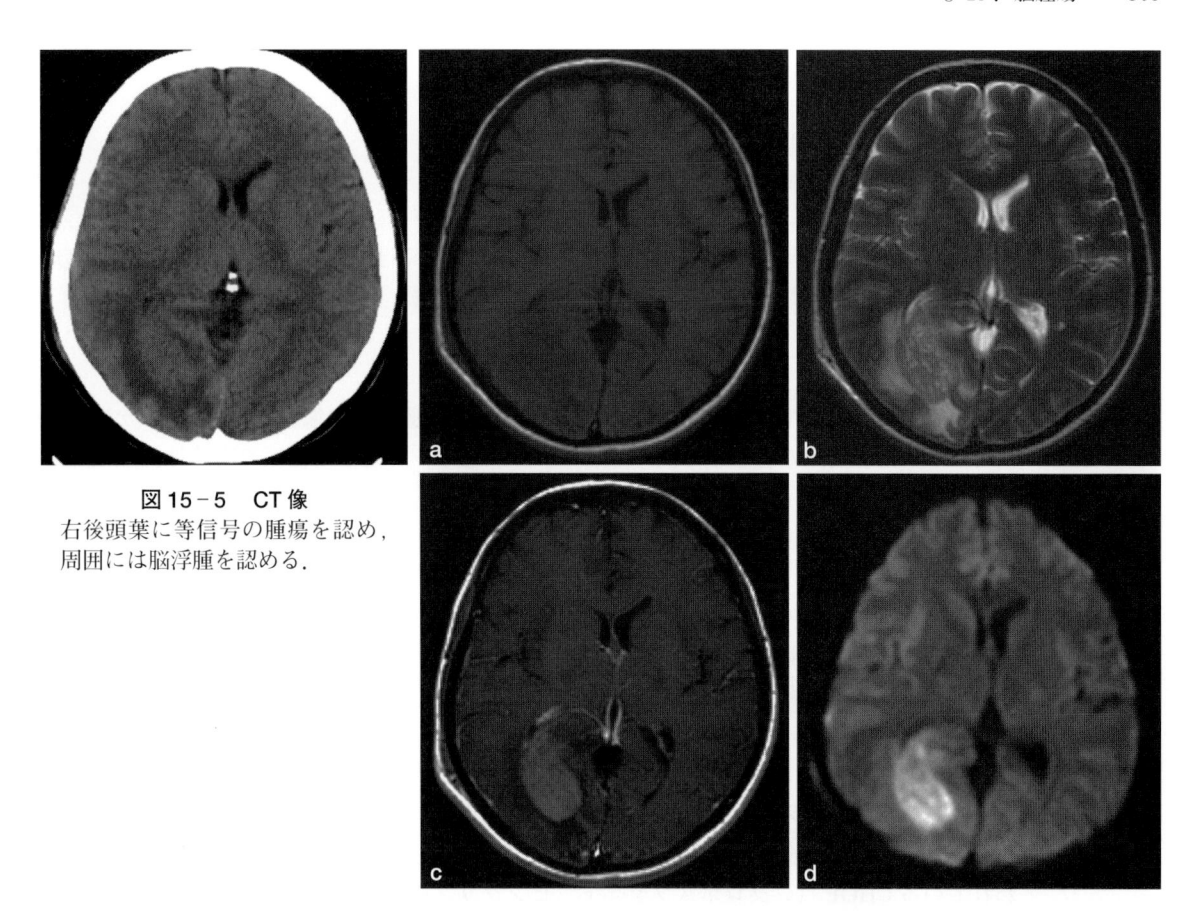

図 15-5　CT 像
右後頭葉に等信号の腫瘍を認め，周囲には脳浮腫を認める．

図 15-6　MRI 像
a: T1 強調，b: T2 強調，c: 造影，d: 拡散強調．T1 強調で等信号，T2 強調で不均一に高信号，境界明瞭に均一に造影効果を受ける．拡散強調では高信号を示す．

ほとんどない．浮腫を伴わないものも 10% 認める．

5．MRI（図 15-6）

T1 強調画像では等からやや低信号，T2 強調画像では等からやや高信号域を示す．周囲の浮腫も同様の信号を示すので，腫瘍本体との区別がつきにくい．べったりと均一に造影される．稀に造影されないことがあるが，ステロイド使用により造影効果が抑制されてしまう．細胞密度が高いことを反映して拡散強調画像では高信号を呈するのが特徴的である．

6．脳血管撮影

腫瘍濃染像を認めないことが多いが，認めることもあるので診断意義は少ない．

7．SPECT

^{201}Tl-SPECT にて early, delay 共に集積を認める．

8. PET

FDG-PET，MET-PET でも取り込みを認める．

9. 髄液検査

腫瘍細胞が検出されることは 10～30％ であり，診断率は低い．**蛋白濃度上昇，細胞数増加**を認める．β2 マイクログロブリン上昇を認めやすいが，特異的ではない．

10. 鑑別診断

画像所見より転移性脳腫瘍・神経膠芽腫・脳膿瘍・髄膜腫との鑑別を要する．ステロイド使用により造影効果が縮小する点で鑑別すべき疾患は，多発性硬化症や肉芽性炎症性疾患（サルコイドーシス）が挙げられる．

11. 手　術

頭蓋内原発悪性リンパ腫が疑われた場合には，**生検術**を行い，組織学的に診断を確認する必要がある．摘出により治癒することはなく，摘出率は予後に影響しないとされている．ただし，減圧が必要な場合は全摘出を目指す場合がある．一般に易出血性である．

12. 化学療法

現在最も有効と考えられている治療は，診断確定後，**大量メトトレキサート（MTX）療法**を 3 クール行った後，**全脳照射**を追加するプロトコールである．全身性悪性リンパ腫で行われている CHOP（シクロホスファミド，ビンクリスチン，アドリアマイシン，プレドニゾロン）などは血液脳関門を通過せず，頭蓋内病変にはほぼ無効である．

13. 大量メトトレキサート（MTX）療法

a. 適　応
① 組織学的に悪性リンパ腫と診断
② 75 歳以下
③ performance status 3 以上
④ クレアチニンクリアランス 75ml/min 以上
⑤ 白血球数 3,000/mm³ 以上，好中球数 1,500/mm³ 以上，血小板 10 万/mm³ 以上

b. 投　与

MTX 3.5～4.0g/m² を 3～6 時間で点滴静注する．

この際最も重要なことは，① 尿のアルカリ化，② 大量輸液による尿量の確保である．MTX は pH 7.0 以下の酸性になると，析出し結晶を形成する．このため，尿細管が損傷され急性腎不全となる危険性がある．そのため，重炭酸ナトリウムやアセタゾラミドを用いてアルカリ尿を維持し，充分な輸液で尿量 100ml/時間を維持する必要がある．また，MTX は核酸合成に必要な活性葉酸を産生させる DHFR の働きを阻止する作用で効果を示すが，副作用として激しい口内潰瘍，下痢，下血を起こす可能性がある．これを予防するため，**ロイコボリン救援療法**が行われる．MTX 血中濃度を参考に，24 時間後 $1×10^{-5}$ mol，48 時間

後 1×10^{-6} mol, 72時間後 1×10^{-7} mol 以下になるまで救援を続ける必要がある. その他 MTX の副作用には骨髄抑制, 間質性肺炎が挙げられる. また非ステロイド性抗炎症薬, スルホンアミド, テトラサイクリン, クロラムフェニコール, フェニトイン, バルビツレート, トリメトプリムは MTX の排泄を遅らせ作用増強するため, 併用禁止である.

通常2週間ごとに3コース行った後, 放射線照射を行う. MGH からの2003年の報告では 8g の MTX 投与を CR になるまで最高8回繰り返し, CR 52% を含む 74% の有効例, 22% の PD の結果を得ている. このような MTX 大量療法単独の治療も試みられている.

14. 放射線療法

放射線感受性が高く有効であるが, 治癒は得られず, 再発しやすい. 放射線単独でも腫瘍縮小率は 70% で, 10～18カ月の延命効果が期待される. 通常は MTX 終了後に全脳 30Gy ＋局所 10～20Gy で照射を行う. 最低腫瘍総線量は 40～45Gy とすることが望ましい. MTX を先行させる最も大きな理由は, 放射線照射後に大量 MTX を行うと白質脳症となる危険性が高いためである. 米国 National Comprehensive Cancer Network では2005年ガイドラインで MTX を中心とした化学療法とそれに続く全脳照射を示しているが, 60歳以上ではできれば全脳照射を避けるよう薦めている. 再発した場合, 放射線治療がなされていない例では, 以前 MTX 有効であった例には再度 MTX を行い, 反応が弱かった例には放射線照射を推奨している.

定位的放射線治療に関しては再発時の追加照射として検討される場合があるが, 造影されていない領域にも腫瘍細胞の浸潤や播種の可能性が高い本疾患では適切な治療とはいい難い.

〈山田佳孝〉

G 転移性脳腫瘍

1. 疫 学

脳腫瘍全国集計によると, 全脳腫瘍の 16% を転移性脳腫瘍が占めている. 実際には転移性脳腫瘍となっても脳神経外科にまでは回らず, 末期として他科で経過観察される場合もあり, 実数はもっと多いと思われる. 癌患者の剖検では 24% に頭蓋内転移性脳腫瘍が認められている. 転移性脳腫瘍は主に血行性に頭蓋内に遠隔転移する. 脳組織にはリンパ系組織がないため, リンパ行性転移はない. 一部には髄腔に直接浸潤し, 髄液によって播種する場合がある. 腫瘍塊が見られなくても, 髄膜や脳脊髄液中に腫瘍細胞が播種している場合, 癌性髄膜炎と診断される.

2. 原発巣

肺癌が最も多く 52.7% を占める. 次いで乳癌が多く 8.8% である. 以下 5% 程度の同程度で腎癌, 胃癌, 直腸癌が続く. 子宮癌や肝癌, 甲状腺癌からの転移は比較的少ない. 10% は原発巣不明であることがある. 欧米では黒色腫の転移が 10.5% あり比較的多いが, 本邦では黒色腫自体が少ないため, 脳転移の頻度も少ない. 肺癌では小細胞癌, 腺癌, 扁平上皮

癌の順に脳転移を発生しやすい．

3．発生部位

　　　テント上に75％，テント下に25％発生する．80％は大脳半球の皮髄境界に発生し，前頭葉（33％），頭頂葉（24％），後頭葉（13％），側頭葉（10％）の順に多い．小脳には15％，基底核3％，脳幹部3％の頻度で認められる．いずれの脳実質内転移においても動脈の終末部位に生着しやすい．

　　　その他，頭蓋骨，硬膜，下垂体，松果体，脈絡叢にも転移を認めることがある．**硬膜転移**では乳癌が原発であることが最も多く，前立腺癌，肺癌が続く．**下垂体転移**も乳癌が原発であることが多い．**頭蓋骨転移**では乳癌のほか前立腺癌，甲状腺癌が多い．

4．臨床症状

　　　CT・MRIの普及に伴い，病期診断のため検査が行われることが増えたため，無症候性で発見される症例が増えている．症候性では頭蓋内圧亢進に伴う**頭痛**が最も多く，**痙攣発作**や**麻痺症状**で発症することが多い．局在によりいかなる症状でも発症しうるが，前頭葉に多いためか**精神症状**で発見される場合も比較的多い．

5．CT

　　　多くは等〜低吸収域で，周囲の脳浮腫を伴っていることが多い．黒色腫や肝細胞癌，腎癌では高吸収域であることが多い．これらは出血しやすい腫瘍でもある．

6．MRI

　　　CTに比べ微小病変も発見しやすく有用である．造影MRIを水平断，冠状断，矢状断で撮影したり，2〜3mm間隔の細かな検索ができる．また造影剤プロハンス（Gadoteridol）は

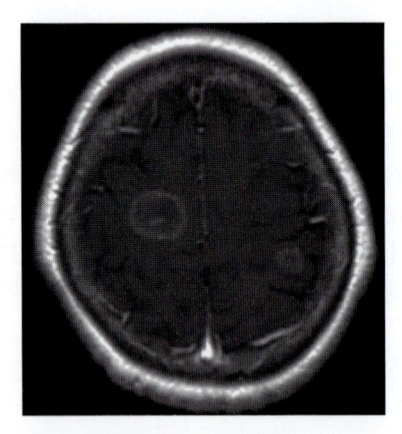

図15-7　MRI像
右前頭葉と左頭頂葉にリング状に造影効果を受ける転移性脳腫瘍を認める．本症例は肺小細胞癌の転移症例で脳浮腫は軽度である．

転移病巣検索のため，倍量投与が認可されている．組織型による信号強度は一定ではないが，多くは中心部壊死を伴いリング状に造影される．脳原発の神経膠芽腫に比べ脳浮腫の範囲が広い傾向にある．癌性髄膜炎の場合は，画像上証明されない場合も多いが，脳表やくも膜下腔，脳室壁が造影されることで診断できる（図15-7）．

7．病理学的診断

肉眼的には境界明瞭であることが多い．色調は組織型により様々であるが暗赤色から灰白色であることが多い．黒色腫では文字通りメラニンにより黒色を呈している．

光顕所見では原発巣と同じ組織配列を認める．核異型や分裂像，壊死といった悪性所見を認める．

8．治療方針

転移性脳腫瘍の場合は，脳病変が完全に取り除かれても，原発病巣を含む病気全体の治癒ではないため，手術加療の適応決定には慎重を要する．直径3cm以上の単発病変で全身状態良好な症例，もしくは摘出により症状の著明な改善が期待できる場合が摘出術の適応となる．また原発巣が不明である場合，診断目的で摘出術となることもある．直径3cm以下の単発もしくは3個以下の多発病変は，**定位放射線治療 radiosurgery** の適応である．施設により適応範囲は異なるが，10カ所以上であっても定位放射線治療が行われている場合もある．3個以上の多発病変では一般的には全脳照射が行われる場合が多い．また肺小細胞癌では放射線感受性が非常に高く，**全脳照射** が選択される．いずれの治療においても生命予後が3カ月以内であれば積極的に加療を行う適応はなく，**脳浮腫改善薬**や**ステロイド**による**保存的加療**に止めるべきである．

9．開頭腫瘍摘出術

腫瘍摘出の際は周囲正常脳を一部腫瘍に付着させて腫瘍を露出させることなく一塊に摘出することが基本であるが，局在によってはできない場合も多い．全摘出を行っても局所再発や，新病変の出現が充分予測されるため，術後は局所照射または全脳照射となることが多い．もしくは定位放射線治療で残存腫瘍を照射することもしばしば行われる．

10．放射線治療

従来より行われている分割照射では1回2Gyで総量30～40Gy程度の全脳照射が行われることが多い．さらに局所病変がある場合には局所照射20～30Gyが追加される．放射線治療には1～2カ月の入院期間を要し，生命予後に限りのある癌患者には在宅期間が短くなってしまう欠点がある．

11．定位放射線治療

頭部を固定し，CT・MRIなどの画像を元に治療計画を行う．腫瘍と周囲正常脳組織との間で急峻な線量勾配を作ることができるため，1回の照射で正常脳への線量を抑えながら腫瘍に高線量の放射線照射を行うことができる．その結果，入院期間もおよそ3日間と短縮できる．転移性脳腫瘍の腫瘍制御率（消失＋縮小＋不変）は80～90％と非常に良好である．

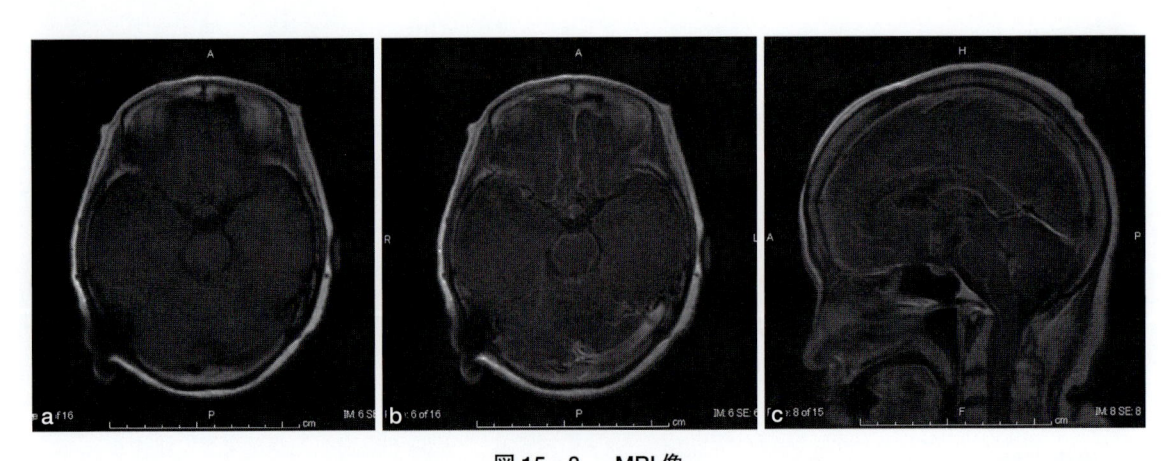

図15-8　MRI像
a：T1強調，b：造影水平断，c：造影矢状断．脳幹表面，脳溝に造影効果を認める．

12. 化学療法

転移性脳腫瘍に対する化学療法の有効性は証明されていない．

13. 癌性髄膜炎

脳実質内に腫瘍塊が見られなくても，髄膜や脳脊髄液中に腫瘍細胞が播種している場合，癌性髄膜炎と診断される．全転移性脳腫瘍の2.8%を占める．神経症状としては頭痛，嘔気嘔吐，精神症状が多く，項部硬直も認めやすい．癌性髄膜炎となりやすい原発巣としては乳癌，胃癌，肺癌が挙げられる．MRI（図15-8）では脳表やくも膜下腔，脳室壁に沿って造影を認めることで診断される．吸収障害を伴うと脳室拡大を認める．脊髄に髄液播種している可能性も高く，脊髄MRIも必要である．髄液細胞診で異型細胞が認められれば確定となるが，陽性率は低く15～24%である．陰性であっても複数回検査が必要である．無治療であれば生存期間はおよそ6週間である．癌性髄膜炎を認めた時点で生命予後は非常に悪く積極的な治療を行わない場合が多いが，治療としては化学療法と放射線治療がある．抗癌剤の髄腔内投与を行うが，髄腔内投与可能な薬剤は少ない．メトトレキサート，AraC，ACNU，チオテパが使用可能である．放射線治療は全脳照射＋全脊髄照射を行う．

〈山田佳孝〉

H　その他の脳実質内腫瘍

1. 中枢性神経細胞腫　central neurocytoma

a. 概念

従来は希突起神経細胞腫と診断されていたと思われる症例の中に，電顕で観察するとシナプス様構造などの神経細胞の特徴を有する腫瘍があることを1982年にHassounらが報告した．20～40歳に多い．

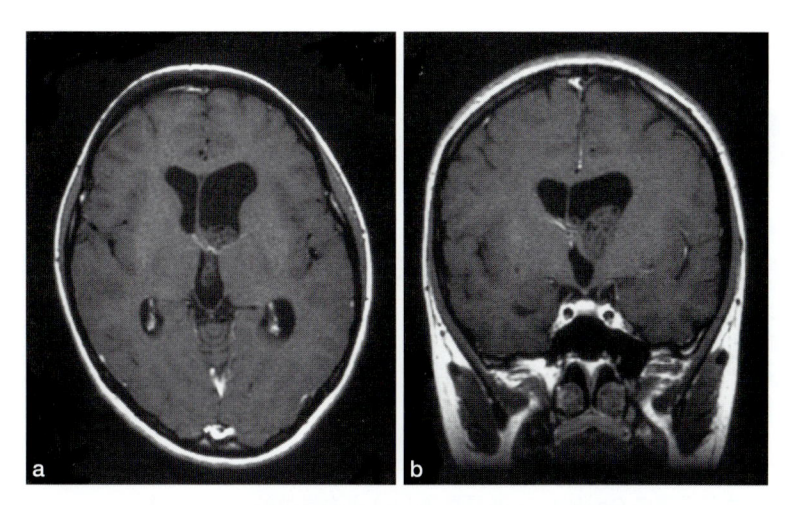

図 15-9　中枢性神経細胞腫の Gd 増強 T1 強調画像
a: 水平断，b: 冠状断．左モンロー孔にはまり込む腫瘍が見られる．

b．病　理

側脳室壁や透明中隔から発生し，ほとんどは側脳室内に発育するが一部は第三脳室内にも存在する．境界明瞭で緩徐に発育する良性腫瘍である．

c．症　状

通常は側脳室内に発生するので局所症状は認められず，モンロー孔閉塞による水頭症からの頭蓋内圧亢進症状（頭痛，嘔吐，視力障害など）で発症する．

d．検　査

側脳室の拡大とともに，小さな囊胞や石灰化を有する腫瘍が認められる．MRI T1 強調，T2 強調画像ともに等信号で，CT，MRI（図 15-9）ともに造影剤で増強される．血管撮影では，大きな腫瘍では腫瘍陰影が認められる．

e．治　療

基本は外科的摘出で，残存すれば放射線療法も有効である．再発例には化学療法も考慮される．

2．血管芽腫　hemangioblastoma

a．概　念

従来は血管内皮細胞由来と言われていたが，現在では発生母地は不明とされている．フォン ヒッペル・リンダウ病に合併する場合と弧発する場合がある．

b．病　理

境界明瞭で血管に富んだ赤色腫瘍である．組織学的には，毛細血管が多数増殖し，その間に泡状の胞体を有する間質細胞が存在する．ほとんどが後頭蓋窩，主に小脳に発生する．

c．症　状

頭蓋内圧亢進症状での発症が多く，小脳症状での発症はむしろ少ないが，経過中には出現する．腫瘍によるエリスロポイエチン産生のために多血症を呈することがある（5〜30％）．

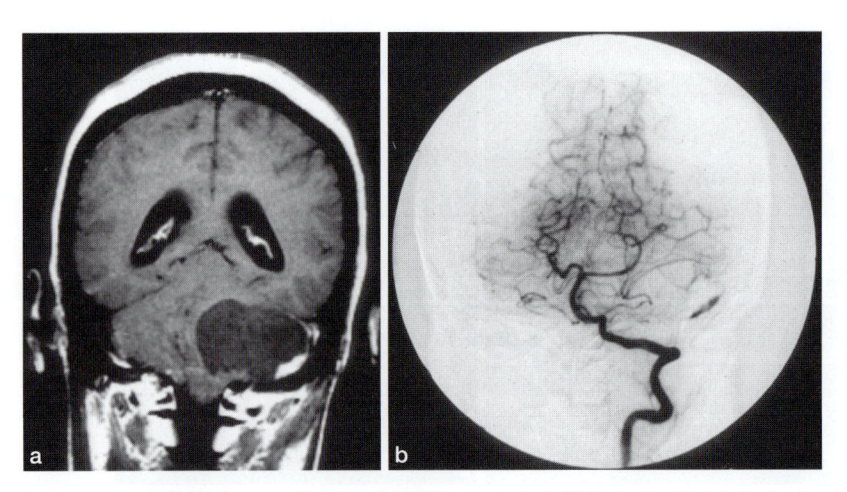

図15-10 血管芽腫のGd増強T1強調画像（a）と左椎骨動脈撮影前後像（b）
囊胞性腫瘍であり，一部に壁在結節が見られ，血管撮影でも腫瘍陰影が見られる．

d．検　査

　　　囊胞性の腫瘍と実質性腫瘍があり，囊胞性の場合は一部に腫瘍塊がみられる（**壁在結節**）．CTでは実質部は等吸収域で増強され，囊胞部は低吸収域である．MRIでは実質部はT1強調画像で低信号で増強され（図15-10），T2強調画像では高信号である．囊胞部もT1強調画像で低信号，T2強調画像で高信号である．血管撮影では腫瘍陰影がみられる．

e．治　療

　　　外科的摘出が基本であり，放射線療法の効果は定かでない．

3．脈絡叢乳頭腫　choroid plexus papilloma

a．概　念

　　　脈絡叢から発生する腫瘍であるが，原発性脳腫瘍の0.4％に過ぎない．小児に多い．

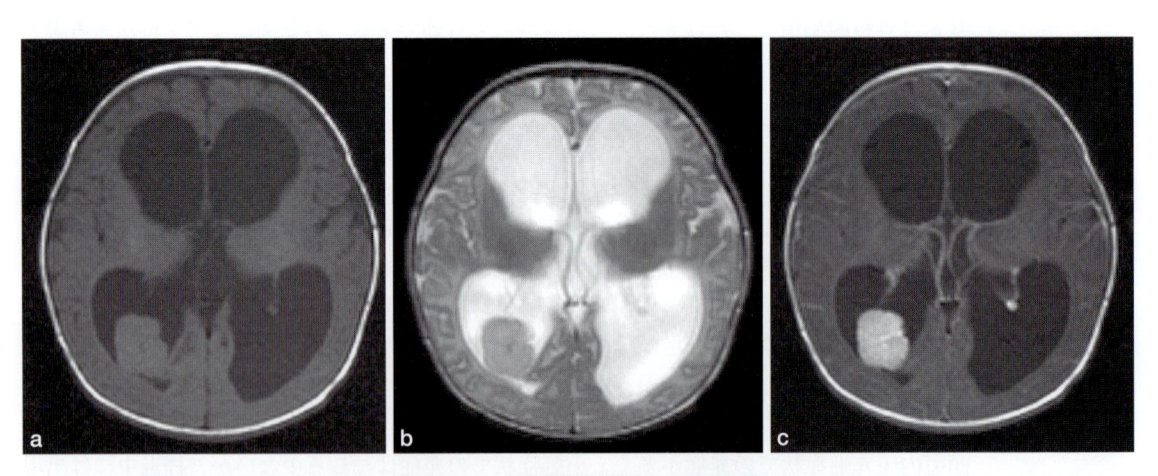

図15-11　脈絡叢乳頭腫のMRI所見
a: T1強調画像，b: T2強調画像，c: Gd増強画像．右側脳室三角部に，脈絡叢に連続する腫瘍が見られる．脳室拡大も強度である．

b. 病　理

ピンク色の軟らかい腫瘍で，境界明瞭である．組織は乳頭様構造で，正常の脈絡組織に似ている．

c. 症　状

髄液の過剰産生により水頭症を来たし，頭蓋内圧亢進症状を呈することが多い．

d. 検　査

髄液の蛋白量は増加している．MRI では，T1 強調画像で低〜等信号，T2 強調画像で高信号であり，水頭症を認める．腫瘍は強く増強される（図 15-11）．

e. 治　療

外科的摘出が基本であり，放射線療法や化学療法は効果がない．全摘出しても水頭症に対してシャント術が必要になることも多い．

〈黒岩敏彦〉

I 脳実質内腫瘍に対する化学療法

　　脳実質内に発生する悪性腫瘍の場合，浸潤領域の腫瘍は完全には手術で取りきれないことも多く，また腫瘍が発生した部位によっては手術そのものが不可能な場合がある．胃癌などの上皮性の癌では臓器そのものの全摘出（たとえば胃全摘術）を行って腫瘍を発生臓器ごと体内から取り出してしまうことも可能である．脳の悪性腫瘍の治療が難しいのは，脳の全摘出が不可能なのはもちろん，腫瘍が脳の重要な機能を担う領域（運動中枢や言語中枢あるいは脳幹部など）に存在しているときには，腫瘍を触ることすらできないからである．もしこのような部位の腫瘍を無理に取れば，術後に重篤な神経学的後遺症が手術によって起こってしまう．従って，手術で完全に取り切ることができない悪性脳腫瘍に対しては，放射線治療や化学療法を併用して治療を行う．「化学療法」とは，20 世紀の初頭にドイツのエールリッヒ博士がはじめて使った言葉で，抗腫瘍効果を持った薬物を用いて腫瘍を治療することを指す．現在，種々の神経膠腫，悪性リンパ腫，胚性腫瘍などに対し化学療法が行われているが，腫瘍の病理組織型によって使用される薬剤は異なる．

1．化学療法薬の分類

　　化学療法薬は作用の仕方やその由来等により，細胞障害性抗癌剤と分子標的治療薬に分類される．細胞障害性抗癌剤には代謝拮抗薬，アルキル化薬，抗がん性抗生物質，微小管阻害薬などがある．

a．代謝拮抗薬

　　増殖の盛んな癌細胞に多く含まれる酵素を利用して，腫瘍細胞の増殖を抑制する薬である．代謝拮抗薬は本来の働きをする前段階の化学構造を持った薬（プロドラッグ）として投与され，これが癌細胞の中にある酵素の働きを受けて活性化され，抗癌剤としての効果を発揮するよう作られている．しかしながら，これらの酵素は正常細胞にも存在するので，ある程度の副作用は避けられない．個々の腫瘍細胞が分裂するタイミングはばらばらであるが，この薬は腫瘍細胞が分裂するときに効果を発揮するため，長期間，持続的に投与する必要がある．

b．アルキル化薬

遺伝情報を担うDNAに直接働く薬であり強力ではあるが，その反面骨髄などの正常細胞への副作用も強い．DNAは核酸塩基が対になって2本の鎖状に水素結合し，それがらせん状にねじれた構造（2重らせん構造）をとっている．アルキル化薬は強力かつ異常な結合をDNAとの間に作ることでDNAの遺伝情報を障害し，またDNAそのものも損傷する．これらの作用により最終的に腫瘍細胞に細胞死が起こる．

c．抗腫瘍性抗生物質

細菌に対して抗生剤が選択的に効くことをヒントにして，腫瘍細胞に対して選択的に働く抗生物質が研究された．もともと細菌やカビに効く構造を持った抗生物質の化学構造の一部を変化させることで抗腫瘍効果を獲得させたものも多い．

d．微小管阻害薬

細胞の中には細胞分裂に重要な働きをする微小管と呼ばれる細胞小器官があるが，この働きを止めることにより抗腫瘍効果を発揮する．微小管に対する作用の違いにより，ビンカアルカロイドとタキサンという2種類の化学物質に分類される．ただし微小管は神経細胞の機能にも重要な役目を担っており，副作用として末梢神経障害（手足のしびれなど）が出現することがある．

e．その他

1）白金製剤

DNAと結合することにより腫瘍細胞の細胞分裂を阻害する．

2）トポイソメラーゼ阻害薬

DNAの合成に関与する酵素の働きを阻害することにより腫瘍細胞の細胞分裂を阻害する．

f．分子標的薬

従来の化学療法薬は腫瘍細胞を殺す能力に重点が置かれてきた反面，腫瘍細胞と正常細胞を区別する力が乏しいため，様々な副作用が問題となる．しかしながら近年，腫瘍細胞の分子生物学的特徴の解析が進み，腫瘍細胞と正常細胞との間に差のある分子を標的として腫瘍細胞にのみ特異的に作用する化学療法薬（分子標的薬と呼ばれる）の開発が進められている．既に白血病・乳癌・肺癌等の臨床ではいくつかの分子標的薬剤が成果を挙げており，有効な治療手段となりつつある．ただし本邦の脳腫瘍臨床ではまだ実用化されていない．

2．化学療法の副作用

腫瘍細胞だけに作用して正常な組織には作用しないのが理想的な化学療法薬であるが，残念ながらそのような薬は現在のところ存在しない．**化学療法の副作用（薬物有害反応）** はさまざまであるが，多くの副作用は使用を中止すれば軽快する（可逆性）．種々の薬物有害反応防止薬を用いることで化学療法の副作用を少しでも和らげる工夫が大切であり，各化学療法の効果と薬物有害反応を熟知している専門医によって治療は行われるべきである．通常どのような薬をどのように使用するか（内服，静脈注射等）だけでなく，その化学療法を受けた場合に期待できる治療効果と，どのような薬物有害反応がいつ頃出現する可能性があるかを患者に詳しく説明し，患者の治療に対する不安を少しでも軽減できるよう努めることも大切である．

また薬物有害反応を軽減する一つの工夫として**多剤併用療法**がある．複数の異なる化学療法薬を同時に用いることで薬物有害反応を分散させ，かつ腫瘍に対する効果も増強させることを意図した治療法で，個々の薬物の投与量を減らすだけでなく，個々の薬剤有害反応が比較的軽くて済む利点がある．

a．骨髄抑制

　化学療法薬の多くは増殖が盛んな細胞に対して作用するため，骨髄細胞や毛根，消化管粘膜といった普段から活発に分裂している正常幹細胞も同時に障害を受ける．血球細胞（白血球・赤血球・血小板）は骨髄幹細胞から分裂分化して作られるため，これがダメージを受けると末梢血中の白血球・赤血球・血小板の減少が起こる．血球細胞は，免疫，酸素運搬，血液凝固といった大切な生体機能を担っているため，これらの過度の減少は生命に関わる．そのため化学療法薬を投与するときは，頻回な血液検査（CBC）を行い骨髄毒性の程度を定期的にモニターすることが患者の安全を守る上で重要である．

b．白血球減少症

　ほぼ全ての化学療法薬で白血球減少が起こりえるため，最も高頻度に現れる薬物有害反応の一つと言える．白血球が減少する時期は化学療法薬の種類によって異なるが，白血球の寿命との関係で投与後 10〜14 日後に減少が起こることが多い．減少する程度にも個人差があるが，白血球数が 2,000/μl 以下になると免疫力の低下が起こり，白血球数が少ないほど感染症のリスクは高まる．白血球減少に対し，白血球を増やす働きのある顆粒球コロニー刺激因子（G-CSF）製剤を皮下注射または静脈注射して白血球数の回復を早めることがあるが，化学療法薬の効果が残っている期間における G-CSF 製剤の投与は骨髄幹細胞を減少させ，造血予備能を低下させるため禁忌である．

c．血小板の減少と出血傾向

　血小板は出血を止める働きがあるため血小板が減少し過ぎると出血傾向が生じ，皮下に出血斑ができたり，歯を磨いたときに出血するようになる．さらに血小板減少が重症化すると，脳内出血や消化管出血などの致死的出血が起こる恐れもあるため，血小板輸血を行い血小板の補充を図ることがある．

d．血色素の減少と貧血

　赤血球は白血球に比べて寿命が長いため，化学療法薬により重度の貧血を起こすことは少ないが，軽度の貧血はよく起こる．血中ヘモグロビン値が 7〜8g/dl まで低下すると症候性となり，めまいなどの症状が起こることがある．化学療法薬による消化管粘膜のダメージによる消化管出血が原因となって貧血が起こることがあり，便潜血陽性の貧血には注意が必要である．短期間で貧血を改善させる薬はないため，貧血が高度の場合は輸血による治療が行われる．

e．吐き気や嘔吐

　化学療法薬による吐き気は，投与後 1〜2 時間で起きる早期のものと，1〜2 日後から出てくる遅発性のものとがある．共に個人差が大きく精神面の影響も無視できない．患者にとってはつらい副作用であるため，吐き気が起きる前に**制吐薬**（メトクロプラミド，ステロイドホルモン，塩酸グラニセトロン，塩酸オンダンセトロン等）の投与を予防的に行う．多くの化学療法薬に共通する副作用であるが，早期の吐き気は 24 時間以内に治まることが多い．ただしシスプラチンなどの白金薬剤によるものは 24 時間を超えても持続する．遅発性

の吐き気は早期の吐き気に比べ，制吐薬でのコントロールが難しい傾向がある．

f．しびれ感

微小管作用薬などの治療では，指先や足先からはじまるしびれ感が出ることがある．進行すると手足の感覚麻痺が起こり，いったん重症化すると回復しづらい症状のため，悪化させないためには化学療法を中止するしかない．ビタミン剤を治療に使うことがあるがその治療効果は不充分である．末梢神経障害に対する新薬が複数研究されているが，今の所実用化には至っていない．

〈野々口直助〉

3．脳実質外発生腫瘍

A 髄膜腫

1．概　念

髄膜腫 meningioma とは，くも膜から発生し，髄外に発育する通常は良性の腫瘍である．全脳腫瘍の26％を占め，日本では60歳台に最も多く，男女差は女性に約2倍多い（日本脳腫瘍統計から）．発生原因は明らかではないが，外傷，放射線，ウイルス，女性ホルモンや神経線維腫症（NF-2）への合併から染色体異常などが挙げられている．

2．病　理

肉眼的には硬膜に強く付着し，弾性硬でしばしば石灰化を伴う．時に囊胞を伴うこともあり，**囊胞性髄膜腫**と呼ばれる．組織像は様々でいくつかの亜型に分類されているが，**髄膜細胞性髄膜腫** meningothelial，**線維性髄膜腫** fibrous，**移行性髄膜腫** transitional の3型が基本型である．悪性髄膜腫は全体の2.1％（日本脳腫瘍統計から）だが，細胞増殖能が極めて高く，肺や腹部臓器など遠隔転移を来たすため予後は極めて不良である．

3．症　状

発生部位により異なるが，頭蓋内圧亢進症状あるいは巣症状とも腫瘍が緩徐に発育するため，大きくなってから発見されることが多い．初発症状としては，頭痛，脳神経麻痺，片麻痺，痙攣などである．腫瘍が増大し前頭葉が障害されると精神症状を来たす．

発生部位別症状を示す（図15-12）．

a．傍矢状洞髄膜腫（図15-12a）

上矢状洞壁に付着する腫瘍で，下肢の麻痺やジャクソン型痙攣を来たす．

b．大脳鎌髄膜腫（図15-12b）

大脳鎌に付着する腫瘍で，症状は傍矢状洞髄膜腫と同じ．

c．円蓋部髄膜腫（図15-12c）

円蓋部硬膜に付着する腫瘍で，圧迫される脳部位により症状は異なるが痙攣発作が多い．

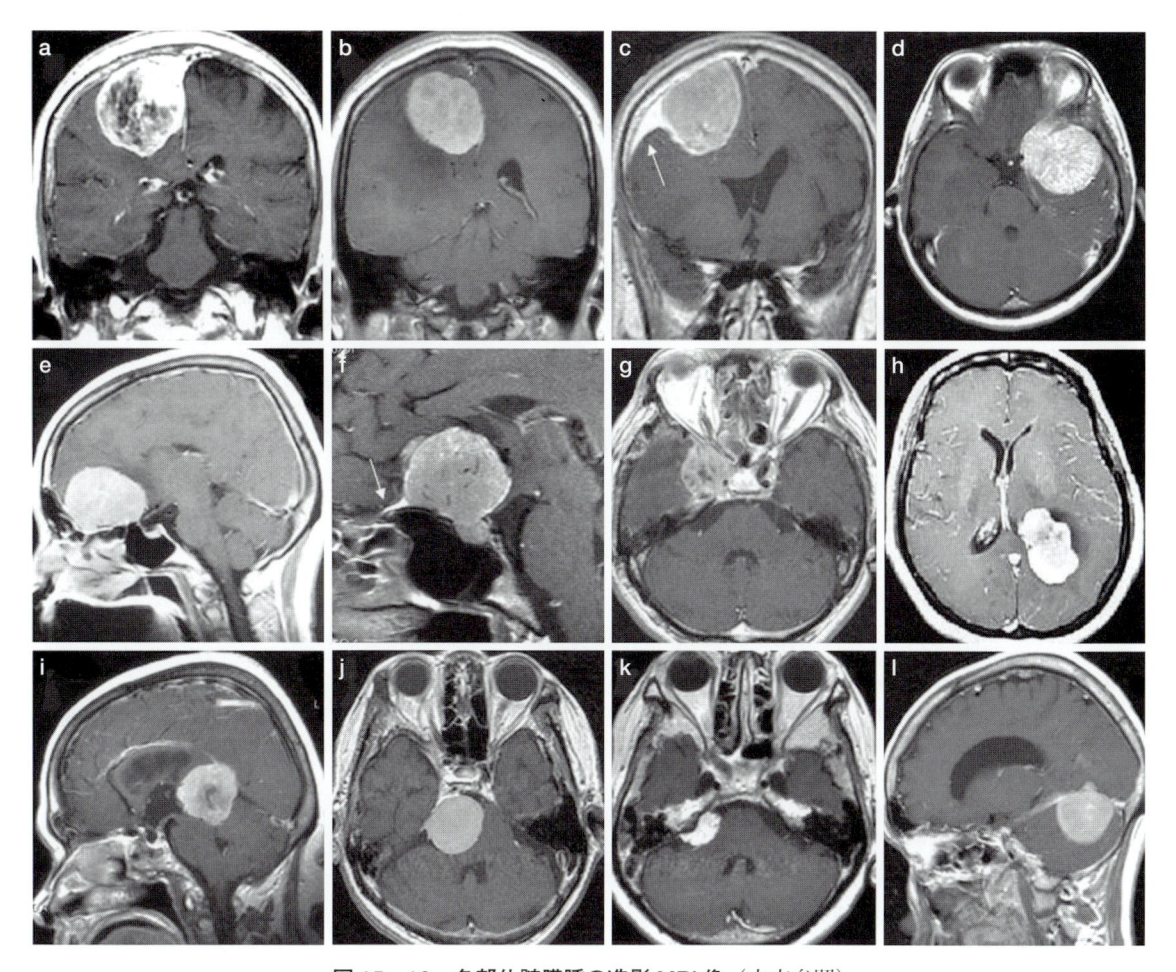

図15-12 各部位髄膜腫の造影MRI像（本文参照）

d. 蝶形骨縁髄膜腫（図15-12d）

視神経管から眼窩内へ進展することが多く，視力・視野障害や眼球突出で発症するのが特徴的である．

e. 嗅溝窩部髄膜腫（図15-12e）

前頭蓋底の嗅溝窩部から発生する腫瘍で，嗅覚消失，同側視神経萎縮，対側うっ血乳頭を示すフォスター ケネディー症候群が知られている．

f. 鞍結節部髄膜腫（図15-12f）

視力・視野障害で発症し，下垂体腺腫との鑑別が必要である．頭蓋単純撮影（特に断層撮影）での蝶形骨平面部の骨過形成による水泡状骨変化 blistering が特徴的である．

g. 海綿静脈洞部髄膜腫（図15-12g）

海綿静脈洞内の動眼神経，三叉神経第1枝，外転神経障害で発症する．複視，三叉神経第1枝領域の感覚障害．

h. 側脳室髄膜腫（図15-12h）

側脳室内脈絡叢に随伴する髄膜組織から発生し，左側脳室三角部に多い．症状は水頭症を

3．脳実質外発生腫瘍　A．髄膜腫

伴い頭蓋内圧亢進症状，側脳室三角部では視野障害が多い．

i．**大脳鎌小脳テント部髄膜腫**（図 15-12i）

松果体部近傍に発生し，水頭症を来たす．頭痛，歩行障害，うっ血乳頭が多い．

j．**錐体斜台部髄膜腫**（図 15-12j）

三叉神経や外転神経障害で発症することが多い．増大すれば脳幹部症状を来たす．手術困難な部位の1つである．

k．**小脳橋角部髄膜腫**（図 15-12k）

後頭蓋窩腫瘍では最も多く，第Ⅶ〜Ⅹ脳神経症状で発症することが多い．聴力障害，顔面神経麻痺，嚥下障害など．

l．**小脳テント髄膜腫**（図 15-12l）

小脳テントに付着する腫瘍で小脳側から後頭葉側まで増大することもある．頭痛，小脳症状，視野障害が見られる．

4．検　査

a．**頭蓋骨単純撮影**

　骨肥厚（過骨） hyperostosis と**骨破壊** decalcification を認める．

b．**CTスキャン**

単純CTスキャンでは軽度高吸収域を示し（図 15-13a），約3割に石灰化を認める．造影CTスキャンでは均一に増強効果を示すことが多い（図 15-13b）．

c．**MRI**

T1強調画像では等からやや低信号，T2強調画像で等から高信号を示し，造影によりほぼ均一に増強される．また**硬膜裾野徴候** dural tail sign は，よく見られる髄膜腫の特徴的所見である（図 15-12c, f白矢印）．

d．**脳血管撮影**

腫瘍は一般的に外頸動脈系から栄養されるため，硬膜血管からの**腫瘍陰影**（図 15-14a）

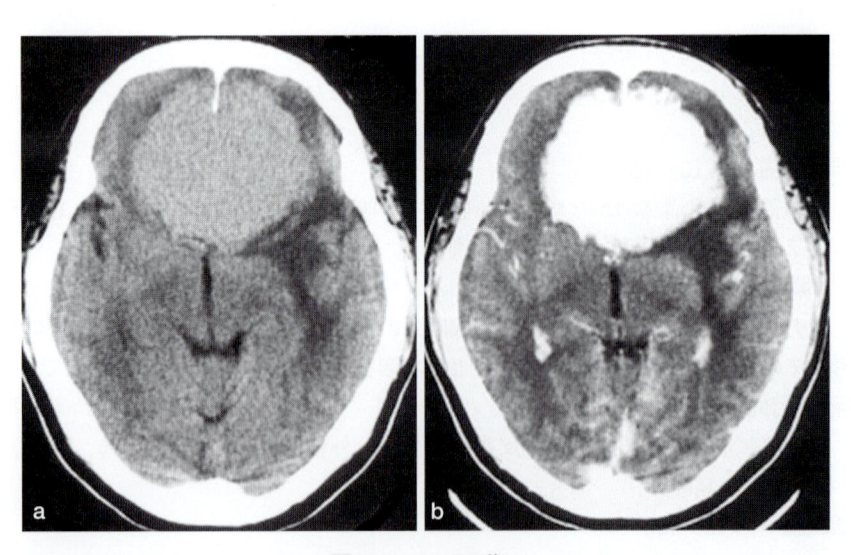

図 15-13　CT像

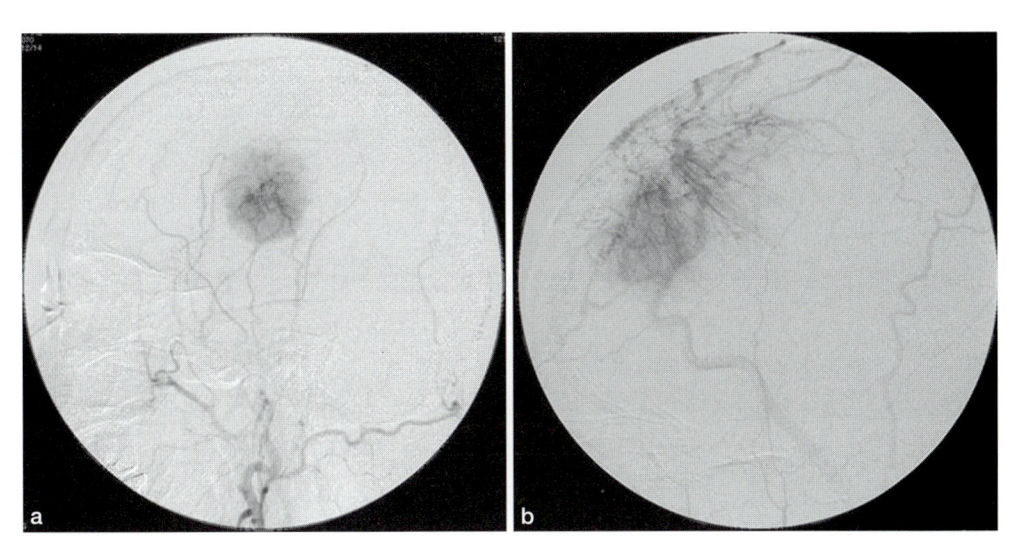

図 15-14 脳血管撮影

表 15-6 シンプソングレードと再発率

グレード	摘出度	再発率
I	肉眼的に硬膜付着部や異常骨も含め，全摘出を行う．	9%
II	肉眼的に全摘出を行い，硬膜付着部は電気凝固を行う．	19%
III	肉眼的に全摘出を行い，硬膜付着部や硬膜外進展部は摘出および電気凝固を行わない．	29%
IV	部分摘出	39%
V	生検の有無にかかわらず，単に減圧のみ行う．	

を認め，**旭日像** sun-burst appearance が特徴的である（図 15-14b）．腫瘍が増大すると内頸動脈系からも腫瘍陰影を認める．

5．治療

治療は**外科的摘出**が第一選択である．血管豊富な髄膜腫に対しては，手術に先駆け外頸動脈系から血管内**腫瘍塞栓術**を行い，術中の出血量を減らす工夫が行われている．ただ頭蓋底部髄膜腫の摘出は容易ではなく，残存腫瘍に対しては放射線治療が行われ，最近では**ガンマナイフ**治療が効果的である．悪性髄膜腫には全摘出でも摘出腔周囲に放射線照射が必要である．5年生存率は90％以上である（日本脳腫瘍統計から）．手術摘出度によって再発の可能性がある（表 15-6）．

〈田村陽史〉

B 下垂体腺腫

1. 分類

下垂体前葉より発生する良性腫瘍で，ホルモン産生能により以下のように分類される．
① 非機能性腺腫（44%）
② 成長ホルモン（GH）産生腺腫（22.9%）
③ プロラクチン（PRL）産生腺腫（26.1%）
④ ACTH 産生腺腫（5.0%）
⑤ TSH 産生腺腫（1.9%）
⑥ ゴナドトロピン（LH，FSH）産生腺腫

2. 疫学

下垂体腺腫は原発性脳腫瘍の 17.4% を占める腫瘍である．**非機能性腺腫**は 50〜60 歳台に多く，性差はない．**PRL 産生腺腫**は 20〜30 歳台女性に多く，**GH 産生腺腫**は 40〜50 歳台に多い．**ACTH 産生腺腫**は女性に多く，40 歳台にピークがある．

ホルモン産生能による分類以外にも大きさにより分類されており，最大直径 10mm 以下を **微小腺腫　microadenoma**，40mm 以上を **giant pituitary adenoma**，その間の大きさを **巨大腺腫　macroadenoma** と呼ぶ．

3. 病理学的所見

肉眼的には正常下垂体よりも灰色で柔らかく，境界明瞭である．薬剤治療後などで時に線維化して硬い場合がある．

びまん性に分布した円形細胞または類洞構造を基本構造とし，増殖は緩徐で核分裂像も稀である．良性腫瘍であるが，1〜3% に悪性所見を認めることがある．

4. 神経学的所見（macroadenoma による圧迫症状）

頭痛，矯正不能な**視力低下**，**両耳側半盲**〜両上四分盲を認める．圧迫により**汎下垂体機能低下**を認めやすい．

下垂体卒中と呼ばれる下垂体腺腫の出血を認めることがある．ほとんどは macroadenoma に起こり，突然の頭痛・嘔吐が見られる．急な視力障害や尿崩症を呈することがある．早急な手術が必要となる．

5. 頭蓋単純写

頭蓋側面像においてトルコ鞍のサイズを計測する．前後径 17mm 以下，深さ 13mm 以下が正常である（図 15-15）．

6. CT

腫瘍は等吸収域で，均一に造影される．経蝶形骨洞手術を行う際には冠状断 CT が術前検査として必要である．

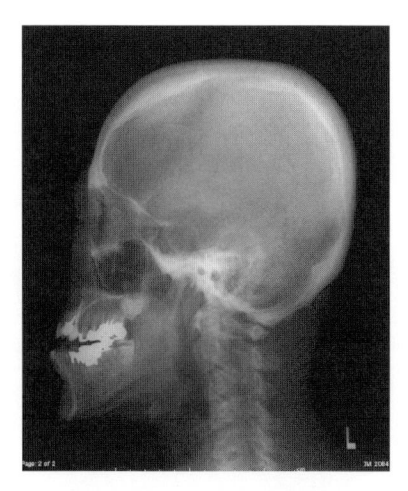

図15-15 トルコ鞍の拡大
（ballooning）

7．MRI

　水平断よりも冠状断，矢状断が有用である．正常下垂体前葉はT1強調，T2強調共に等信号で強く造影を受ける．正常下垂体後葉はT1強調画像で高信号であることが特徴である．腺腫は正常下垂体前葉よりもT1強調でやや低信号，T2強調でやや高信号であることが多い．出血や囊胞形成時には様々な信号を呈する．治療計画を行う上で重要な点は隣接する正常構造物との位置関係である．特に視神経，視交叉，海綿静脈洞，内頸動脈，正常下垂体組織との関係を評価する．巨大下垂体腺腫では，視交叉は上方へ圧迫移動している．造影MRIでは，下垂体腺腫は血流の豊富な正常下垂体組織よりも造影効果が弱く描出されることが特徴的である（less enhancement）（図15-16）．

　微小腺腫の検出には通常の造影MRIでは不充分であり，dynamic MRI検査を行う．造影剤注入後，同一スライスを経時的に撮影すると，海綿静脈洞，下垂体茎・後葉，下垂体前葉，下垂体腺腫の順で造影されることにより識別可能となる場合が多い（図15-17）．

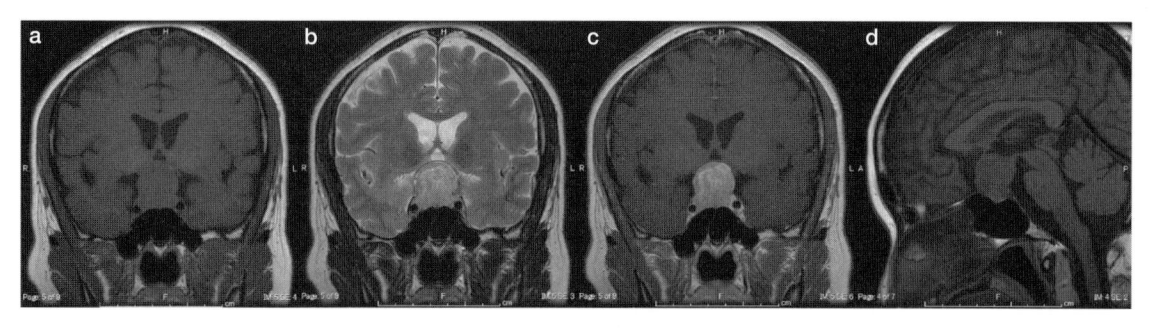

図15-16　非機能性腺腫MRI像
a：T1強調，b：T2強調，c：造影，d：T1強調矢状断．下垂体腺腫はT1で等信号，T2で高信号，不均一に造影効果を受ける．冠状断において上方に圧迫された視交叉を認める．造影では左海綿静脈洞には進展しておらず，腫瘍よりも高信号で海綿静脈洞が描出されている．右海綿静脈洞へは進展が疑われる．

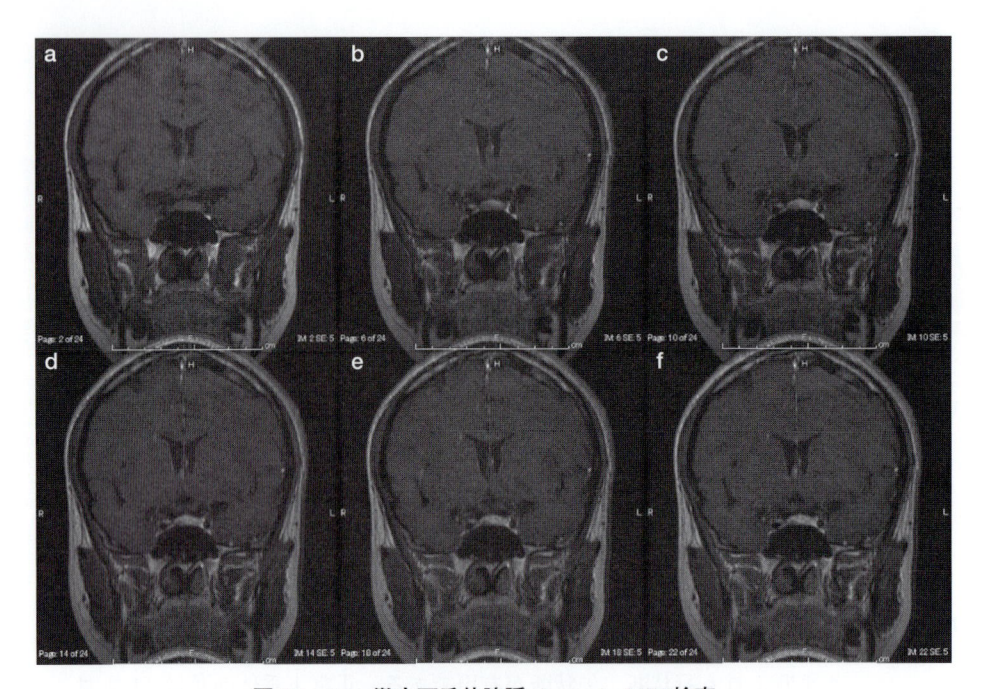

図 15-17 微小下垂体腺腫 dynamic MRI 検査
a→b→c→d→e→f の順に経時的に撮影．海綿静脈洞，正常下垂体の順に造影を受け，右寄りに造影を受けない微小下垂体腺腫を認める．

　　下垂体内部でのホルモン産生細胞の分布に偏りがあり，PRL 産生腺腫，GH 産生腺腫は外側寄りに，ACTH 産生腺腫，TSH 産生腺腫は中心部に発生する傾向がある．

8．脳血管撮影

　　通常は無血管野で，内頸動脈・前大脳動脈の偏倚を認める．比較的動脈瘤合併の頻度が高く，7.4〜8％ 程度である．最近では MRA で代用し脳血管撮影が省かれる傾向にある．

9．ホルモン負荷試験

a．ホルモン基礎値正常値
　　表 15-7 に示す．

b．分泌刺激試験
　　一般的には TRH 500μg，LH-RH 100μg，レギュラーインスリン 0.1U/kg を負荷する（表 15-8）．

表 15-7　ホルモン基礎値正常値

PRL	10ng/ml 以下	ACTH	10〜150pg/ml
GH	5ng/ml 以下	LH	男性：5.0 ± 0.46mIU/ml， 女性：13.1 ± 1.24〜113.1 ± 20.0 の間
IGF-1（ソマトメジン）	思春期で 500ng/ml 以下， 30 歳で 300ng/ml 以下	FSH	男性：56.2 ± 0.58mIU/ml， 女性：6.1 ± 0.46〜14.1 ± 1.91 の間
TSH	0.5〜5.0μU/ml	ADH	1.3〜9.5 μg/ml

表 15-8 分泌刺激試験

負荷試薬	投与量	採血間隔	測定ホルモン
GRH	100 μg 静注	0, 30, 60, 90, 120 分	GH
TRH	500 μg 静注		TSH, PRL
LH-RH	100 μg 静注		LH, FSH
CRH	100 μg 静注		ACTH, cortisol
インスリン	0.1 U/kg 静注	0, 30, 60, 90, 120 分	GH, ACTH, cortisol
グルカゴン-プロプラノロール	1mg 筋注 and 10mg 内服	0, 30, 60, 90, 120, 150, 180 分	GH
L-ドーパ	500mg 内服	0, 30, 60, 90, 120 分	GH
アルギニン	0.5g/kg 静注	0, 30, 60, 90, 120 分	GH
メチラポン	0.5g を 4 時間毎, 2 日間内服	2 日前から投与後 3 日間まで毎日蓄尿	尿中 17-OHCS

表 15-9 分泌抑制試験

負荷試薬	投与量	採血間隔	測定ホルモン
グルコース	75g 内服	0, 30, 60, 90, 120 分	GH, insulin
ブロモクリプチン	2.5mg 内服	1, 2, 3, 4, 5, 6, 12 時間後	GH, PRL, TSH
オクトレオチド	100 μg 皮下注射	1, 2, 3, 4, 5, 6, 12 時間後	GH, TSH
L-ドーパ	500 mg 内服	1, 2, 3, 4, 5, 6, 12 時間後	PRL, GHoma では GH ↓
デキサメタゾン（2mg）	0.5g を 6 時間毎 2 日間内服	2 日前から検査終了 1 日後まで毎日蓄尿	遊離 cortisol 17-OHCS
デキサメタゾン（8mg）	2mg を 6 時間毎 2 日間内服	2 日前から検査終了 1 日後まで毎日蓄尿	17-OHCS 遊離 cortisol

c．分泌抑制試験

　　　表 15-9 に示す．

10．鑑別疾患

　　　鑑別を要する疾患は，頭蓋咽頭腫，ラトケ嚢胞，鞍上部胚細胞腫，鞍結節部髄膜腫，リンパ球性下垂体炎，甲状腺機能低下症，下垂体細胞腫，転移性腫瘍が挙げられる．

11．手　術

　　　基本的には経蝶形骨洞的腫瘍摘出術を行う．いわゆるハーディー法であるが，蝶形骨洞までの到達経路も従来の経口から経鼻へと変遷している．さらには顕微鏡を用いずに内視鏡的に摘出を行う施設も増えてきている．腫瘍の進展方向が上方である場合，経蝶形骨洞的に摘

出を行うが，前方や側方・後方への進展度が大きい場合には，経頭蓋より摘出を行うことがある．**前頭側頭開頭による経シルビウス裂到達法**もしくは**両側前頭開頭を行い経大脳半球裂到達法**で行われる．

12．定位放射線治療

非機能性腺腫に対しては辺縁線量 14～16Gy で照射する．機能性腺腫のホルモンコントロールを目的とする場合には，辺縁線量 25～30Gy の高線量で治療を行う．最も隣接する視神経・視交叉の耐用線量は 8～9Gy と低いため，線量計画において制限となる．定位放射線治療を行う場合には視交叉より充分に離れていることが望ましく，手術により腫瘍体積を減じておくことが肝要である．腫瘍制御率は非常に良好であるが，3 年以上経過してから汎下垂体機能低下を来たすこともあり注意が必要である．また定位放射線治療後に悪性転化する場合が稀にある．

13．ホルモン補償療法

a．副腎皮質ホルモン

術前より副腎皮質ホルモン不全が認められるときにはハイドロコーチゾン 100mg/day を手術の 2～3 日前より投与する．その他の場合には術直前に 100mg 静注する．術後には 100mg を 6 時間毎に 2～3 日静注し，その後急速に減量し 10～20mg/日（朝 2/3，昼 1/3）の経口投与とする．維持量は尿中 17-OHCS や血中コルチゾールの値を目安として決定する．

b．甲状腺ホルモン

T4 の半減期は 1 週間なので，急いで補充する必要はない．副腎不全を伴っている場合には副腎皮質ホルモンの補償を 2～3 週間先行させる必要がある．free T3・free T4 の低下を来したら補償を行う．少量より投与を開始し，増量して維持量とする．

c．抗利尿ホルモン

§11-D．尿崩症の項を参照．

d．成長ホルモン

治療前の身長が男性 165cm，女性 152cm 以下で，骨年齢が男性 17 歳，女性 15 歳以下の GH 分泌不全の症例が対象となる．近年では成人成長ホルモン分泌不全症が注目されるようになっており，ホルモン補償療法の対象となっている．天然型ヒト成長ホルモン製剤を 0.5 U/kg を週 3 回に分けて筋注する．ジェノトロピン（遺伝子組み換え天然型ヒト成長ホルモン）も用いられる．

14．非機能性下垂体腺腫

内分泌障害よりも圧迫症状として**視力視野障害**を認める．視野障害は**両耳側半盲**～上四分盲が典型的である．ホルモン分泌亢進は認めず，むしろ**汎下垂体機能低下症状**を認める．ホルモン基礎値を測定すると，100ng/ml 以下の軽度 PRL 上昇を認めやすい．これは PIF (prolactin inhibitory factor) の抑制によるもので PRL 産生ではない．ホルモン負荷試験を行うが，GH，LH，FSH，ACTH，TSH，PRL の順に抑制されやすい．第一選択は経蝶形骨洞手術である．上方成分が大きい場合は，経頭蓋的に手術を行うか，二期的摘出となる場合が

ある．残存腫瘍に関しては経過観察の後，増大すれば再手術もしくは定位放射線治療を行う．

15．GH 産生腺腫

巨人症，先端巨大症（手足の増大，眉弓部の膨隆，鼻・口唇の肥大，下顎突出）を認める．高血圧，耐糖能異常などを合併しやすく，心血管系イベントが発生しやすいため 10 年程短命な傾向がある．空腹時 GH 濃度が 10ng/ml 以上で，75g OGTT でも GH が 1ng/ml 未満に抑制されない．L–ドーパ・ブロモクリプチンに対する増加反応が認められず，逆に低下する．TRH，LH–RH に反応して増加する．IGF–1（ソマトメジン）は日内変動が少なく，GH 持続的高値を反映する．

ほとんどは macroadenoma であり，治療の基本は経蝶形骨洞的摘出術である．術後ホルモンコントロール不良例では，薬物療法を行う．ブロモクリプチンの経口投与が行われるが，有意な GH の低下を認めるものの正常化率は 10％ 程度と低い．近年酢酸オクトレオチド（ソマトスタチン誘導体）の皮下注射治療が行われるようになっている．GH 正常化 30〜40％，IGF–1 正常化 80％ と非常に良好な制御が得られるが，1 日 3 回の皮下注射が必要であり煩雑である．治療効果判定は 75g OGTT で GH 2ng/ml 未満（厳しい基準では 1 以下），IGF–1 正常化で治癒と判断される．

16．PRL 産生腺腫

圧倒的に女性に多く，乳汁漏，無月経，不妊が主な症状である．男性では性欲減退，女性化乳房を認める．血中 PRL 基礎値 20ng/ml 以上が異常高値である．200ng/ml 以上であればまず間違いないが，20〜200ng/ml の軽度上昇は薬剤性や他の病態でも起こりうるので鑑別を要する．血中 PRL 濃度は腫瘍体積と相関していることが特徴的である．治療の第一選択はブロモクリプチン投与である．これにより血中 PRL 濃度が低下し，腫瘍体積も縮小することが多い．その他，カベルゴリン，テルグリドも有効な薬剤である．手術適応と考えられる症例は，① ブロモクリプチン抵抗性の macroadenoma，② 挙児を希望する microadenoma，③ 下垂体卒中となった症例である．

17．ACTH 産生腺腫

いわゆるクッシング病の症状を呈する．満月様顔貌，中心性肥満，赤紫色の皮膚伸展線条，皮下溢血，近位筋力低下，骨粗鬆症を認める．血中 ACTH，コルチゾール高値，尿中遊離コルチゾール，17–OHCS 高値を認める．デキサメサゾン抑制試験，DDAVP 試験，CRH 試験を行う．MRI 上半数は局在不明で，海綿静脈の静脈血サンプリングによる ACTH 測定が決め手となる．病変が確認されれば経蝶形骨洞的手術を第一選択とする．microadenoma であるが術中 80％ は同定可能である．

手術不能例や摘出術を行っても効果が不充分である場合には，ホルモンコントロールを目的に定位放射線治療を行う場合がある．一般に薬物療法のみでは効果が不充分ではあるが，コルチゾール制御を目的に，メチラポン，ミトタンを使用する．ACTH 産生を抑制する可能性がある薬剤としては，ブロモクリプチン，シプロヘプタジン，バルプロ酸，レセルピンが挙げられる．

18．TSH 産生腺腫

非常に稀である．甲状腺機能亢進症状（動悸，発汗過多，体重減少，甲状腺腫大）を呈する．free T3，T4 が上昇しているにもかかわらず，TSH も高値となる．TRH 負荷試験でも TSH は低反応である．

19．ゴナドトロピン産生腺腫

LH・FSH の上昇を認める腺腫であるが，性機能低下などの訴えで発見されることは稀である．

〈山田佳孝〉

C 神経鞘腫

1．概念と症状

神経鞘腫の発生母地は神経を包むシュワン細胞で，種々の神経の神経鞘から発生しうる．頭蓋内で最も多いのは前庭神経からで，三叉神経，顔面神経，下位脳神経がこれに続く．神経鞘腫の発生頻度は原発性脳腫瘍全体の 10.6% を占め，40～69 歳に好発する．

前庭神経鞘腫（以前は聴神経腫瘍と呼ばれていた）は内耳道内の上前庭神経から発生することが多く，小脳橋角部へ進展する．小脳橋角部腫瘍の約 80% を占め，ここには次いで髄膜腫が多い．95% 以上は片側性であり，両側性は神経線維腫症 2 型に特徴的である．症状は，耳鳴り，聴力障害，ふらつきが三徴候である（表 15–10）．さらに大きくなると，顔面神経障害や三叉神経障害の結果として，顔面の痺れや麻痺を来たす．

2．検査

診断のための画像検査の中心は MRI と CT である．骨の変化は CT で示される（図 15–18）．MRI T1 強調画像では低信号で，Gd で強く増強され，T2 強調画像では高信号を呈する（図 15–19）．heavily T2 画像では，神経や血管の情報が詳細に示される（図 15–20）．大きくなれば第四脳室は変形し，水頭症を呈する．しばしば囊胞を有する．CT では等～低吸収域を呈し，造影剤で増強される．脳血管撮影での栄養血管は，後頭動脈，上行咽頭動脈，中硬膜動脈などの外頸動脈からである．聴力検査は診断目的で行われることはなく，進

表 15–10 前庭神経鞘腫の症状

聴力障害	98%
耳鳴り	70%
ふらつき	67%
頭痛	32%
顔面の痺れ	29%
顔面の麻痺	10%
複視	10%

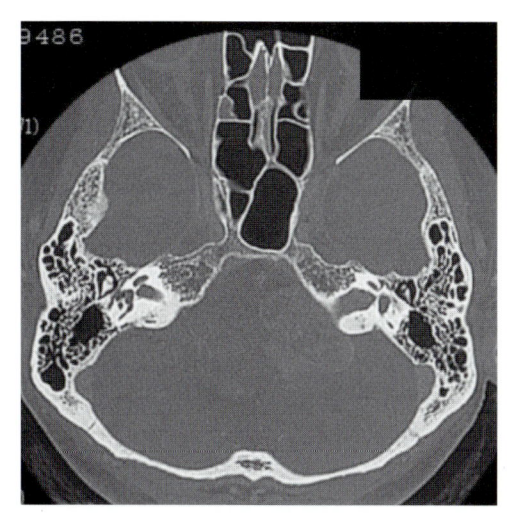

図15-18 前庭神経鞘腫のCT所見
左内耳道の拡大が見られる．

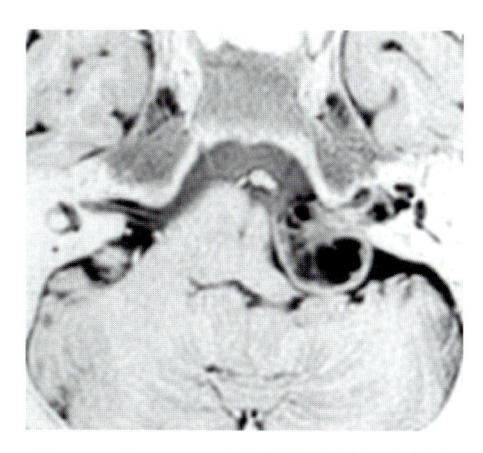

図15-20 heavily T2強調画像の反転画像
左内耳道内から小脳橋角部にかけて大きな腫瘍が鮮明にみられる．右側では第Ⅶ・第Ⅷ脳神経が描出されている．

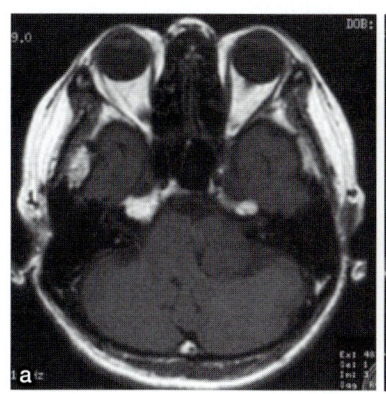

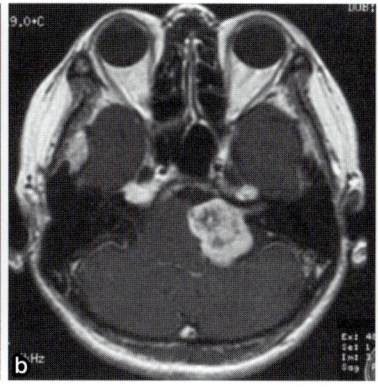

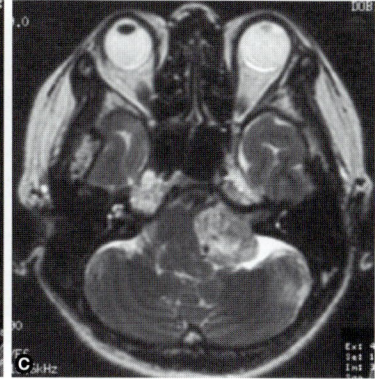

図15-19 MRI
a：T1強調画像（左小脳橋角部に低信号の腫瘍がみられる），b：Gd増強T1強調画像（腫瘍は強く増強されるが，一部不均一である），c：T2強調画像（高信号域を呈している）

行の程度を経時的に知るために，あるいは術後に比較するために行う．オージオグラム，言語識別，聴性脳幹反応などを検査する．

3．治療

治療の選択肢としては，経過観察，放射線療法，手術がある．一般的には，小さい腫瘍で全身状態が不良であるとか高齢者では経過を観察し，聴力が著しく低下している場合にも経過観察とする．この場合には半年に1回MRIを施行し，安定しているなら年に1回程度でよい．大きい腫瘍や小さくても聴力が保たれている場合には手術を考慮する．手術法としては，経迷路到達法，後頭蓋窩到達法，そして中頭蓋窩到達法がある．直径3cmまでの腫瘍では，ガンマナイフやXナイフも考慮される．

〈黒岩敏彦〉

D 頭蓋咽頭腫

1. 概念

頭蓋咽頭腫 craniopharyngioma は，胎生期の頭蓋咽頭管の遺残組織（ラトケ囊）から発生する先天性良性腫瘍である．原発性脳腫瘍の3.4%を占め，小児脳腫瘍の8.9%を占める．約半数が小児に，半数が成人にみられ，2相性を示す．

2. 病理

トルコ鞍近傍に発生し，視神経や下垂体から視床下部，橋，第三脳室にまで進展する場合もある．性状は囊胞形成や石灰化を有するものや，充実性のものなど様々である．組織型は adamantinomatous type と squamous papillary type に分けられ，前者は小児に後者は成人に多く，石灰化は前者で多い（80%）．

3. 症状

症状は主に，頭痛などの頭蓋内圧亢進症状と間脳下垂体の局所症状に分かれる．成人では視力・視野障害，下垂体前葉機能不全，尿崩症，記憶障害などで発症することが多いが，小児例の場合は発見が遅れる傾向にあり，水頭症を多く合併することから，重症の視力・視野障害，低身長などで発見される．

頭蓋内圧亢進症状は，腫瘍が第三脳室からモンロー孔に進展し髄液循環が障害された際に生じる水頭症が原因であり，腫瘍径が大きく小児例で多い．視野障害は下垂体腺腫と同様の両耳側半盲が典型的であるが，不規則な形を取る場合も多い．下垂体機能の低下により小児では低身長を呈することもある．視床下部を圧迫している場合は，局所症状として傾眠・尿崩症や低体温を生じることがある．尿崩症は本疾患での特徴とも言われるが，実際の初発症状としては10%程度である．

4. 治療

頭蓋咽頭腫は先天性の良性腫瘍であり，治療の基本は手術による全摘出である．手術のアプローチは腫瘍の局在・進展方向により選択される．腫瘍が主に鞍内を中心に存在すれば経蝶形骨洞アプローチで手術可能であるが，鞍上部に進展している場合は前頭開頭による大脳半球間裂からのアプローチを選択し，時に経脳梁，経終板といった手技を要する場合もある．また外側進展の著しい場合には経シルビウス裂アプローチが選択され，第三脳室を主座にしている場合は経皮質による脳室内アプローチで行われる場合もある．頭蓋咽頭腫は時として巨大なものに遭遇し，これらのアプローチを組み合わせた治療戦略を強いられることもある．基本的には一期的に全摘出を目指すが，腫瘍が視神経や視交叉，視床下部などに強固に癒着しているときなどは，摘出に際して重篤な障害が見込まれるため，術後のQOLを考慮すれば無理な全摘出を控えるべきとの意見も多い．放射線治療が再発・最増大の予防に効果があるとされ，従来の分割外照射や最近では定位的照射も行われている．近傍に視神経が存在するため照射線量に限界があるが，周囲正常組織の耐用線量以下の照射でも高い腫瘍制御効果が期待できる．囊胞性の腫瘍は照射後にも囊胞の増大が生じる場合も多く，外科的に

内溶液の排出を要する．たとえ全摘出であっても腫瘍は再発しうるので術後も定期的な画像診断による経過観察が推奨される．

手術後の下垂体機能不全に対してはホルモンの補充療法を考慮するが，成長ホルモン投与が再発や再増大に関与するという報告があり，注意を要する．また周術期には高率に尿崩症を生じるため尿量・尿比重などには特に注意し，充分な全身管理を心がける．

5．検　査（図 15-21）

a．頭蓋骨単純撮影
トルコ鞍が皿状　saucer-like と呼ばれる形状に変形する．石灰化は小児例で多く見られるが，成人例では少ない．

b．CT スキャン
トルコ鞍近傍の腫瘍で，石灰化を伴い囊胞を有することが多い．実質性腫瘍は増強効果を受け，囊胞性の場合はリング状増強効果を示す．

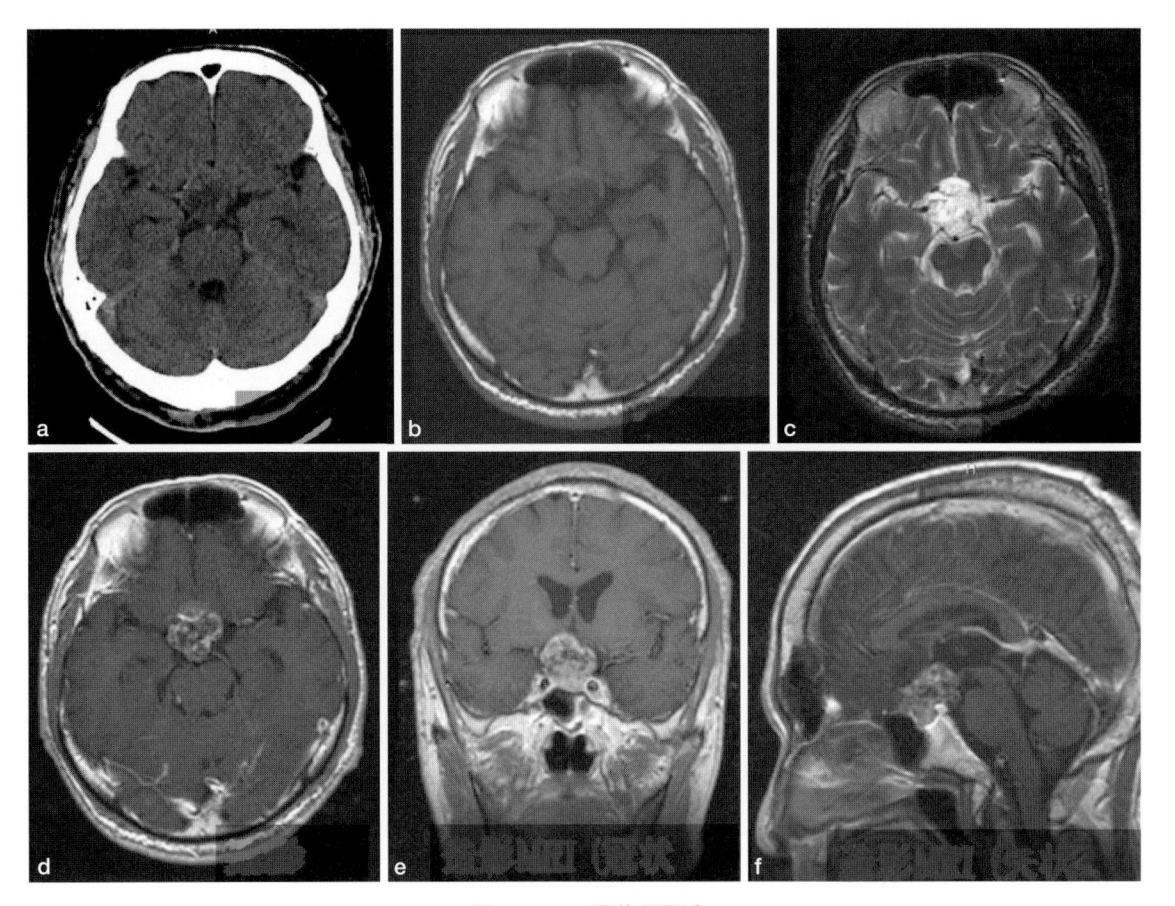

図 15-21　頭蓋咽頭腫
a：単純 CT，b：MRI (T1)，c：MRI (T2)，d：造影 MRI（横断像），
e：造影 MRI（冠状断像），f：造影 MRI（矢状断像）

c．MRI

T1強調画像ではやや低〜等信号で，CT同様充実部分が造影を受ける．囊胞はT1強調画像で低〜等信号，T2強調画像では脳脊髄液より高信号を呈する．正常の下垂体が腫瘍の下方に位置する場合が多く，鑑別診断の参考となる．

〈川端信司〉

E その他の脳実質外腫瘍

1．脊索腫 chordoma

a．概念

胎生期における脊索の遺残組織より生ずると考えられており，頭蓋，脊椎に沿って発生し，頭蓋底や脊椎，仙尾部に好発する．本邦では頭蓋内腫瘍の0.4％を占めるとされ，欧米より頻度が高い．主に30〜60歳代の成人に発生し，小児例は少ない．

b．病理

病理学的には大部分が良性腫瘍であるが，頭蓋底に浸潤性に発育することから全摘出が困難で，再発を避けられず臨床上予後不良となる場合も多い．

c．症状

腫瘍の発生部位により，局所の神経症状を呈する．斜台部や蝶形骨付近から発生し，あらゆる方向に進展する．そのため眼球運動障害や下位脳神経症状など単一の脳神経麻痺を呈する場合から，腫瘍の進展により多発脳神経麻痺や脳幹圧迫症状を呈するものもある．最も多いのは複視で，約半数に**外転神経麻痺**を認める．その他，頭痛や視力障害などを伴う．

d．治療

手術治療と放射線治療が選択され，化学療法は通常行われない．発生部位から全摘出は必ずしも容易ではないが，部分摘出例での再発率は有意に高い．しかしながら全摘出例では重篤な髄膜炎や髄液漏など術後合併症の頻度が増すとされる．前述のように，頭蓋底に広く浸潤発育することから外科的全摘出は容易ではない．組織学的に良性腫瘍であり放射線に対する感受性は高くないと考えられるが，臨床的予後が不良であることから古くから術後残存腫瘍に対し放射線治療が行われてきたが，その再発予防効果は乏しい．近年放射線治療の進歩から，**局所高線量照射（定位的照射，粒子線治療，IMRTなど）**が行われるようになり，今後標準治療としての効果が期待される．

e．検査

1）CT

主に頭蓋底に発生することから，MRIが特に有用であるが，CTによる骨情報（骨溶解性病変）も診断には欠かせない．石灰化を示す高吸収域（30〜70％）を伴う腫瘍で造影により増強される．

2）MRI

T1で等〜低信号，T2で著明な高信号を呈し，造影剤により不均一に増強される．

2. 類皮腫 dermoidと類上皮腫 epidermoid

a. 概念

　　胎生期遺残組織より生ずる腫瘍であり，類上皮腫は表皮に由来し，扁平上皮のみよりなるが，類皮腫は皮膚全層にわたる組織（汗腺，脂腺，毛髪など）を含む．どちらの腫瘍も嚢胞を形成することが多く，類皮嚢胞や類上皮嚢胞とも呼ばれる．類皮腫は小児期から若年成人，類上皮腫は30歳代以降の報告が多い．本邦では類皮腫は全頭蓋内腫瘍の0.3％，類上皮腫は1.4％を占める．

b. 病理

　　病理学的には良性疾患であるが，ごく稀に悪性化の報告がある．全摘出できた場合の再発率は極めて低いが，亜全摘例での再発も数％から30％程度と少ない．被膜が残存した場合，再発率が高い傾向にあるが，残存があっても神経や血管，脳幹などの重要構造物に付着した部位の無理な摘出は，重篤な後遺障害の可能性があり，行うべきでない．

c. 症状

　　類皮腫の症状は腫瘍の局在によりさまざまで，局所症状や痙攣，頭蓋内圧亢進症状などで

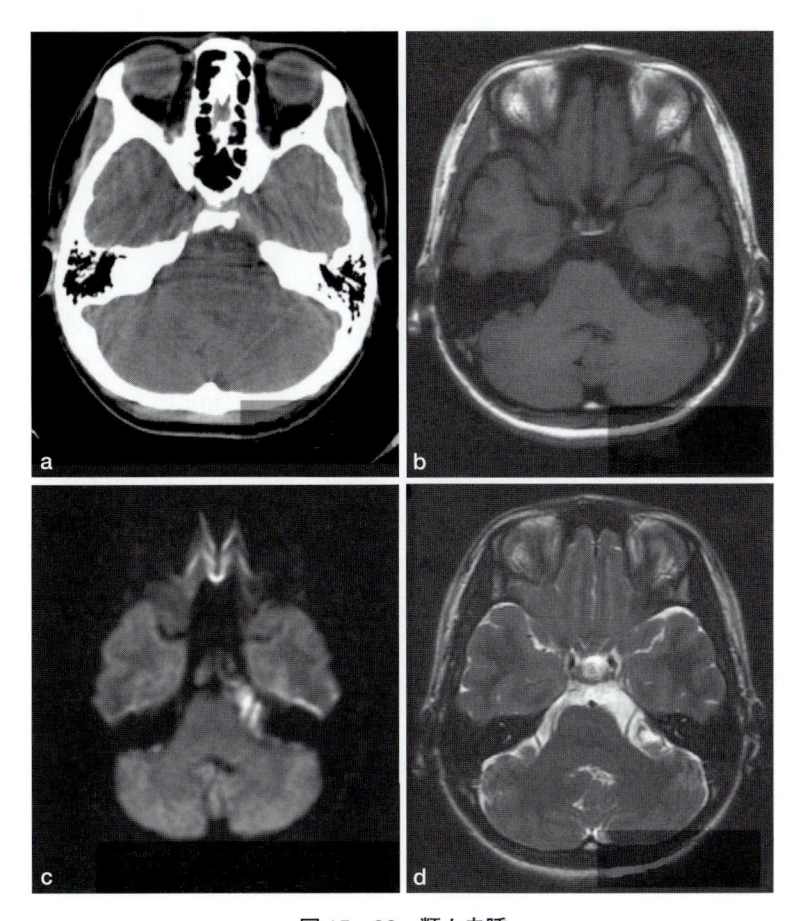

図 15-22　類上皮腫
a: 単純 CT, b: MRI (T1), c: MRI (拡散強調画像), d: MRI (T2)

ある．後頭蓋で皮膚洞を伴った場合は再発を繰り返す細菌性髄膜炎を生じる．類皮嚢胞はしばしば自然破裂し，**無菌性髄膜炎**や頭痛・痙攣から時に一過性虚血や片麻痺など症状で発症することもある．類上皮腫は小脳橋角部に好発することから三叉神経痛や顔面痙攣の原因として知られるが，その他類皮腫と同様，非特異的な症状での発症が多い．

d．治 療

類皮腫，類上皮腫ともに治療は外科的摘出で，放射線・化学療法などは行われない．いずれも良性の腫瘍であり，全摘すれば治癒すると考えられるが，発生部位など場合によっては全摘出が必ずしも容易ではない．手術摘出による神経症状の悪化や合併症の頻度は必ずしも低くない．合併症として他に，術後の無菌性髄膜炎が挙げられ，術中に嚢胞内容が髄腔内に拡散し生じるとされる．無菌性髄膜炎を生じた場合は術後水頭症を生じやすく，シャント術を要することがある．

e．検 査（図15-22）

1）CT

単純CTでは辺縁不整で均質な低吸収域を呈し，増強を受けず周囲浮腫も伴わない．

2）MRI

典型的にはT1で低信号，T2で高〜等信号．水分含有量や石灰化病変を伴い，不均質な信号強度を示す場合も多い．造影剤で増強されないが，拡散強調画像で著明な高信号を呈し，くも膜嚢胞との鑑別に特に有用である．

〈川端信司〉

4．頭蓋骨腫瘍

頭蓋骨腫瘍 skull tumor でおもに臨床上問題となるのは悪性腫瘍であるが，良性腫瘍と悪性腫瘍，非腫瘍性疾患との鑑別はしばしば困難である．良性腫瘍の代表例は骨腫であり，頭蓋冠に発生する原発性腫瘍の中で最も多い．他に血管腫，類皮腫・類上皮腫，軟骨腫や動脈瘤性骨嚢胞などがあげられ，また髄膜腫の好発部位でもある．悪性腫瘍の代表例が転移性骨腫瘍であり，原発病変としては前立腺・乳房・肺・腎臓・甲状腺の癌およびリンパ腫や多発性骨髄腫，形質細胞腫などである．原発性悪性骨腫瘍としては，軟骨肉腫・骨肉腫や線維肉腫などの鑑別が必要となる．

1．骨 腫

良性で緩徐に増大し，おもに円蓋部，乳突蜂巣や副鼻腔，下顎に発生する．女性に多い．

a．病 理

骨芽細胞，骨様組織からなり，周囲は反応性の骨で囲まれる．線維性骨形成異常症との鑑別は困難である．

b．症 状

隆起として自覚する以外に，稀に周囲への圧迫症状で発見される．また副鼻腔内のものは再発性副鼻腔炎の原因となる．

c．治　療

無症状のものは経過観察でよく，美容的な理由で外科的摘出が行われることが多い．また周囲組織への圧迫症状や悪性疾患との組織学的鑑別から手術が行われる場合がある．反復性副鼻腔炎の原因となる場合なども手術適応と考える．病変が外板に限局する例では内板を含めた摘出は不要であるが，骨組織の病理診断には時間を要するため，初回手術時に全摘出する場合も多い．

e．検　査

1）頭蓋単純写

境界鮮明で均一な腫瘍で，緻密骨，海綿骨どちらの成分も主体となり得る．板間巣は保たれる．

2）骨シンチ

高集積．

2．血管腫

頭蓋骨腫瘍の約 7％ を占める良性腫瘍である．

a．治　療

一塊として摘出または掻爬で治癒が得られる．骨膜下で硬く，ドーム状に隆起した腫瘤である．摘出不可能なものは放射線治療が考慮される場合もある．

b．検　査

1）頭蓋単純写

蜂巣状や柱状・根状の小柱形成がみられ，円形の透過像が特徴的である．辺縁の硬化像を有するものは 1/3 程度とされる．

2）頭蓋骨 CT

硬化した小柱形成を伴った低吸収域を示し，増強効果は見られない．

3）骨シンチ

高集積．

3．類皮腫，類上皮腫（頭蓋骨）

発育中の頭蓋骨に外胚葉系の組織が迷入することによって発生するとされる．通常は中心線上で板間層に生じ，外板・内板の両方に進展する．良性疾患であるが，直下の硬膜静脈洞や脳組織に影響し，感染を生じることもある．

a．治　療

外科的摘出により，骨片縁を掻爬する．頭蓋内に至る進展経路を充分検索し，摘出する．硬膜静脈洞上の病変では注意を要する．

b．検　査

1）頭蓋単純写

境界明瞭で周囲に骨硬化像を伴う骨破壊像を呈する．

2）頭部 CT

脂肪を含むケラチンが成分であり，低吸収域を示す．増強効果は示さない．

3）MRI

T1で低信号，T2で高信号を示す．頭蓋内進展の評価に有用である．

4．好酸球性肉芽腫

単核球と好酸球からなる良性の限局性骨病変であり，頭蓋骨に好発する（40〜80％）ほか，大腿骨・下顎骨・肋骨・骨盤や脊椎の発生例がある．骨外に進展し，骨膜を侵すが，硬膜を破ることは稀である．組織には多くの組織球・好酸球・多核細胞が混じるが，感染徴候はみられない．良性疾患であるが，多発例や再発例も存在し，治療に難渋する場合もある．

a．治療

自然治癒の可能性もあるが，初発時に症状を呈している場合も多く，単発病巣は外科的に摘出される．多発病巣は頭蓋骨以外の骨であることも多く，化学療法や放射線治療も行われる．

b．検査

1）頭蓋単純写

境界鮮明な円形または楕円形の非硬化性病変（punched out）で，板間層から始まり内板・外板の両方に進展する．

2）単純CT

骨破壊像の中に軟部組織の混入をみる．周囲に骨硬化像のある類上皮腫との鑑別が重要である．

5．転移性骨腫瘍

典型的な頭蓋骨悪性腫瘍である．悪性腫瘍の約5％で頭蓋骨への転移が認められる．頭蓋骨への転移は，乳癌が約50％を占め最多である．次いで肺癌，頭頸部癌など．転移経路は主に血行性である．頭蓋底よりは頭蓋冠に好発する傾向があり，一般に板間層から発生する．有痛性の腫瘤を訴えることが多い．骨転移からの平均余命は約1年であるが，乳癌や前立腺癌・腎癌からの転移では長期生存の可能性がある．

a．治療

単発巣であれば外科的に全摘出が行われる．腫瘍濃染像を伴う場合は術前塞栓術が有用となる．その他，残存や多発性腫瘍では放射線治療，化学療法などが選択される．前立腺や乳癌で内分泌療法が有効な場合がある．

b．検査

1）CT

単純CTで高吸収域を示し，造影剤により均質に増強される．

2）MRI

T1で等〜低信号，T2で高信号を呈し，CT同様均質で強い増強効果を示す．

〈川端信司〉

5. 遺伝子異常による脳腫瘍

　特定の遺伝子異常によって高率に脳腫瘍が発生する疾患があり，古くは母斑症 phacomatosis として知られ，現在は神経皮膚疾患 neurocutaneous disorder として複数の疾患が分類されている．皮膚と中枢神経は発生過程において共に外胚葉に由来するが，神経皮膚疾患に分類されている疾患は，それぞれ特有の皮膚所見と神経疾患を呈し，遺伝性が認められる．また皮膚と中枢神経以外の臓器にも器官形成異常や腫瘍が同時に見られることがある．ここでは以下の代表的4疾患について記述する．
① 神経線維腫症　neurofibromatosis（NF）（-1と-2という2つの病型が有名である）
② 結節性硬化症　tuberous sclerosis（TS）
③ フォン ヒッペル・リンダウ病　von Hippel-Lindau disease（VHLD）
④ スタージ・ウェーバー症候群　Sturge-Weber syndrome（SWS）

1. 神経線維腫症（NF）

　皮膚や神経の病変を呈する一群の遺伝子疾患で，神経皮膚疾患の中で最も頻度が高い．皮膚カフェオレ斑，虹彩結節，神経線維腫などを特徴とする1型神経線維腫症（NF-1）と，両側の聴神経鞘腫を特徴とする2型神経線維腫症（NF-2）が存在する（病型の組み合わせや分布からNF-8までの分類が提唱されているが，確立されたものではない）．

a．1型神経線維腫症（NF-1）

　NF-1はフォン レックリングハウゼン神経線維腫症　von Recklinghausen neurofibromatosis とも呼ばれ，神経線維腫症の大半（90％）を占める疾患で，発生頻度は4,000人に1人程度である．常染色体優性遺伝であり原因遺伝子は17q11.2であることが判明している（遺伝子座と呼ばれる遺伝子の存在する場所を示す表現で，17qとは17番染色体の長腕を意味する（ちなみに短腕はp）．11.2が遺伝子に付けられた拡張子で，ギムザ染色等で区分された染色体部位p11の中の2番目の場所に遺伝子が位置する）．ただし，家族歴が認められない孤発症例が50％存在する．本疾患で見られる脳腫瘍は神経膠腫で，視神経の毛様性星細胞腫がほとんどであるが，星状細胞腫や膠芽腫も発生することがある．体幹四肢に見られるカフェオレ斑（平面状の卵形をした明褐色の色素沈着）と，腋窩や鼠径部に見られる雀斑様褐色斑（frecklingと呼ばれる色素沈着）が皮膚所見としては有名で，神経線維腫や虹彩結節（茶色半透明に見える色素沈着を伴った虹彩の過誤腫：lisch nodule）もNF-1の診断基準に含まれる．

b．2型神経線維腫症（NF-2）

　常染色体優性遺伝であり原因遺伝子は22q11に同定されている．発生頻度は40,000人に1人で，NF-1同様，家族歴が認められない孤発症例が50％存在する．本疾患に見られる脳腫瘍は，両側前庭神経鞘腫，髄膜腫，神経膠腫である．その他，神経線維腫と若年性白内障が後発する．

c．NFの治療と予後

　NF-1，NF-2ともに発生する腫瘍の大半は良性腫瘍であり，摘出術が基本となる．複数の病変が出現して悪性化する重症例から，病変の数も少なく進行の遅い軽症例までさまざ

2．結節性硬化症（TS）

TSは顔面の**血管線維腫 angiofibroma**，てんかん，**精神発育遅滞**を3主徴とする神経皮膚症候群で，皮膚，脳，眼球，腎臓などにさまざまな過誤腫（形成異常）や腫瘍が生じることが特徴である．9q34に存在する *TSC1* と，16p13.3に存在する *TSC2* の2つの癌抑制遺伝子が関与していることが知られ，どちらの遺伝子異常であっても臨床症状に大きな差はない．本邦での発生頻度は10,000～30,000人に1人とされ，常染色体優性遺伝であるが，孤発例も全体の2/3と多い．典型的な中枢神経所見としては，**皮質結節 cortical tuber** や **上衣下グリア結節 subependymal glial nodule** がある．またTSに見られる脳腫瘍は **上衣下巨細胞星状細胞腫 subependymal giant cell astrocytoma（SEGA）** である．本腫瘍は神経細胞とグリア細胞の両方の形質を有し，その起源については不明な点も多いが，WHOの脳腫瘍分類では星細胞系腫瘍に分類されgrade 1である（脳腫瘍は悪性度の観点からgrade 1～4に分類され1が最も良性）．

TSに見られる各臓器の病変は臓器機能への影響が出ない限り経過観察され，一般的には予後良好とされる．SEGAも手術により全摘出されれば予後は良好であるが，腫瘍内出血や頭蓋内圧亢進から不良な転帰をたどる症例もある．また上衣下グリア結節の一部はSEGAに進展することが報告されており，直径5mm以上で石灰化が少なく造影剤での増強効果が見られるものは，MRIでの定期的な経過観察が必要である．

3．フォン ヒッペル・リンダウ病（VHLD）

VHLDは中枢神経や網膜に生じる血管芽腫と，腎臓・副腎・膵臓・精巣上体などに発生する嚢胞や腫瘍を特徴とする．発生頻度は40,000人に1人程度とされ，常染色体優性遺伝である．原因遺伝子は3pに存在する *VHL* と呼ばれる癌抑制遺伝子であることが知られている．本疾患では遺伝子診断が非常に有用とされ，VHLDであることが判明した際には速やかな全身検索が勧められる（特に本疾患の生命予後に関わる腎細胞癌の早期発見を目的とする）．VHLDの死因の半数は小脳血管芽腫で，次いで腎細胞癌が多い．

4．スタージ・ウェーバー症候群（SWS）

一側顔面のぶどう**酒様血管腫 portwine nevus**（三叉神経第1枝領域が多い）と脳局所的な皮質萎縮と石灰化を特徴とする．脳三叉神経血管腫症という呼称もある．脳病変による痙攣や運動片麻痺，視野障害などが生じやすく，その他に一側眼球の突出や緑内障，虹彩欠損，網膜の血管腫なども見られることがある．ほとんどの症例が散発性であるが，第3番染色体と関連した常染色体劣性遺伝が示唆される症例もある．治療は基本的には抗痙攣薬投与などの保存的加療であるが，難治性の痙攣を呈する症例の場合はてんかんのコントロールを目的として脳葉切除などの外科手術が行われることがある．

〈野々口直助〉

頭部外傷

A 頭部外傷の病態と分類

1．頭部外傷の病態

a．一次性脳損傷と二次性脳損傷

　　　　頭部外傷は，受傷の瞬間に生じる損傷（**一次性脳損傷**）と，これに引き続いて進行する障害（**二次性脳損傷**）に分類できる．一次性脳損傷とは衝撃の瞬間に生じる力学的機序による障害で，軟部組織の挫創や骨折，脳実質・脳神経・脳血管などの機械的破壊をいう．障害は不可逆的で回復は望めない．二次性脳損傷とは脳浮腫，出血，頭蓋内圧亢進，脳血流の低下など頭蓋内要因と低酸素，低血圧，発熱など全身性要因により受傷後から進行する障害である．細胞レベルでは，細胞内Caイオンの上昇，活性酸素の発生，興奮性アミノ酸やサイトカインの放出などが急激に進行する．一次性と二次性の脳損傷は必ずしも明確に区別しうるものではないが，治療は，いかにして二次性脳損傷を軽減するか，に集約される．

b．頭蓋内圧（ICP）亢進

　　　　脳は硬い頭蓋骨により守られているが，逆に何らかの原因で頭蓋内の容積が増加すればICPが亢進する．ICP亢進は脳ヘルニアや脳虚血をもたらして脳障害が進行する．
　　　　頭蓋内の構成要素は脳実質（80％），脳脊髄液（10％），動静脈および血液（10％）である．頭蓋内血腫などの占拠性病変の出現，脳挫傷とこれに伴う脳浮腫による脳実質の増大，髄液の流通や吸収の障害による脳脊髄液の増大，脳血管拡張や脳循環の障害による脳循環血液量の増大などがICP亢進の原因となる．

c．脳ヘルニア

　　　　ICP亢進は，頭蓋内血液容積や脳脊髄液の減少により代償されるが，一定限度を超えると急速にICPが上昇し，脳組織の圧迫・偏位を生じる．頭蓋内の各分画に圧較差を生じると脳実質の一部が偏位，脱出する．大脳を左右に分ける大脳鎌を介しての水平偏位を**帯状回ヘルニア（大脳鎌下ヘルニア）**，テント上と後頭蓋窩を分ける小脳テントを介しての下方への偏位を**テント切痕ヘルニア（鈎ヘルニア）**，頭蓋腔と脊髄腔を分ける大孔頭孔を介しての下方偏位を**小脳扁桃ヘルニア**という．大脳脚が圧迫されれば反対側の麻痺が，動眼神経が圧迫されれば同側の動眼神経麻痺を生じる．脳幹圧迫が進行すると意識障害，呼吸・循環の障害をきたし死に至る．

d．発生機序

1）直線的加速または減速

　　　　衝撃側の直下に生じた脳損傷を**直撃損傷**，衝撃側と反対側に生じた脳損傷を**対側損傷**とい

2）角加速度

回転力を伴った外傷では，頭蓋骨と脳実質の間や脳実質内部においても部位によって相対的な"ずれ"を生じる．この結果，脳内に**ひずみ（剪断力）**が発生し，脳損傷をきたす．**回転加速度**が大きくなる前頭蓋底や中頭蓋底に脳挫傷が好発する．また剪断力による脳深部白質の神経線維の断裂は，びまん性軸索損傷をもたらす．

2．頭部外傷の分類

頭部外傷は観点の違いから様々な分類がある．頭部の外表に創があれば開放性，なければ閉鎖性頭部外傷であり，開放性損傷のなかで硬膜の損傷があって脳の損傷が直接みえるものが穿通性，硬膜断裂のないものが非穿通性頭部外傷である．外傷後の意識レベルはさまざまな経過をとる（図16-1）．一過性意識消失をきたすが脳に何らの器質的変化をみないものを脳震盪，より長期の深い意識障害または局所症状があれば脳挫傷もしくは脳裂傷，血腫などにより脳が外部から圧迫されれば脳圧迫という．臨床的によく使用される代表的分類を下に掲げる．

a．臨床症状からみた分類（荒木分類）（表16-1）

閉鎖性頭部外傷において，脳に加わった外力の影響度を受傷後早期の意識レベルと局所症状から分類したもので，それ自体で頭蓋内の器質的変化を示そうとするものではない．CT，MRIが普及した現在においても，受傷時の外力を示唆し病態の推移を理解する上で意義がある．

b．病態による分類（Gennarelli分類）（表16-2）

Gennarelliらは頭部外傷を頭蓋骨損傷，局所損傷，びまん性脳損傷に分類し，頭蓋内血腫と脳挫傷を局所損傷に，脳震盪とびまん性軸索損傷をびまん性脳損傷に分類した．局所性脳

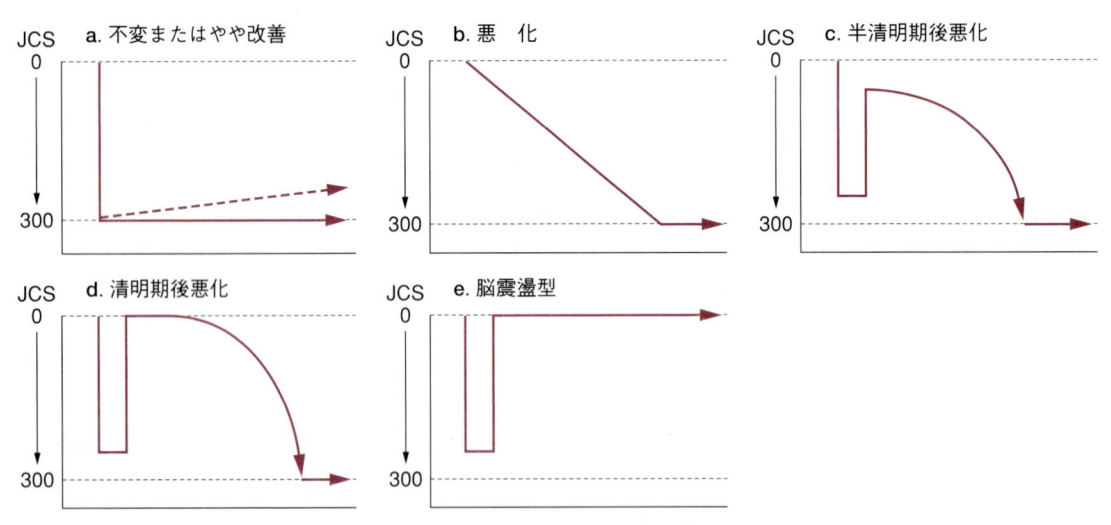

図16-1 頭部外傷後の意識経過
頭部受傷後意識レベルは様々な経過をたどる．a：脳挫傷が強いもの，b：硬膜下・脳内血腫の可能性，c：血腫確実（脳挫傷＋硬膜下血腫），d：血腫確実（脳挫傷・硬膜外血腫の可能性大），e：脳震盪型．

表 16-1　荒木の頭部外傷分類

第Ⅰ型　（単純型または無症状型）
　　脳からの症状を全く欠如しているもの
第Ⅱ型　（脳震盪型）
　　意識障害が受傷後 6 時間以内に消失し，その他の脳の局所症状を示さないもの
第Ⅲ型　（脳挫傷型）
　　1）受傷直後より意識障害が 6 時間以上続くか
　　2）意識障害の有無にかかわらず，脳よりの局所症状のあるもの
第Ⅳ型　（頭蓋内出血型）
　　受傷直後の意識障害および脳局所症状が軽微であるか，または欠如していたものが，時間がたつにつれて意識障害および局所障害が出てくるとか，それらの程度が増悪してくるもの

表 16-2　Gennarelli の頭部外傷の分類

頭蓋骨損傷	局所性脳損傷	びまん性脳損傷
頭蓋骨骨折 ・線状 ・陥没 頭蓋底骨折	硬膜外血腫 脳挫傷 脳内出血	軽度脳震盪：意識障害はないが，一過性神経学的障害をみる 古典型脳震盪：一過性意識消失（6 時間以内）を伴う一過性神経的障害 遷延性昏睡（びまん性軸索損傷） 　・軽症：6～24 時間の昏睡，長期ないし慢性の神経学的または認知障害 　・中等症：24 時間以上の昏睡，脳幹機能障害なし 　・重症：24 時間以上の昏睡，脳幹機能障害あり（大脳・脳幹のびまん性軸索損傷）

表 16-3　TCDB による頭部外傷の CT 分類

びまん性脳損傷Ⅰ（病変なし）	CT で頭蓋内病変をみない
びまん性脳損傷Ⅱ	脳槽は描出．0～5mm の正中偏位． 異常吸収域が見られるが，25cc より大きい高または混合吸収域はない． 骨弁または異物が含まれている場合もある．
びまん性脳損傷Ⅲ（腫脹）	脳槽は圧迫ないし消失している．0～5mm の正中偏位． 25cc より大きい高または混合吸収域を認めない．
びまん性脳損傷Ⅳ（偏位）	5mm より大きい正中偏位． 25cc より大きい高または混合吸収域を認めない．
除去された占拠性病変	手術で除去されたすべての占拠性病変．
除去されていない占拠性病変	25cc より大きい高または混合吸収域があるが，手術的に除去されていない．

損傷とびまん性脳損傷の合併が少なからずみられる．

c．**CT による分類（TCDB 分類）**（表 16-3）
　　GCS 8 以下の重症頭部外傷を登録した米国頭部外傷データバンク〔Traumatic Coma Data Bank（TCDB）〕で用いられた CT 分類である．転帰との間に良好な相関がみられる．

d．**意識障害の程度：Glasgow Coma Scale（GCS）による重症度分類**
　　GCS 3～8 を重症頭部外傷，GCS 9～12 を中等症頭部外傷，GCS 13～15 を軽症頭部

B 頭蓋顔面骨骨折

外傷とする．JCSでは30〜300が重症頭部外傷である．重症頭部外傷のうち，とくにGCS 3〜4は予後不良であるため最重症頭部外傷として区別することがある．

〈小畑仁司〉

B 頭蓋顔面骨骨折

1．頭蓋骨損傷

a．線状骨折

頭部単純写では，明瞭な直線状を呈し，血管圧痕（線は不明瞭で屈曲），骨縫合線（複雑に入り組んだ線で左右対称にみられる）と区別される（図16-2）．骨折そのものは治療対象とならないが，骨折線が血管圧痕を横切る場合には急性硬膜外血腫の出現に注意を要する．

b．陥没骨折

受傷物との接触面積が小さく高速であった場合，打ち抜き型の陥没骨折を生じる．前頭骨，頭頂骨に多く，小児に好発する．骨折がピンポンボール型を呈するのが小児の特徴であ

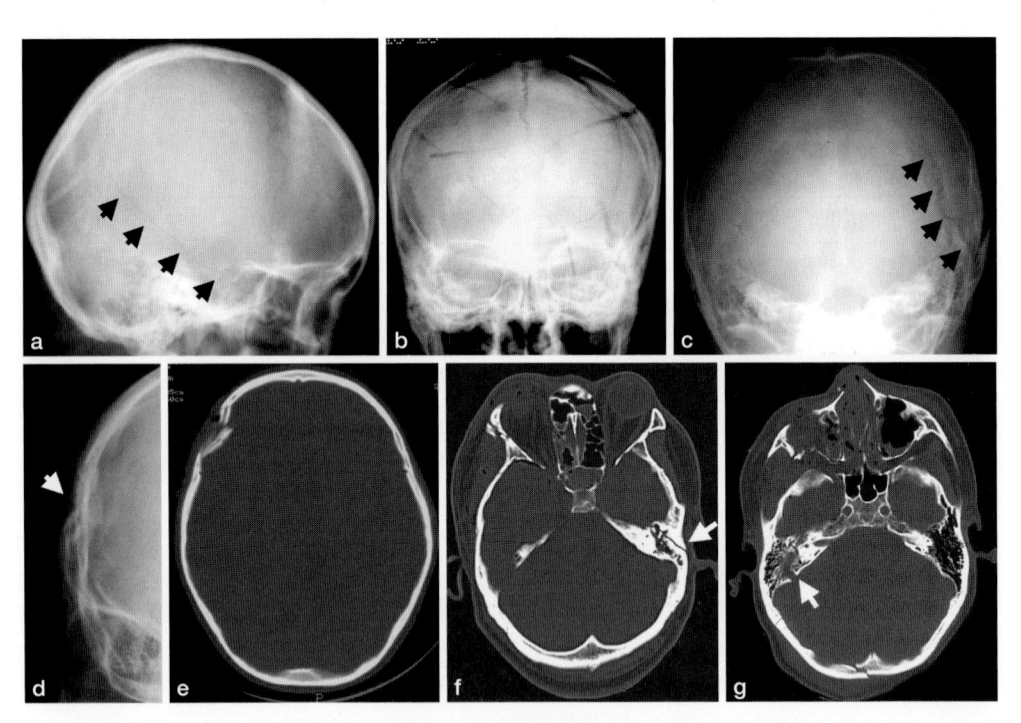

図16-2 頭蓋骨骨折
a：頭蓋骨線状骨折．骨折線が血管溝を横切る点に注目する．この患者は急性硬膜外血腫を生じた．b：頭頂部打撲による放射状の線状骨折．矢状縫合・ラムダ縫合の離開も認める．c：ラムダ縫合の縫合離開．d：陥没骨折の頭蓋単純撮影．e：陥没骨折のCT所見．f：錐体骨縦骨折．右眼窩外側の骨折と気脳症も認める．g：錐体骨横骨折．上顎骨骨折と後頭骨骨折を合併．乳突蜂巣・上顎洞・篩骨洞内に出血を伴っている．

る．陥没の程度は，頭部単純写の切線方向撮影や頭部 CT で診断する（図 16-2）．
　美容的問題が残る場合（通常 1cm 以上の陥没），硬膜損傷の合併，静脈洞の圧迫，開放創で感染の危険がある場合は手術適応である．開放性の場合，手術は可及的早期に行う．

c．頭蓋底骨折

1）病　態
　頭蓋円蓋部の骨折に連続することが多いが，顔面の受傷が波及する場合やしりもちをついて後頭顆と脊柱が衝突することによっても生じる．脳神経障害や髄液漏，合併する頭蓋内出血が問題である．必ずしも重症とは限らない．

2）症　状
　前頭蓋底骨折の場合は，骨折部からの出血が結合組織の疎な眼窩周囲にめがね状に皮下出血をきたし（**ブラックアイ**，**パンダの目**），錐体骨縦骨折では乳様突起部の骨膜下出血により耳介後方に皮下出血（**バトル徴候**）を生じることが特徴である（図 16-3）．

3）診　断
　診断は頭蓋単純写（タウン撮影，ウォーターズ撮影など），骨レベル CT，三次元 CT が有用である．副鼻腔や乳突蜂巣に血腫や液貯留があれば頭蓋底骨折を示唆する．

d．視神経管骨折
　頭蓋底骨折が視神経管に及び骨片が視神経を圧迫すると視力障害をきたす．視神経そのものに対する直接的な障害，あるいは視神経の循環障害や浮腫による遅発性の障害がある．ステロイド投与による保存的治療もしくは**視神経管解放術**を行う．受傷直後より完全盲の場合は視神経自体の挫傷や断裂などの一時的損傷が強く，手術適応とはならない．

e．眼窩吹き抜け骨折

1）病　態
　拳やボールが目に当たった場合のように，外力が眼窩縁に当たらず直接眼球に加わり，眼窩内圧が急激に上昇すると眼窩を構成する骨に骨折をきたすことがある．骨が菲薄な眼窩底部に好発する．

2）症　状
　無症状の場合もあるが，骨折線の間隙に眼球被膜や外眼筋がはさまれると眼球運動障害を生じ複視をきたす．

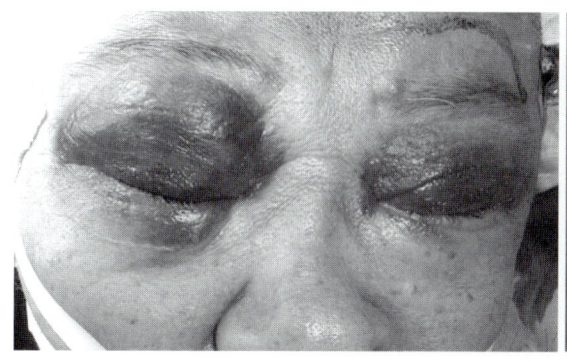

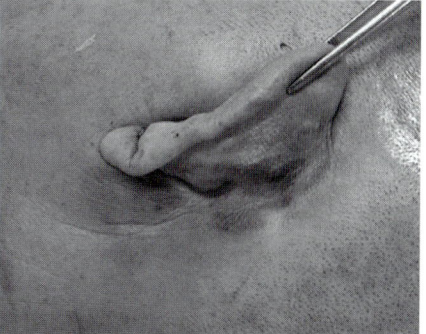

図 16-3　ブラックアイ（パンダの目）（左）とバトル徴候（右）

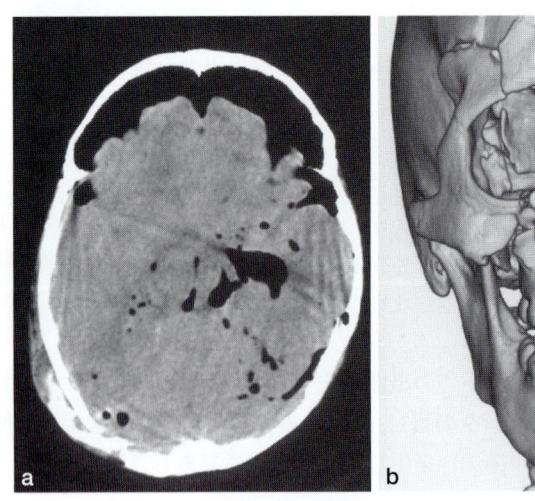

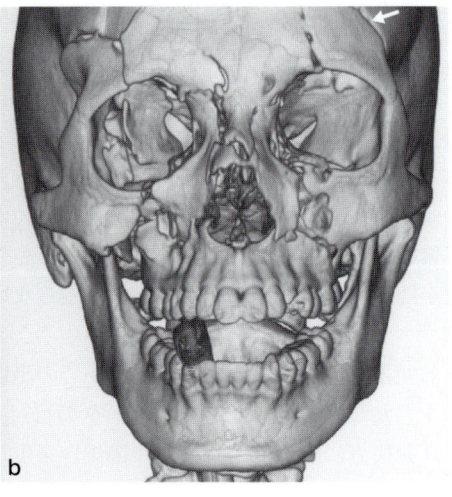

図16-4 気脳症と後頭骨骨折（a），上顎骨骨折（Le Fort II）と前頭蓋底骨折（b）

3）治療

1〜3週間，保存的に経過観察しても眼球運動障害が改善しない場合は手術適応である．経下眼瞼到達法による眼窩下壁形成術が一般的であるが，経上顎洞的整復術，上顎洞内バルーンカテーテル留置による眼窩下壁固定術もある．

f．気脳症

頭蓋内（硬膜外，硬膜下，くも膜下，脳内もしくは脳室内）に空気が貯留した状態をいう．頭蓋底骨折や術後にみられる（図16-4）．硬膜下腔に大量に空気が入り圧迫症状をきたした状態を緊張性気脳症という．座位手術後，経蝶形骨洞手術後，髄液漏に対するシャント術や脊髄ドレナージ後，慢性硬膜下血腫に対する穿頭術後などに生じる．意識障害があれば緊急で穿頭術を行うか，穿頭部の硬膜を開放する．

2．顎顔面損傷

a．頬骨骨折

頬骨弓部骨折と頬骨体部骨折に分けられる．開口傷害や顔面の変形があれば手術適応である．時間経過とともに癒着が強くなるため，受傷後早期の手術が望ましい．

b．下顎骨骨折

咬合を再建し正常な顎運動ができるようにする．通常，顎間固定を行うが，合併損傷により観血的治療を行う．癒着出現前に手術を行うことが望ましい．

c．上顎骨骨折

Le Fort分類が一般に用いられる（図16-5）．
　　Ⅰ型：上顎骨歯槽突起の上方で骨折が起こり，上顎歯列が一塊となって転位する．
　　Ⅱ型：顔面中央部がピラミッド状に骨折転位する．
　　Ⅲ型：顔面頭蓋と脳頭蓋との骨性連結が離断される．
　　縦骨折：上顎骨に縦に骨折線が入り，歯槽骨が左右に二分される．
機能，形態を維持するため観血的治療を要する．

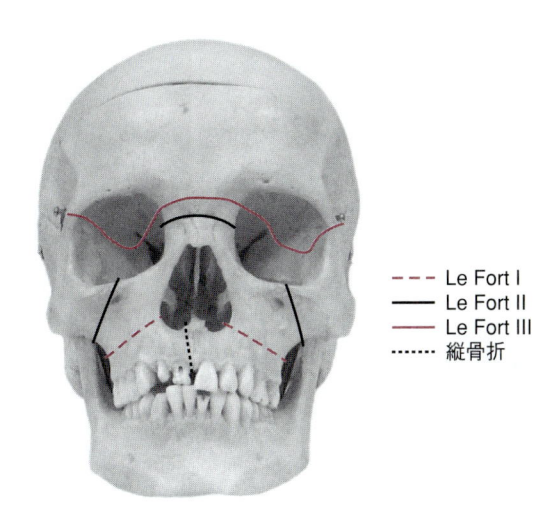

図16-5　Le Fort 分類

d. 髄液漏

1）病　態

骨折が副鼻腔や乳突蜂巣に及び，粘膜・硬膜・くも膜の損傷を伴うと，髄液が頭蓋外へ漏出する．鼻腔から漏出すれば髄液鼻漏，外耳道から漏出すれば髄液耳漏となる．髄液鼻漏は前頭洞後壁，篩板を横切る骨折が多いが，蝶形骨骨折による場合や，錐体骨骨折から耳管を通って鼻漏をきたすことがある．乳突蜂巣の骨折に鼓膜損傷を伴えば髄液耳漏をきたす．

2）診　断

テステープにより漏出液中に糖を証明するのが簡便であるが，鼻汁にも微量ながら糖が含まれているため，正確ではない．副鼻腔や乳突蜂巣に液貯留を認め，うつむいたり，力んだり頭蓋内圧上昇をきたす操作で漏出が増加すれば髄液漏と考えてよい．さらにCTで頭蓋内に空気を認めれば確定的である．

3）治　療

外傷性髄液漏の50〜80％は1〜3週間以内に自然治癒する．髄膜炎予防のために抗生剤を投与して経過をみる．髄液の流出を妨げるタンポン処置は感染の温床となる．鼻腔もしくは耳腔に清潔ガーゼをあて頭位はやや高くし，髄液の漏出を妨げない．1〜3週間以上髄液漏が続く場合，再発例や遅発症例は外科的閉鎖を考慮する．

〈小畑仁司〉

C 頭蓋内血腫

a. 急性硬膜外血腫（図16-6）

1）病　態

硬膜と頭蓋骨の間に生じた血腫をいう．大多数の例で受傷直下の頭蓋骨骨折を伴う．硬膜動脈は頭蓋骨内板に埋まった形で走行しているため，頭蓋骨骨折に伴い損傷を受ける．出血

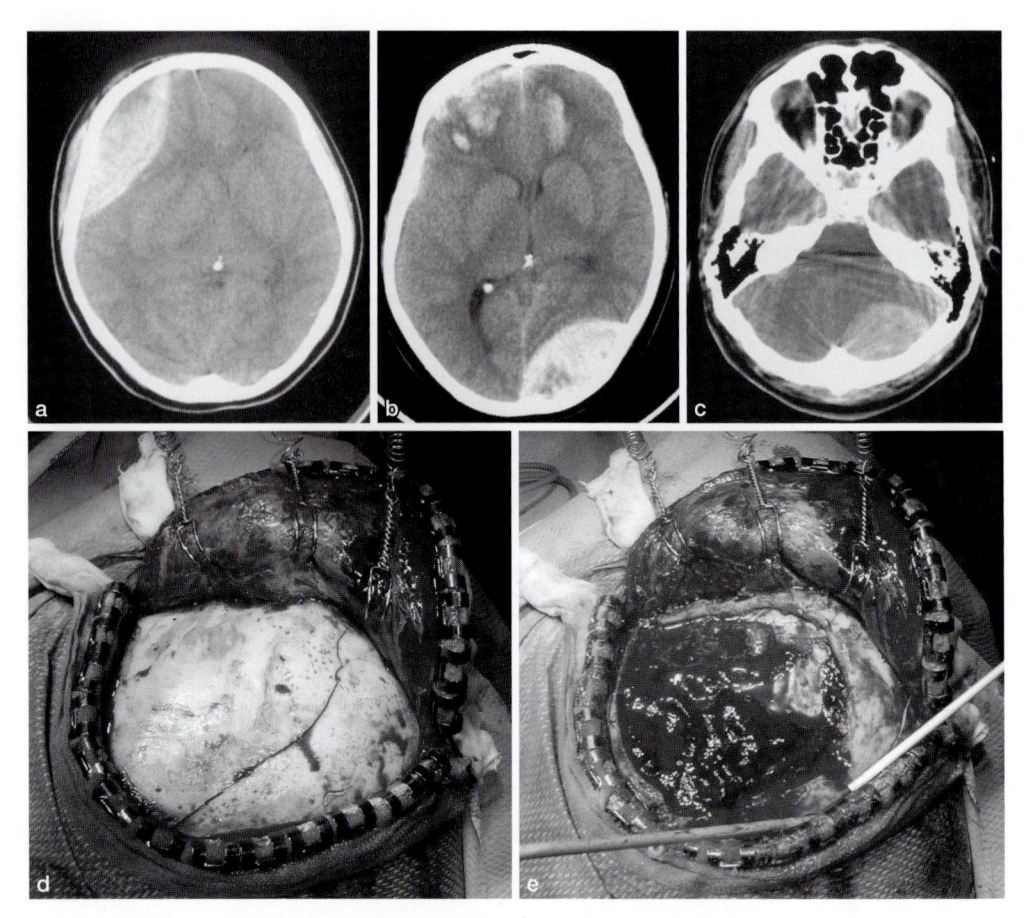

図16-6 さまざまな部位にみられる急性硬膜外血腫
a: 前頭部, b: 後頭部, c: 後頭蓋窩. bでは前頭葉の脳挫傷を合併. d: 術中所見.
頭蓋骨線状骨折を認める. e: 骨弁を除去すると硬膜外血腫を認める.

源は**中硬膜動脈**, ときに後硬膜動脈の断裂によるものがほとんどであるが, 静脈洞損傷や骨折部の板間静脈からの場合もある. 通常, 硬膜と頭蓋骨内側は強く癒着しているため, この間に生じた出血は両者の癒着を引き離しつつ拡大する. このため, 血腫は中心部ほど厚く辺縁は薄い凸レンズ型の高吸収域を呈する. 側頭部, 頭頂側頭部に好発する.

2) 症　状

意識清明期を経たのち, 頭痛, 嘔吐や血腫側の瞳孔散大, 反対側の片麻痺などの局所症状を呈すれば典型的である（荒木分類Ⅳ型）. ただし, 一次性脳損傷が強ければ受傷直後から意識障害が遷延する. CT検査を繰り返し血腫増大の有無を観察する必要がある.

3) 治　療

原則として可及的早期に手術を行う（表16-4）. 意識清明期を有するような症例では, 一次性脳損傷は比較的軽微であり, 時機を失することなく手術を行えば予後は良好である.

b. 急性硬膜下血腫 （図16-7）

1) 病　態

硬膜とくも膜の間に生じた血腫である. 両者の間には強固な結合はないため, 血腫は容易

表 16-4　頭蓋内血腫の手術適応（日本神経外傷学会, 編. 重症頭部外傷治療・管理のガイドライン. 2版. 東京: 医学書院; 2007. p.59-63.）

	急性硬膜外血腫	急性硬膜下血腫	脳挫傷
適応	（1）厚さ1〜2cm以上の血腫，または20〜30ml以上の血腫（後頭蓋窩は15〜20ml以上）や合併血腫の存在時には原則として手術． （2）神経症状が進行性に悪化する場合は緊急手術の適応となる（とくに，受傷後24時間以内の経時的観察とrepeat CTが必要）． （3）神経症状がない場合は厳重な監視下に保存的治療を行うことも可能．	（1）血腫の厚さが1cm以上の場合． （2）明らかなmass effectがあるもの，血腫による神経症状を呈する場合． （3）当初意識レベルがよくても神経症状が急速に進行する場合． （4）脳幹機能が完全に停止し長時間経過したものは通常適応とならない．	（1）以下のいずれかのCT所見がみられる場合． 　①血腫（高吸収域）の直径が3cm以上 　②広範囲の挫傷性浮腫 　③脳底槽，中脳周囲槽の消失など （2）神経症状が悪化するもの． （3）頭蓋内圧亢進が制御不能（30mmHg以上）の場合． 　①頭蓋内圧モニタリングを行っていない場合は，上記（1），（2）の基準から判断する． 　②脳幹機能が完全に停止し長時間経過したものは通常適応とならない．
時期	可及的速やかに行うのが望ましい．	可及的速やかに行うのが望ましい．	（1）上記適応基準の（1），（2）または（3）をみたすものは，早めに手術を考慮することが望ましい． （2）当初GCSスコア9以上の症例で，神経症状が進行性に悪化するものでは早めに手術を施行することが望ましい． （3）側頭葉または側頭頭頂葉の脳内血腫は，神経症状が悪化する前に手術を考慮することがある．
方法	開頭血腫除去術が原則である．	大開頭による血腫除去術が原則である．局麻下に穿頭し小開頭にて減圧を試みる場合もある．外減圧術については，効果ありなし双方の報告があるが結論は出ていない．	（1）開頭血腫除去術を施行することが望ましい． （2）著しい挫傷性浮腫に対しては，挫傷脳組織の切除（内減圧術）を行うことが多い． （3）血腫除去術や内減圧術とともに，あるいは単独に広範囲減圧開頭術の適応についても考慮することがある．ただし，外減圧術の有効性についての結論は出ていない． （4）持続髄液ドレナージ（脳室または脳槽から）も挫傷性脳浮腫に対して有用である．

に脳表に広く拡がり三日月状をなす．一般に，急性硬膜外血腫に比べ一次性脳損傷が高度のことが多く，脳挫傷を高頻度に合併する．出血源は脳挫傷によって損傷された脳表の小動脈・小静脈からが多い．少数例ではあるが，一次性脳損傷が軽微で，架橋静脈や脳表小動脈の断裂が原因である場合もある．直撃損傷側にも対側損傷側にも生じる．

2）症　状

受傷直後より意識障害を呈する例が大多数を占める．一次性脳損傷が高度な場合，早期より頭蓋内圧亢進から脳ヘルニアをきたし，瞳孔異常や除脳姿勢を伴う．脳腫脹，脳虚血など

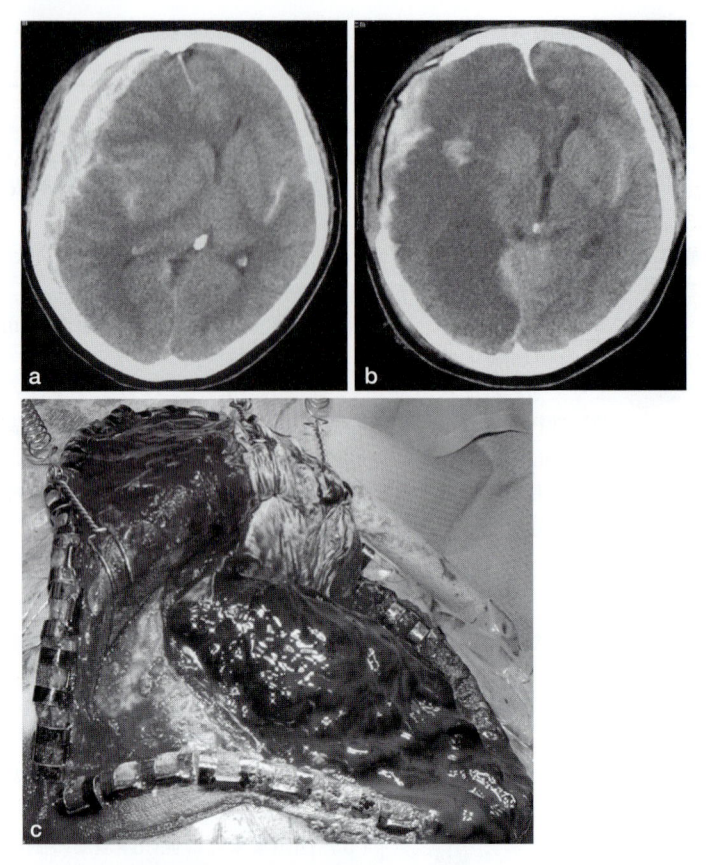

図16-7 急性硬膜下血腫の術前（a）・術後（b）のCT所見と術中所見（c）（同一患者）
a：急性硬膜下血腫と外傷性くも膜下出血，正中構造の偏位を認める．
b：術後は開頭側大脳半球が低吸収を呈している．
c：血腫とともに著しい脳の膨隆をきたしている．

二次性脳損傷の進行とともに，さらに状態が悪化する．

3）治　療

　　血腫の厚さ，正中構造の偏位，神経症状から手術適応を決定する（表16-4）．高度の脳挫傷を伴う急性硬膜下血腫の予後はきわめて不良であり，様々な治療が行われてきたが満足のいくものはない．大開頭による血腫除去が原則であるが，時間的余裕のない場合は救急外来で穿頭血腫除去も行われる．著しい脳腫脹を伴う場合には外減圧を追加することが多い．

c．脳挫傷（図16-8）

1）病　態

　　脳組織の非可逆的な挫滅で，限局性に，ときには多発性にみられる．挫滅に伴う小出血は通常多焦点性で，CTで霜降り（ソルト アンド ペッパー）状の混合吸収域を呈する．時間経過とともに癒合して1つの脳内出血のようにみえることがある．直撃損傷でも生じるが，対側損傷として前頭葉および側頭葉の底面に好発する．外力により形成された一次性脳損傷は，出血を伴う軟化壊死組織で，挫傷性壊死中心と呼ばれる．この壊死中心は約24時間の

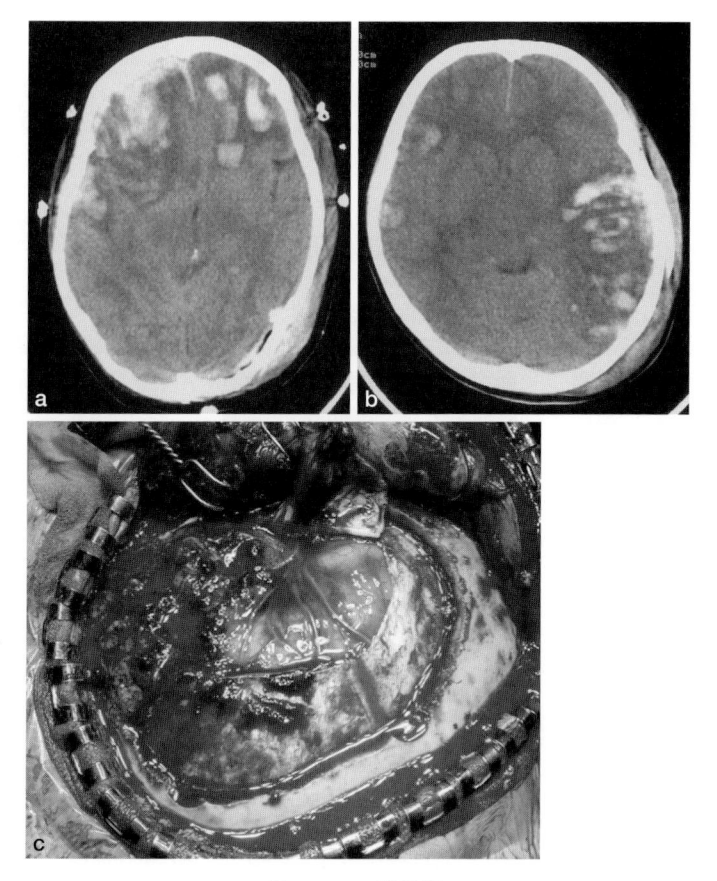

図 16-8 脳挫傷
a: 受傷と反対側にみられる脳挫傷. 左後頭部受傷 (急性硬膜外血腫術後), 前頭葉, 側頭葉底部に脳挫傷. b: 受傷側の脳挫傷. 左側頭部受傷で左側頭葉の脳挫傷. 反対側の右前頭葉と側頭葉にも脳挫傷がみられる. c: bの術中所見. 出血を伴い壊死に陥った挫傷脳と周囲脳組織の境界は明瞭である.

うちに著明な浮腫をきたして膨化する.

2) 症 状

受傷直後より, 種々の程度の意識障害を呈し, 挫傷性脳浮腫の進行に伴って意識障害が悪化する. 来院時会話ができても次第に神経所見が悪化する (talk and deteriorate) 経過をとることがある. 挫傷部位に一致して麻痺や失語などの局所神経症状を呈するが, 急性期には意識障害が前景に出る.

3) 治 療

挫傷性脳浮腫の増大により神経症状が悪化する場合は, 時機を失することなく開頭術により挫傷壊死組織を摘出する (表 16-4). 挫傷脳摘出は直接的な減圧効果のみならず挫傷性脳浮腫の原因除去であり, 脳浮腫の軽減と頭蓋内圧の低下に有用である.

頭蓋内血腫の病態は時間経過とともに刻々と変化する. 経時的に神経所見を観察し必要に応じて CT を繰り返す必要がある (図 16-9).

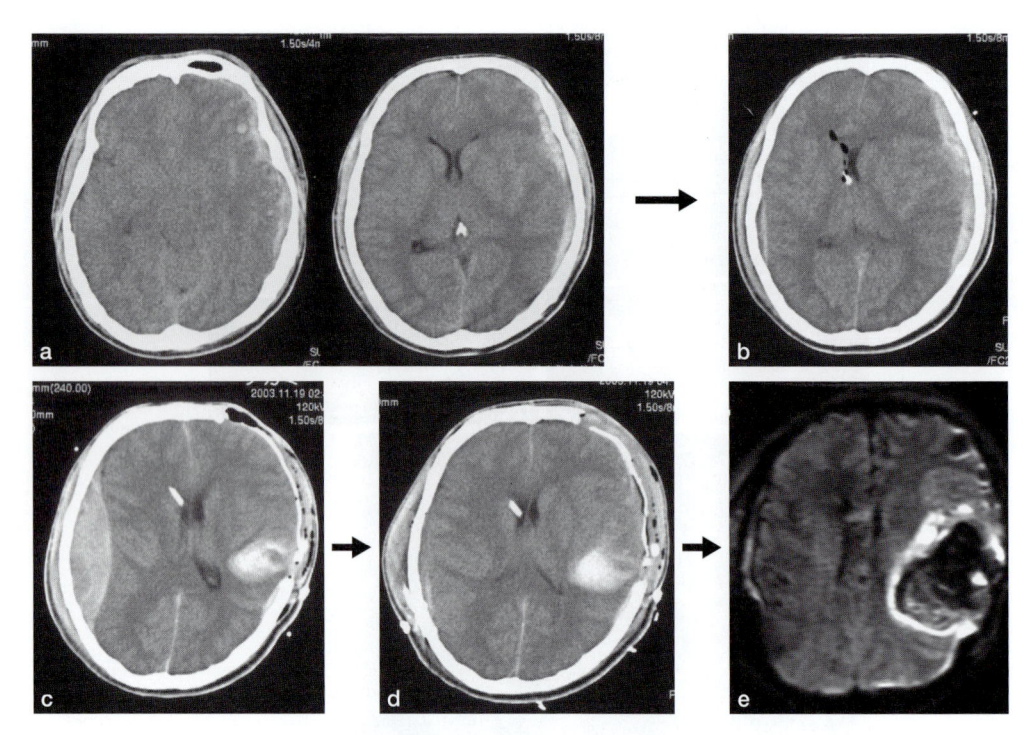

図16-9 血腫の経時的変化

a：来院時CTでは左側に脳挫傷と急性硬膜下血腫を認める．脳底槽の描出は不良で左から右への偏位を認める．b：左側脳室内に脳圧計を挿入．硬膜下血腫はやや増大し，正中構造の偏位が増強している．右側に少量の急性硬膜外血腫が出現している．c：急性硬膜下血腫術後，骨窓から脳が膨隆し，左急性硬膜外血腫が増大し左から右への偏位を認める．左側に脳挫傷の出現を認める．d：急性硬膜外血腫術後，正中構造の偏位は軽減した．e：翌日MRI（拡散強調画像）では脳挫傷の増大を認める．この後，脳挫傷除去術を施行した．

d．びまん性軸索損傷

　　頭部外傷は局所性脳損傷とびまん性脳損傷に分類される．後者はびまん性軸索損傷に代表される．

1）病　態

　　頭部外傷直後より昏睡状態が続いているにもかかわらず，CTではその原因となる頭蓋内占拠性病変がみられない．受傷機転は交通事故が圧倒的に多く，高度の外力が頭部に作用し，回転加速・減速によりびまん性に神経線維の断裂をきたしたものである．元来，白質の神経軸索のびまん性損傷は病理学的所見であるが，上述の病態に対して広義に用いられる．CT所見に乏しく，脳梁，上小脳脚，基底核，傍脳室部，灰白質-白質境界部に小出血をみることが多い．MRIでは，拡散強調画像，FLAIR画像で同部の病変が明瞭に観察され，T2*画像では小出血を認める（図16-10）．慢性期には脳萎縮と脳室拡大をみる．

2）症　状

　　受傷直後から重篤な意識障害を呈し自律神経症状を伴うことがある．意識清明期はなく，頭蓋骨骨折を伴うことは少ない．脳挫傷や頭蓋内血腫はないか，あっても軽度である．通常，頭蓋内圧亢進をきたさない．

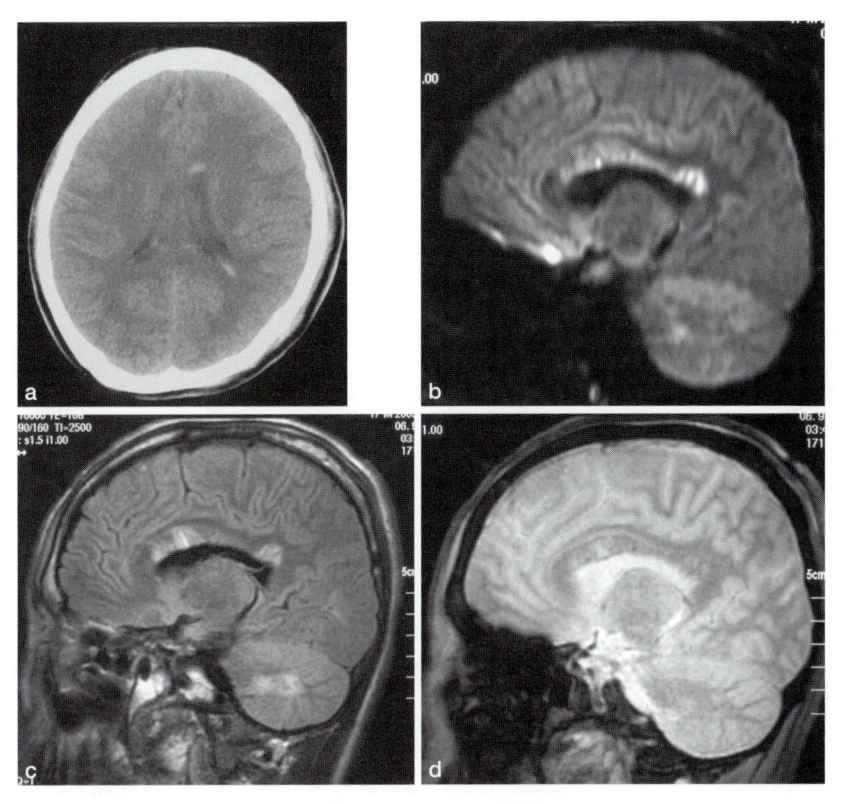

図16-10 びまん性軸索損傷
a：CTでは脳室に軽度の出血を認めるのみであるが，MRI（b：拡散強調画像，c：FLAIR画像，d：T2*画像）では脳梁と小脳白質の病変が明瞭に認められる．

3）治 療

有効な治療手段はなく，二次性脳損傷の予防に努める．

e．原発性脳幹部損傷

1）病 態

広範囲脳損傷，びまん性軸索損傷に伴って脳幹に損傷をきたす場合と，局所的に脳幹損傷をきたす場合がある．局所性損傷はテント切痕による損傷と，外力そのものによる剪断力による損傷がある．

2）症 状

多くは致命的であるとされてきたが，MRIの普及とともに様々な程度の脳幹損傷が存在することが報告されている．

3）治 療

有効な治療手段はなく，呼吸・循環の維持を行う．

f．慢性硬膜下血腫

1）病 態

頭部外傷後，通常3週間以上の経過で硬膜下に血液が貯留する．外傷はごく軽微であることが多く，本人が覚えていないことや明らかな外傷がないことも稀ではない．急性硬膜下血

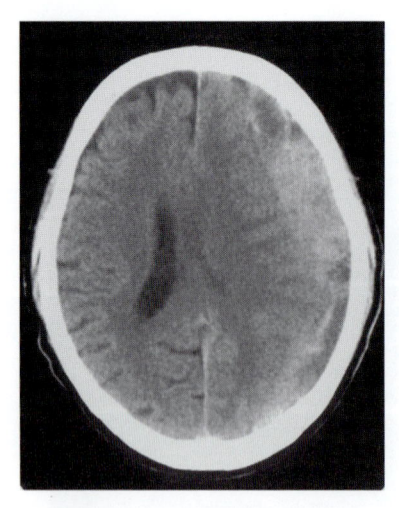

図16-11 慢性硬膜下血腫
血腫だけではなく正中構造の偏位，脳溝の描出不良にも注意する．

腫とは異なり，貯留した血液は凝固せず流動性である．通常，茶褐色ないし黒褐色で茶褐色の固形成分を混じるが，キサントクロミーのこともある．厚い外膜と薄い内膜を有し，ゆっくりと増大する．成因については局所の凝固線溶系の活性化が関与するとされるが，正確な機序は解明されていない．高齢の男性に多く，アルコール多飲，肝疾患，出血性素因，抗凝固療法，シャント術後の低髄液圧状態の関与などが指摘されている（乳幼児の慢性硬膜下血腫については本章E項を参照）．両側性に生じることも稀ではない．頭部CTでは，血腫は高吸収域，等吸収域，低吸収域など様々な所見を呈する（図16-11）．等吸収域の場合は，正中構造の偏位や脳溝の不明瞭化など間接所見，造影CTによる皮質静脈の描出が有用である．MRIではT1強調画像，T2強調画像とも高信号域を示し診断は容易である．

2）症　状

変動する意識障害，認知症，精神症状，片麻痺などを呈する．治療できる認知症として診断が重要である．

3）治　療

手術は局所麻酔下で穿頭を行い，血腫を排除，洗浄する．穿頭は通常1カ所で，必ずしも血腫腔内へドレナージを留置する必要はない．両側性の場合は，通常両側同時に行う．再発率は8～20%とされる．再手術を行っても再発を繰り返す場合は，Ommayaリザーバーを設置して経皮的な血腫除去を繰り返したり，硬膜下腹腔シャント術，中硬膜動脈の塞栓術，内視鏡手術，最終手段として開頭被膜除去術を行う．

〈小畑仁司〉

D　外傷性脳血管障害

画像診断の発達に伴い頭頸部外傷の診断はCTやMRIで充分に行えるようになり，以前のように初期診断に脳血管撮影が行われることが少なくなった．そのため，外傷に伴う無症

候性の脳血管損傷をとらえることが困難となっている．外傷性脳血管障害は本来の外傷そのものより遥かに重篤な障害を起こすことがあるので，常にその可能性を念頭に置き見落とすことがないように対処することが重要である．ここでは，外傷性脳血管閉塞，外傷性脳動脈瘤，外傷性動静脈瘻について説明する．

1．外傷性脳血管閉塞

頸部への穿通性外傷による場合と頭部や頸部の鈍的外傷による場合がある．頸部の内頸動脈に発生することが多く，椎骨脳底動脈，頭蓋内の動脈に発生することは少ない．閉塞の機序は，障害部位の動脈内膜の損傷や血管攣縮より血栓が形成され閉塞する場合や，頭部や頸部の過伸展・回転により動脈の内膜と中膜が断裂し動脈が解離して閉塞する場合がある．障害部位で形成された血栓がさらに末梢の動脈を閉塞する場合もある．症状はいずれも閉塞血管の支配領域の脳虚血症状である．

以下に外傷性頸部内頸動脈閉塞症について説明する．外傷性内頸動脈閉塞症は交通外傷によるものが最も多い．FlemingとPetrie（1968）が以下の4型に分類した．約半数はType Iで，頸部への直接打撃による閉塞である．

- Type I：頸部への直接打撃による閉塞．最も多い（50％）タイプで動脈硬化を伴った高齢者に多い．
- Type II：頸部の過伸展・側屈による閉塞．25％の頻度．
- Type III：口腔からの外傷による閉塞．小児に多い．
- Type IV：頭蓋底骨折に伴う閉塞．内頸動脈の錐体部が閉塞する．

受傷直後から症状を認めることは少なく，無症状期の後1～24時間後に発症することが最も多い．病態は内膜損傷に続く動脈解離のことが多く，特発性の解離と比較して動脈瘤を形成することが多い．無症候性の場合は，抗血小板薬，抗凝固薬などの内服加療を行うことが多く，症状が出現したり悪化する場合はバイパス術を併用した頸部内頸動脈遮断，内膜剥離術などを考慮する．予後は不良で40％の死亡率，重篤な後遺症も約半数に認める．

2．外傷性動脈瘤

外傷性動脈瘤の多くは仮性動脈瘤である．動脈壁は内膜・中膜・外膜の3層構造をしており，下記のように仮性動脈瘤は動脈壁の全層が断裂し血腫の結合組織が動脈瘤の壁を形成するものである．

- 真性動脈瘤：動脈壁の部分的断裂による．内膜と中膜，あるいはそのどちらかの損傷により発生．外膜は保たれている．
- 仮性動脈瘤：動脈壁の全層にわたる完全断裂を認め，流出した血腫の結合組織が動脈瘤の壁を形成する．
- 解離性動脈瘤：内膜損傷により血液が内膜と中膜，あるいは中膜と外膜の間に流入し動脈壁内に動脈瘤を形成したもの．

頸部内頸動脈瘤は，局所痛，頭痛，脳虚血による症状，圧迫による嚥下障害や呼吸困難を認め，外頸動脈の末梢の浅側頭動脈瘤は皮下血腫と拍動性の腫瘤，中硬膜動脈瘤は，受傷後2～3週間で破裂し硬膜外血腫や稀に硬膜下血腫などを形成し症状の急激な悪化を来すことがある．頭蓋内の動脈に発生する外傷性脳動脈瘤は，若い男性に多く，頭蓋骨骨折，硬膜下

血腫，脳挫傷などを合併し意識障害が高度な重症例に多い．内頸動脈瘤が約50％と最も多く，中大脳動脈瘤が25％，前大脳動脈瘤が10〜20％である．受傷後1〜2週間に形成され，受傷後3週間以内の破裂が多い．予後は不良で死亡率は30〜50％とされる．従って発見しだい外科的治療を行うべきであり，手術した場合は死亡率は15〜20％であるが，手術をしないで保存的に経過を見ると40〜50％である．

3．外傷性動静脈瘻

外傷により，動脈と静脈が損傷を受け動脈から組織を介さず直接静脈に血液が流入する病態である．頭部外傷に伴う動静脈瘻には，浅側頭動静脈瘻，中硬膜動静脈瘻，内頸動脈・海綿静脈洞瘻がある．ここでは内頸動脈・海綿静脈洞瘻について説明する．

海綿静脈洞内を内頸動脈が走行する特異な部位で，外傷により動脈が断裂損傷を受け動脈血が直接静脈洞内に流入する病態である．ちなみに，外傷とは関係のない特発性内頸動脈・海綿静脈洞瘻は，海綿静脈洞部の硬膜動静脈瘻によるものがほとんどで，稀に動脈瘤の破裂によって起こることがある．症状は，眼球突出ときに拍動性，眼球結膜の充血浮腫，心拍に一致した血管雑音が3主徴である．他に外眼筋麻痺による複視や視力障害を認めることがある．治療は血管内手術が第一選択でバルーンによる瘻孔閉塞が行われたり，最近ではステントとコイルによる治療も報告されている．自然治癒は少なく，脳内出血やくも膜下出血を発症することもある．

〈若林伸一〉

E 小児の頭部外傷

小児は運動能力が未発達で，頭の比率が身体に対し大きいので転倒しやすく，頭部を打撲しやすい．頭皮下組織と頭蓋骨の間は剥がれやすく，ぶよぶよした大きなこぶ（**帽状腱膜下血腫，骨膜下血腫**）を形成し，親が非常に心配して受診することが多い．頭蓋骨は薄く弾力に富み歪みやすく，比較的軽い外傷でも骨折が起こるので注意が必要である．陥没骨折が多く，骨折直下の脳損傷 coup injury を起こしやすく，反衝損傷 contre coup injury は起こりにくい．線状骨折や粉砕骨折，頭蓋底骨折は少ない．比較的軽微な外傷から急性硬膜下血腫を形成しやすいのも特徴である．小児は重症度に関係なく痙攣や嘔吐を来しやすく，循環血液量が少ないので低酸素，低血圧，ショックに陥りやすい．保温に充分配慮し，既往の喘息，出血性素因などのチェックも必要である．また常に児童虐待の可能性も念頭に入れ診察することも忘れてはならない．

1．陥没骨折（図16-12）

小児に多い骨折である．複雑骨折で硬膜の損傷を伴うときは感染を防止する目的で手術適応となる．単純な陥没骨折で症状がない場合は，審美的に問題がなければ手術適応にはならない．

2．進行性頭蓋骨骨折

頭蓋骨骨折の骨折間隙が数週から数カ月かけて徐々に拡大する病態である．脳の急速な発

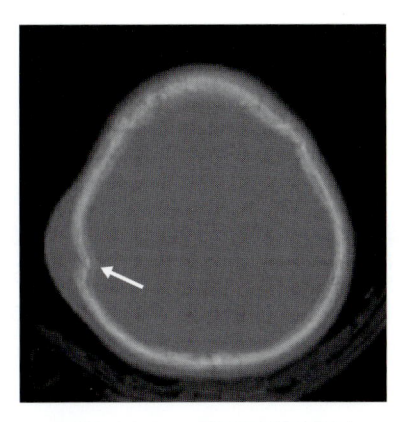

図 16-12　5 歳児の陥没骨折
受傷部位に皮下血腫と陥没骨折を認める．

達に伴う頭蓋内部からの圧迫によるものと考えられ，乳幼児期に特有なもので，成人にはみられない．有名であるが実際は稀である．

3. 外傷性拡延性抑制症候群　traumatic spreading depression syndrome

若年性頭部外傷症候群，脳震盪後痙攣症候群，良性外傷後脳症とも呼ばれる．比較的軽度の頭部外傷の後数時間の意識清明期を経て意識障害，頭痛，嘔吐や痙攣発作で発症する．単純な線状骨折程度の異常を認めることがあるが，CT，MRI で頭蓋内に異常を認めない．14歳以下がほとんどで，大部分は受傷後 2 時間以内に発症する．症状発症時期は脳波で θ 波や δ 波を認める．予後は非常に良好で通常発症後 6〜24 時間後に完全に回復する．

4. 急性硬膜外血腫

乳児では稀である．小児は成人と比較し後頭蓋窩の硬膜外血腫が多く，意識清明期が長いことが特徴である．神経学的に異常がなければ厳重な監視下で経過観察も可能であるが，神経症状，意識障害が少しでもあれば手術適応となる．

5. 急性硬膜下血腫

小児では硬膜下血腫の圧迫により，同側の大脳半球の広範な虚血が起こり予後を不良にしている．診断，初期治療を迅速に行い，いかに早く開頭血腫除去が行えるかが重要である．大脳半球間裂の急性硬膜下血腫は被虐待児症候群に特徴的である．

6. 脳挫傷

保存的に経過観察する場合が多いが，挫傷性浮腫により頭蓋内圧が亢進し意識障害がある場合は手術適応となる．

7. 慢性硬膜下血腫

症状の出現が緩徐であり，乳幼児の場合は自ら症状を訴えることができないので診断まで

8. 被虐待児症候群

　近年，児童虐待が大きな社会問題になっている．被虐待児の死因の半数が頭蓋内損傷で，そのうち硬膜下血腫が約70％である．頭部外傷の特徴的な所見は大脳半球間裂の急性硬膜下血腫である．2歳以下の子供に多く男児に多い．受診時に意識障害を認めることが多く，眼底出血，運動障害，痙攣などを認め，精神・身体の発達遅延，四肢・肋骨の多発性骨折，皮膚の火傷，タバコ痕，新旧入り混ざった打撲，皮下血腫，腹腔内損傷などを認める．第2子以降，核家族，家庭不和，知的・情緒障害の親の場合に多発する．転帰は不良で，死亡率は10～40％，35～60％に発達障害，知能障害，視力障害，運動障害などの後遺症を残す．児童虐待の発見者には通告義務があり，疑いがあるものを含め児童相談所または福祉事務所に速やかに連絡しなければならない．

〈若林伸一〉

F 高齢者の頭部外傷

　高齢者は足腰が弱く，バランス感覚が悪いので転落・転倒事故が多くみられる．また薬物（降圧薬，鎮静薬，睡眠薬など）による血圧低下やふらつきも転倒事故の原因となり，薬物療法開始時には注意が必要である．特に，心臓疾患などで抗凝固療法（ワルファリン）や抗血小板凝集阻害薬（アスピリンなど）を服用している高齢者では，止血機構が作用せず，軽微な外傷でも重篤な頭蓋内出血を発症することがある．夜間の排便・排尿コントロールがうまくできず，ベッドやトイレ周辺での転倒事故が少なくなく，転倒時の防御反応も鈍く頭部外傷を起こしやすい．頭蓋骨は弾性に乏しくもろいため，線状骨折や粉砕骨折を生じやすい．硬膜は頭蓋骨内面と強く癒着しているので硬膜外血腫は起こりにくく，硬膜下血腫が多い．頭蓋底骨折では，髄液瘻を合併しやすい．脳血管壁が脆弱なので，脳内血腫や脳挫傷をきたしやすい特徴がある．全身の予備能や生体防御能が低下しており，重症化しやすいので注意が必要である．

1. 転倒後症候群 post-fall syndrome

　転倒後症候群とは「過去に転倒した経験がある人が，その後歩くことに対して恐怖感や不安感を持ち，歩こうとしなくなる」というもので，転倒をきっかけに寝たきりになってしまう悪循環を引き起こす原因となる．高齢者は頭部外傷による脳損傷が起こると代償能力に乏しく，痴呆や日常生活能力の低下を招き，活動性の低下，運動能力・筋力の低下を容易に起こす．また家族が「危ないから歩かないように」と過剰に注意することがより活動量の低下を招き，転倒をきっかけに寝たきりの状態になる悪循環を助長することになる．

2. talk and deteriorate

　受傷後比較的良好で話をしており（talk），その後に意識レベルが急速に悪化（deteriorate）する例が高齢者に多い．65歳以上の重症頭部外傷者の30％以上を占めるとの報告も

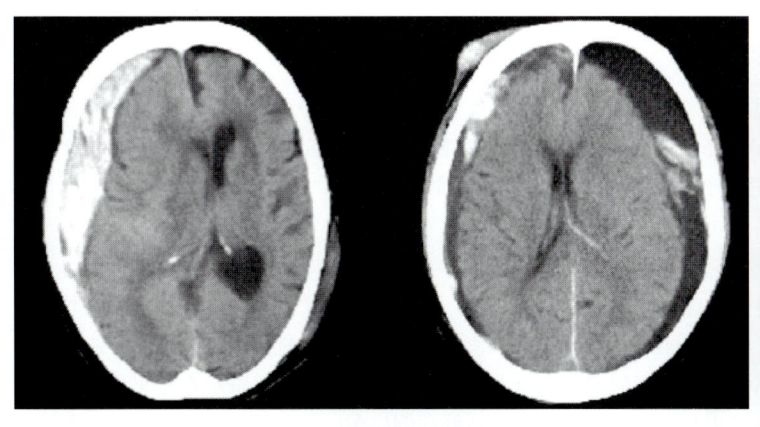

図 16-13　急性硬膜下血腫の CT
左：トイレで転倒して発症した急性硬膜下血腫．慢性硬膜下血腫と違い血腫は高吸収値を示す．嘔吐は認めるが意識は清明．術後は異常所見なく経過．通常は重篤な症状を呈することが多いが，本症例は脳萎縮が頭蓋内圧亢進を緩和したと思われる症例．
右：もともと両側性の硬膜下水腫を認めていた．転倒し直後より昏睡状態．右前頭部に皮下血腫と両側性の急性硬膜下血腫を認める．緊急手術後も遷延性意識障害を認める．

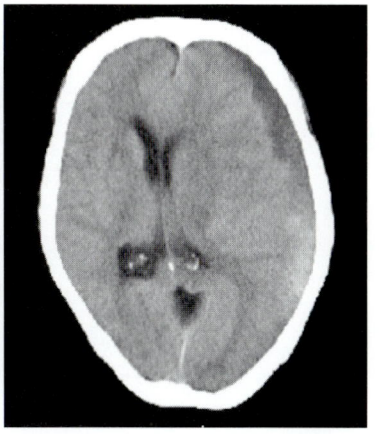

図 16-14　慢性硬膜下血腫の CT
4〜5日前からの頭痛のみを訴える慢性硬膜下血腫．CTで血腫が低〜等吸収を示すことが特徴．意識は清明で症状は軽い．術後も神経学的異常は認めない．

ある．原因は，① 頭蓋内血腫が形成されても，脳の萎縮のため頭蓋内圧亢進症状の出現が遅れる，② 認知症のために意識障害の診断が遅れる，③ 遅発性外傷性脳内血腫の頻度が高い，などが考えられる．

3．急性硬膜下血腫（図 16-13）

高率に発生し，高齢者頭部外傷の 30〜50％ で重傷例が多い．ほとんどの症例で受傷直後は意識障害は認めないが，予後はきわめて不良である．

4．外傷性くも膜下出血

高齢者に多い．特に重症の頭部外傷では 60〜80％ と高率に発症する．

5．脳内血腫

高齢者では頻度が高く，血腫が大きい傾向がある．

6．慢性硬膜下血腫（図 16-14）

高齢者ほど頻度が高い．脳萎縮を基盤に発生し，頭部外傷 1〜3 カ月後に症状が出現する．しかし，実際は覚えている範囲で頭部外傷の既往がない場合も少なくはない．頭痛，もの忘れなどの認知症状，片麻痺などが出現し脳梗塞など脳血管障害に似たような症状もみられる．通常は簡単な手術で軽快するが，高齢者は再発を繰り返すことも少なくはない．

〈若林伸一〉

G 頭部外傷後遺症

頭部外傷による後遺症状には，頭痛やめまいなどの不定愁訴から運動障害，失語症，意識障害など様々なものがあるが，ここでは外傷後症候群，高次脳機能障害，パンチドランク（殴打酩酊）症候群，遷延性植物状態について説明する．

1．外傷後症候群

比較的軽度の頭部外傷や頸椎捻挫（むち打ち症）の後に発症する多彩な症状（不定愁訴）を呈する病態である．症状は頭痛，頸部痛，めまい，耳鳴り，聴覚過敏，眼のかすみ，眼精疲労，いらいら感，不安感，易疲労感，記憶力低下，集中力低下，不眠症など実に様々である．外傷の重症度とは必ずしも関係なく，むしろ軽症例に多い．心因性因子も関与するといわれ，神経質・粘着質の性格の人に発生しやすく，子供にはほんとどみられないのも特徴である．補償金目当てや仮病との判別が重要であるが，判断が困難な場合も多い．自律神経失調症や更年期障害，代謝障害，内分泌障害，機能性胃腸症，うつ病などの疾患が合併している可能性もあり，安易に仮病と決めつけずにそれぞれの専門医を受診させることも重要である．近年，長期化した外傷後症候群のなかに，脳脊髄液減少症が多く存在することが取り上げられ注目されている．

治療はそれぞれの症状に対して対症療法を行う．頭痛，頸部痛，めまい，不眠に対しては消炎鎮痛薬，精神安定薬，抗うつ薬などの薬物療法が行われる．神経ブロックや理学療法が有効な場合も多い．

2．高次脳機能障害

頭部外傷後，運動障害や失語症があれば社会的補償や保護の対症とされてきたが，局所症状を残さず独歩退院し一見予後が良好そうに見える患者のなかに，実は認知・記憶・情動障害があり社会に適応できず，仕事にも就けず本人および家族が非常に苦しんでいるケースがある．このように外傷性脳損傷の後遺症として記憶障害，注意障害，遂行機能障害，社会的行動障害などを呈するものを高次脳機能障害と称し，近年注目されている．

外傷後の意識障害から回復すると軽症ではもとの人格に戻っていくが，重症例では認知障害や情動障害が残ってしまう．認知障害は，判断力の低下，近時記憶障害，計画的行動の遂行障害，自己洞察力低下を示す．情動障害は，不機嫌，怒りやすい，すぐにキレる，攻撃的，暴言や暴力，羞恥心の低下，幼稚，自発性低下，嫉妬や被害妄想，わがまま，反社会性で人づき合いが悪いなどの人格変化があり，社会適応の妨げになる．表16-5に厚生労働省社会・援護局障害保健福祉部 国立身体障害者リハビリテーションセンターの高次脳機能障害診断基準を示す．

3．パンチドランク症候群

ボクサーにしばしば認められる慢性外傷性脳症であり，脳の頻回な衝撃による比較的小さな多発性脳挫傷が長期的にグリオーシスや壊死巣に置き換わり発症する．小脳プルキンエ細胞・黒質の色素細胞の消失，大脳白質と脳幹のびまん性神経原線維変化が認められる．最終的には脳萎縮と水頭症を引き起こすことが多い．

表 16-5　高次脳機能障害診断基準（厚生労働省社会・援護局障害保健福祉部
国立身体障害者リハビリテーションセンター）

Ⅰ．主要症状等
　1．脳の器質的病変の原因となる事故による受傷や疾病の発症の事実が確認されている．
　2．現在，日常生活または社会生活に制約があり，その主たる原因が記憶障害，注意障害，遂行機能障害，社会的行動障害などの認知障害である．
Ⅱ．検査所見
　MRI，CT，脳波などにより認知障害の原因と考えられる脳の器質的病変の存在が確認されているか，あるいは診断書により脳の器質的病変が存在したと確認できる．
Ⅲ．除外項目
　1．脳の器質的病変に基づく認知障害のうち，身体障害として認定可能である症状を有するが上記主要症状（Ⅰ-2）を欠く者は除外する．
　2．診断にあたり，受傷または発症以前から有する症状と検査所見は除外する．
　3．先天性疾患，周産期における脳損傷，発達障害，進行性疾患を原因とする者は除外する．
Ⅳ．診　断
　1．Ⅰ～Ⅲをすべて満たした場合に高次脳機能障害と診断する．
　2．高次脳機能障害の診断は脳の器質的病変の原因となった外傷や疾病の急性期症状を脱した後において行う．
　3．神経心理学的検査の所見を参考にすることができる．

表 16-6　遷延性植物状態の定義（日本脳神経外科学会．1972）

脳損傷を受けた後に次の6項目を満たすような状態に陥り，ほとんど改善がみられないまま3カ月以上経過したもの
　1）自立移動不可能
　2）自立摂取不可能
　3）糞尿失禁状態
　4）声は出しても意味のある発語は不可能
　5）"眼を開けて"，"手を握って"などの簡単な命令にはかろうじて応じることもあるが，それ以上の意思の疎通は不可能
　6）眼球はかろうじて物を追っても認識はできない

症状は，構音障害，振戦，運動失調，平行障害などの小脳症状，筋固縮などのパーキンソン症候群，錐体路症状，認知症などが出現する．排尿障害がないのが特徴であり，多くは引退後ある一定期間を経てから発症する．

4．遷延性植物状態

遷延性の意識障害を伴う状態で，呼吸，消化，排泄などの自律神経機能は比較的正常に保たれているが，運動機能，思考，精神活動などが廃絶した状態である．日本脳神経外科学会（1972）で表 16-6 のように定義されている．

〈若林伸一〉

H. 重症頭部外傷の治療

1. 外傷初期治療

外傷患者では意識障害を呈しても傷害部位は頭部とは限らない．**外傷初期診療ガイドライン（JATEC）**は予防しえた外傷死 preventable trauma death を防ぐため，全ての外傷患者に適用すべきガイドラインである．頭部外傷患者に対しても，生命に直接影響を及ぼすような他部位の致命的な外傷の有無を最初にチェックする．全身状態の安定は頭蓋外因子による二次性脳損傷を最小限にとどめるための必要条件である．患者搬入直後から ABCDEs アプローチに従い迅速な外傷初期評価 primary survey と蘇生を開始する．

- A：気道評価・確保と頸椎保護
- B：呼吸評価と致命的な胸部外傷の処置
- C：循環評価および蘇生と止血
- D：生命を脅かす中枢神経障害の評価
- E：脱衣と体温管理

充分な酸素化と換気を行いつつ，気道（A），呼吸（B），循環（C）を評価する．生理学的に異常があれば直ちに蘇生を行う．胸部，骨盤 X 線撮影，胸腹部超音波検査を施行する．神経所見（D）については，グラスゴーコーマスケール（GCS），瞳孔所見，片麻痺などを評価する．

GCS スコア 8 以下の重度の意識障害や急速な意識レベルの低下（GCS スコア 2 以上の悪化），脳ヘルニア徴候を認めた場合は，引き続き CT を撮影する．頭髪内に隠れた創傷や陥没骨折，眼損傷および眼窩損傷，外耳道・口鼻腔からの出血や髄液漏などに注意する．

a．気道の確保と呼吸管理

気道確保は全ての外傷患者に対する共通の最優先事項である．GCS スコア 8 以下（JCS 30 以上）であれば気管挿管を原則とした確実な気道確保が望ましい．経口挿管を原則とし，頸椎保護に留意する．呼吸の管理目標は，

- （a）動脈血酸素飽和度（SpO_2）＞95％
- （b）動脈血酸素分圧（PaO_2）＞80mmHg
- （c）動脈血炭酸ガス分圧（$PaCO_2$）または呼気終末時炭酸ガス分圧（$PetCO_2$）
  ICP 亢進時 30〜35mmHg，ICP 正常時 35〜45mmHg

である．ICP 亢進症状があれば，手術までの間，一時的に $PaCO_2$ を 30mmHg 以下にすることもある．

b．循環管理

ショックの予防と蘇生は頭蓋内病変の治療に優先すべきである．ショック症状があれば，細胞外液補充液 1〜2*l* を急速輸液して反応をみる．初期輸液療法に反応しないか，改善が一時的である場合には，止血操作を最優先する．ショック症状を呈する場合，① 低酸素血症（上気道閉塞，肺挫傷，無気肺，中枢性肺水腫），② 他部位外傷による出血性ショック（胸腔，腹腔，後腹膜腔），③ 閉塞性ショック（心タンポナーデ，緊張性気胸），④ 鈍的心損傷などの鑑別診断を要する．神経原性ショックの診断は上記が否定された後に行う．

表16-7 頭蓋内圧（ICP）測定の方法と適応（日本神経外傷学会，編．重症頭部外傷治療・管理のガイドライン．2版．東京：医学書院；2007. p.29-30.）

1) ICPを測定することが望ましい症例
   a) GCSスコア8以下
   b) 低血圧（収縮期血圧＜90mmHg）
   c) CT所見：正中偏位，脳室の消失などがみられる場合など
2) バルビツレート療法や低体温療法を行う場合にはICPを測定することが望ましい．
3) ICP測定には脳室カテーテルからの測定，あるいは脳実質や硬膜下腔からカテーテルチップトランスデューサーを用いた方法が望ましい．
4) CT上，正常所見または正常脳槽所見例ではICP測定は不要かもしれない．
5) CT室などへの移動困難な症例や，鎮静下で意識レベルの確認が困難な場合などにはICPを測定する場合がある．
6) CT・MRIなどの所見から，ICP亢進の可能性がきわめて低い場合にはICPを測定しないこともある．

c．切迫脳ヘルニア

切迫脳ヘルニアを示唆する所見は，① 神経所見でGCSスコア8以下あるいはGCSスコアで2点以上の急速な悪化，瞳孔不同，片麻痺などを認めた場合，② CTで，大きな占拠性病変，5mm以上の正中偏位，脳底槽の圧迫もしくは消失を認めた場合である．呼吸，循環を保ち，占拠性病変による切迫脳ヘルニアに対して即座に緊急手術を行うことが望ましい．通常の開頭術を行う時間的余裕がない場合，合併損傷等で移動が不可能な場合などには，初療室または集中治療室において超緊急穿頭術ないし小開頭術を行うことがある．

d．頭蓋内圧（ICP）測定の適応と方法

ICPは重症頭部外傷において簡単で直接的な指標として有用である．適応と方法を示す（表16-7）．ICP 15～25mmHgが治療を開始すべき閾値である．ただし，テントヘルニアなどICP亢進を伴わずに神経学的増悪をきたす病態があり，注意が必要である．

e．脳灌流圧（CPP）

CPPは平均動脈血圧からICPを引いた値で，60～70mmHg以上が管理目標である．CPPの低下は脳循環の低下を意味する．

2．外科的処置

a．外減圧

急性硬膜下血腫などの血腫除去後に骨弁を外し外減圧とすることがある．また，頭蓋腔を拡大する目的で硬膜形成や拡大骨形成術を行うことがある．広範（びまん）性損傷に対する外減圧の適応は，ICP 30mmHg以上，CPP 45mmHg以下である．年齢や致死的脳幹損傷の合併の有無を考慮して適応を決定する．

b．内減圧

ICPコントロールのための一般的な治療法を行ってもICPが30mmHgを超える場合，あるいは意識レベルの低下など神経症状が明らかに悪化していく場合は，二次性脳損傷防止の目的で脳挫傷切除術が行われることが多い．

c．髄液ドレナージ

脳室ドレナージは髄液排除によりICPコントロールに有用である．

3．保存的治療

a．頭部挙上

ICPコントロールの目的で15〜30°の頭位挙上が有用である．30°以上の頭位挙上はCPPが低下するので望ましくない．

b．過換気療法

過換気による$PaCO_2$の低下は，脳血管を収縮させICPを低下させる．ICP亢進に対し確実で即効性のある治療法であるが，過度の$PaCO_2$低下は脳虚血を助長させるため，盲目的な過換気は行うべきではない．鎮静薬，筋弛緩薬，脳脊髄液ドレナージ，高張溶液投与でICPを20mmHg以下にコントロールできないときに開始するが，長期間の過換気は望ましくなく，減圧術を考慮する．

c．マニトール，グリセロール，利尿薬

ICP亢進に対するマニトール・グリセロールの適切な投与はICPコントロールに有用である．投与前の血漿浸透圧は310mOsm以下であることが望ましい．持続投与に比べ，反復急速投与の方が効果的である．投与終了後2〜3時間で浮腫が悪化するリバウンド現象が指摘されている．

d．バルビツレート療法

他の治療でICPコントロールが不可能で，循環状態が安定している症例に対してはバルビツレート療法が有効なことがある．用量決定には脳波モニターが参考になる．電解質異常に注意を要する．

e．ステロイド剤

糖質コルチコイド（ステロイド剤）は頭部外傷の治療には効果がないという否定的見解が多い．

f．低体温療法

二次的脳損傷の軽減のため低体温療法の効果が期待されるが，米国の共同研究では転帰の改善が証明されなかった．日本では多施設共同研究が進行中である．

g．抗てんかん薬

外傷後のてんかんは受傷直後に発症する直後てんかん，1週間以内に生じる早期てんかん，それ以降の晩期てんかんに分類される．一般的には外傷性てんかんは晩期てんかんをさす．晩期てんかんに対する抗てんかん薬投与は非投与群との間で発生率に有意差はないとする報告が多い．一方，外傷急性期のてんかんは脳虚血や脳浮腫を増強し病態の悪化をもたらす．脳保護作用のある抗てんかん薬の早期投与は有用である．フェニトイン，カルバマゼピン，ゾニサミド，フェノバルビタールが用いられることが多い．

〈小畑仁司〉

I 脊椎・脊髄外傷

1. 概念

　本邦における脊髄損傷の発生率は人口 100 万人あたり年間 40.2 人で，毎年 5,000 人以上の新たな脊髄損傷患者が発生していることになる．受傷原因は交通事故（43.7％），落下事故（28.9％），転倒（12.9％），打撲・下敷き（5.5％），スポーツ（5.4％）の順に多い．頸椎損傷が 75％ を占め，高齢者ほど頸椎損傷となる割合が高く，高齢化社会の進行に伴いその数は増加している（1990～1992 年日本脊髄障害医学会調査より）．

2. 病態

　脊椎の骨折や脱臼などの骨傷に伴って脊髄が損傷される場合と，既存の脊柱管狭窄が要因で脊椎損傷がなくても脊髄損傷は生じ得る．脊髄の機械的損傷（一次損傷）に引き続いて，さらなる機械的損傷や脊髄浮腫や虚血による変化（二次損傷）が生じる．脊髄損傷に対する治療の目的は二次損傷を防ぐことであり，中枢神経である脊髄細胞が損傷されると再生されることはなく永続的障害を残す．

3. 症状

　脊髄の損傷の程度によって，脳からの運動神経，脳へ情報を送る感覚神経，および自律神経といった脊髄神経系すべてが損傷される完全損傷と，一部の神経機能が損傷を免れる不完全損傷に分けられる．それらの重篤度は**フランケル分類**（表 16-8），または **ASIA 分類**（表 16-9）にて評価され，これらの評価分類は機能回復の予後と相関がある．

　従って，頭頸部外傷や多発外傷の患者を診察する際には，脊髄損傷の可能性を念頭において，四肢や体幹の感覚障害・運動障害の有無をまず調べる．神経学的所見のある場合には，障害された筋の支配神経および感覚障害を認める神経皮膚分節より，脊髄損傷の高位診断を行う（図 16-15）．その際，頭部から腰仙部までの傍脊椎に痛み，可動制限を認める場合は

表 16-8　フランケル分類

A	complete	障害レベル以下の運動・感覚の完全麻痺
B	sensory only	障害レベル以下に感覚がある程度残存，運動は完全麻痺
C	motor useless	障害レベル以下に運動機能が残存しているが，非実用的筋力
D	motor useful	障害レベル以下に実用的筋力が残存，歩行可能
E	recovery	神経学的脱落なし

表 16-9　ASIA 分類

A	complete	S4・S3 髄節まで運動・感覚神経の完全麻痺
B	incomplete	感覚が S4・S5 髄節レベルまで保たれているが，運動は完全麻痺
C	incomplete	障害レベル以下の運動機能は保たれているが，大部分の筋力は 3 未満
D	incomplete	障害レベル以下の運動機能は保たれているが，大部分の筋力は 3 以上
E	normal	運動・感覚機能は正常

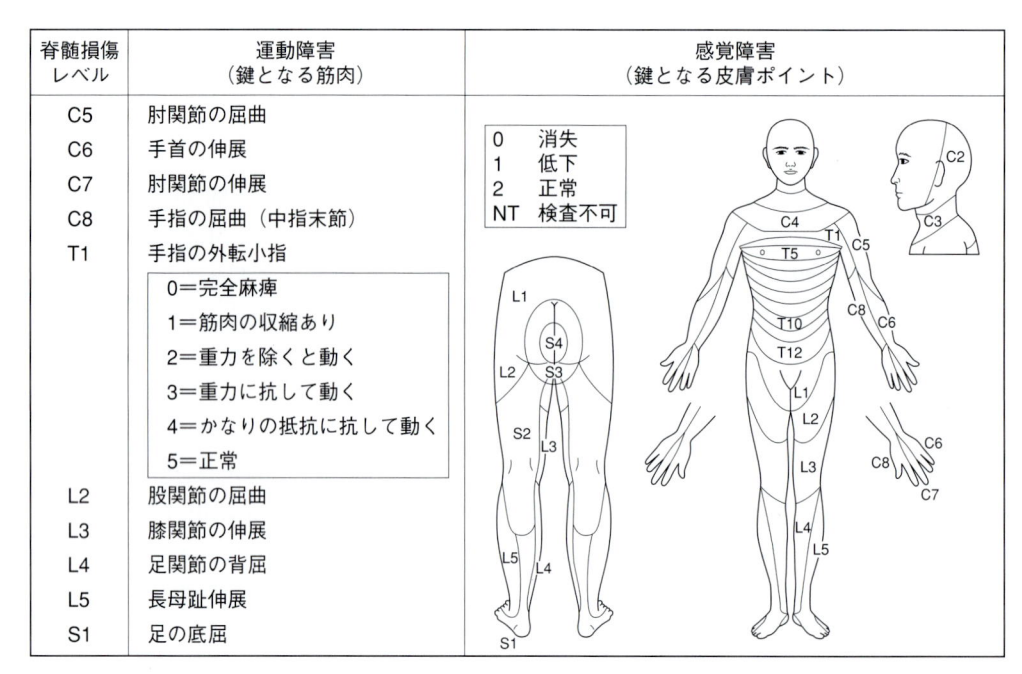

脊髄損傷レベル	運動障害（鍵となる筋肉）
C5	肘関節の屈曲
C6	手首の伸展
C7	肘関節の伸展
C8	手指の屈曲（中指末節）
T1	手指の外転小指
L2	股関節の屈曲
L3	膝関節の伸展
L4	足関節の背屈
L5	長母趾伸展
S1	足の底屈

0＝完全麻痺
1＝筋肉の収縮あり
2＝重力を除くと動く
3＝重力に抗して動く
4＝かなりの抵抗に抗して動く
5＝正常

感覚障害（鍵となる皮膚ポイント）

0　消失
1　低下
2　正常
NT　検査不可

図16-15　高位診断表（ASIAで使用されている評価図表より）

　脊椎損傷の可能性があり，診察や補助検査時に脊髄の二次損傷を来さないように注意する．
　脊髄損傷は神経症状以外に，a．呼吸器，b．循環器，c．消化器，d．泌尿器合併症，e．褥瘡といった全身合併症を生じる．

a．呼吸器合併症（頸髄損傷の場合）
　上位頸髄では横隔膜神経（C3～5髄節支配）麻痺を生じるために自発呼吸が不可能となり，人工呼吸器管理を要する．また他の頸髄損傷においても肋間筋麻痺のために呼吸が浅く，痰の喀出が困難となるために容易に呼吸器感染症を生じ得る．

b．循環器合併症
　脊髄内の交感神経が遮断され，低血圧，徐脈を生じる．これらの重篤な状態を脊髄ショックといい，回復に2～3週間を要する．また下肢の動きが消失することから深部静脈血栓症を生じやすくなる．

c．消化器合併症
　ストレスによる消化管潰瘍や，内臓自律神経障害による麻痺性イレウスを生じることがある．

d．泌尿器合併症
　排尿機能が障害され，神経因性膀胱となる．常に尿路感染症を生じる可能性があり，排尿管理が大切となる．

e．褥　瘡
　体動困難と感覚障害があるために，容易に褥瘡を生じる．発症を防ぐ栄養・看護管理が重要となる．

4. 診 断

a. 単純X線

骨傷や脱臼の有無を仰臥位で静的撮影2方向（正面，側面）で調べる．二次損傷の恐れのある急性期には不安定性を調べるための動的撮影は通常行わない．

b. CT

CT軸位撮影は，単純X線で描出されにくい，細かな骨折の描出に有用である．またヘリカルCT撮影は亜脱臼・脊椎骨折の立体的把握・治療方法の決定に有用である．

c. MRI

神経症状から見て，損傷を疑われる部位の診断，病態の把握に最も有用である．脊髄の損傷や腫脹・圧迫の有無，脊柱管内に逸脱する骨片・椎間板ヘルニア・血腫の有無，脱臼や脊椎配列の異常，傍脊柱軟部組織の血腫や腫脹の様子などを診断し，早急に治療方針を決定する．

5. 治 療

脊髄損傷に対する急性期治療の目的は，一次損傷で傷ついた脊髄に対し，腫脹や浮腫の増強，圧迫因子の継続，不安定性に原因する再度の機械的損傷などに起因する二次損傷を回避することである．脊髄の安静を保ち，脊髄の腫脹・浮腫に対する薬剤投与を行う保存的加療や呼吸や循環などの全身管理に加え，脊髄の安静，脊椎の固定，脊髄の減圧を目的とした手

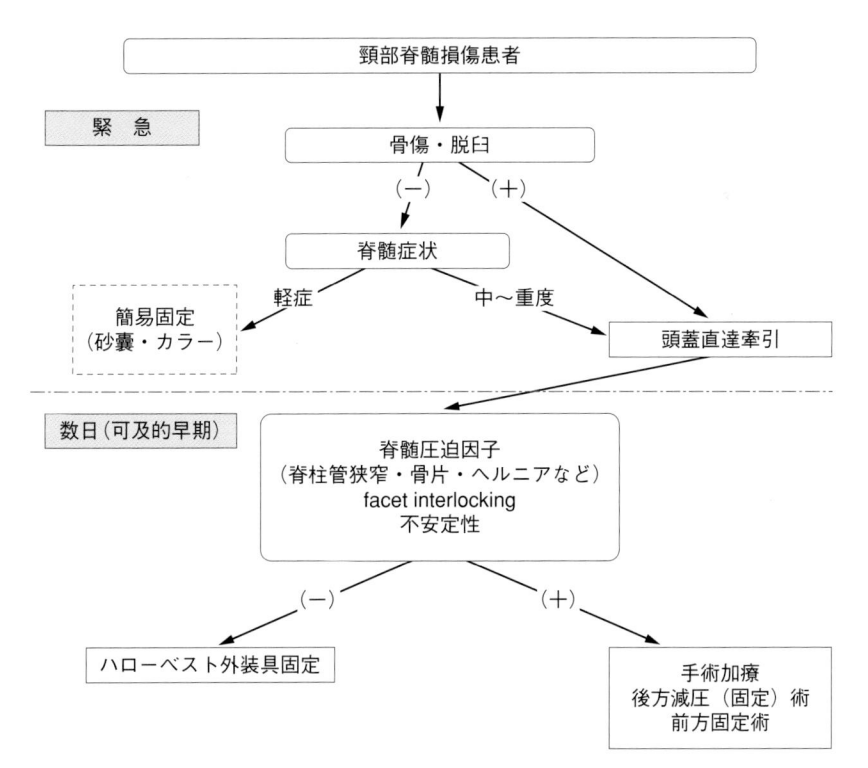

図16-16 頸部脊髄損傷患者における治療指針

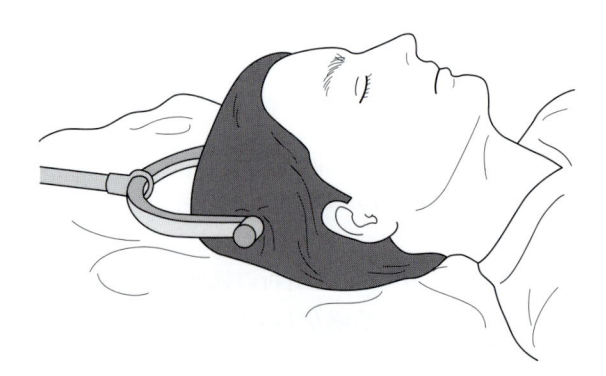

図 16-17　頭蓋直達牽引

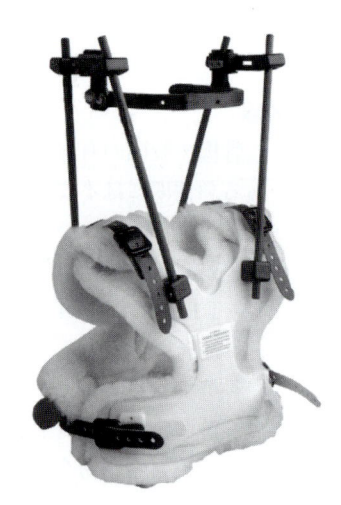

図 16-18　ハローベスト
　　　　　外装具

術加療が必要に応じて行われる（図 16-16）．

a．頭蓋直達牽引

頸椎椎体骨折や脱臼などの骨症のある場合は，脱臼や頸椎 alignment の整復，脊髄の安静を目的に，頭蓋骨に頭皮上からピンで器具を留めて牽引を行う（図 16-17）．

透視下または頻回の X 線撮影下に，頸椎配列や脱臼の整復具合を確認しながら 2kg 程度より徐々に荷重を開始する．最大荷重は 15kg 程度であり，過度の荷重は新たな脊髄の損傷を生じる危険が増す．脊髄の安静を目的とする場合の牽引は 2〜4kg で充分である．C1〜C2 などの上位頸髄損傷では牽引の際に充分な注意が必要である．

b．ハローベスト外装具固定

非観血的固定，あるいは観血的手術後に強固な固定が必要な場合に用いる（図 16-18）．

c．薬剤治療

脊髄損傷の急性期において，ステロイド大量療法（メチルプレドニゾロン 30mg/kg の 1 回静脈内投与，5.4mg/kg/時で 23 時間静脈内持続投与）が認められている．使用にはステロイドによる合併症に注意する必要がある．

d．全身管理

低血圧と低酸素血症は脊髄の二次損傷を増悪させる主要な因子であり，呼吸循環動態の管理は重要である．管理目標として収縮期血圧 120mmHg 以上（90mmHg 以下にならないよう），心拍数＞ 40/分，動脈血酸素分圧（PaO_2）＞ 80mmHg 以上，動脈血二酸化炭素分圧（$PaCO_2$）＞ 30〜45mmHg 以上，動脈血酸素飽和度（SaO_2）＞ 95％ が望ましいとされる．

e．外科的治療

脊柱管狭窄，骨片や椎間板ヘルニアなどの脊髄圧迫因子が継続する場合，あるいは強力な固定が必要な場合，可及的早期に減圧術や固定術が行われる．プレートなどの金属を用いて強固に固定されることが多い（図 16-19）．

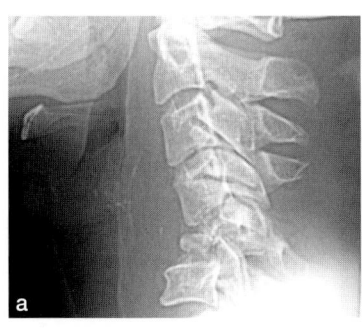

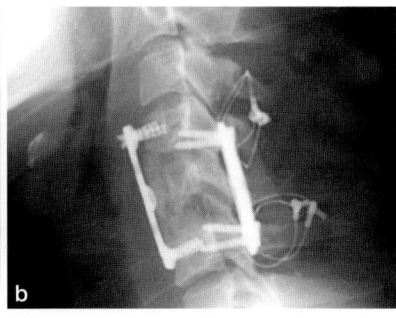

図16-19 頸椎C5脱臼骨折（a）に対し，整復と同時に前方および後方からプレート固定（b）

〈田辺英紀〉

17 機能脳神経外科

A てんかん

1. 定義，疫学

　　てんかん epilepsy とは，脳の神経細胞に突然，過剰な興奮が起こり，脳のはたらきが障害されて，意識障害，痙攣，運動・感覚・言語障害，自律神経症状などを繰り返し起こす病態をいう．痙攣 convulsion は，骨格筋の発作性・反復性の不随意収縮をさすが，てんかんによる痙攣以外に，末梢神経性や代謝性など非てんかん性痙攣もある．

　　有病率とは，特定された1日にある疾患に罹患していた患者数で，通常一般人口1,000名中の患者数で示し，発病率とは，1年間に新たにある疾患に罹患した患者の比率で，通常一般人口100,000人中の患者数を示す．てんかんの有病率は1,000人あたり5〜8，発病率は年間100,000人に約50程度とされる．わが国でのてんかん患者数は約100万人で，そのうち20％は薬剤抵抗性の難治性てんかんである．このうち半数から1/3に手術適応があると考えられている．

　　てんかんの発病は生後10年間が最も多く，特に1歳までが最も高率で，10歳以上で加齢とともに急速に減少する．成人以降に発症するてんかんは，器質的脳病変が存在することが多く，脳MRIなど画像診断が必要である．

2. 分類

　　てんかんには，器質的病巣（脳腫瘍や脳動静脈奇形など）が存在する**症候性てんかん**と，器質的病巣の存在しない**特発性てんかん**がある．また，大脳の一側のある焦点から始まる痙攣を部分発作または焦点発作とよび，発作の初めから両側の大脳半球が発作に巻き込まれているものを全般発作という．基本的には，症候性てんかんは病巣を焦点として異常興奮が伝播するので部分発作（焦点型）を呈し，一方，特発性てんかんは全般発作を呈する．しかし，脳器質性なのに全般発作を来す，乳幼児期のてんかんの一群が発見され（**レノックスてんかん**，**ウエスト症候群**など），逆に特発性であるが部分発作を呈する小児てんかん（**良性ローランドてんかん**）が報告され，てんかんの分類は複雑で難解なものになった．特発性・症候性の二分と全般発作・部分発作の二分によって生じる4群が分類の基本概念であり，これを念頭において用語を用いるようにすればよい．

3. 診断

　　発作の起こりかたと脳波所見から診断をつける．他に，既往歴，家族歴，脳MRI・CTな

どの画像診断などが重要である．

4．治　療

a．薬物治療

　　発作型に適した薬剤を選択し，必要最小量に維持することが薬物治療の原則である．そのため，発作型診断と薬剤の血中濃度測定が治療の基本となる．一般に部分てんかんでは，**カルマバゼピン（CBZ：テグレトール®），フェニトイン（PHT：アレビアチン®），ゾニサミド（ZNS：エクセグラン®）**が第一選択であり，全般てんかんでは，**バルプロ酸（VPA：デパケン®，セレニカ®）**が中心である．薬剤は単剤を原則とし，単剤の有効血中濃度の最大量に達しても発作が抑制されない場合は，他剤に切り替える．ただし，単剤でのコントロールはなかなか不良な場合もあり，多剤併用をせざるを得ない．併用する薬剤は，クロバザム（マイスタン®）やガバペンチンナトリウム（ガバペン®），フェノバルビタール（PB：フェノバール®）などが用いられる．抗てんかん薬は一般に有効血中濃度の範囲が狭く，有効濃度以下では効果なく，以上では中毒症状を呈する．

b．外科治療

1）手術適応

　　① 薬物療法によってコントロールできない難治性てんかんであり，② てんかん原性焦点が同定可能であり，かつ同一焦点であることが確認され，③ 焦点切除によって著しい脳機能の障害が生じないと予想される場合，外科治療が考慮される．外科治療が期待できるてんかん症候群として，内側側頭葉てんかん，ある種の前頭葉てんかん，局所性病巣関連てんかん，広範囲大脳半球障害てんかん，脱力・失立発作を主とするてんかんの5型があるとされている．

2）てんかんの手術のための術前検査

　　術前検査の目的は，てんかん原性焦点の検索とてんかん原性焦点およびその近傍の脳機能の同定である．通常，非侵襲的段階である第一相検査と，侵襲的検査である第二相検査がある．
　　① 第一相検査：頭皮上脳波による発作型の分類，脳MRIなどの画像診断，イオマニゼルSPECT，脳血流SPECT，PET，脳磁図などがある．
　　② 第二相検査：慢性硬膜下電極留置による長時間脳波ビデオ記録，脳内深部電極，血管内留置電極による焦点検索，和田テスト，硬膜下電極刺激による脳機能マッピングなどがある．

3）てんかんの外科治療

　　てんかん外科はその方法から，（a）焦点切除（てんかん原性焦点を有する脳を切除する），（b）病巣切除（腫瘍やAVMが原因の場合），（c）てんかん波が脳内を伝播するのを防ぐ離断術に分類される
　　① 側頭葉内側部てんかん：てんかん手術の約60％が側頭葉内側部てんかんの手術であり，発作消失率は約90％と高率である．側頭葉内側部の海馬，扁桃核が焦点であることが多く，それらを切除する選択的海馬扁桃体摘出術と，周囲の側頭葉を含めて切除する前側頭葉切除術がある．
　　② 新皮質てんかん：側頭葉内側部以外の脳皮質をてんかん焦点とする場合，硬膜下電極の

留置を含めた詳細な脳機能マッピングが必要となることが多い.
③ **脳梁離断術**：症候性部分てんかんの二次性全般化を抑制する目的で施行される. 脳梁を全離断すると, 離断症候群が必発する. 術後の発作消失は稀だが, 発作軽減の有効率は70％と高い.
④ **大脳半球切除術**：一側大脳半球の広範な障害が, 生下時または乳幼児期より見られ, てんかん発作がコントロールされない症例が適応となる.
⑤ **軟膜下多切除術**：てんかん原性焦点が運動感覚野などの機能野に存在し切除できない場合に, 発作波の皮質内拡散を防ぐことを目的とした手術法である. 焦点部の軟膜下に5 mm の間隔で5mm の深さに平行する小切開を多数加える. 縦方向に出入りする線維は保たれるので脱落症状は来さない.

〈青木　淳〉

B 三叉神経痛

1. 概　念

特発性**三叉神経痛** trigeminal neuralgia（以下三叉神経痛）とは, 一側顔面の三叉神経分枝領域に限局し, 通常は感覚障害を伴わない痛みである.

2. 原　因

三叉神経痛は顔面痙攣や舌咽神経痛と共に**神経血管圧迫症候群** neurovascular compression syndrome（NVCS）と呼ばれている. その原因は三叉神経の root entry zone（REZ）での血管圧迫が最も多く, 後頭蓋窩腫瘍（髄膜腫, 類上皮腫, 転移性脳腫瘍, 三叉神経鞘腫など）, 多発性硬化症でも起こる. REZ は Obersteiner-Redlich zone とも呼ばれ, 中枢性ミエリンから末梢性ミエリンに移行する部位で, ミエリン鞘が一部欠如しており脆弱な部分である. この部位への持続性刺激による神経異常伝導の機序には, いくつかの説が考えられている. 責任血管は**上小脳動脈**が 75％と最も多く, 次いで前下小脳動脈で, 静脈の関与も指摘されている.

3. 鑑別診断

眼窩疾患, 歯科疾患, 帯状ヘルペス.

4. 症　状

症状は通常, 数秒間続く発作性の電撃痛である. 食事, 洗顔, 会話, 歯磨きなどで痛みが誘発される. 三叉神経各枝の**誘発帯** trigger zone 刺激により, 痛みの領域を同定できる.

5. 検　査

MRI, MRA により三叉神経の走行および圧迫血管を確認する（図 17-1a）. 頭部CT だけでは類上皮腫の存在を見逃すことがあるので, MRI 拡散強調画像を行う（図 17-2）. 最近では異常血管を疑わない限り, 脳血管撮影は行われなくなってきた.

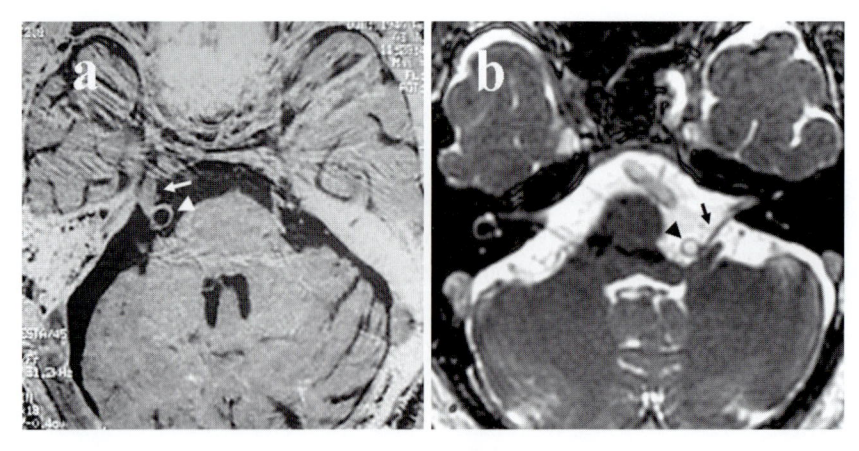

図17-1 血管による神経の圧迫
a：脳底動脈（矢頭）が三叉神経（矢印）を圧迫している．
b：椎骨動脈（矢頭）が顔面神経（矢印）を圧迫している．

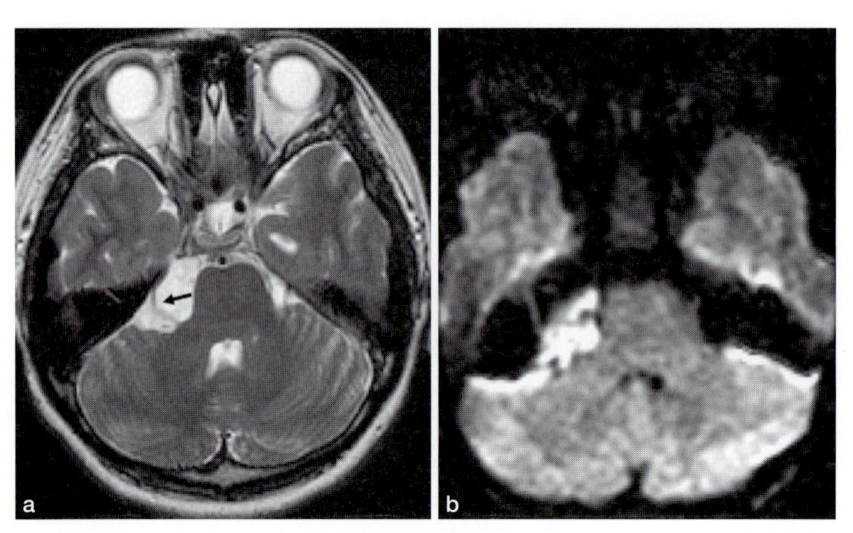

図17-2 右小脳橋角部類上皮腫
MRI T2強調画像（a）で変位した三叉神経（矢印）を認め，同部位に
MRI拡散強調画像（b）で高信号を示す腫瘍を認める．

6．治療

a．薬物治療

まずカルバマゼピンを投与して，その効果を見ることが重要であり，特発性三叉神経痛では有効性が高い．しかしカルバマゼピンの副作用あるいは効果が減弱する場合は，フェニトイン，クロナゼパム，バクロフェン，ガバペンチンなどを使用する．

b．外科治療

薬剤では痛みがコントロールできない場合は，根治的外科治療（神経血管減圧術 microvascular decompression）を行う（次項を参照）．最近，非根治的侵襲的治療である神経節

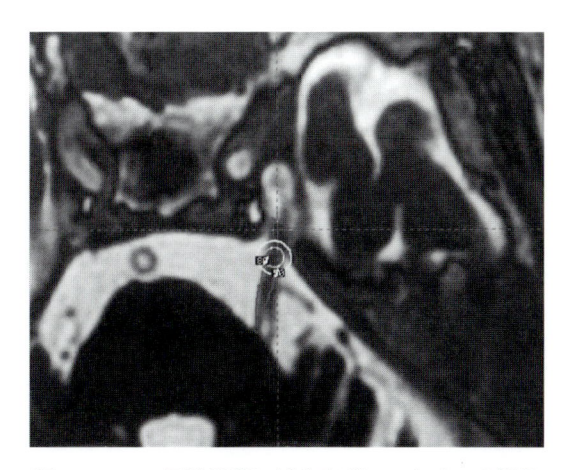

図 17-3 三叉神経痛に対するガンマナイフの線量プラン
三叉神経メッケル腔入孔部を中心とし，最大線量 80Gy を照射する．

ブロックや熱凝固などは行われなくなってきた．

c．定位放射線治療

高齢者や全身麻酔にリスクのある患者に対して，ガンマナイフによる治療が行われるようになり，有効性が示されている（図 17-3）．三叉神経に 70～90Gy を照射し軸索の変性を来たすが，痛みの消失の機序は明らかでない．

〈田村陽史〉

C 顔面痙攣

1．概　念

顔面痙攣 facial spasm は一側性の間欠的不随意運動で，顔面神経支配の各筋肉の収縮は同期性である．寛解することもあるが，自然消失はなく進行性である．

2．原　因

顔面痙攣の原因は三叉神経痛と同じく，REZ での血管圧迫が最も多い．責任血管としては後下小脳動脈が最も多く，次いで前下小脳動脈，椎骨動脈で，三叉神経痛と異なり静脈の関与は稀である．後頭蓋窩腫瘍（髄膜腫，類上皮腫，顔面神経鞘腫など）でも発生するが，血管圧迫による場合と痙攣の起こり方が少し異なる．

3．鑑別診断

眼瞼痙攣，顔面ミオキミー．

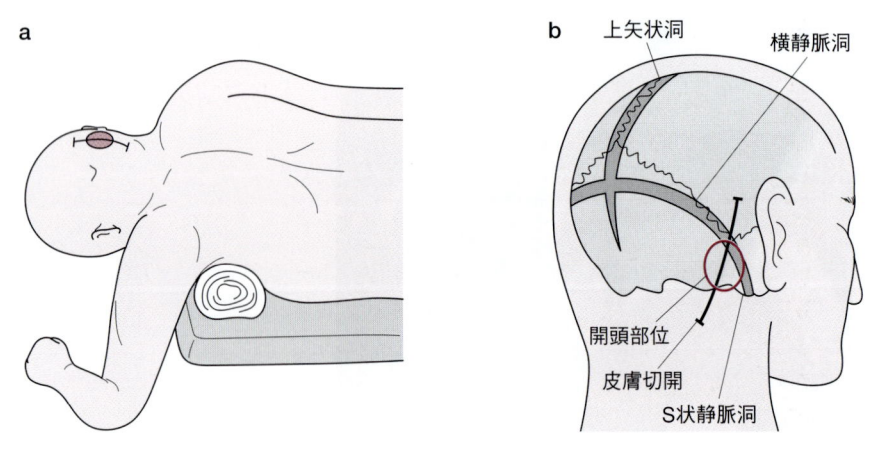

図17-4　神経血管減圧術
a：手術体位．一般的には患側を上にした側臥位（パークベンチポジション）で行う．
b：皮膚切開・開頭部位：耳介後方に線状皮膚切開を行い，三叉神経痛では横静脈洞（頭側）よりに，顔面痙攣ではS状静脈洞（尾側）よりに開頭を設ける．

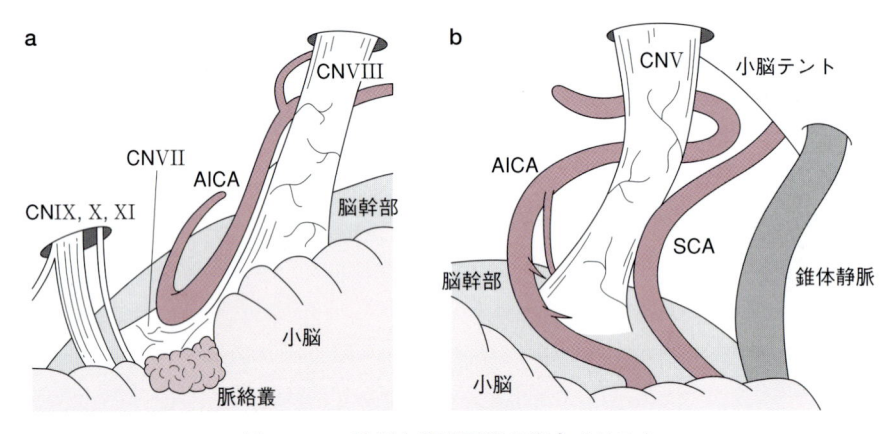

図17-5　神経血管減圧術の術中イラスト
a：顔面神経減圧術．前下小脳動脈（AICA）が顔面神経（CNVII）のREZを圧迫している．
b：三叉神経減圧術．前下小脳動脈（AICA）と上小脳動脈（SCA）が三叉神経（CNV）を圧迫し，神経軸の捻れを認める．

4．症　状

　一般的には一側下眼瞼から始まることが多く，徐々に頬部から口角，さらには広頸筋にまで拡大する．ストレス，緊張によって増強することがあり，睡眠中も持続する不随意運動である．診察時には，強く閉眼させ急に開眼させると誘発されやすい．

5．検　査

　MRI，MRAにより顔面神経の走行および圧迫血管を確認する（図17-1b）．三叉神経痛と同じく，最近では異常血管を疑わない限り脳血管撮影は行われなくなってきた．

6. 治 療

根治的治療は三叉神経痛同様，**神経血管減圧術**である．通常，薬物療法は無効である．

a．ボツリヌス毒素治療

ボツリヌス毒素は神経終末でのアセチルコリン分泌を抑制し，神経伝達を阻害し筋肉を麻痺させる．本毒素の希釈剤を眼輪筋などに数箇所注入し，顔面痙攣を抑える．その効果は3カ月程度であり投与を継続する必要がある．長期治療によっては抗毒素抗体によりその効果は薄れる．また注入量によっては顔面神経麻痺を来たす．

b．神経血管減圧術（図17-4，17-5）

三叉神経や顔面神経のREZ部分を圧迫した血管の減圧を行う．一般的に側臥位で患側の耳介後方に線状切開を行い，外側後頭下開頭を行う．三叉神経は脳槽部分の橋出口からメッケル腔 Meckel's cave 入孔部までを充分観察し，責任血管を移動させ神経圧迫を解除するとともに，周囲のくも膜も充分に剥離し神経の捻れを改善することも必要である．腫瘍による三叉神経痛では，腫瘍を摘出し神経の減圧を行う．腫瘍により血管が移動し三叉神経を圧迫し症状を呈することもある．顔面神経の減圧はREZでの圧迫血管を見落とさないようにすることが重要である．REZより末梢で血管が神経に接していても責任血管であることは少ない．

〈田村陽史〉

D 不随意運動

1．概 念

意思に関係なく出現し，意図的に止められない筋運動・緊張をいう．規則性，運動周期，大きさ，出現時期などにより種々分類されているが，てんかん，痙攣は除かれる．

2．発生機構

不明な点があるが，1つは錐体外路の障害である．錐体外路は，大脳皮質運動野，線条体，淡蒼球，黒質，赤核，視床，視床下核，小脳，脊髄前角細胞などを含み，姿勢維持や微妙な筋運動を調節している．随意的な筋運動を司る錐体路と併走しているため，通常，片麻痺などの錐体路障害時にも起こる．

3．原 因

パーキンソン病や**ハンチントン病**などの神経変性疾患のほか，虚血・低酸素，代謝性疾患，感染症，自己免疫疾患，薬剤性，出産時障害，先天性疾患などでもみられる．

4．症 候

a．異常筋運動

1）振 戦

顔・四肢の主動筋および拮抗筋間の不随意・律動的な運動で，パーキンソン病にみられる

表 17-1 舞踏運動をきたす主な疾患

感染症	シデナム Sydenham 舞踏病
	百日ぜき，ジフテリア，耳下腺炎
	結核性髄膜炎
代謝性疾患	ウィルソン病
膠原病	全身性エリテマトーデス（SLE）
脳血管障害	脳梗塞
頭部外傷	びまん性脳損傷
中　毒	一酸化炭素，水銀
変性疾患	ハンチントン病
	有棘赤血球症
	歯状核赤核淡蒼球ルイ体萎縮症
薬剤性	抗パーキンソン病薬（Lドーパなど）
	経口避妊薬
	向精神薬
その他	妊娠性舞踏病
	老人性舞踏病

静止時振戦，小脳病変などの動作時に特徴的な企図振戦，本態性振戦，甲状腺機能亢進症，慢性アルコール中毒などで一定の姿勢をとった時にみられる姿勢時振戦がある．

2）舞踏運動

四肢・体幹・顔の動作様運動であり，筋緊張低下のため抑制が効かず，粗大・急激で奇妙に見える．舞踏運動の原因疾患を表 17-1 に示す．

3）アテトーゼ

指などの四肢末梢・顔・舌の不規則・非律動・持続的でゆっくりとした運動であり，舞踏運動の要素を含むことがある．周産期脳障害，代謝性疾患，血管性視床病変などで出現する．

4）ジスキネジー

舞踏運動あるいはアテトーゼ類似の異常運動で，口，舌，下顎など顔面口部に常同的に出現する．高齢者にみられる特発性と，向精神薬やLドーパの長期・過剰投与による医原性のジスキネジーがある．

5）バリズム

多くは上肢に起こり，投げ出すまたは打ち付けるような，もっとも激しく速い運動であり，視床下核・視床の出血・梗塞によって出現する．

6）ミオクローヌス

局所あるいは全身の筋・筋群が，不規則な周期で反復性に収縮する動きである．てんかん性ミオクローヌス，亜急性硬化性全脳炎，クロイツフェルト・ヤコブ病，尿毒症などの疾患でみられる．

7）チック

顔面・頸部・躯幹の突発・常同的，反復性の筋収縮または発声で，精神的な緊張・興奮時に増強する．遺伝性素因，心理的要因などが関与しており，小児期に発症することが多い．

b．筋緊張の異常

1）ジストニー

体幹や四肢近位筋の異常収縮によって筋緊張が亢進し，異常姿勢が持続する．遺伝性で小児に発症する全身性の捻転ジストニー，眼瞼・顔に限局する眼瞼痙攣・顔面ジストニー，頸部が捻転，偏位する痙性斜頸，文字を書こうとすると異常姿位のため書けなくなる書痙がある．

5．治 療

主な薬物・外科治療を以下に挙げる．

パーキンソン病：抗パーキンソン病薬，定位脳手術．
本態性振戦：β遮断薬，抗痙攣薬，定位脳手術．
舞踏運動：ドーパミン受容体遮断薬．
アテトーゼ：ドーパミン受容体遮断薬，安定剤．
ジスキネジー：抗パーキンソン病薬などの減量，ドーパミン受容体遮断薬．
バリズム：ドーパミン受容体遮断薬，抗痙攣薬，定位脳手術．
ミオクローヌス：抗痙攣薬，安定剤．
チック：ドーパミン受容体遮断薬．
ジストニー：抗コリン薬，安定剤，筋弛緩薬，ドーパミン受容体遮断薬．

〈竹内栄一〉

E パーキンソン病

1．概念，定義

1817年，「振戦麻痺 shaking palsy」という名称でParkinson Jにより初めて報告された．主に中年以降に発症する疾患で，**中脳黒質**にある**ドーパミン作動性神経**の変性が原因である．神経伝達物質であるドーパミン減少とアセチルコリンの相対的増加のため，スムーズな筋運動が困難になり，振戦などの不随意運動がみられる．

2．症 候

有病率は10万人あたり約100人といわれるが，増加傾向にある．性差は明らかでなく，種々の年齢でみられるが50歳以降が多い．筋固縮，振戦，寡動，姿勢調節障害を四徴とし，数年を経て進行するが，知能は通常保たれる．その他，前傾姿勢，小刻み・突進歩行，すくみ足，小声での発語，小字症，唾液分泌亢進，便秘，脂ぎった皮膚，起立性低血圧などをみる．

3．鑑 別

薬物，脳血管障害，他の神経疾患などで，パーキンソン病に類似の臨床症状を示すことがあり，これらは**パーキンソン症候群**として総称される（表17-2）．パーキンソン症候群では，Lドーパなどの抗パーキンソン病薬が効きにくく，排尿障害，著明なふらつき・立ち

表17-2 パーキンソン病と鑑別を要する疾患

脳血管性	多発性ラクナ梗塞
	白質脳症
頭蓋内病変	頭部外傷後遺症, 脳腫瘍治療後
感染性疾患	脳炎後
薬剤性	抗精神病薬
	鎮吐薬・腸管運動調節薬
	抗うつ薬
	降圧薬
	抗不整脈薬
	抗癌剤
	抗真菌薬
	抗痙攣薬
	抗認知症薬
中毒性	マンガン, 一酸化炭素, アルコール脳症
内分泌・代謝疾患	甲状腺機能亢進症, ウィルソン病
変性疾患	多系統萎縮症
	進行性核上性麻痺
	大脳皮質基底核変性症
その他	本態性振戦
	解離性障害

くらみをみることが多い.

4. 薬物治療

ドーパミンの取り込み・保持能が減少しているため, その前駆物質である**Lドーパ**がもっとも有効な治療薬となる. しかし, Lドーパに種々の副作用・問題点があることから, ドーパミンの受容体遮断, 放出促進, 代謝阻害薬も使用される. また, 強い振戦に**抗コリン薬**, **すくみ足**にドロキシドパが用いられている. なお, 抗パーキンソン病薬の急激な中断は, 筋強縮, 高熱, 発汗, 寡動などの悪性症候群をきたすことがあるため, 注意を要する.

5. 治療中の問題点

Lドーパの薬剤効果は, 病期の進行によって短縮し, 効果の切れ目が出てくる. これを, **ウェアリング-オフ wearing-off 現象**という. また, 薬剤の内服時間に関係なく, 症状変動してくることもあり, この状態を**オン-オフ on-off 現象**という. さらに, Lドーパの過剰投与を余儀なくされる結果, 四肢, 頸部, 肩などにジスキネジーをきたすようになる. イレウス, 抑うつ・幻覚などの精神症状が薬剤治療経過中に出現することもある.

6. 外科治療

パーキンソン病治療の第一選択は, あくまでも抗パーキンソン病薬である. しかし, 効果不充分な例や, 症状の日内変動・副作用を克服できない例では, 薬剤を補完する目的で**定位脳手術**が行われる. 手術法としては, 視床, 淡蒼球内節, 視床下核を標的として**温熱凝固**

(破壊術)または脳深部刺激 deep brain stimulation（DBS）用の電極留置術が行われるが，可逆性，侵襲性，合併症，刺激条件を術後でも変更できるなどの理由から，現在では後者が主流となっている．パーキンソン病の諸症状のほか，振戦，バリズム，ジストニーなどの不随意運動，難治性疼痛などに適応がある．

〈竹内栄一〉

18 奇形

A 総論（脳の発生と先天異常）

　　中枢神経系（脳・脊髄）は，胎生期のごく早い段階で**外胚葉組織**から発生する．外胚葉の中央部に形成された**神経板**は，正中部が陥凹，その両脇が隆起してそれぞれ**神経溝**と**神経ヒダ**が形成される．その後左右の神経ヒダが正中部で癒合することで**神経管**が形成されていく．神経管の頭側が脳，その他の部分が脊髄となる．神経ヒダの癒合は，まず中央部（将来の頸髄に当たる部分）に起こり，ファスナーを閉めるように頭側，および尾側に向かって進んで行き，下端部（後の仙髄に当たる部分）が最後に癒合するとされている（図18-1）．

　　このようにして形成された神経管は，胎生28日を越える頃には頭側部分でいくつかのくびれを生じ，3つの部分（**前脳，中脳，菱脳**）に分かれ，前脳では将来眼に分化する左右の眼胞が確認されるようになる．さらに胎生36日頃には前脳部分が前方の終脳と後方の間脳に別れ，終脳はさらに左右に分割されていく．眼胞は眼杯と眼柄を形成し，その後視神経と眼球の一部を形成する．また同時に菱脳は，頭側の終脳（将来の橋・小脳）と尾側の髄脳（将来の延髄）に分かれていく．胎生49日頃には，終脳部分が左右に分かれるだけでなく，そのそれぞれがさらに細区分され，嗅葉（将来の嗅神経，辺縁系）も見られるようになる．このようにして成長した終脳は，胎生3カ月頃には間脳より大きくなり，大脳半球として認識できるようになる（図18-2）．また脊髄も尾側へ伸展していく．これらの成長の過程で不具合が生じると，中枢神経の形成不全や神経管閉鎖不全症などが引き起こされる．

　　頭蓋骨は胎生40日頃頭蓋底軟骨部分に骨化が始まり，大脳を覆う膜性骨は胎生50〜60日頃に発生してくる．それぞれの膜性骨は結合組織で繋がっており，この部分が将来縫合となる．頭蓋冠は膜性骨が骨化したもので，縫合部分で成長する．縫合が閉鎖するとその縫合に対して垂直方向への頭蓋冠の成長が阻害される．何らかの原因で，早期に縫合が閉鎖する疾患が，頭蓋縫合早期癒合症であり，閉鎖する縫合によって様々な頭蓋冠の変形を来たす他，知能発育の遅れや頭蓋内圧亢進症を来たすことがある．

　　胎生のどのような時期にどのような奇形が起こるかは図18-3を参照されたい．

〈三宅裕治〉

B 脳の形成不全

1. 水無脳症

　　新生児の0.2%程度に発生し，大脳半球の広範な欠損を認める．通常，頭蓋，基底核，脳

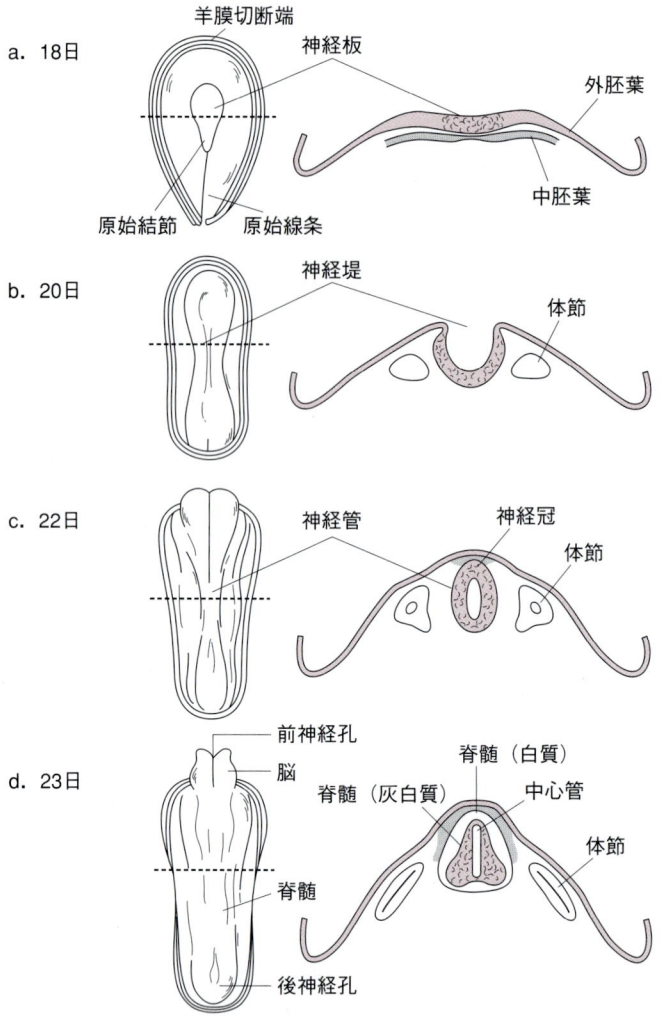

図18-1 神経管の発生（胎生18〜23日）
〔Cowan WM. The Development of the Brain. 1979.（天野武彦, 訳. 脳の発生. サイエンス. 1979; 9: 68-81.）〕

幹，小脳は正常である．胎生6週以後に内頸動脈が閉塞することに由来するという説が有力である．1歳前後で死亡するという報告が多い．

2．全前脳胞症

日本人・女性に多いとされる奇形で，分娩10,000に1例程度発生すると言われている．胎生4〜6週頃の異常であり，眼窩間距離の短縮（最重症型では単眼症を呈する），耳介低位，鞍鼻，口唇裂，口蓋裂などの**顔面奇形**に加え，しばしば**多指症，合指症**も合併する．また重症度によって3つに分類され，最重症型では1年以内に死亡するが，軽症型では長期生存例も報告されている．水頭症が進行する場合にはシャント術が行われる（図18-4）．

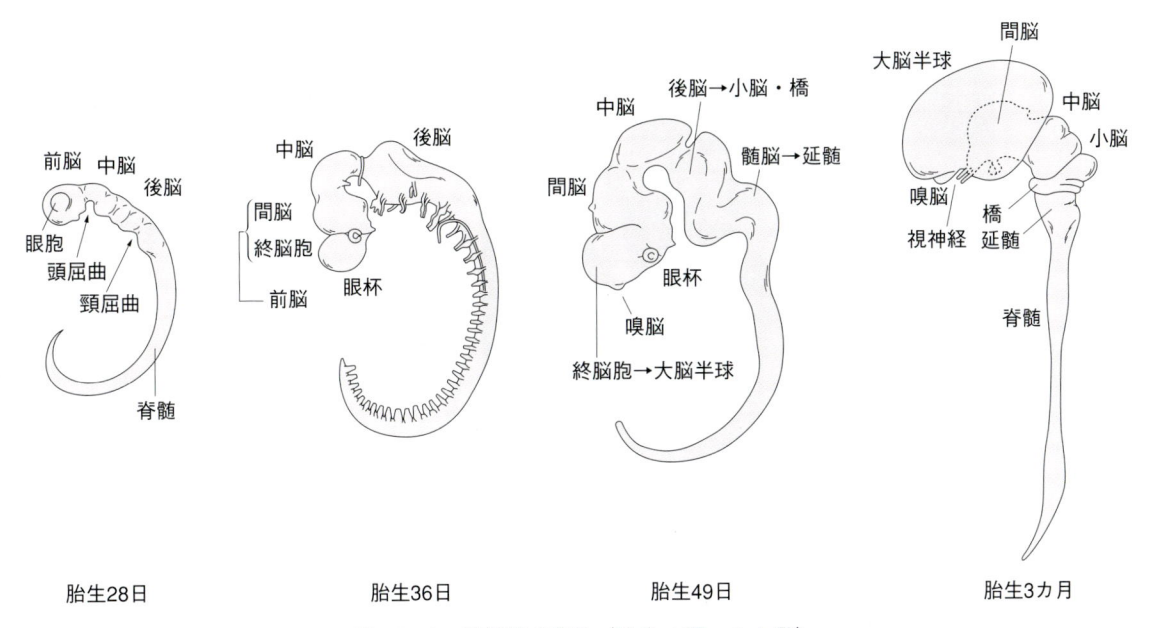

図18-2 神経管の発生（胎生4週〜3カ月）
（Netter FH. The CIBA collection of medical illustration. Vol. 1より改変）

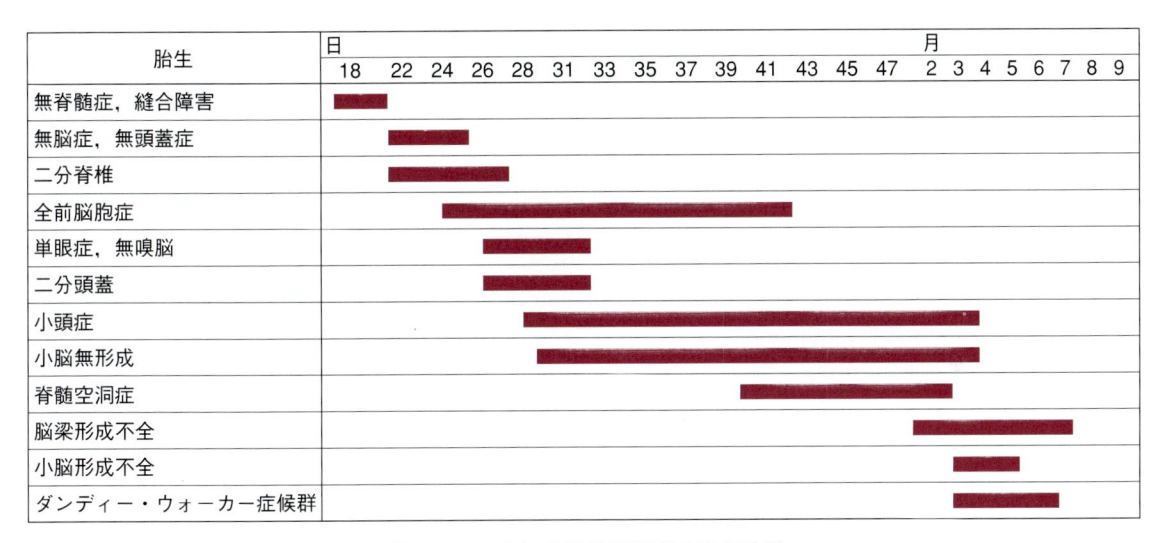

図18-3 主な中枢神経奇形の発生時期
（脳神経外科学体系13：小児脳神経外科より改変）

3．ダンディー・ウォーカー Dandy-Walker 症候群

　　　　胎生4週頃の菱脳の発生異常により生じると言われているが，発生頻度は明らかではない．水頭症，後頭蓋窩嚢胞，小脳虫部形成不全の3徴が認められる．症状の主体は頭蓋内圧亢進に由来するもので，頭囲拡大，頭痛，嘔吐，精神運動発達遅滞などを認める．治療の目的は頭蓋内圧のコントロールであり，まず水頭症に対するシャント術が行われる．シャント

382　B．脳の形成不全

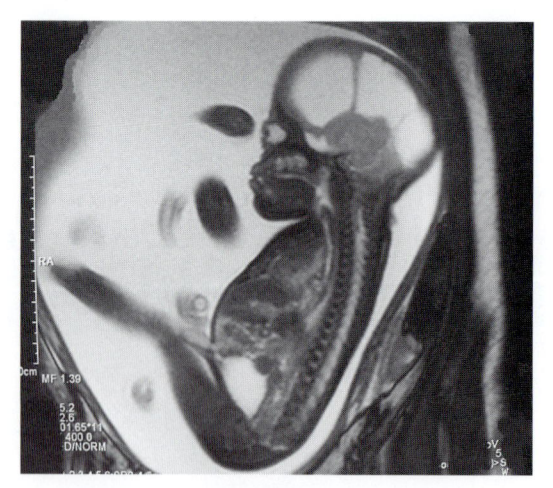

図 18-5　全前脳胞症の胎内 MRI 診断
（東京慈恵会医科大学大井静雄教授のご好意による）

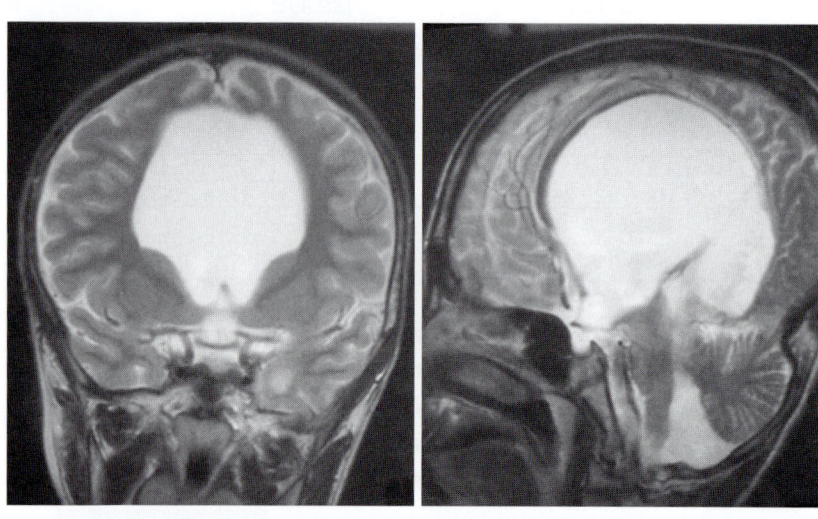

図 18-5　脳梁欠損
（東京慈恵会医科大学大井静雄教授のご好意による）

後に後頭蓋窩嚢胞が拡大すれば嚢胞からのシャントを追加する．

4．脳梁欠損症

　脳梁とは左右の大脳半球を連絡する神経線維の1群で，胎生10週頃に出現する．脳梁が欠損（または形成不全）すると第三脳室が上方に拡大し，MRI前額断で特徴的なこうもり様の脳室像（図18-5）を認める．本症のみで重篤な症状を呈することはないが，種々の奇形に合併して出現するため注意が必要である．

〈三宅裕治〉

C 頭蓋・脊椎破裂

1．二分脊椎

　神経管尾側端での閉鎖不全により椎弓や棘突起の形成異常が引き起こされる先天奇形である．脊柱管内組織の脱出を伴う囊胞性二分脊椎と，伴わない潜在性二分脊椎に分類される．何れも腰・仙部に多い．諸外国に比し発生頻度が1/10低い（0.2人/1,000出産）とされている．ただし第1子が本症に罹患していた場合，第2子の罹患頻度は6～8倍とされており，注意が必要である．

　潜在性二分脊椎には，脊柱管内の異常（脊髄脂肪腫，皮膚洞，割髄症など）を伴うものと伴わないものがある．また高頻度に外表異常（陥凹，母斑，異常毛髪など）も伴うが，これらは脊柱管内の異常を示唆する所見として重要である．潜在性二分脊椎は臨床上ただちに問題になることはないが，脊髄脂肪腫や割髄症があると結果的に脊髄がその部で固定されることとなり，成長に伴って脊髄が頭側に移動するのが妨げられるため神経症状が発現することがある（脊髄係留症候群）．手術の時期と適応については異論が多いが，成長に伴って神経症状が進行する例が多く，早期手術が提唱されている．

　囊胞性二分脊椎は肉眼的に診断が容易である．一般に腫瘤内部に含まれる構造物により4つに分類（図18-6）される．囊胞内容に神経組織を含まない髄膜瘤は30%程度であり，その半数以上は無症状，水頭症を合併するものが1/4程度存在する．一方，他の3型は，神経組織を巻き込んでいるため，大部分の症例で神経症状（下肢運動麻痺，障害部以下の知覚麻痺，膀胱直腸障害など）が認められる．脊髄髄膜瘤の70～80%に水頭症を認める他，他の合併奇形を伴うことも多い（図18-7）．

2．二分頭蓋

　神経管頭側端での閉鎖不全により正中部で頭蓋骨の一部が欠損する先天奇形で，潜在性のもの，囊胞内容が髄液のみのもの，囊胞内容に脳組織を含むものに分類される．二分頭蓋は稀な疾患で，二分脊椎の1/10程度の発生率と言われており，その3/4は後頭部に見られるが，頭頂部や前頭部，鼻部，眼窩部に見られることもある（図18-8）．二分頭蓋の最重症形は無脳症である．

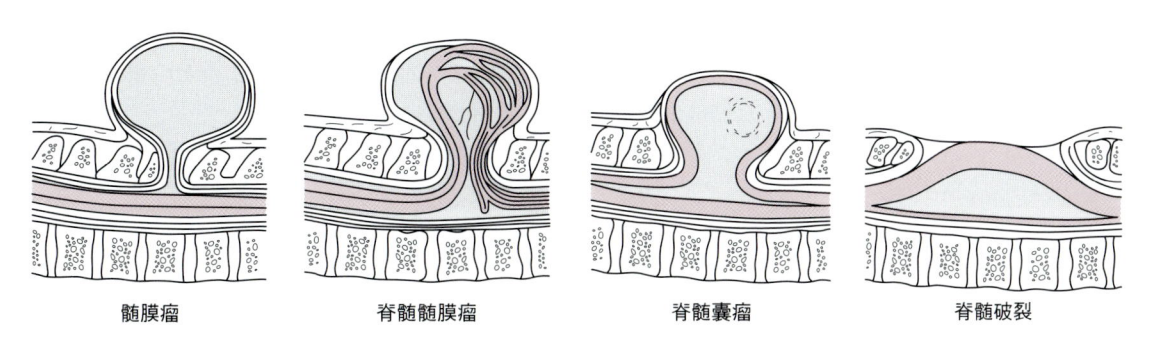

図18-6　二分脊椎4型
髄膜瘤　　脊髄髄膜瘤　　脊髄囊瘤　　脊髄破裂
（Netter FH. The CIBA collection of medical illustration. Vol. 1. より改変）

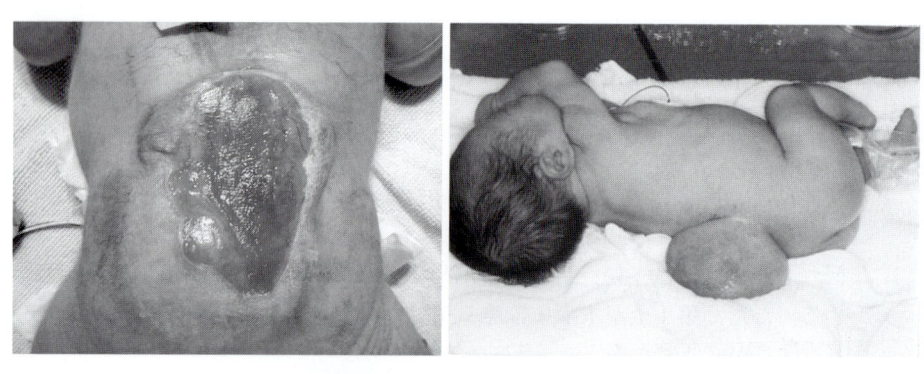

図18-7　脊髄破裂と髄膜瘤
（左写真は東京慈恵会医科大学大井静雄教授のご好意による）

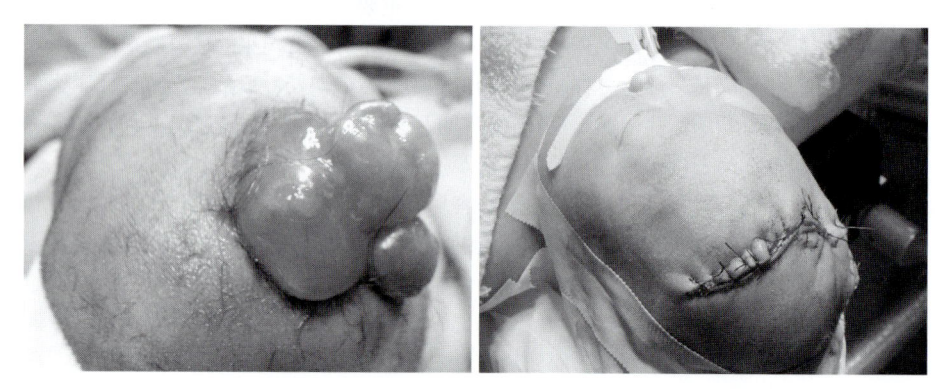

図18-8　脳　瘤
（東京慈恵会医科大学大井静雄教授のご好意による）

出生前診断としてはエコーが中心であったが，近年はα-フェトプロテインを中心とする血清学的スクリーニングや，特殊なMRI撮像法（heavy T2 weighted image）などを用いることにより，より早期に診断可能となってきている．

　囊が完全に皮膚で覆われていない場合は，髄液漏出が見られ，放置すれば髄膜炎を引き起こす危険性が高く，分娩後24時間以内に囊の切除と皮膚形成を行う必要があるが，手術適応に関しては様々な意見がある．また上述のごとく早期診断が可能となったため，堕胎が選択されることもある．また今後胎内修復手術も選択肢となる可能性がある．

　近年，受胎前後の葉酸を含むビタミン剤の投与で本症の発生が激減したとの報告があり，欧米では妊娠適齢期の女性は葉酸を予防的に服用している．

〈三宅裕治〉

D　くも膜囊胞

　通常，くも膜の発生異常により2層に分かれたくも膜の間に髄液が貯留し，囊胞状になった先天奇形を言うが，出血・外傷・感染などに由来するくも膜の炎症により，くも膜下腔の髄液が隔離され，囊胞状になったものも同様に呼称される．全頭蓋内腫瘤の1％程度を占め

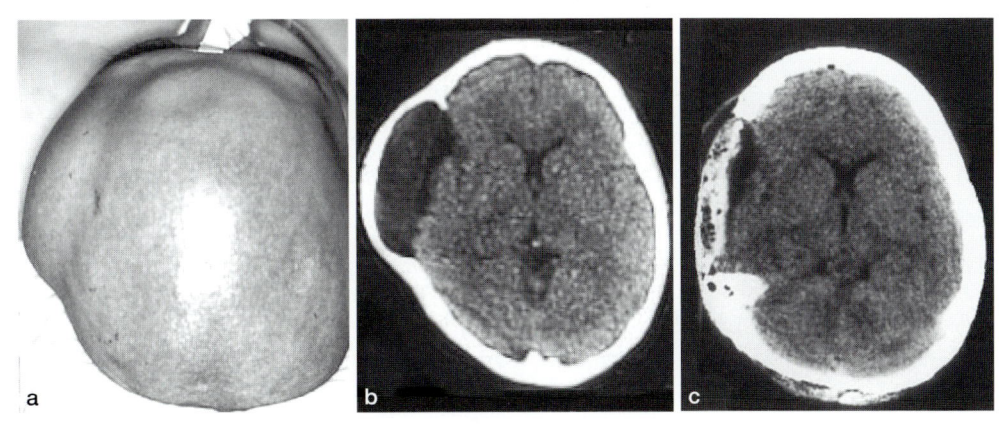

図18-9 中頭蓋窩くも膜嚢胞
a：術前外観，b：術前頭部単純CT，c：術後頭部単純CT

ると言われている．同胞発生例も報告はあるが，通常遺伝性は認められず，他の奇形との関連も見られない．半数は中頭蓋窩あるいはシルビウス裂の嚢胞であり，次いで後頭蓋窩，大脳半球円蓋部表面，鞍上部，半球間裂，四丘体槽などに見られる．くも膜嚢胞が拡大する機序については，① 嚢胞被膜からの分泌，② 浸透圧差，③ 一方弁を介しての髄液の嚢胞内への流入，などの説が提唱されているが，未だ明らかではない．

　症状に特異的なものはなく，一般に徐々に大きくなる腫瘤としての症状を呈する．最も多いのは頭蓋骨の変形であり，その他に頭蓋内圧亢進症状やてんかん発作，脳局所症状，精神発達遅延などが見られることがある．また頭部外傷時に嚢胞内出血や急性硬膜下血腫を来たすことがあり，注意が必要である．CTやMRIができてから嚢胞の診断は容易となった．また，くも膜下腔との交通の有無を見る目的でCT脳槽造影が行われることがある．一般に無症状で，拡大傾向のないものは経過観察する．手術としては，嚢胞内容を腹腔へ流す**嚢胞腹腔短絡術**，嚢胞と近隣のくも膜下腔との交通をつける**嚢胞開放術**などが行われる．近年後者は内視鏡的に行われるようになり，患者の負担が軽減している．また頭蓋骨変形のため美容上問題がある場合は同時に頭蓋形成術を行う（図18-9）．

〈三宅裕治〉

E 頭蓋骨早期癒合症

　脳は生後1年間で急速に成長し，約3倍の重量（約900g）となる．この時期の頭蓋骨縫合は閉鎖していないため，脳の発育に応じて頭蓋骨も成長するが，何らかの原因で通常より早く縫合が骨癒合を開始することがある．このような場合，頭蓋骨は変形し，頭蓋腔容積の増加が妨げられるため，**脳の発育障害**，あるいは**頭蓋内圧亢進症状**などが出現する．出生10,000人に1人程度の発生率と言われている．1つの縫合が片側で冒されるものから，全ての縫合が閉じるものまで様々である．縫合が閉鎖すると，縫合に対して垂直方向の頭蓋骨の発育が阻害されるため，早期に癒合する縫合によって特徴的な頭蓋骨の変形を来たす（図18-10）．最も頻度が高いものは，矢状縫合（頭頂部正中を前後に走る縫合）の早期閉鎖で，

386　E．頭蓋骨早期癒合症

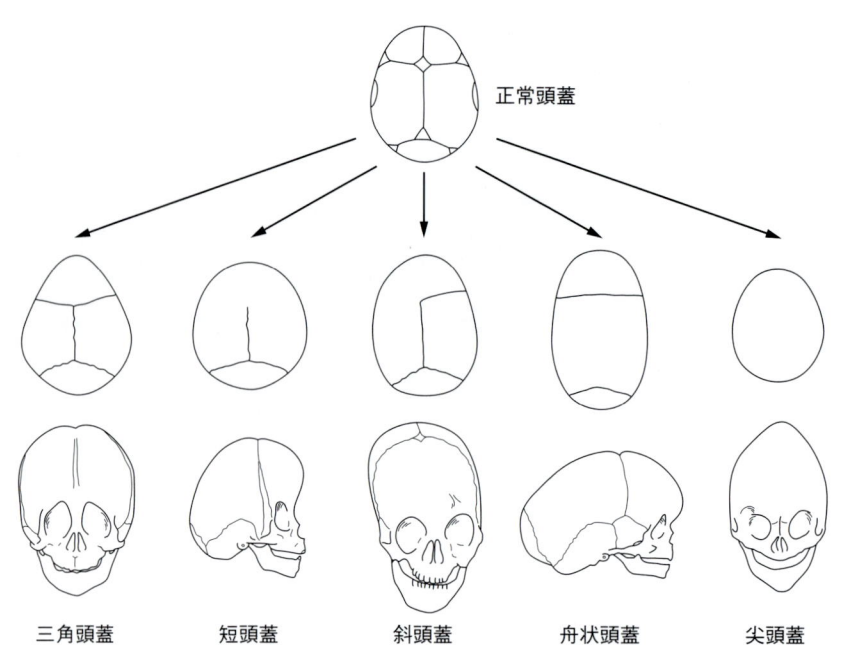

図18-10　頭蓋縫合早期癒合症のいろいろ

　頭蓋骨の形状は前後に長い舟状頭蓋となる．次いで多いのは冠状縫合の早期閉鎖で，頭蓋骨は前後に短い短頭蓋となる．左右の冠状縫合のどちらか片方の早期閉鎖では，頭蓋骨は左右非対称となり，斜頭蓋と呼ばれる．全ての縫合が閉鎖すると頭蓋骨は上方に尖った塔のようになり，尖頭蓋（あるいは塔状頭蓋）と呼ばれる．症候群の一部として本症が認められることもあり，その場合顔面骨の発育異常や，多指症や合指症などの手足の指の異常を伴うことが多い．以下に主なものを挙げる．これらの中には遺伝子異常が証明されているものもある．

1．クルーゾン病（頭蓋顔面骨形成不全症）

　冠状縫合を中心とした早期癒合による頭蓋変形に加え，上顎形成不全，下顎突出などを合併する．眼窩が浅くなるため眼球は突出し，両眼の距離も開大（離眼症）する．知能は通常冒されないが，上気道の狭窄は高度で，睡眠時無呼吸発作を呈する場合が多い．常染色体優性遺伝とされている（図18-11）．

2．アペール症候群（尖頭合指症）

　両側の冠状縫合を中心とした不規則な頭蓋縫合の早期癒合による頭蓋変形と，上顎形成不全，眼球突出，離眼症などに加え，合指症（図18-12）を合併する．常染色体優性遺伝とされている．

3．カーペンター症候群（尖頭多指症）

　冠状・人字・矢状縫合など種々の縫合の早期癒合による頭蓋変形に加え，離眼症や多指

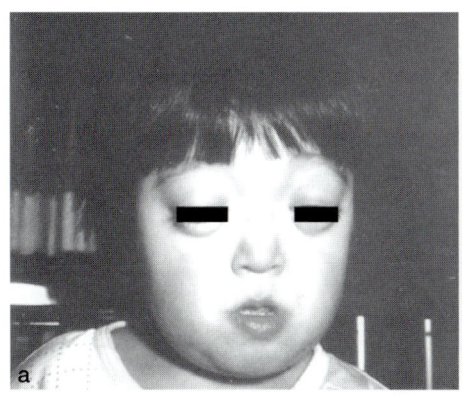

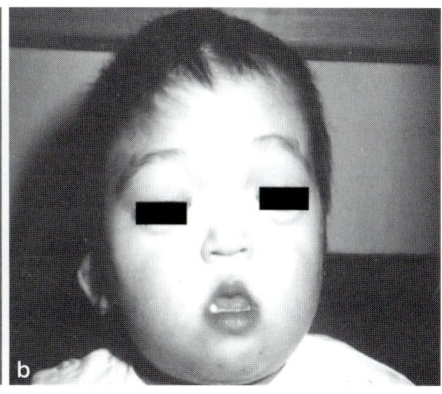

図18-11　クルーゾン病
a：術前，b：術後

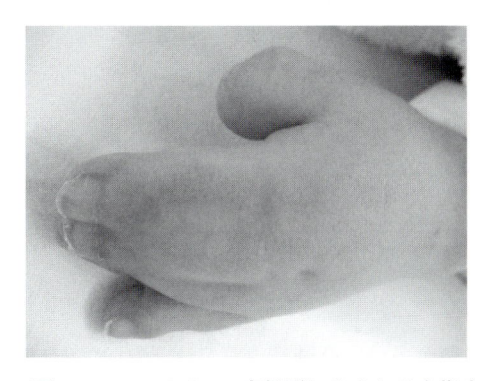

図18-12　アペール症候群にみられる合指症
(東京慈恵会医科大学大井静雄教授のご好意による)

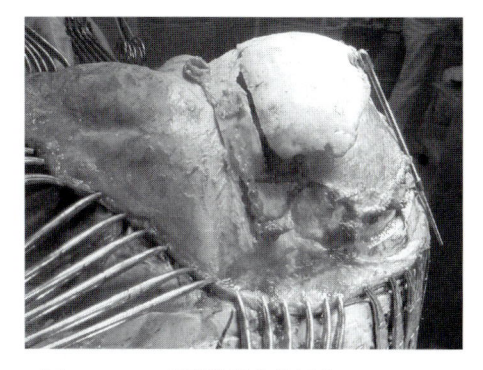

図18-13　前頭骨前方伸展＋distraction
(東京慈恵会医科大学大井静雄教授のご好意による)

症，高位アーチ状口蓋，肥満，性器発育不全，知能発達遅延，先天性心疾患などを合併する．常染色体劣性遺伝とされている．

4．クローバー様頭蓋症候群

　冠状・人字・矢状縫合の早期癒合により，正面から見るとクローバーの葉状の特徴的な頭蓋変形が認められる．眼球突出，合指症，多指症，高位アーチ状口蓋などに加え，著明な水頭症が見られる．常染色体劣性遺伝とされている．

　脳の発育は3歳までに85％に達すると言われており，脳が成長する前（できれば生後6カ月以内）に手術を行い，脳の発育の妨げを解消してやるのがよいとされる．従来は早期に癒合した縫合を切除し，頭蓋骨拡大を図る術式が多用されたが効果が不充分であり，現在では両側の眼窩上縁を含めた前頭骨を全体として前方へ伸ばす手術に加え，必要に応じて手術の際に特殊なネジを頭蓋骨に設置しておき，術後長期にわたって徐々に頭蓋骨を拡大させる方法（distraction）が追加されることが多い（図18-13）．

〈三宅裕治〉

F キアリ奇形

1. 分類

キアリ奇形は4タイプに分類されており，主に type 1, type 2 が見られ，type 3, type 4 は稀である．

a. Chiari type 1

小脳扁桃のみがクイ状に偏位し，大孔より下方へ陥入した奇形．成人に多く見られ，女性にやや多い．半数以上に脊髄空洞を認める．水頭症や脊髄髄膜瘤の合併は稀である．

b. Chiari type 2

小脳扁桃・小脳虫部下部・延髄および第四脳室の下方偏位に，ほとんどの例で水頭症および二分脊椎を伴う奇形．80％に脊髄髄膜瘤を合併する．90％に水頭症を合併しており，出生早期より認めることが多い．脊髄空洞の合併は20％程度である．

c. Chiari type 3

頸椎に二分脊椎があり，後頭部髄膜脳瘤の形で小脳が瘤内に嵌入したもので水頭症を合併する．

d. Chiari type 4

小脳の形成不全を見るが，小脳延髄は後頭蓋窩内にあるもの．

2. 臨床症状

a. Chiari type 1

10代での発症が多い．頭痛，頸部痛が多い．脊髄空洞症による両上肢のしびれ，痛み，解離性感覚障害（温痛覚の低下を認めるが触覚，深部感覚は温存されている），筋力低下，下肢の痙性麻痺，深部腱反射亢進を認める．上肢筋萎縮は筋力低下発症後数年以上かけて出現する．小脳性失調，眼振，下位脳神経の症状はあまり見られない．最近では延髄圧迫による睡眠時無呼吸も指摘されている．

b. Chiari type 2

大部分は出生時に脊髄髄膜瘤を認め，新生児期，乳児期に発症する．延髄も下方偏位しており，下位脳神経は伸展し頭側へ向けて走行している．成人発症の Chiari type 1 よりも下位脳神経障害を認めることが多く，呼吸障害，哺乳障害，啼泣の微弱で発見される．延髄圧迫により下向きの眼振を認めることもある．

3. 頭蓋単純撮影

a. Chiari type 1

後頭蓋窩の狭小化，頭蓋底陥入症，頸部脊柱管の拡大を認めやすい．

軟骨形成異常，環椎後頭骨癒合，クリッペル・フェール Klippel-Feil 症候群を合併していることがある．

b. Chiari type 2

先天性水頭症を合併しており，頭蓋の拡大を認める．後頭蓋窩は狭く，内後頭隆起が下方に位置している．頭蓋裂孔も認める場合が多い．

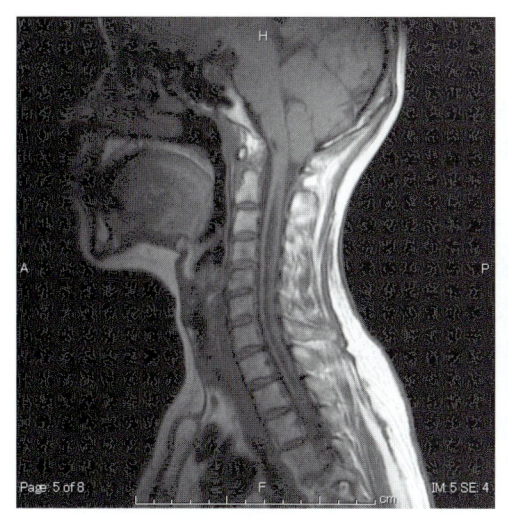

図18-14　Chiari type 1 の症例
小脳扁桃が大孔より下垂しており，第二頸椎から第二胸髄におよぶ脊髄空洞を認める．大孔レベルでは延髄内にも空洞が認められる．

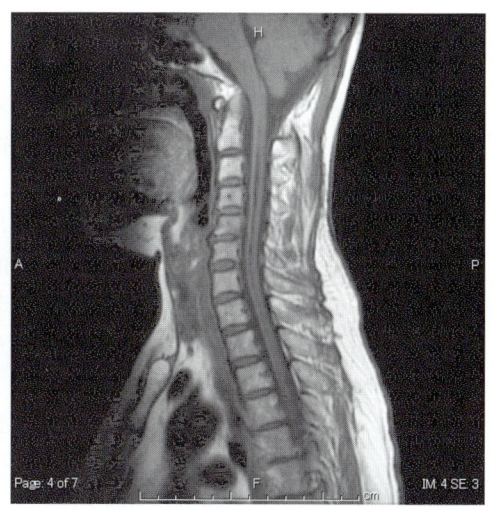

図18-15　同一症例の術後1年目のT1強調画像
後頭下減圧開頭，環椎椎弓切除，硬膜拡大形成が行われており，大孔付近のくも膜下腔が拡大し延髄の圧迫は認めない．脊髄空洞は空洞-くも膜下腔シャント術を行わずとも縮小している．

4．MRI

a．Chiari type 1 （図18-14）

　　　　小脳扁桃が大孔より下方へ5mm以上下垂しており，大孔周囲のくも膜下腔が狭小化している．小脳扁桃の下垂は3mmまでが正常範囲とされている．脊髄空洞は頸髄から胸髄までに及んでいることが多い．

b．Chiari type 2

　　　　小脳扁桃・小脳虫部下部・延髄および第四脳室の下方偏位，延髄のS状変形を認める．テント上では水頭症による脳室の拡大を認める．頭蓋底の形成異常を認めることも多く，環椎後頭骨癒合，扁平頭蓋底，頭蓋底陥入症，クリッペル・フェール変形などが合併しやすい．その他合併しやすいMRI所見としては，クチバシ様中脳蓋，小脳回消失，部分的脳梁発育不全，水髄症を認めることがある．

5．手　術

a．Chiari type 1 （図18-15）

　　　　後頭下減圧開頭術を行う．症候を認める場合は早期の手術が勧められる．軽度の頭痛・頸部痛のみの場合には経過観察とする．手術手技は様々なバリエーションがあるが，基本的には後頭骨を大孔まで減圧開頭し，**環椎椎弓切除**を行う．開頭範囲は大孔を減圧することを目的とするため高さ3cm程度でよいとされている．広く後頭蓋窩を減圧開頭すると，小脳半球ヘルニアを引き起こす危険がある．また後頭蓋窩が狭い症例が多いため，通常よりも横静脈洞が低位に存在し，損傷の危険もあるため注意が必要である．硬膜をY字切開，人工硬

膜を用いて拡張させ硬膜形成する．必要に応じてくも膜の癒着剥離を行う．また硬膜を開放せずに，硬膜の外層のみ切除する方法もある．通常脊髄空洞に対するシャント術は不要で，後頭下減圧開頭術のみで軽減することが多い．**空洞－くも膜下腔シャント術**が行われる場合がある．延髄の閂 obex，中心管を閉塞する術式もあるが，合併症を増加させる危険があり，一般的には行われていない．エコーを用いて延髄後方のくも膜下腔が拡大したことを確認する．腹側から脳幹部を著明に圧迫している症例では，後頭下減圧開頭のみでは圧迫が解除されないため，前方より経口的に歯状突起切除術が必要となる．減圧手術により，頭痛・頸部痛・感覚低下・小脳失調は改善されやすいが，異常感覚や筋萎縮は改善しにくい．半数の症例は神経症状は不変であるが，悪化防止が主目的である．

b．Chiari type 2

合併する脊髄髄膜瘤に対する整復手術を先に行う．水頭症に対しては脳室－腹腔シャント手術を行い，さらに後頭下減圧開頭術を行う．術前より無呼吸，喘鳴，嚥下障害が著明な場合には，術後気管切開を行っておいたほうが安全である．

延髄・頸髄の圧迫病変に対する治療であるため，術後呼吸抑制に注意が必要である．抜管は慎重に行い，モニタリングが重要である．抜管後も特に夜間無呼吸に注意が必要である．その他の合併症としては，髄液漏が起こりやすく，遅延すると髄膜炎の危険がある．

〈山田佳孝〉

G ダンディー・ウォーカー奇形

1．概　念

ダンディー・ウォーカー奇形 Dandy-Walker malformation は，小脳虫部の形成不全，水頭症，第四脳室と交通する囊胞と後頭蓋窩の拡大を特徴とする先天奇形である．第四脳室の底部と前壁が比較的保たれている例は**ダンディー・ウォーカー バリアント Dandy-Walker variant** と呼ばれるが，本質的な相違はないとされている．

2．頻度，性差

3万出生に1例，女児に多いとする報告が多い．

3．症　状

巨頭症，水頭症（頭蓋内圧亢進）症状，痙攣発作，精神発達遅滞，小脳失調などを呈する．多くは出生1年以内に症状を認める．水頭症は高頻度であるが必須ではなく，出生時には伴わない場合もある．しかし，その場合も後頭蓋窩が拡大していることが多い．

4．合併症

脳梁欠損，脊髄空洞症，異所性灰白質，髄膜瘤などの中枢神経系の合併症と，心奇形，水腎症，眼症状，顔面などの皮膚血管腫，多指趾症，合指趾症などの中枢神経系以外の合併症がある．中枢神経系以外の合併症が生命予後に大きな影響を与えることがある．

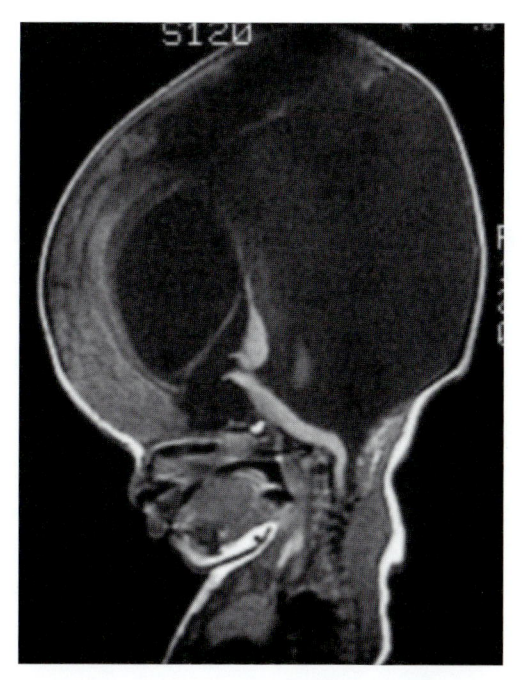

図 18-16　MRI T1 強調画像（矢状断）
第四脳室と連続する大きな囊胞が後頭蓋窩を占めており，小脳テントは上方に著しく挙上されている．小脳虫部は高度の低形成である．水頭症も顕著である．二次的な脳幹の扁平化が認められる．

5. 診　断

　エコーでの出生前診断は，小脳虫部の欠損（不完全な場合を含む），第四脳室の囊胞性拡大，小脳テントの挙上性変位を伴う後頭蓋窩の拡大により診断される．子宮内の発育遅滞が高頻度に観察される．CT, MRI にて，水頭症，小脳虫部の低形成，第四脳室より連続する囊胞，後頭蓋窩の拡大，小脳テント・横静脈洞の高位を確認できる（図 18-16）．神経放射線学的に鑑別すべき疾患としては，くも膜囊胞 arachnoid cyst，巨大大槽 mega cisterna magna などが挙げられる．

6. 治　療

　水頭症に対して**脳室腹腔シャント術**が行われる．脳室腹腔シャント術後に小脳の上行性ヘルニアを来すことがあり，その場合は**囊胞腹腔シャント**も追加する必要がある．中脳水道が閉塞している時には最初から脳室と囊胞の両方にシャントを置く場合もある．シャントが行われた場合は，約 50% で正常発育が見込まれるとされる．近年は神経内視鏡による治療（**第三脳室開窓術**など）での治療も試みられている．

〈市岡従道〉

H 頭頸移行部奇形

1. 疾患概念

頭蓋頸椎移行部はその発生学的な特殊性と関連して多種の先天異常が生じる．その結果，延髄，頸髄を圧迫したり，中枢神経自体の奇形を合併して神経症状が発来することがある．疾患が多岐に及ぶため，リウマチや外傷性の疾患を除いた代表的疾患について述べることにする．

2. 解 剖

頭蓋頸椎移行部の骨格は後頭骨，環椎（C1），軸椎（C2）から形成され，さらに以下のような靱帯によりこれらの骨は連結されている（図 18-17）．頭蓋頸椎移行部はこの三者が1つのユニットとして働くことにより，前後・左右への屈曲，回旋といったきわめて多様な運動を行うことが可能となる．たとえば環軸関節の主な機能は回旋であり，全頭頸部回旋可動域の約50％を占める．したがって固定術を行った場合にはなんらかの運動制限が生じることが多い．付着する筋肉や椎骨動脈の走行については解剖書を参照されたい．

a. 後環椎後頭膜
大孔-環椎後弓-軸椎椎弓間を結ぶ膜で，C3以下の黄色靱帯に相当する．

b. 蓋膜
大孔前縁から硬膜前面を縦走し，C2・C3椎体後面に付着し後縦靱帯になる．

c. 環椎横靱帯
左右の環椎側塊の後内側部間を連絡．歯突起後面との間に滑膜関節を作る．この靱帯には大孔前縁とC2椎体後面を連絡する縦方向の線維もあり，併せて十字靱帯という．

d. 翼状靱帯
軸椎歯突起先端の後側面と後頭顆の内側部を連絡する．

e. 前環椎後頭膜
大孔-環椎前弓-軸椎椎体前面を連絡し，前縦靱帯に移行．

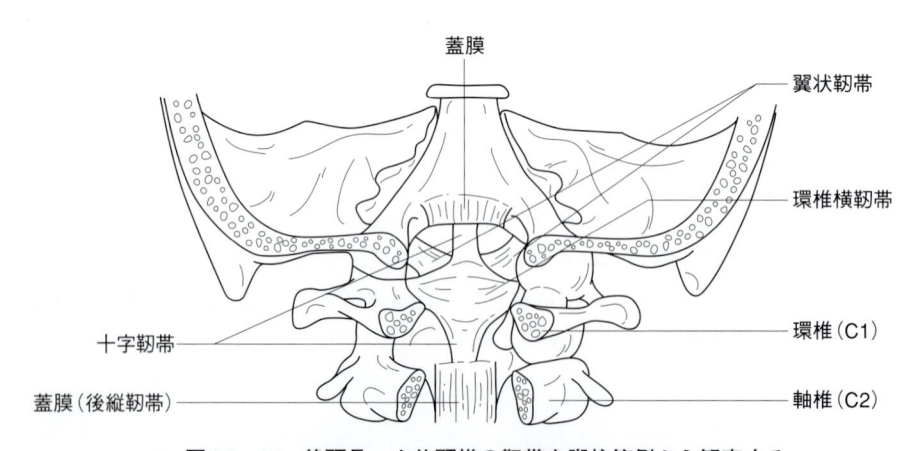

図 18-17 後頭骨・上位頸椎の靱帯を脊柱管側から観察する

3. 画像診断

機能（動態）撮影を含む単純X線写真，MRI，CT，3D-CT，椎骨動脈撮影などが用いられる．この部位の疾患は単一の疾患だけでなく，種々の疾患が組み合わさることも多いので，画像検査による詳細な検討が重要である．

4. 代表的疾患

a. 歯状突起骨 os odontoideum

歯突起は環椎の椎体に相当する原基が軸椎を癒合して形成されるが，この癒合不全が起こるとos odontoideumになり環軸亜脱臼の原因となる．外傷時のX線撮影で発見されることが多いが，脊髄症状が進行して発見されることもある．症状に多いのは後頭部痛であるが，進行するとC2神経根刺激症状としても痛みが発生し，さらに神経症状が進むと頸髄症状による四肢の運動障害感覚障害が生じる（図18-18）．

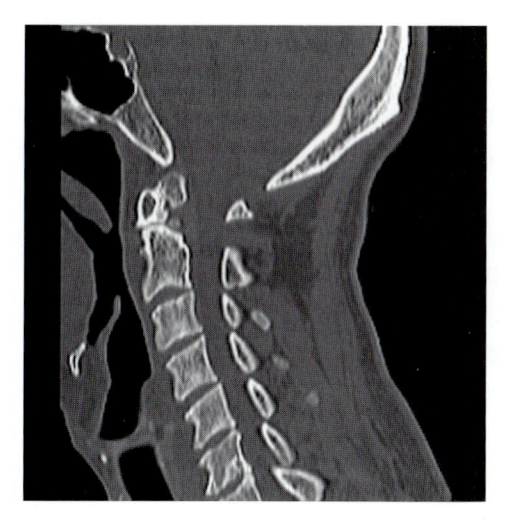

図18-18 os odontoideumのCT所見

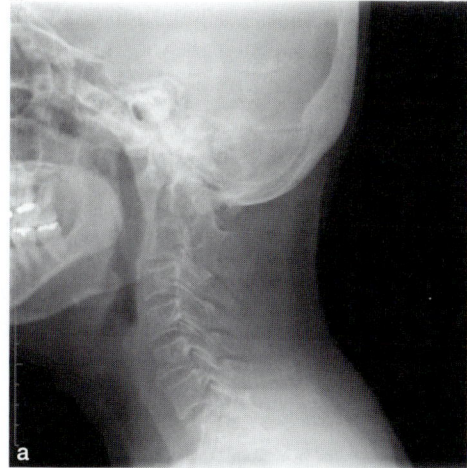

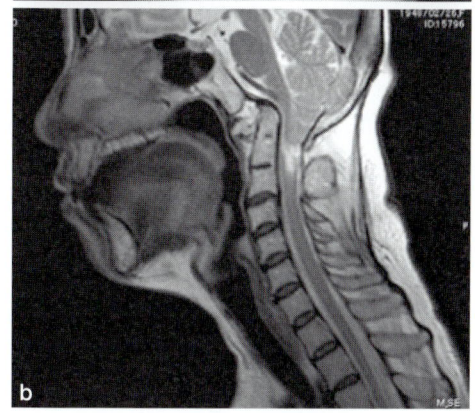

図18-19 本症例には頭蓋底陥入症，後頭骨環椎癒合，C2-C3クリッペル・フェール症候群，キアリ奇形が合併している

手術は前方手術と後方手術，あるいは両者の組み合わせがある．最近では術中ナビゲーションシステムを用いて手術が行われることも多い．整復可能な不安定性がみられ後方除圧が期待できる症例には後方到達法（後頭骨軸椎固定術）を，整復不能で脳幹症状が著明な場合は前方到達法（前方除圧）と後方固定を考慮する．

b．頭蓋底陥入症　basilar invagination

歯突起が頭蓋内に陥入した先天奇形のこと．歯突起の陥入により大後頭孔の前後径が 19 mm 以下になると神経症状が発現しやすくなる．牽引による整復術や経口法による歯突起の除去が行われる（図 18-19）．

c．扁平頭蓋底症　platybasia

basal angle（前頭蓋底部と斜台のなす角）が 140〜142°以上となると本症と診断される．多くは頭蓋底陥入症に合併するが，単独異常の場合もある．

d．環椎後弓形成不全

環椎後弓は 6〜10 歳までの間に形成されるが，形成不全が発生すると環椎での脊柱管狭窄症が発生する．

e．環椎癒合　assimilation of atlas, occpitalization of atlas

後頭骨と環椎が癒合した状態である（図 18-19a）．癒合する部位は環椎の一部のものから全周にわたって癒合したものまで様々である．この奇形のみでは神経症状を呈することは少ないが，頭蓋底陥入症を合併して様々な神経症状を呈してくる．

この部位の手術は，神経除圧と後頭頸椎再建を目的として手術が行われる．近年は様々な instrumentation が後頭頸椎再建に用いられるようになってきた．

前方からの手術では経口到達方法や経頸部到達法などがある．経口到達方法の場合術後に舌・咽頭の腫脹を生じ軌道狭窄の懸念があるために慎重に抜管する．また前述のように近年 instrumentation の発達により使用頻度は減じたものの，手術前後にハローベストなどの外固定を併用することがある．さらに多くの場合骨移植を行うので，骨癒合が得られるまでの離床や安静度などには症例ごとに注意を要する．

〈礒野直史〉

19 水頭症

1. 特発性正常圧水頭症

a. 正常圧水頭症とは

　　　　正常圧水頭症とは，歩行障害，尿失禁，認知症をきたす水頭症である．名前の通り頭蓋内圧は正常圧の範囲内（18cmH₂O）にあるが，概して正常上限付近にあることが多い．

　　　　原因疾患として，くも膜下出血や髄膜炎に続発して生じるものを **続発性（症候性）正常圧水頭症** と呼び，原因が不明のものを **特発性正常圧水頭症** という．70歳代の高齢者に好発し，その症状は月単位でゆっくりと進行する．動脈硬化を招くような基礎疾患を有する患者に発症しやすい．

　　　　難治性水頭症と呼ばれたこともある．これまで診断が困難であり，シャント治療後も合併症が高率に発生することから難治性であるとされたが，近年の多施設共同研究などから状況は急速に変わりつつある．

　　　　急速な高齢化社会の進行と，診断精度の向上から患者数が増える傾向にある．

b. 症　状

1）歩行障害

　　　　最も頻度の高い中核症状（90％以上）である．よちよち歩きで，歩幅がせまい（**小股歩行**）ため，歩行速度が遅くなる．また，足が上がらない（足が地面に磁石で吸い付けられているように見えるのでマグネティックゲイトと呼ぶ）ので，わずかな段差でつまづくようになる．このため転倒外来からの紹介も多い．進行すると寝たきりとなる．

2）尿失禁

　　　　歩行障害が中等度以上になると，**切迫性尿失禁** も併発する．これは，尿意が排尿ぎりぎりまでわからなくことに加え，歩行速度が遅いためにトイレに行くまでの途中でもれてしまうのである．

3）認知症

　　　　80％程度に認められる．記銘力障害，自発性の低下，思考速度や反応速度の低下がみられる．

c. 診　断

1）CT，MRI

　　　　中等度の脳室拡大を認めるが，高齢者に見られる脳萎縮との鑑別が困難なことも多い．MRIの冠状断を撮影し，高位円蓋部の脳溝の狭小化があれば，脳萎縮より正常圧水頭症を強く疑う（図19-1）．

　　　　以前から指摘されてきた傍脳室低吸収域（PVL）は，診断には必須でないことが判明し

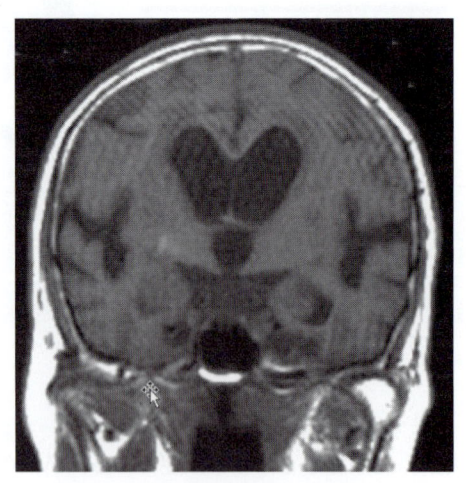

図 19-1　特発性正常圧水頭症の MRI
脳室の拡大，高位円蓋部脳溝・くも膜下腔の狭小化，シルビウス裂の拡大，脳梁の V 字型変形を認める．

た．

2）髄液排除試験

　　症状と画像所見から特発性正常圧水頭症が疑われたら，髄液排除試験を行う．腰椎穿刺にて髄液約 30ml を排出し，症状の改善の有無をチェックする．特に，歩行症状の改善が自覚的に見られるかが重要である．

　　髄液排除試験と通常の腰椎穿刺とは異なる部分があるので注意を要する（表 19-1）．通常の腰椎穿刺では，髄液量が減少しすぎて低髄液圧性の頭痛が発生するのを予防するために，なるべく細い針を用い検査後も臥位で安静を保つ．一方，髄液排除試験では，なるべく頭蓋内圧が低い状態が，確実かつ長時間に渡り持続するように，30ml もの髄液排出と検査後も穿刺した硬膜の針穴から髄液がリークするように太めの針を用い，座位を保つ．

d．鑑別診断

　　認知症をきたす疾患として，アルツハイマー病，血管性認知症（ビンスワンガー病，多発性ラクナ梗塞），レヴィ小体型認知症との鑑別が重要である（図 19-2，19-3）．

　　歩行障害をきたす疾患としては，パーキンソン病・血管性パーキンソニズムとの鑑別が重要である．また，頸椎症や腰部脊柱管狭窄症も必ず除外しておかなければならない．

表 19-1　腰椎穿刺と髄液排除試験の違い

	腰椎穿刺	髄液排除試験
ルンバール針	21G 等のなるべく細い針	19G 位のなるべく太い針
排液量	10ml（必要最小限）	30ml（なるべく多めに）
検査後の体位	臥床位	座位
クエッケンステットテスト	必須でない	必須

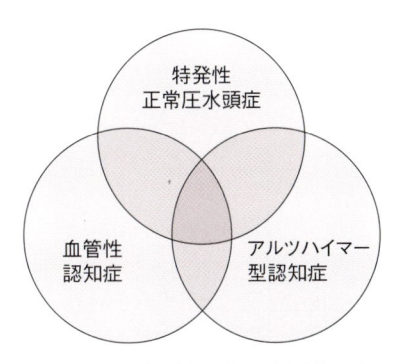

図 19-2　特発性正常圧水頭症・血管性認知症・アルツハイマー型認知症の関係

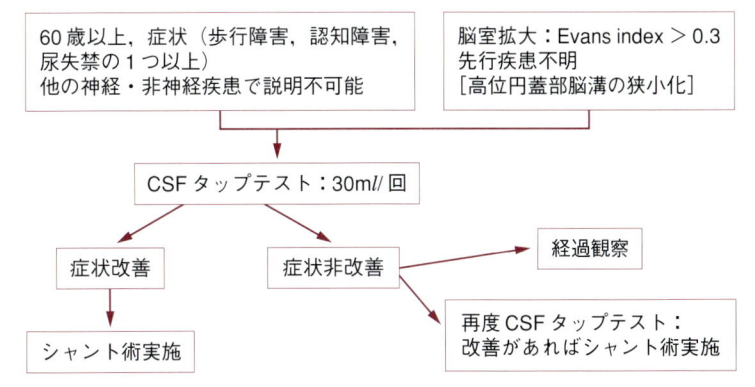

図 19-3　特発性正常圧水頭症の診断のフローチャート
(日本正常圧水頭症研究会特発性正常圧水頭症診療ガイドライン作成委員会, 編. 特発性正常圧水頭症治療ガイドライン. 東京: メディカルビュー社; 2004 より改変)

　水頭症をきたす疾患としては，続発性の正常圧水頭症として稀ではあるが癌性髄膜炎などの慢性髄膜炎との鑑別も要する．髄液蛋白量の増加があれば，細胞診や造影 MRI などでチェックしておく．しかし，鑑別診断の問題点としては，特発性正常圧水頭症の多くの症例が，大なり小なりアルツハイマー病や血管性認知症を併発していることである．その場合には，シャント手術による改善効果は，水頭症部分だけに留まる．

e．治　療

1) シャント手術

　　脳室腹腔シャント術もしくは**腰部くも膜下腔腹腔シャント術**を行う．高齢者が多いことから本邦では侵襲性の少ない腰部くも膜下腔腹腔シャント術を選択することが多くなりつつある．

　　シャント流量の調節が必須であり，多すぎると**オーバードレナージ**（低髄液圧性頭痛，慢性硬膜下血腫）をきたす．また，流量不足では，症状の改善が限定的である．

2) バルブ管理

　　これらを防止するためにも，ハキムバルブなどの圧可変式バルブを使用することが重要である．患者の体格によりシャントの流れやすさが変わるので，身長と体格から最初の設定を決め（図 19-4），これで不都合があれば，約 30mmH$_2$O のステップで設定を変えていく．

　　術後 1〜2 週間後の CT で，慢性硬膜下血腫の初期段階である慢性硬膜下血種の発生をチェックする．この段階で，圧変更により対処することで，ほとんどの症例で慢性硬膜下血腫への進展を未然に防ぐことができる．

　　退院後に圧設定を変えることは少ないが，体重の増減に伴い患者のシャントの流れやすさが変わることがある．我々は，約 6kg の体重の変動で症状の増悪などをきたすことを経験している．体重増加に伴う症状の増悪時には，圧変更を行い症状の改善の有無をチェックする必要がある．

　　患者が高齢者であることから，術後改善した症状は年単位では緩徐に増悪していく．これをなるべく遅くするためにも動脈硬化をきたす因子（高血圧，高脂血症，耐糖能異常）の厳密なコントロールは必須である．外来通院中に気をつけないといけない病態としては，転倒

男性

身長\体重	35	40	45	50	55	60	65	70	75	80	85	90	95	100	105	110
145	20	18	15	12	9	6	3									
150		20	18	15	12	9	6	4								
155			19	16	14	11	8	5	3							
160				19	17	14	12	9	6	4						
165					20	18	16	14	11	8	6	4				
170						20	19	16	14	12	10	7	5			
175							20	18	16	14	12	10	7	5		
180								20	19	17	15	13	11	9		

女性

身長\体重	35	40	45	50	55	60	65	70	75	80	85	90	95	100	105	110
140	16	12	9	6	3											
145	19	16	13	10	7	4										
150		19	16	13	10	7	4									
155			20	17	14	12	9	6	3							
160				20	18	16	13	11	8	5	3					
165					20	18	16	14	12	9	6	4				
170						20	18	15	13	11	9	6	4			
175							20	18	16	14	12	10	8	5		
180								20	18	16	14	12	10	8		

図19-4 シャントバルブの初期圧設定表(単位はcmH₂O)
注)身長・体重が表中左下空欄部に入る場合は20cmH₂Oに設定する.

事故,慢性硬膜下血腫や脳梗塞,アンダードレナージによる症状の増悪,癌の発生である.

2.水頭症

a.水頭症の原因と分類

水頭症の発症は,髄液の産生・流通・吸収のバランスが崩れた時に起こる.

1)産生過剰

脈絡叢乳頭腫という腫瘍で生じる稀な病態である.

2)流通障害

流通障害が原因である水頭症が最も多く,障害部位が脳室内(非交通性水頭症)か,くも膜下腔(交通性水頭症)かの2つに大別される.

① 非交通性水頭症

脳室内での流通障害で生じる水頭症は,脳室内腫瘍,脳室内出血,中脳水道狭窄症などで生じ,非交通性水頭症と呼ばれる.脳室系の一部でも,くも膜下腔と交通していないものを非交通性水頭症という.

非交通性水頭症の腰椎穿刺は,脳ヘルニアのリスクが生じるため推奨されない.

② 交通性水頭症

くも膜下腔での流通障害は,交通性水頭症に分類され,髄膜炎やくも膜下出血後の急性水頭症,正常圧水頭症などがある.

3）吸収障害

静脈洞血栓症や**ビタミンA過剰症**で生じる稀な病態である．従って，ほとんどの水頭症は髄液の流通障害であると言える．

4）その他

その他，発症様式により急性水頭症，慢性水頭症に分類される．小児期発症では，先天性水頭症，後天性水頭症といった分類もある．

b. 髄液循環について

髄液は，側脳室，第三脳室および第四脳室の脈絡叢で産生される．髄液産生量は，1日当たり約500mlである．頭蓋脊髄腔内の全髄液量が約150mlであることから，この髄液産生量は髄液が1日で約3回入れ替わる量に相当する．このことからも髄液がダイナミックに流れていることがわかる．

脳室内で産生された髄液は，第四脳室からくも膜下腔に出て，脳表のくも膜下腔を潤した後，くも膜顆粒から静脈中に吸収される．くも膜顆粒における吸収に関しては異論も多い．

c. 症状

症状は，発症年齢と頭蓋内圧により大きく3つに大別される．

1）乳児期の水頭症

頭蓋骨が発達途上であり，縫合線が閉じていないので，頭囲拡大，大泉門の拡大膨隆が生じる．頭囲拡大により頭蓋内圧の上昇はある程度緩和されるものの，頭蓋内圧亢進症状として，嘔吐，哺乳の低下が生じる．

2）小児期以降から成人において頭蓋内圧亢進を伴う水頭症

頭蓋骨が完成し，頭蓋内が閉鎖腔となるために，髄液の貯留はそのまま頭蓋内圧の上昇に直結する．このため頭蓋内圧亢進症状をきたす．頭蓋内圧亢進症状には3つあり，頭痛，嘔気や嘔吐，視力障害である．視力障害は，うっ血乳頭により視神経の浮腫に伴って生じるもので，数日以上の慢性的な経過で初めて発症する．

一方，急激かつ著しい頭蓋内圧亢進では，上記に加え意識障害をきたすことが多い．

3）中高年で頭蓋内圧亢進を伴わない水頭症（正常圧水頭症）

正常圧範囲内での軽微な頭蓋内圧上昇により脳循環が障害されて生じる水頭症である．くも膜下出血などに続発する**症候性正常圧水頭症**と原因不明の**特発性正常圧水頭症**がある．症状としては，歩行障害，認知症，尿失禁を呈する．

d. シャント手術の適応

水頭症の症状が明らかである場合のみ手術適応がある．急性水頭症では，頭蓋内圧亢進症状（頭痛，嘔吐，視力障害）が，頭蓋内圧降下薬（グリセオールなど）によりコントロールできない場合に適応となる．

乳児の場合には進行性の脳室拡大や頭囲拡大も適応となる．単に，脳室拡大があっても症状を伴わない場合（停止性水頭症など）は手術適応とならない．

正常圧水頭症では，脳室拡大とくも膜下腔の狭小化などに加えて，歩行障害や認知症の症状があり，髄液排除試験（タップテスト）で症状が軽快する場合に手術適応となる．

〈梶本宜永〉

20 感染症

A シャント感染, 創部感染

1. シャント感染

a. 総論
　　水頭症に対して行われる脳室-腹腔シャント（VPシャント）などではシャントチューブやバルブを体内に埋め込むが，これは異物を埋め込むことになり，他の手術よりも感染が起こりやすく，12〜15％程度の頻度で認められる．

b. 症状
　　症状では発熱，悪心，嘔吐，腹痛やシャントチューブに沿った発赤，腫脹やシャントの流れが悪くなり水頭症の悪化（シャント機能不全）を来すことがある．

c. 検査
　　シャント感染が起こった場合，髄液検査，細菌培養，血液培養，真菌培養を行う．

d. 治療
　　シャント手術後1週間以内にみられる早期感染では**黄色ブドウ球菌，表皮ブドウ球菌，グラム陰性桿菌**で，これらに対する予防的抗菌薬投与が必要である．セフェム系抗生剤の点滴や，ゲンタマイシンのシャントチューブ内投与がある．しかし，チューブの表面にはバイオフィルムが形成され，抗生剤がうまく浸透せず効果が得られないことがある．汚染されたシャントシステムをいったん抜去する必要がある．水頭症に対しては脳室ドレナージやスパイナルドレナージを行い，同時に抗生剤の投与を開始する．細菌培養の結果が出れば，感受性のある抗生剤に変更する．

2. 創部感染

　　脳や脊髄は無菌状態であるが，脳神経外科手術などでいったん開放されると，術者，看護師，手術器具などを介して，頭蓋内，脊髄に細菌が入り込む可能性がある．また，頭部外傷，脳膿瘍などでは感染した状態での手術になることが多い．また，術後，全身状態の悪化から2次感染をきたすことがある．

　　創部感染の予防のため表20-1のような感染予防のガイドラインを守ることが大切である．特にCDC（Centers for Disease Control and Prevention：米国疾病予防管理センター）ガイドラインを参考にしていただきたい．また，脳神経外科手術においては手術時予防的抗菌薬投与（AMP）が有効とされており，セフェム系抗生剤（セファメジン）が使用されている．

表20-1 手術部位感染予防のためのガイドライン

1. 術前対策
    ① 入院期間の短縮
    ② 基礎疾患のコントロール
        糖尿病，循環器疾患，呼吸器疾患
    ③ MRSA保菌者のムピロピジンによる除菌
2. 術中対策
    ① 無菌的手術操作，確実な止血操作，縫合，ドレナージ
    ② 適切な呼吸管理
    ③ 低侵襲手術のための工夫，チームとしての取り組み
3. 術後対策
    ① 適切な創処置
    ② 創部感染予防のためマニュアル
        ・手洗いの励行，手袋着用
        ・毎日の消毒処置，ガーゼ交換は必須ではない
        ・定期的な創の観察は必要
        ・創面への消毒薬の使用は治癒を遅らせる
4. 抗菌薬の使用
    ① 手術時予防的抗菌薬投与（AMP）が有効
    ② 術後の予防的投与について症例ごとに検討

　創部処置では，抜糸までの毎日の消毒は浸出液を除去し，消毒液を創に塗る行為自体が創傷治癒の障害となることが証明された．手術翌日の消毒以後は創部の観察のできる透明なドレープで覆っておいて，抜糸まで消毒しない施設が増えている．これにより感染が増加した報告は認められない．
　脳神経外科手術では創部感染の発生率は施設により差はあるが，3～5％といわれている．メチシリン耐性黄色ブドウ球菌（MRSA）が60～70％を占めているといわれている．MRSAの多い施設では症例を選択の上，バンコマイシン（VCM）の術前投与を考慮すべきである．
　創部感染は縫合糸膿瘍，頭皮下蜂窩織炎，骨髄炎，硬膜外膿瘍へと進行していく．さらに髄膜炎，脳炎にいたることもある．治療では頭皮下蜂窩織炎の段階であれば，縫合糸の抜糸，排膿洗浄，抗生剤の投与を行う．さらに進行すれば，骨弁除去術，人工硬膜などの異物除去，デブリードマン débridement などの外科的処置が必要になる．

〈新井基弘〉

B 髄膜炎

1. 総論

　脳，髄膜は外部から隔離された閉鎖腔であり，硬膜や血液脳関門（BBB）に守られている．髄膜炎とは髄膜の炎症の総称であり，原因として細菌，ウイルス，結核，真菌などが原

表 20-2 髄膜炎における髄液所見

	外 観	細胞数 (/ml)	細胞成分	糖 (mg/dl)	蛋白 (mg/dl)
正 常	水様透明	15 以下	リンパ球	50～80	15～40
細菌性髄膜炎	混濁, 膿性	500 以上↑↑	好中球優位	0～20	50～1,000
ウイルス性髄膜炎	水 様	10～1,000	リンパ球	50～80	50～100
真菌性髄膜炎	水様, キサントクロミー	10～1,000	リンパ球	40 以下	50～500
結核性髄膜炎	水様, キサントクロミー	50～1,000	リンパ球	40 以下	50～500

因となる.

症状としては発熱, 頭痛, 嘔吐などを呈し, 進行すると意識障害, 痙攣などが見られる. 髄膜刺激症状として, 項部硬直やケルニッヒ Kernig 徴候なども見られる. しかし, 新生児や高齢者では典型的な症状を呈さないことも多く急激に症状が悪化することもあるので注意を要する. 確定診断は髄液からの病原微生物の検出によるが, 髄液検査では原因病原菌によって特徴的な髄液所見 (表 20-2) がみられる.

2. 各 論

a. 細菌性髄膜炎 (化膿性髄膜炎)

細菌性髄膜炎を引き起こす起炎菌はいろいろあるが, その頻度は年齢によって異なる (表 20-3). また, 免疫能が低下した状態では肺炎球菌や緑膿菌などのグラム陰性桿菌, メチシリン耐性黄色ブドウ球菌 (MRSA) などがみられる. 頭蓋底骨折による髄液漏からの逆行性感染や, 脳室シャント後であれば黄色ブドウ球菌, 表皮ブドウ球菌などが多くみられる.

診断は髄液検査によって行う. 髄液の混濁, 細胞数増加, 糖の減少, キサントクロミーを認める. すでに抗生剤を投与されていることも多く起炎菌が同定されないことも多いが, グラム染色での検鏡ではグラム陽性か陰性か, ラテックス凝集法による抗原診断も有用である.

感染経路では呼吸器感染から血行性に髄膜に到達したり, 副鼻腔炎, 中耳炎から髄膜に感染が波及したりすることが多い.

治療では抗生剤の大量投与を数週間行い, さらにゲンタマイシンの髄注を施行する. 抗生剤は血液脳関門 (BBB) をあまり通過しないが, 炎症があれば, BBB の透過性は高まっており, 抗生剤の大量投与により治療効果を期待できる.

表 20-3 細菌性髄膜炎の起炎菌

年 齢	起炎菌
3 カ月未満	大腸菌, 黄色ブドウ球菌, レンサ球菌 (B 群)
3 歳未満	インフルエンザ菌, 肺炎球菌
3～20 歳未満	肺炎球菌, 髄膜炎菌, インフルエンザ菌
成 人	肺炎球菌, 髄膜炎菌
高齢者	肺炎球菌, グラム陰性桿菌

b．ウイルス性髄膜炎

感冒症状が先行することが多く、ウイルス感染による髄膜の炎症である．7割近くは**エンテロウイルス**によって惹起され、主に小児にみられ夏に流行する．

急性発症の発熱、髄膜刺激症状を呈するが全身状態および経過は良好であること多い．しかし、脳実質の症候（意識障害、精神症状、局所症状、痙攣）などが見られた場合には脳炎を疑う必要があり、CTスキャンにて脳炎（低吸収域）の所見を認めれば、ウイルスを同定する前でも、早急に抗ウイルス薬の投与を開始する．

髄液所見では混濁はあっても軽度で、単核球主体の細胞数増加がみられる．また、ウイルス抗体価の上昇も手掛りとなる．

エンテロウイルスによる髄膜炎は自然緩解するので、安静臥床と解熱薬、抗浮腫薬、輸液などの対症療法のみでよい．しかし、**ヘルペスウイルス**（単純、水痘）には**アシクロビル**を投与する．

c．真菌性髄膜炎

クリプトコッカスによるものが多く、多くは血行性に脳内に侵入し髄膜炎を生じる．時に肉芽腫を生じることがある．高齢者、免疫抑制薬服用者、またはAIDS患者に多くみられる．

診断は髄液検査にて墨汁（インディアンブルー）染色で、クリプトコッカスを同定することである．この時、クリプトコッカスは黒く染まるのではなく、丸く透明に抜けてみえる．

治療法はアムホテリシンB、フルシトシンを投与する．

d．結核性髄膜炎

近年、結核患者が増加しており注目されている．結核の初感染あるいは、陳旧性感染の再燃により結核菌が髄膜に播種し発症する．

結核の症状で、数週間前から全身倦怠感を訴え、頭痛、発熱、嘔吐などが出現し、髄膜刺激症状が出現する．典型的な例では脳底髄膜炎を呈し、脳神経症状、脳圧亢進症状や水頭症をきたしやすい．

診断は髄液検査で、細胞数増加、糖の減少、キサントクロミーを認める．髄液を低温状態に置くと蛋白質（フィブリン）が凝集する．この中に結核菌が検出されるが、結核菌の培養には時間がかかる（4〜6週間）ため、PCR法による結核菌のDNA診断が有効である．

治療は、結核に対する強力な化学療法を行う．リファンピシン、イソニアジド、PAS、ストレプトマイシンを使用する．化学療法の治癒率は70％ではあるが、精神障害や、四肢麻痺などが残ることがあり、大きな問題となる．特に乳幼児の結核感染は髄膜炎を併発しやすく、重症化しやすいので注意を要する．

〈新井基弘〉

C 脳膿瘍

1．病　態

脳は外界と直接接していないので感染症は比較的稀であるが、病原菌が何らかの経路で脳内に入り急性化膿性炎症を発生し、脳実質内に膿を貯留した状態を**脳膿瘍　brain abscess**

という．通常は血管に富んだ被膜によって囲まれている．近年新しい抗生物質の開発，診断技術の向上により脳膿瘍の死亡率は著明に減少している．しかし，高齢者，脳室内穿破例（80％），小脳膿瘍の場合には死亡率は依然として高い．したがって早期診断と時期を逸しない治療が要求される．

2．発生機序と病原菌

a．連続性進展

最も一般的な発症機序は，中耳，乳様突起細胞および副鼻腔など近接する感染病巣からの連続性進展によるものである．中耳炎による二次性脳膿瘍は，側頭葉と小脳に多く認められる．副鼻腔由来では連鎖球菌，耳疾患由来の側頭葉膿瘍では多菌性のことが多く，腸内細菌（プロテウス）や *Bacteroides* が多い．

b．血行性感染

離れた感染巣から血行性に発生するものとしては，気管支拡張症，肺膿瘍，敗血症，細菌性心内膜炎，チアノーゼ性心疾患，肺動静脈奇形などがあげられる．血行性脳膿瘍の病原菌は原発巣に依存するが，感染性心内膜炎に起因する場合には，*viridans* 群の連鎖状球菌や黄色ぶどう球菌が多い．

c．その他

脳膿瘍の第3の病因として貫通性頭部外傷や脳神経外科手術（特に副鼻腔開放例）に続発することがあり，この場合の脳膿瘍ではぶどう球菌が多い．また脳膿瘍症例の約20～25％はその原因が不明である．病原菌を全体的にみると連鎖球菌 *Streptococcus* が最も多く，33～50％は嫌気性または微好気性 microaerophilic である．近年，抗生物質の使用が普及してからは，とくにグラム陰性菌（大腸菌，緑膿菌，インフルエンザ菌，プロテウスなど）の頻度が高くなっている．

3．症　状

炎症による症状（発熱，頭痛，項部硬直など），頭蓋内圧亢進症状（頭痛，嘔吐），巣症状（脳の局所症状），精神症状，痙攣発作であるが，しかしこれらの症状は脳膿瘍の形成される病期によって変化する．脳膿瘍が被膜化されない早期（脳炎の時期）では，髄膜刺激症状や発熱，脳浮腫が主体で，感染巣が被膜化されるに従って，炎症症状から頭蓋内占拠性病変の要素が主体となってくる．

4．診　断

CT検査が脳膿瘍の診断に最も有力であるが，脳炎の時期にはCTに異常がないからといって否定できない．単純CTで，等吸収の円環で囲まれた低吸収域，さらにその外側には浮腫に一致する低吸収域を示し，造影剤増強CTでは円滑で均一な厚さをもつリング状増強 ring enhancement を示す．MRIではT1強調画像（図20-1）で正常白質に対して低吸収を示し，T2強調画像（図20-2）では脳膿瘍と膿瘍周囲浮腫が高信号域として描出され，脳膿瘍と周囲浮腫との間にリング状構造物が認められる．Gadolium-DTPA造影剤でCT同様にリング状増強像が得られる（図20-3）．なお脳白質側のリングの厚さは灰白質に近い側（表面側）よりも薄い．MRIでは脳炎の病期から脳膿瘍の病期までを詳細に描出でき

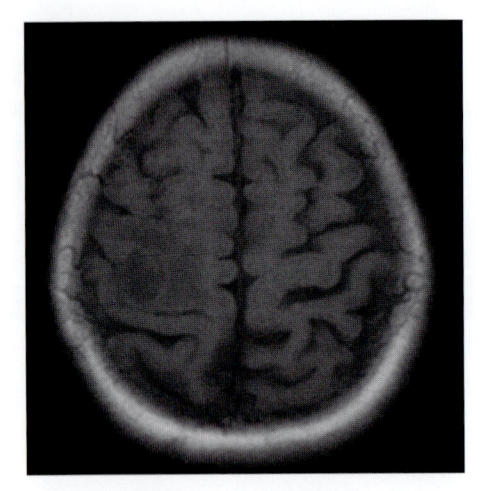

図 20-1　T1 強調画像

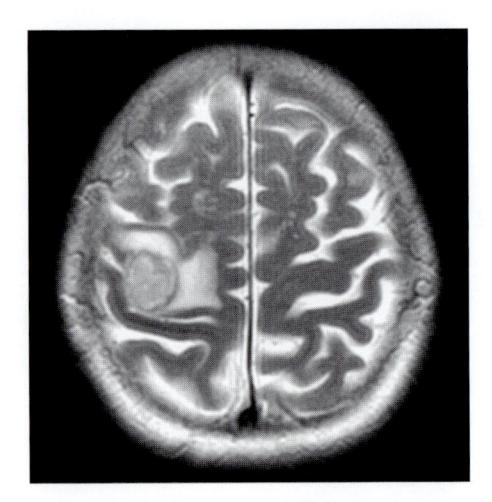

図 20-2　T2 強調画像

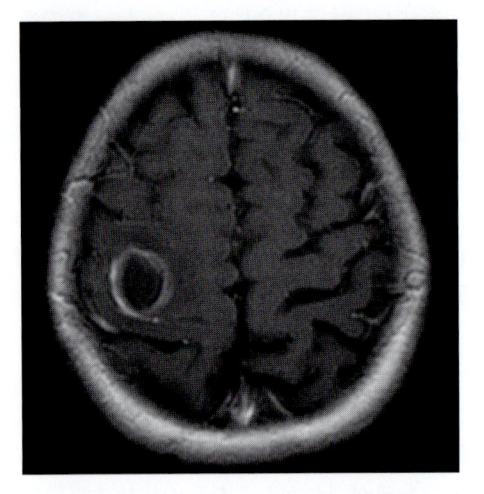

図 20-3　Gadolium-DTPA 造影像

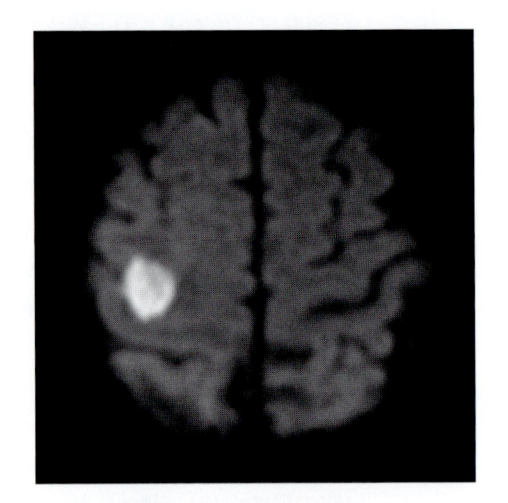

図 20-4　拡散強調画像

るようになっている．また後頭蓋窩や脳幹病変は CT より正確に描出できる．膠芽腫や転移性脳腫瘍などの脳腫瘍との鑑別に **MRI 拡散強調画像**（図 20-4）が有用であるとされている．髄液検査は脳ヘルニアの危険があるため一般には行わない．

5．治療法

治療の基本は抗生物質の全身投与と排膿である．脳炎期（完全被包化前）や直径で 2cm 未満の小さい病変，脳幹部・視床など深部病変，重篤な合併症があり手術に耐えられない例では抗生物質による内科的治療を行う．強い脳浮腫や脳腫脹に対しては，マンニトール，グリセオールなどの浸透圧利尿薬で減圧を図る．ステロイドの使用については賛否両論ある．内科的治療を行っていても臨床症状が悪化する場合や，被膜を形成して増大してくるような例では早期に外科的治療を考慮しなければならない．現在行われている外科的治療は，①

穿刺排膿術，② 持続ドレナージ術，③ 穿刺排膿後被膜外摘出術，④ 摘出術（primary excision）がある．基底核部や脳幹の深部膿瘍では CT 誘導下に吸引し，それ以外は超音波誘導下に穿刺排膿するのがよい．吸引を頻回に必要とする場合には膿瘍腔内にドレーンを留置し，持続排膿や抗菌薬を含む生理食塩水で洗浄を行う．脳の表面に存在し，被膜が完全に形成された慢性期の膿瘍では被膜ごと切除するとよい．

〈松川雅則〉

D 硬膜下膿瘍，硬膜外膿瘍

硬膜下膿瘍 subdural empyema は硬膜下腔に膿汁が貯留するか，感染性肉芽を生じた状態をいう．全頭蓋内感染の約 15 〜 20% を占め，また脳膿瘍の 20 〜 25% で稀なものである．急激な発症で診断と治療に遅れると致死的となり死亡率 10 〜 24% といわれている．なお疾患名としては，既存のスペースに膿が貯留するときには，膿瘍 abscess ではなく蓄膿 empyema という用語がふさわしいとされている．最も一般的な原因は耳鼻科感染症であり，特に副鼻腔炎が 50 〜 80% を占めている．好気性・嫌気性の連鎖球菌，ぶどう球菌，Enterobacteriaceae と好気性細菌が副鼻腔炎関連の硬膜下膿瘍の病原菌として最も多い．頭部外傷や脳神経外科手術後に合併することもあり，ぶどう球菌やグラム陰性菌が多い．症状には，炎症による症状，意識障害，髄膜刺激症状（発熱，頭痛，項部硬直），痙攣発作，片麻痺，うっ血乳頭などがあげられる．通常，一側の大脳半球円蓋部に発生するが，大脳半球間裂部に発生することがある．典型的なものでは，単純 CT で，頭蓋骨直下または半球間裂に限局性不均一なレンズ状の低吸収域を認め，造影剤 CT で脳との境界部に膿瘍壁が高吸収域として明瞭となる．MRI は一般に T1・T2 延長として描出され，CT よりも早期診断に有用であり，近年，MRI 拡散強調画像が診断に有用で，膿そのものが高信号を示すといわれている．感染初期で膿汁が少量の時期には抗生物質による内科的治療が行われるが，一般に，ある程度の膿汁貯留がみられたり，神経症状や意識レベルが悪化する傾向にあれば，ただちに外科的治療を行うべきである．外科的治療は穿孔術と開頭術に分けられるが，どちらがよいかはまだ明確にされていない．半球間裂膿瘍の場合には穿孔では膿瘍腔に到達しにくく開頭術の方が望ましいとされている．

硬膜外膿瘍 epidural abscess は膿あるいは感染性肉芽が頭蓋骨内板と硬膜との間に形成されたものであり，硬膜下膿瘍よりもさらに稀な頭蓋内感染症である．硬膜外膿瘍の病因・病原菌は，通常，硬膜下膿瘍と一致している．治療についても硬膜下膿瘍と同様，穿孔あるいは開頭により膿汁と感染性肉芽を取り除くことである．硬膜外膿瘍は脳に直接接しないので硬膜下膿瘍よりも予後良好で抗生物質による内科的治療だけで治癒する例がある．

〈松川雅則〉

E 中枢神経系のウイルス感染症

1. ウイルス性髄膜炎 viral meningitis

髄膜炎とは通常，脳表面のくも膜と軟膜に微生物が感染して引き起こす炎症性疾患である

（髄膜最外層の硬膜への感染は稀である）．髄膜は脳と脊髄を連続性に覆っているため髄膜炎が起こると頭痛だけでなく後頸部や背部にもだるさや痛みが生じることが多い．

ウイルスが感染して引き起こす髄膜炎をウイルス性髄膜炎と呼び，多くは急性発症の経過をとる．化膿性髄膜炎（細菌性髄膜炎）と比べると良好な経過をたどることが多いが，一部では髄膜脳炎に移行し生命を落とす症例もある．ウイルス性髄膜炎は一般的には小児に多く，夏かぜの原因ウイルスである**エンテロウイルス**（コクサッキーウイルス，エコーウイルス）が原因であることが多いため，小児のウイルス性髄膜炎は夏に多い傾向がある．

エンテロウイルス以外では単純ヘルペスウイルス2型や，ムンプスウイルス（流行性耳下腺炎の原因ウイルス）などが比較的よく経験される．その他，単純ヘルペスウイルス1型，EB（エプスタイン・バー Epstein-Barr）ウイルス，麻疹ウイルス，風疹ウイルス，水痘ウイルス，インフルエンザウイルス，アデノウイルス，アルボウイルス，HIV（エイズウイルス）などがウイルス性髄膜炎を引き起こすウイルスとして知られる．髄液検査では一般的にリンパ球・単球優位の細胞数増加と髄液タンパク量の増加が見られるが，髄液糖は通常正常範囲内である．髄液圧は上昇している症例が多い．基本的には対症療法（安静，臥床，栄養補給）で後遺症なく治癒するが，単純ヘルペスウイルス，水痘・帯状疱疹ウイルス，サイトメガロウイルスによる髄膜炎の場合には，抗ウイルス薬の投与が必要となる．

2．ウイルス性脳炎 viral encephalitis

急性脳炎（ウエストナイル脳炎および日本脳炎を除く）は5類感染症全数把握疾患に定められており，7日以内に最寄りの保健所に届ける必要がある．発熱，頭痛，意識障害，痙攣発作などが共通した症状であるが，発疹やリンパ節腫大の有無にも注意を払う．海外渡航歴，動物の飼育，基礎疾患や服薬歴（免疫力低下を引き起こす疾患の有無や抗癌剤や副腎皮質ステロイド・免疫抑制薬の使用など）についても情報を集める．

3．単純ヘルペスウイルス脳炎

ウイルス脳炎の原因として最も多いウイルスは**単純ヘルペスウイルス1型（HSV-1）**である．このウイルスは神経組織との親和性が非常に高いウイルスであり，時に脳に極めて重篤な症状を引き起こす．一方，**単純ヘルペスウイルス2型（HSV-2）**は腰髄・仙髄神経節に潜伏感染することが多いため脊髄炎や髄膜炎の形をとることが多い．HSV-1によるウイルス脳炎は死亡率が10％を超え，仮に生命が助かったとしても約1/3の患者が神経学的な後遺症を残すため，疑った時点で直ちに治療を開始する必要がある（脳内でのHSV-1の増殖力は爆発的で，熱発と軽い不穏程度の精神症状で入院した患者がわずか1～2日で昏睡状態に陥ることもある．従って検査結果が判明し診断が確定してから治療を開始したのでは手遅れになる場合がある）．

HSVは神経細胞内に潜伏感染し宿主の免疫力が衰えた時に再活性化する．HSV-1が中枢神経系に移行する経路としては上気道感染からの嗅神経を介するルート，潜伏感染している三叉神経節からのルート，血行性ルートなどが考えられており，好発部位は大脳辺縁系および側頭葉である．脳CTあるいはMRI検査で脳実質の炎症に伴う浮腫が認められ，脳波検査では周期性一側性てんかん放電 periodic lateralized epileptiform discharges（PLEDs）が観察されることがある．通常，**アシクロビルやビダラビン（Ara-A）**などの抗ウイルス

薬や，**免疫グロブリン製剤**などが治療に用いられる．また痙攣を起こすことも多いため抗てんかん薬の投与が必須である．脳浮腫に対しては副腎皮質ステロイド薬，浸透圧利尿薬などが併用される．

4．進行性多巣性白質脳症　progressive multifocal leukoencephalopathy（PML）

パポバウイルス科の **JC ウイルス**が脳内のグリア細胞に感染することによって生じる脳症であり，慢性発症の経過をとることが多い．本邦では JC ウイルスに不顕性感染している人は多いとされ，免疫力の低下に伴い稀に本脳症を発症することがある．予後は悪く進行性に脳の白質が侵され，患者のほとんどが半年以内に脳障害のために死亡する．

5．亜急性硬化性全脳炎　subacute sclerosing panencephalitis（SSPE）

麻疹ウイルスを原因とする脳炎で，麻疹罹患後 4～10 年の期間を経て発症することが多い．麻疹感染後，体内からは麻疹ウイルスは消失せず脳内で持続感染を起こした際に生じる晩発性脳炎で，小児の患者が多い（麻疹罹患年齢は 2 歳以下が多いため）．SSPE の初期症状は知能・運動機能の低下で，失認や失行といった高次機能障害に加えミオクローヌスが出現するようになる．徐々に全脳が侵され大半の患者が発病から数年以内に死亡する．脳波検査では高電位の徐波群からなる周期性同期性放電が特徴的所見とされている．

6．良性再発性無菌性髄膜炎

数年に及ぶ原因の明らかでない良性かつ再発性の無菌性（細菌が原因でない）髄膜炎を稀に経験することがあり，「モラーレ Mollaret 髄膜炎」と呼ばれる症候群として扱われる．急性期の髄液 PCR 検査で HSV-2 が検出されることがあり，このウイルス感染が原因である可能性がある．

7．まとめ

大半のウイルス性髄膜炎は予後良好であり対症療法のみで後遺症なく治癒することが多いが，ヘルペス脳炎など非常に短期間に脳に不可逆的な損傷を及ぼす疾病も存在する．脳炎の初期には高度の熱発や頭痛以外の髄膜刺激症状（項部硬直，ケルニッヒ Kernig 徴候，ブルジンスキ Brudzinski 徴候）が存在せず，かつ血液検査で炎症反応の上昇がないことも決して稀ではなく，脳画像検査でも異常が捉えられないことが多い．軽度のせん妄などの精神症状と頭痛だけの症状で来院する脳炎患者もおり，特に家族が「いつもと何か様子が違う」と訴える場合には（本人は病識がないことが多い），髄膜脳炎を念頭において慎重に対処することが必要である．また PML や SSPE などの遅発性ウイルス感染症についてはその目で経過観察しないと診断を誤る可能性があり注意が必要である．

〈野々口直助〉

F　クロイツフェルト・ヤコブ病

クロイツフェルト・ヤコブ病 Creutzfeldt-Jakob disease（CJD）は脳組織の海綿（スポンジ）状変性を特徴とする疾患で，1920 年代初頭にドイツの神経病理学者 Creutzfeldt と

Jakob によって記述された．他の哺乳類にもヒトの CJD と酷似した病態を示す疾患があり，ヒツジのスクレイピー，ミンク伝達性脳症，ネコ海綿状脳症，ウシ海綿状脳症 bovine spongiform encephalopathy（BSE）などが知られる．

現在ではこれらの疾患の病因に**プリオン prion** が関与することが明らかにされ，哺乳類に共通した神経疾患として認識されている．

"prion"とは米国の Prusiner（1997 年ノーベル賞受賞）によって提唱された，核酸を含まない「蛋白質性感染粒子」のことを指す造語である．プリオン病では，神経細胞表面にある正常プリオン蛋白に何らかの原因で異常構造体への変換が起こり，この異常プリオン蛋白が中枢神経系に蓄積して不可逆的な致死性神経障害を生ずると考えられている．プリオン蛋白 prion protein（PrP）は正常型である細胞型プリオン蛋白（PrPC）と，異常型である感染型プリオン蛋白（PrPSc: Sc はヒツジのプリオン病であるスクレイピーの頭文字）に分類される．PrPC に多いらせん状構造（α ヘリックス）から PrPSc に見られる板状構造（β シート）へと構造変換が起こることで，プリオンは伝達性（感染性）と蛋白分解酵素耐性を獲得すると推定されている．

現在では，本疾患はその病因から**プリオン病**，また病理所見から**伝達性海綿状脳症 transmissible spongiform encephaolopathy**（TSE）として分類されている．

1．ヒトプリオン病としての CJD

ヒトプリオン病の大半を占めるのは遺伝性の認められない孤発性 CJD である．我が国を含め世界各国の孤発性 CJD 有病率はほぼ同一で，人口 100 万人あたり 1 人前後である．平均発症年齢は 62 歳であり，女性が男性よりやや多い．

CJD の約 90％ が孤発例であるが，プリオン遺伝子の変異によって異常プリオンが蓄積して発症する稀な疾患として，遺伝性 CJD，クールー斑状沈着を特徴とする家族性あるいは遺伝性のゲルストマン・ストロイスラー・シャインカー症候群 Gerstmann-Stroussler-Scheinker syndrome（GSS），致死性家族性不眠症 fatal familial insomnia（FFI）などが知られる．

近年の研究でプリオン蛋白には感染性があることが判明し，感染性ヒトプリオン病として，① 新変異型 CJD new variant CJD（vCJD），② 移植後 CJD，③ クールー kuru などが分類されている．

① 特に新変異型 CJD は 1996 年に英国で発表され，ウシ海綿状脳症に起因すると考えられている疾患で食肉との関連から一時世界中がパニックとなった．
② 移植後 CJD としては，死体硬膜移植，角膜移植，およびディスポーザブルでない脳内電極の使用などによる CJD が報告されている．
③ クールー（恐れおののく，の意）はニューギニアの高地に住む Fore 族に年間 1％ の高率で発症していた疾患で，儀式的葬送食人習慣のため感染脳を食したことにより伝染した．

従って，大きく分けると CJD には孤発性・遺伝性・感染性の 3 つの型があることになる．

2．臨床症状

以下最も臨床で遭遇する可能性の高い孤発性 CJD について述べる．孤発性 CJD の 80％

は50歳以上の中高齢者で，診断的3主徴として進行性認知症，ミオクローヌス，間欠的脳波活動（1〜2Hz周期性複合脳波）が挙げられ，これらが全て揃いかつ罹病期間が1年以内の場合，臨床的に確定診断してよいとされている．ただし，この3主徴を全て満たさない症例が1/4程度存在し，脳生検や剖検による病理学的検討で診断が確定する症例もある．発病より数カ月で認知症，妄想，失行といった高次脳機能の障害が急速に進行し，筋硬直，深部腱反射亢進，病的反射陽性などの異常なども出現する．3〜7カ月で無動性無言状態に陥り，大半の症例は発症から1〜2年で全身衰弱や呼吸麻痺などで死亡する．診断上の注意としては，ミオクローヌスは通常CJDよりも中毒性疾患，代謝性疾患で見られやすい症状であり，リチウム，ブロマイド，ビスマスなどの中毒をまず除外する必要がある．臨床症状からの鑑別で一番問題になるのはアルツハイマー型老年認知症であり，特に早期での鑑別は困難である．また梅毒の第3期，SSPEのような中枢神経感染症も髄液検査等により除外する必要がある．正常神経細胞に含まれる14-3-3と呼ばれる蛋白（髄液内濃度を免疫分析により測定）がCJDの診断に有効との報告があるが，広汎な神経破壊を伴う他の病態（急性期脳卒中，感染性脳炎，悪性リンパ腫など）でも上昇することがあり偽陽性に注意が必要となる．

遺伝性CJDは孤発性CJDに似た臨床症状を示し，GSSは小脳性失調とその後の認知症を特徴とする．vCJDは20歳代の若年者に好発し，行動異常，感覚障害，ミオクローヌスを主症状とし，約1年の経過で無動性無言状態に陥るが，孤発性CJDに比べると病状の進行がやや緩徐である．

3．病原体とその扱い

CJDでは一般に空気感染や経口感染はないとされている．一方，vCJDやBSEでは病原体は経口摂取により感染するとされている．紫外線やエタノールを用いた消毒法は無効であり，汚染したものは焼却するか，132℃1時間のスチームオートクレブ，3%SDS（sodium dodecyl sulfate）溶液中で100℃5分間以上加熱処理，1N水酸化ナトリウム溶液に室温で1時間浸漬，などが必要で，プリオン病原体の臨床材料または剖検材料からの抽出は安全キャビネット内で行う必要がある．現在のところCJDには有効な治療法がなく，手術による医原性感染（医療従事者も含め）の可能性もあるため，生検は診断をつけることが重要な症例，もしくは他の診断的検査での鑑別が困難で治療可能な他の病因が強く疑われる症例にのみ行われるべきである．

4．検査所見

脳波は初期から基礎律動の不規則性が見られ，進行すると両側対称性に間欠性高振幅鋭徐波 periodic spike（PSD）と呼ばれる特徴的所見が出現する（感度70%，特異度86%）．脳画像検査については，初期には正常かもしくは軽度の大脳皮質の萎縮と脳室拡大が見られるのみである．しかしその後急速な大脳および小脳の萎縮が進行し，CTでは白質のびまん性低吸収域が認められるようになる．T2強調画像での基底核・線条体の電子密度の増加が，アルツハイマー病との鑑別に有用との報告があるが，診断を確定できる特異的画像所見はないとされている．病理検索では皮質の萎縮，神経細胞の脱落，グリア細胞の増殖，特有の海綿状変化（神経細胞やグリア細胞内の細胞質空胞形成），アミロイド斑などが指標とな

る．また脳内に炎症反応が全く認められないのも特徴と言える．

5．治　療

　　　有効な治療法は存在せず対症療法が主体である．クロルプロマジンやキナクリンなどの投与により一時的に症状の改善が得られたとする報告があるが，治癒例の報告はない．
　　　クロイツフェルト・ヤコブ病診療マニュアルが厚生省保健医療局より出されている．なお，CJD は5類感染症全数把握疾患に定められており，診断から7日以内に最寄りの保健所に届け出る必要がある．

〈野々口直助〉

G 後天性免疫不全症候群（AIDS）の神経症候

1．AIDS

　　　AIDS（acquired immunodeficiency syndrome，エイズ）は重篤な全身性免疫不全によって特徴づけられる疾患であり，1981年に米国で男性同性愛者にカリニ肺炎やカポジ肉腫など通常まれな日和見感染や腫瘍をもたらす極めて致死性の高い疾患として初めて報告され，その2年後にレトロウイルスに属するヒト免疫不全ウイルス human immunodeficiency virus（HIV）が原因病原体として分離，同定された．HIV は CD4 とよばれる細胞膜表面蛋白に親和性を持ち，これを受容体として細胞に感染するため，ヘルパーT細胞やマクロファージといった細胞性免疫を統御する CD4 陽性細胞が破壊され，細胞性免疫の著しい機能低下が起こる．その結果，様々な日和見感染症や日和見腫瘍，中枢神経障害などが生じ，適切な治療が行われなかった場合の生命予後は2～3年である．
　　　HIV の起源に関しては，霊長類を宿主とするサル免疫不全ウイルスのヒトへの伝播（人獣共通感染症 zoonosis）であるとする科学的証拠が集積されつつあり，屠殺した霊長類の生肉摂取などがヒトにおける流行発生の契機になったと推定されている．AIDS は中央アフリカ地域の密林で風土病的に存在したものが，様々な社会的・経済的要因が絡まりあって，急速に世界に広まったと考えられている．とりわけ1980年代に入って，極めて活発な性行動を行う欧米の同性愛者の間で急速に拡がり，またこれに前後して，欧米の薬物乱用者の集団で同じ注射器を用いての薬物の回し打ち（ニードルシェアリング）もその流行を加速させた．

2．AIDS の神経学的症候

　　　AIDS 患者の 1/3 は神経学的主訴で発症すると言われ，全 AIDS 患者の約半数に何らかの神経症状が存在する．死亡例の剖検所見に至っては脳に異常所見のない症例は 5% 程度とされる．
　　　AIDS 患者に出現する神経学的症候には，HIV による脳への直接的影響によるものと，免疫不全によって起こる日和見感染や腫瘍といった二次的なものがある．

a．HIV 感染に伴う一次的影響
　　　HIV 感染による神経障害として，

① AIDS 脳症：最も多い神経障害で，HIV に中枢神経系を侵された AIDS 患者の 2/3 に見られる．
② AIDS 認知症：HIV 認知症複合体 HIV dementia complex が関与する．
③ 無菌性髄膜炎
④ ベル麻痺（時に両側性）などの脳神経症
⑤ AIDS 関連脊髄症
⑥ 末梢神経炎

などがある．

b．HIV 感染に伴う二次的影響

また AIDS による免疫不全を原因として二次的に発症する中枢神経疾患として，非ウイルス髄膜脳炎（脳トキソプラズマ症やクリプトコッカス脳膿瘍など）やウイルス性髄膜脳炎（種々のウイルスによる急性・亜急性脳炎，polyomavirus が原因の進行性多巣性白質脳症，非定型的無菌性髄膜炎など）および原発性神経系リンパ腫などがある．

1）トキソプラズマ症 toxoplasmosis

トキソプラズマ脳膿瘍は AIDS 患者の脳で見られる占拠性病変の最も多い原因（約70％）である．髄膜脳炎の病型をとることもある．HIV 感染の後期で CD4 陽性細胞が著減した際に見られやすい．

2）原発性中枢神経リンパ腫

脳原発の中枢神経リンパ腫は**エプスタイン・バー Epstein-Barr（EB）ウイルス**との関連が示唆されており，AIDS 患者の約 10％ に見られる．その他，全身性リンパ腫やカポジ肉腫などの腫瘍も健常人と比べ発症頻度が非常に高い．AIDS 患者では重度の免疫不全が背景にあるため抗癌剤による治療は難しく，放射線治療が選択される．

3）進行性多巣性白質脳症 progressive multifocal leukoencephalopathy（PML）

JC virus とも呼ばれる polyomavirus（papova virus の一種）が原因で，多くの成人は不顕性感染している（一般成人の抗体陽性率は 60〜80％）．これが免疫機能の低下により脳症を引き起こす．従って AIDS 以外ではリンパ性白血病やリンパ腫，副腎皮質ステロイドや免疫抑制薬の長期使用，SLE などの自己免疫疾患での発症が報告されている．病理学的には白質の脱髄（神経軸索周囲のミエリンの喪失）およびその周囲の星状細胞腫の腫大および乏突起膠細胞内の好酸性核内封入体の出現が見られる．また電子顕微鏡ではウイルスの検出は可能である．様々な脳機能の障害が急速に進行し最終的には昏睡に至り，2〜3 カ月で死亡する．痙攣発作は稀である．治療法は確立されていない．

4）神経梅毒 neuro syphilis

病原体は螺旋状菌である梅毒トレポネーマ *Treponema pallidum* で，AIDS 患者では感染から 4 カ月程度の短期間で神経梅毒となる．まず髄膜が侵され，次いで脳脊髄の血管・脳脊髄実質へと感染が進行する．脳が侵されると進行麻痺，脊髄が侵されると脊髄癆となる．

〈野々口直助〉

H 中枢神経系の真菌感染症・寄生虫感染症

1．真菌性髄膜炎

　　通常は日和見感染症であるため真菌性髄膜炎の発症頻度は全髄膜炎の1%以下と非常に少ない．しかしながらAIDS（acquired immunodeficiency syndrome）患者の約10%に真菌性髄膜炎が起こるとされており，今後日本でもAIDS患者の増加に伴い頻度が増加する可能性がある．

　　真菌性髄膜炎は亜急性から慢性の発症経過をとることが多く，起因菌で最も多いのは（90%以上）クリプトコッカスであり，次いでカンジダやアスペルギルスが多い．真菌性髄膜炎には健常者に発症する原発性真菌性髄膜炎と，基礎疾患により細胞性免疫が低下した患者に発症する続発性真菌性髄膜炎とがある．後者では全身性真菌症の続発感染であることも多く，難治性で再発率も高い．白血病や悪性リンパ腫などの悪性腫瘍患者やステロイド・免疫抑制薬の長期使用といった免疫低下状態にある宿主に生じやすく，特に中心静脈栄養（IVH）を行っている患者ではこれが感染経路になる場合があり注意が必要である．特にクリプトコッカスは他の真菌と比較し中枢神経系を侵す率が高く，髄膜炎症状で発症することが多い．ただしAIDS患者に合併するクリプトコッカス髄膜脳炎では，画像検査で辺縁増強効果を伴う腫瘍性病変が多いとされている．

a．クリプトコッカス髄膜炎　cryptococcal meningitis

　　クリプトコッカス属の中で病原性を有する *Cryptococcus neoformans*（土壌や鳥類の中で広く生息）が原因となり，気道感染から血行性に髄膜炎，脳炎を引き起こす．従って病歴聴取の際，鳥の関わりについて尋ねる．亜急性もしくは慢性の臨床経過を示し，髄膜炎，髄膜脳炎，膿瘍形成，脳血管塞栓による脳梗塞や出血性脳梗塞といった病型をとる．通常の髄液検査ではウイルス性脳炎，癌性髄膜炎，結核性髄膜炎などとの鑑別が困難なことも多く，脳脊髄液の墨汁（India ink）染色によるクリプトコッカスの証明，血清および髄液でのクリプトコッカス抗原の検出，髄液培養・血液培養でのクリプトコッカスの同定，クリプトコッカスのDNAをターゲットにしたPCR（polymerase chain reaction）などが確定診断に必要である．治療はアムホテリシンBやフルシトシン（5-FC），フルコナゾールやイトラコナゾールなどの併用投与が行われる．治療開始時の意識レベルと予後との間に相関があることが示されており，早期診断・早期治療が重要である．ただし初期にはCT・MRI検査で異常を認めないことも多く，また細胞性免疫の低下の強い患者では髄液の炎症所見が軽くなる傾向があり，診断上注意が必要である．

b．カンジダ脳炎

　　カンジダ属真菌は口腔・食道・皮膚の正常菌叢を形成する常在菌であるが，宿主の免疫機能が障害された時にカンジダ血症を経て中枢神経感染を生じる．従って静脈留置カテーテルや抗癌剤・広域抗生物質・ステロイド・免疫抑制薬などの長期投与などによる医原性脳カンジダ症が多い．中枢神経カンジダ症は小さな多数の脳膿瘍を形成し，非乾酪性肉芽腫，髄膜炎，脳室炎などを生じる．また脳血管に浸潤して感染性血管炎による脳梗塞や出血性脳梗塞を起こしたり，稀ではあるがカンジダ性心内膜炎から真菌性脳動脈瘤が形成され，くも膜下出血を生じることもある．診断は髄液の染色検鏡または培養で，治療には抗真菌薬が用いら

れる．

c．脳アスペルギルス症

　　　Aspergillus fumigatus によることが多く，経気道的に侵入した菌が肺から血行性に全身に播種して起こり，15％程度の症例で脳アスペルギルス症が生じると言われている．脳内に多発性の膿瘍が生じ，菌は比較的大きな脳血管に進展する傾向がある．その結果，血管炎や真菌性脳動脈瘤が生じ，脳梗塞・出血性脳梗塞・くも膜下出血の原因となる．アスペルギルスは抗真菌薬に抵抗性であるため致死率も高い．全身投与に加え抗真菌薬の髄腔内投与が行われることもある．

2．寄生虫感染症

　　　中枢神経系を障害する寄生虫感染症は稀ではあるが多くの種類がある．ここでは以下の代表的4疾患について記述する．
　　　　a．嚢虫症　cysticercosis
　　　　b．包虫症　echinococcosis
　　　　c．トキソプラズマ症　toxoplasmosis
　　　　d．アメーバ症　amebiasis

a．嚢虫症：有鉤条虫症

　　　嚢虫症は最も頻度の高い中枢神経寄生虫感染症である．神経組織を好むブタサナダムシ *Taenia solium* によって生じ，感染した未調理の豚肉を食べることによって起こる．潜伏期間は数カ月〜数十年と幅がある．ブタサナダムシの生活環は幼虫（六鉤条虫），胚胎，成虫の3期に分けられ，成虫は小腸壁から栄養を吸収し小腸内で産卵する．卵から幼虫がかえり小腸壁の血管もしくはリンパ管から体内へと侵入する．生きた卵の最も一般的な摂取経路は，ヒト糞便に含まれる虫卵の食物や飲料水への混入である．脳に嚢胞を形成することが多く（嚢虫症の6割以上で起こる），炎症の弱い2cm未満の比較的小さな円形〜卵円形の嚢胞が脳実質やくも膜下腔に形成される場合と，炎症の強い数cm以上の大きな嚢胞が脳底部のくも膜下腔にブドウ状の集団を作る場合がある．後者の場合，強い炎症に伴いくも膜炎や髄膜炎の症状が起こるため，痙攣や脳神経麻痺，髄液流通障害による閉塞性水頭症などが起こりやすい．

　　　脳病変に対する生検，便検査における虫卵の検出，血液の嚢虫に対する抗体検査などで診断される．髄液検査で寄生虫感染を示唆する好酸球増多が見られることもある．治療は駆虫剤の3カ月間持続投与が基本であるが，治療初期には脳浮腫予防のためにステロイド剤が併用される．ただし内科的治療に反応しにくい脳室内嚢胞の場合は手術が考慮される．また水頭症に対しシャント術などの外科的治療が行われることもある．

b．包虫症

　　　イヌ科の動物（イヌ，キツネ，オオカミなど）を終宿主とするエキノコッカス（*Echinococcus*）の幼虫が，経口感染によりヒトの肝臓・肺・脳・眼窩に寄生して嚢胞を形成して生じる疾患で，日本での好発地域は北海道である．自覚症状に乏しいのが特徴で，診断が遅れると死亡率の高い悪性寄生虫病である．中枢神経障害は3％と少ないものの，脳白質に嚢胞が形成されることがある．比較的炎症反応が弱いため周囲の脳浮腫は少なく，頭蓋内圧亢進症状や痙攣，神経局所脱落症状が現れて初めて気付かれることも多い．補体結合反応や免疫血

清学的検査で診断を行い，生検は禁忌である．治療は包虫を含む囊胞を外科的に完全摘出するしかない．またその際，囊胞を破らないようにし，多発性囊胞の再発を防ぐ細心の注意が必要となる．

c．トキソプラズマ症

妊婦に感染し死産・胎児奇形の原因となる感染症で，先天性 TORCH 感染症として知られる．成人においては通常 AIDS などの重度の免疫不全に合併して生じる感染症である．原生動物である *Toxoplasma gondii* が原因であるが，通常免疫抑制のある宿主以外では臨床的な感染症は起こさない（日本人の 20% が感染しているとされるが，そのほとんどが不顕性感染である）．

ネコの糞やブタなどの生肉により感染する人畜共通感染症で，脳トキソプラズマ症は大脳基底核付近に好発し，しばしばてんかんの原因となる．血液中の抗体価上昇，髄液中の原虫の証明などによって診断される．治療には ST 合剤やピリメサミンなどが使われる．

d．赤痢アメーバ症

病原体は *Entamoeba histolytica* で主に大腸に壊死性潰瘍性大腸炎を起こすが，アメーバが門脈を経由して血液中に入り，脳を含む他臓器に進展して膿瘍を形成することがある．診断は糞便での赤痢アメーバの囊子の検出で，治療はメトロニダゾールの大量投与が行われる．

〈野々口直助〉

J 神経梅毒

1．病原体と感染経路

神経梅毒 neuro syphilis の病原体は螺旋状菌である**梅毒トレポネーマ** *Treponema pallidum* で，暗視野顕微鏡下で青い色彩を放つことから *pallidum*（英：pale）の種名が与えられている．本菌は低酸素環境でのみ生存できるため感染経路は限定される．大部分は菌を排出している感染者との粘膜の接触を伴う性行為や疑似性行為によるものである．輸血による感染はスクリーニング技術の改善により劇的に減少し，近年ではほとんど報告がない．しかしながら第一潜伏期感染者では臨床症状はなく血清反応も陰性であるため，新鮮血を用いた緊急輸血などにおいては感染の危険性に留意する必要がある．これら以外に，感染した妊婦の胎盤を通じて胎児に感染する経路があり，先天梅毒の原因となる．

2．診　断

確定診断の基本は病原体の分離・検出であるが，第 1 期と皮膚病変のある第 2 期の場合を除き，かなり困難である．血清抗体は感染後，初めに脂質であるカルジオリピンに対する抗体価が上昇し，次いで *Treponema* に対する特異的抗体価が上昇する．抗カルジオリピン抗体は感染・治癒に応じて比較的よく反応するため治療効果の判定にも利用される．しかしながら抗原が特異的なものではないため，生物学的偽陽性反応がありうる．一方，抗 *Treponema* 抗体の特異性は高いが，治癒後漸減はしても完全な陰性化は困難なため，過去の梅毒感染との区別が難しい．そこで，スクリーニングとして抗カルジオリピン抗体を測定し，陽性であった場合には抗 *Treponema* 抗体も測定し，それでも陽性の場合に血清学的確定診断

とするのが現実的方法である．

3．症状と病期

　　感染後3週間程度の潜伏期（第一潜伏期）を経て，経時的に様々な臨床症状が逐次出現する．梅毒の病気は3期に分けられており，慢性期（第3期梅毒）で現れるのが心臓血管梅毒（アフリカ人種以外は稀）と神経梅毒で，感染後3～18カ月以内に菌が中枢神経系に侵入して発症する．まず髄膜が侵され，次いで脳脊髄の血管・脳脊髄実質へと感染が進行する．脳が侵されると進行麻痺，脊髄が侵されると脊髄癆となる．

　神経梅毒は，
　　① 無症状期（～2年）：脳脊髄液中の白血球上昇や蛋白の増多など髄液異常所見のみ
　　② 急性梅毒髄膜炎（～2年）：頭痛や錯乱など髄膜炎症状の出現
　　③ 上部神経麻痺（～2年）：顔面・聴覚神経麻痺
　　④ 進行麻痺（5～7年）：頭痛，めまい，人格障害，脳血管障害など
　　⑤ 脊髄癆（10～20年）：進行性認知症，運動失調，脊髄根疼痛，無反射症，反対性瞳孔硬直（アーガイル　ロバートソン瞳孔）

と経時的に進行していく．

4．治　療

　　基本的にはペニシリンGの大量投与であり，アンピシリンが使われることもある．ペニシリンアレルギーがある場合にはテトラサイクリンやエリスロマイシンを使用するが，これらの薬剤は髄液への移行がよくない．したがって神経梅毒の場合，ペニシリン脱感作を行ってもペニシリンを投与することが勧められる．妊婦に対しても基本的には同様に行うが，胎児への副作用のためにテトラサイクリンは使用しない．妊婦にペニシリン治療を行った場合，新生児は同時に治療できたと考えてもよいが，アレルギーのためにエリスロマイシンを使用した場合には，本剤は胎盤を通過できないので，新生児は出産後改めて治療する必要がある．現在のところ本菌に対する薬剤耐性菌の報告はない．

〈野々口直助〉

21 脊椎・脊髄疾患

A 頸椎症

1. 概 念

脊椎の加齢や退行性変性として，椎間板の変性，骨棘形成，椎間関節の肥厚や亜脱臼，後縦靱帯や黄色靱帯の肥厚変性が生じ，脊髄や脊髄神経を動的，静的に圧迫，障害して神経症状を呈するようになる疾患である．ただし，主病態が椎間板の突出である場合を椎間板ヘルニア，靱帯の骨化肥厚である場合を靱帯骨化症といい，頸椎症と分けて考える．

2. 症 状

頸椎椎間板症すべてに共通する，頸部脊髄症（ミエロパチー）と神経根症（ラジクロパチー）を呈す．脊髄症は脊髄錐体路の障害にて四肢に痙性の筋力低下を生じ，脊髄の感覚神経を障害して四肢体幹の表在感覚や深部覚感覚障害を生じる．脊髄を走行する自律神経にも影響するようになると膀胱直腸障害を呈す．根症状は硬膜内外での前根の障害によって支配筋の筋力低下や筋萎縮を呈し，後根の障害によって支配領域皮膚の痛み，感覚障害を呈し，これらの症状が混在する．症状の原因となる脊髄や脊髄神経への圧迫をより強くするような方向に頸椎を運動させると，これら神経症状の増悪をみることが多い．

3. 診 断

脊髄症や神経根症の神経学的診断と，それら症状の高位診断が極めて大切であり，補助診断として頸椎X線撮影，頸椎MRI，頸椎CTスキャンを行う（図21-1）．

a．頸椎X線

頸椎症では正面・側面・斜位撮影によって頸椎配列の異常，椎体後縁および椎間孔方向への骨棘形成，椎体の変形や椎間腔狭小化などの変化を認める．側面の前後屈動態撮影では椎体のすべり・不安定性を認めることがある．

b．頸椎MRI

頸椎椎間板ヘルニア，骨棘や肥厚した靱帯による脊髄あるいは脊髄神経への圧迫，脊髄の変形や変性の様子を認める．T2強調画像では髄液が高信号となるので，ミエログラフィーに似た画像を得ることができる．

c．CTスキャン

骨棘，骨化靱帯などの骨性の神経圧迫病変を描出し，髄腔内に造影剤を入れたCTミエログラフィーは神経根や硬膜嚢が圧排される病変を明確に描出することができる．

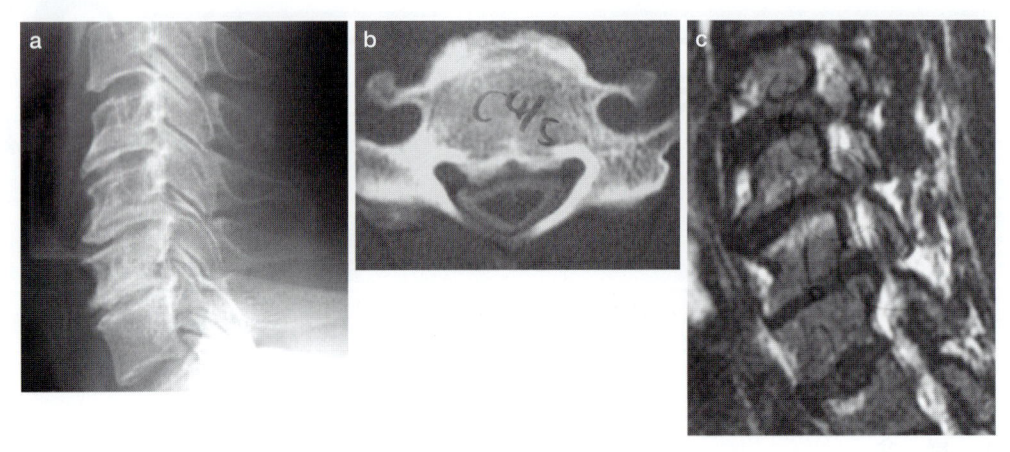

図21-1 神経根症を呈する頸椎症
単純X線（a），ミエロCT（b）およびMRI（c）において
骨棘による硬膜囊の圧排が認められる．

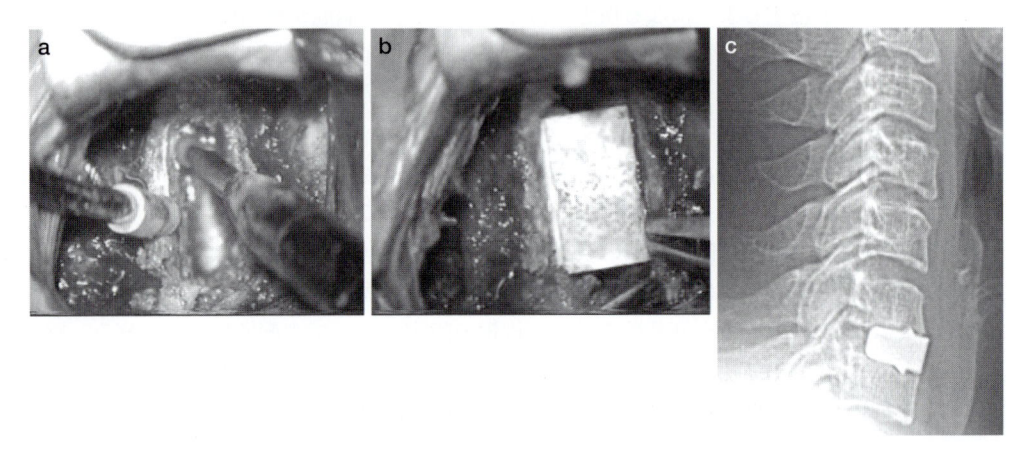

図21-2 人工骨スペーサーを使用した頸椎前方固定術
ドリルを用いて骨削除（a），スペーサーの挿入（b），術後X線（c）．

4．治療

　発症の早期は保存的加療を開始し，多くは症状の改善が得られる．頸椎カラーを装着して頸椎の安静をとり，痛みの強い場合は鎮痛薬投与を行う．頸椎牽引治療の効果は少ないとされる．

　1～2カ月の保存的加療にて症状の消失なくとも日常生活における障害が軽度であれば，経過観察を行う．

　手術加療は1～2カ月の保存的加療にても症状改善が少ないか悪化し，それらの継続する症状が日常生活に支障を来たしている時に適応となる．

　手術方法は前方手術と後方手術があり，症状に対する責任病変が2椎間までは前方手術，3椎間以上の責任病変，黄色靱帯の肥厚などの後方要素の脊髄圧迫，脊柱管狭窄がある場合には後方手術を選択することが多い．

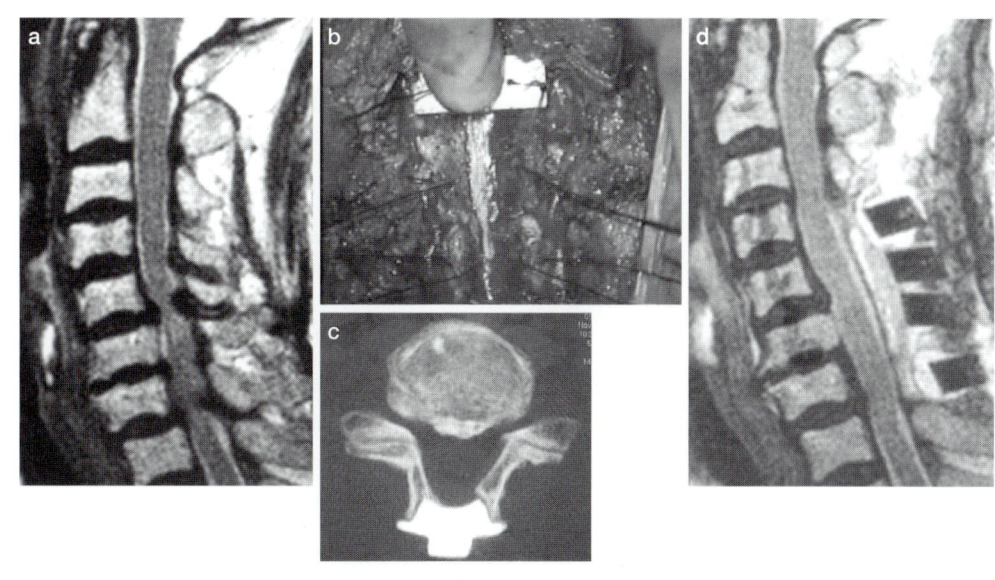

図 21-3 頸椎症に対する椎弓形成術（セラミック製椎弓スペーサーを使用した棘突起正中縦割式脊柱管拡大術）
術前 MRI にて多椎間に脊髄圧迫所見を認める（a），観音開きに開いた椎弓の上にスペーサーを挿入し固定（b），拡大された脊柱管を示す術後 CT（c），術後 MRI にて脊髄は減圧されている（d）.

　前方手術は前頸部の甲状軟骨，気管，食道を内側に，頸動脈を外側にみながら筋膜に沿って椎体前面に到達，椎間腔の椎間板を除去しながら椎体後縁に進み，硬膜嚢を圧排する骨棘や変性椎間板を削除して減圧，椎間板腔には腸骨，人工骨（セラミック），チタンケージなどを挿入して固定する手術である（図 21-2）.

　後方手術は項部正中を切開，項部筋群を棘突起および椎弓より骨膜下に剥離し，椎弓を切除（椎弓切除術）あるいは拡大（椎弓形成術）して圧迫された脊髄を後方より減圧する（図 21-3）.

　減圧の基本は椎弓切除術であるが，椎弓形成術は後に生じ得る切除部硬膜の瘢痕組織による再狭窄の予防，および脊椎の制動の点で有用とされる.

〈田辺英紀〉

B 後縦靱帯骨化症

1．疾患概念

　後縦靱帯骨化症（OPLL）とは，脊柱管の前壁を構成する後縦靱帯が骨化肥厚し脊柱管が狭窄することにより脊髄圧迫症状を呈するものを指す．最近では後縦靱帯骨化の発生遺伝的背景が関与していると言われている他に，肥満や糖代謝異常が発生に何らかの影響を及ぼしていると考えられている．日本人は欧米人と比較して頸椎 OPLL の発生頻度は高いと言われている．

2. 症 状

全脊椎に発生し，頸椎に多く，胸椎，腰椎にもみられる．本項では頸椎OPLLについて述べる．

頸椎OPLLの発症は中年以降，特に50歳代での発症が多い．初期には無症状であることがあるが，脊髄を前方から徐々に圧迫することによりしびれや痛みなどの症状から発症することが多い．また転倒などの外傷を契機に中心性頸髄損傷で発症することも多い．

3. 検 査

頸椎単純撮影にて椎体後面に骨化肥厚した靱帯を認める．骨化した後縦靱帯の形態から連続型，分節型，混合型，椎間板破裂型に分けられる．さらに脊柱管狭窄の程度を調べることができる．CT検査を行えば骨化した後縦靱帯の診断はより容易である（図21-4）．

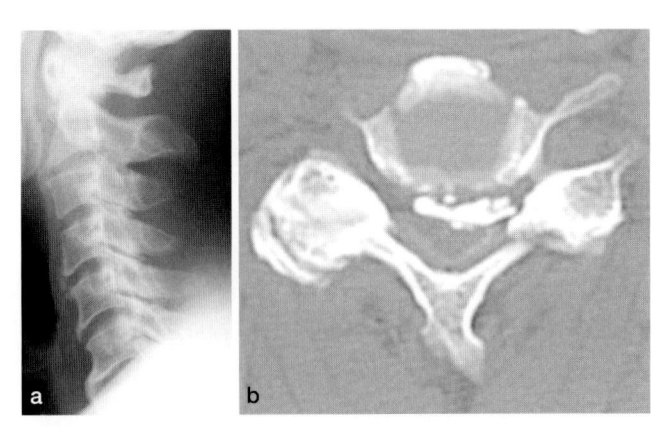

図21-4 頸椎単純撮影（a）とCTミエログラフィー（b）
C5からC6に骨化した後縦靱帯を椎体後面に認める．
CTでは後縦靱帯骨化が容易に診断できる．

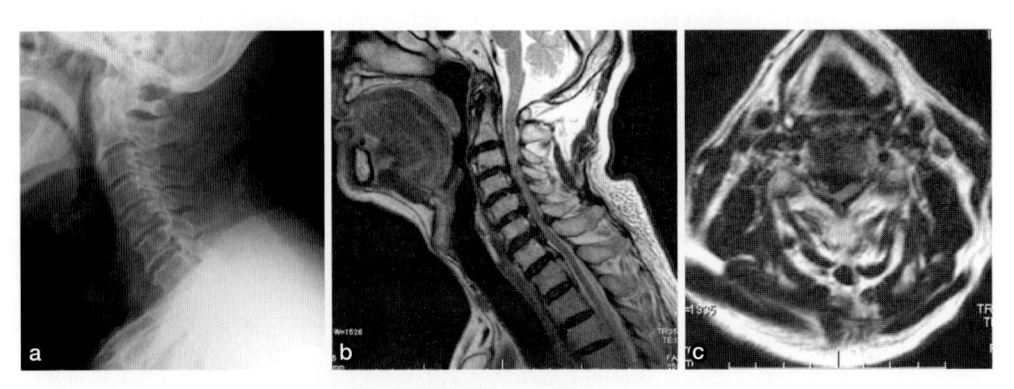

図21-5 MRI
a: C3からC7にかけてOPLLを認める．
b: OPLLによってC3からC7にかけて髄液腔が消失し脊髄が圧迫されている．
c: OPLLがあり，正中から脊髄を圧迫変形させている．

MRIで脊髄の変形や変性の程度をみることができる（図21-5）．

4．治療

画像診断だけではなく臨床症状を加味して治療方針を決定することが重要である．本症の診断・治療アルゴリズム（案）が本症診断ガイドラインより提唱されているので，詳しくはガイドラインを参照されたい．

無症状あるいは症状が軽微な場合予防的に手術を行うかどうかについては議論があるが，脊髄症状により日常生活に支障を来している場合，症状が進行性の場合は外科的治療を考慮する．疼痛が主症状の神経根症と軽症の脊髄症において頸椎牽引や固定などの保存的治療が有効であるという可能性はあるが，これらの治療により1カ月経過しても症状が改善しない場合は手術を考慮する．

手術治療には主に**前方法**，**後方法**の治療があるが，術式による手術成績に明確な差はない．一般的には，後彎変形，2椎間までの病変，前方からの圧迫が強い場合，神経根症などは前方手術を選択する根拠になり，多椎間病変などの場合は後方手術を選択する根拠になる．圧迫性頸髄症の手術に関連した神経学的合併症は，全体として5.5%と報告されている．また髄液漏の合併症は5%程度，前方手術の骨癒合不良は4〜19%程度で生じる．

前方手術の場合，骨化した後縦靱帯と硬膜が一体化しており，骨化した後縦靱帯を摘出していくと硬膜損傷を来たす結果髄液漏を引き起こすことがある．手術後スパイナルドレナージの管理を行うことがあり，また固定方法によってはハローベストを使用することもある．

後方手術の場合，硬膜が後方へ移動するため神経根症状を来す場合がある．特にC5神経根症状による三角筋の筋力低下がよく知られている．術後の頸椎カラーは不必要ないし短期間に限定すべきであるとする結果が大半を占め，頸椎カラーが不可欠であるという報告はない．

しかし術後管理は術式や合併症により異なる．術後の神経症状の改善は年齢，術前の神経学的重度度，手術合併症などにより影響されるため，術後の重度度に応じた離床や生活を指導する必要がある．

〈礒野直史〉

C 頸椎椎間板ヘルニア

1．疾患概念

椎間板の変性により椎間板が脊柱管内に突出，脱出し，脊髄や神経根を圧迫して臨床症状を呈する疾患．

2．機序

根本原因は加齢に伴う椎間板自体の変性である．
① ヘルニア塊による直接的機械的圧迫
② ヘルニア塊による脊髄の動脈灌流障害
③ ヘルニア塊による脊髄の静脈還流障害

3. 頻　度

年齢50歳以降，男性＞女性（約2倍）．脊髄症：C5/6 ＞ C4/5 ＞ C3/4 ＞ C6/7．神経根症：C6/7 ＞ C5/6 ＞ C7/T1 ＞ C4/5．

4. 分　類

正中（脊髄症に多い）・傍正中・外側（神経根症に多い），Ⅰ型（靱帯内）・Ⅱ型（後縦靱帯穿破）・Ⅲ型（硬膜外遊離片）に分類する．

5. 病　態

a．脊髄症　myelopathy

脊椎や椎間板の退行変性をもとに生じる圧迫性脊髄障害．

1）静的因子
ヘルニア塊と骨棘による脊髄圧迫．

2）動的因子
頸椎不安定性・すべり症．

3）脊柱管狭窄
前後径12mm以下を絶対的脊柱管狭窄．

4）循環障害
圧迫による動脈性循環障害・静脈性うっ血．

b．神経根症　radiculopathy

骨棘や変性椎間板による椎間孔狭窄による圧迫性神経根障害．

1）機械的圧迫
ヘルニア塊と骨棘による神経根圧迫．

2）化学的刺激・炎症
変性椎間板から産生される物質による．

3）循環障害
圧迫による動脈性循環障害・静脈性うっ血．

6. 症　状

a．脊髄症

手指や足のしびれなど手足末梢部の感覚障害で発症することが多い．この症状が進行し末梢から中枢へ拡大するとともに，手指の巧緻運動障害や痙性歩行・歩行障害が出現し，障害が高度の場合は膀胱直腸障害もみられる．

神経学的所見：病変部以下の運動・感覚障害，腱反射亢進，病的反射，クローヌスなど．

b．神経根症

ほとんどが頸部痛（項部，肩甲上部，肩甲骨上角部，肩甲間部など）から始まり，遅れて上肢の痛みや手指のしびれが出現する．症状の範囲は頸項部から上肢にかけてであり，片側の症状が特徴である．障害神経根に一致した疼痛が主症状であり，他にしびれ，運動麻痺，感覚障害，筋萎縮などを呈する．

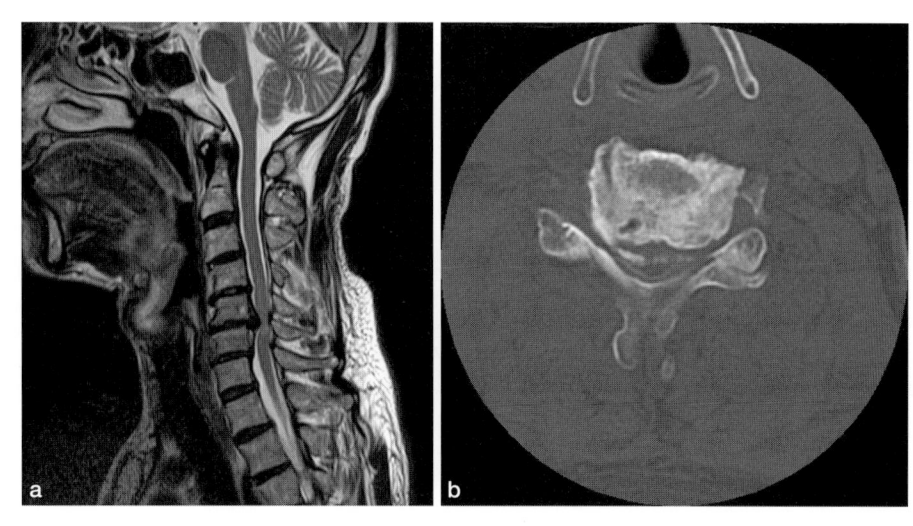

図21-6 頸椎ヘルニア（a）と脊柱管狭窄（b）

　　神経学的所見：神経根の支配領域の筋力低下・筋萎縮・腱反射低下・感覚障害など．

7．画像診断（図21-6）

a．単純X線
脊柱管狭窄，椎間板・椎間孔狭小，後方骨棘，動態撮影による脊椎不安定性．

b．CT
骨性病変（骨棘・後縦靱帯骨化・椎間孔狭小など）．

c．MRI
脊髄・神経根の圧迫，形態変化（T1強調像），髄内輝度変化（T2強調像）．

d．脊髄造影
骨病変を含めた脊髄・神経根の圧迫（特に椎間孔病変），動態撮影．

8．電気生理学的検査

a．針筋電図，神経伝導検査
神経根症に有用．

b．感覚誘発電位（SEP），運動誘発電位（MEP）
脊髄症の病態把握と脊髄機能の評価が可能．

9．経　過

a．脊髄症
慢性的に進行することは稀で，症状は増悪後に改善あるいは固定する．75％は何らかのきっかけで症状進行，20％は徐々に進行，5％は急速に進行し重篤になる．保存治療が無効なことが多く手術の適応とされる．

b．神経根症
自覚症状（頸部・上肢痛）は保存治療で軽快することが多く，悪化することは少ない．疼

痛・しびれの持続や運動障害をきたしている場合は手術の適応となりうる．

10．治　療

a．保存的治療

1）動的因子の除去
安静，外固定（頸椎カラー），牽引．

2）症状の軽減
内服（消炎鎮痛薬，ステロイド薬，筋弛緩薬，PG製剤など），温熱・超音波治療，ブロック（星状神経節・硬膜外・神経根ブロックなど）．

b．手術治療

1）脊髄症
罹病期間と重症度が予後に相関する．

① 手術適応
保存治療に反応せず進行性．脊髄麻痺症状（手指の巧緻運動障害や歩行障害など）がある．

② 手術法
前方除圧固定術：椎間板経由により後方骨棘・変性椎間板を摘出し固定を行う．
後方除圧固定（椎弓形成）術：通常3椎間レベル以上の病変に適応（C3〜7の後方除圧術）．脊髄が後方へ移動するため前方の除圧も可能．軸性疼痛の発生頻度が高い．

2）神経根症
保存治療によく反応する．疼痛除去に有効．

① 手術適応
画像検査で神経根の明らかな圧迫所見がある．
障害神経根と症状・理学的所見が一致する．
少なくとも6〜12週の保存治療に抵抗性である．
進行性の機能的に重大な運動麻痺がある．

② 手術法
前方除圧固定術：前方よりアプローチして神経根を圧迫している後方骨棘・変性椎間板を除去し自家骨（腸骨・椎体）や人工骨（アパセラム），チタンケージ，プレートなどで固定を行う．通常1〜2椎間レベルの病変に適応，静的因子（骨棘・椎間板）だけでなく動的因子（不安定性）の治療が可能．長期間の頸部外固定が必要．固定隣接椎間の変性変化の増悪．2椎間以上の固定による頸部可動域の制限．
後方椎間孔拡大術：後方よりアプローチして病変部の椎間関節切除を行い後方から神経根を除圧する．

11．危険性・合併症

a．一般的手術合併症
出血・感染・髄液漏・神経症状の悪化（脊髄・神経根障害）．

b．前方除圧固定術
軟部組織損傷（喉頭，食道など），脊髄・神経根損傷，反回神経・上喉頭神経麻痺，移植

骨・移植骨採取部の合併症（骨採取による局所疼痛，腸骨採取に伴う外側大腿皮神経麻痺，移植骨の脱転・骨折・偽関節），隣接椎間障害（隣接椎体・椎間板疾患，疼痛など）．

c．後方椎間孔拡大術

神経根を圧排する操作での神経根障害の悪化・疼痛・不安定性．

d．椎弓形成術

神経根（C5麻痺）障害（除圧による脊髄の後方移動・神経根の牽引・椎間孔部での圧迫が関与），頸椎可動域の減少，軸性疼痛，後彎変形，不安定性．

〈加茂正嗣〉

D 腰椎椎間板ヘルニア

1．解剖と基本病態

腰椎の椎間板は椎骨と椎骨の間にあってクッションのような役割をしている．多くの動物は脊椎を重力に垂直にして生活しているのに対し，人間は二足歩行であるために脊椎は重力と平行方向となる．このため，立位では椎間板には多くの負荷がかかる．この椎間板は真中に位置した柔らかいゲル状・ゼラチン状，半液状の髄核と，その周辺を取り囲んでいる線維輪（コラーゲンを豊富に含む）とで構成されている．**椎間板ヘルニア**は，ヘルニア hernia（臓器の一部が本来あるべき腔から逸脱した状態）の一種であり，椎間板の一部（髄核や線維輪）が正常の椎間腔を超えて突出した状態である．たとえるなら，両手で饅頭をつぶした時に，真中にある「あんこ」が周りに移動した状態である．その飛び出たヘルニア（あんこ）が腰や足に分布する神経を圧迫して，腰痛やお尻の痛み，足先に放散する痛み（いわゆる根性坐骨神経痛），しびれ，麻痺などが生じることになる．

椎間板ヘルニアは，下位腰椎（第4/5腰椎，第5腰椎/第1仙椎）が最多で，次に下位頸椎に多く，胸椎には少ない．胸椎に少ないのは，胸郭により，椎体間の可動性が頸椎や腰椎に比べ少ないことによる．また，神経根走行の関係から，下位腰椎では，上位腰椎に比べ神経根症状を起こしやすく，発見されやすい面もあるかもしれない．高齢になると，下位頸椎での可動性が減少し，ヘルニアが起こりにくくなり，比較的上位の頸椎病変を来しやすくなる．すなわち，椎間板ヘルニアは，よく動く脊椎の部分で起こりやすいのである．

2．要因など

原因は加齢的な変化（腰椎症性変性）に加え，軽微な外傷（捻挫や打撲など）や長時間一定の姿勢を強いる作業，スポーツ傷害などが誘因となって発生する．中には，重いものを持った際やくしゃみなどをきっかけに発症することもあるが，まれに誘因なく生じていることがある．椎間板ヘルニアは遺伝的な影響が大きいといわれており，CLIPと呼ばれる蛋白質が変異し，軟骨の成長を妨げることが発症要因のひとつとされる．

3．症状

診察では **SLRテスト（straight leg raising test）陽性**（仰向けの状態で膝を伸ばして足を持ち上げると，痛みのために足の挙上が困難となる状態）や**腱反射異常（低下）**，**感覚障**

害，**筋力低下**などを認める．足の挙上が困難になるのは，足の中を走る坐骨神経が挙上に伴い，引っ張られ，ヘルニアにより圧迫を受けている神経根がさらに引っ張られることになり，患者が激痛を訴えるためである．一般的には坐骨神経が関与する第4/5腰椎，第5腰椎/第1仙椎高位レベルのヘルニアで意義がある．症状が強い場合は，挙上はおろか，ベッドの上で足を伸ばして仰向けで寝ることすらできなくなる．腰椎椎間板ヘルニアの場合，症状は片側の下肢痛が多いが，巨大なヘルニアの場合，両側で症状が出現することもありうる．下肢痛は，当該椎間板ヘルニアによる神経根圧迫により生じる．疼痛，しびれなどの自覚症状に加え，障害された神経の支配領域に感覚障害を呈したり，運動神経の麻痺による筋力低下を来たすことがある．教科書的には，第4/5腰椎椎間板レベルでは，第5腰椎神経根の症状が出る．L5神経根の刺激では臀部から大腿外側を下降し，膝を横切って，母趾に至る放散痛を訴える．母趾背屈障害がみられ，踵立ちができなくなる．第1仙椎神経根の刺激では，放散痛は大腿後面から，小趾に及ぶ．つま先立ちが困難となり，アキレス腱反射が減弱消失し，しばしばこむら返りが起こる．稀に，排尿障害を呈する（第2〜5仙椎神経根症状）．巨大ヘルニアの場合，馬尾症状が出現することがあり，脊柱管狭窄症の馬尾神経型と類似した症状を呈する．有名な症状は**間欠性跛行**であり，神経根周囲の血流障害により生じることが知られている．上位腰椎椎間板ヘルニアの場合，腰痛（いわゆる第2腰椎神経根障害）や股関節痛（第3腰椎神経根障害など）を訴えることもある．それ以外の場合，腰痛は訴えないのが典型的である．

若年性椎間板ヘルニアは，椎間板内圧が高く，高齢者に比べ，強い症状を呈しやすい．また，下肢挙上困難（Huftlendenstrecksteife, tight hamstrings）など，反応が強く出やすい．

4．検査

a．X線検査

椎間板ヘルニアそのものはX線に写らないが，脊椎の骨性変化，椎間腔を見るのに有用である．

b．MRI

椎間板ヘルニアの診断にはもっとも有用である．利点は，侵襲性がなく，容易に画像上でヘルニア形態を把握できることである（図21-7）．欠点は，激痛を伴う場合，安静が困難なため，MRI撮影自体が困難な場合があることなどが挙げられる．

c．ミエログラフィー

造影剤を硬膜内に注入し，その形状で神経の圧迫の程度を見る方法．MRIが普及したことと，注射や薬剤投与が必要なため，侵襲的検査なので，行われる頻度は減少したが，手術を考慮するような例では必要なことも多い．

d．神経根造影

侵襲的ではあるが，多数根の圧迫が同時にあるときなど，責任病巣同定には有用である．

e．ディスコグラフィー

ミエログラフィーに加えて，侵襲性が高い（痛い）ことから行われることは少なくなったが，椎間板性腰痛の診断には有効である．

f．CT検査

ミエログラフィーやディスコグラフィーに合わせて撮影することが多い．ヘルニアの骨性

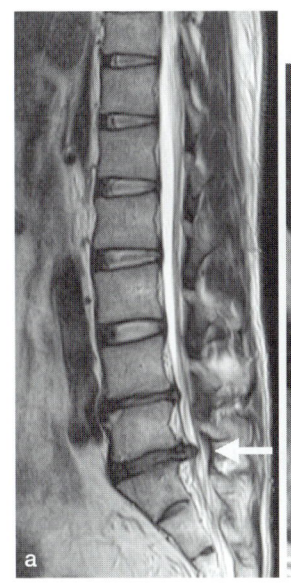

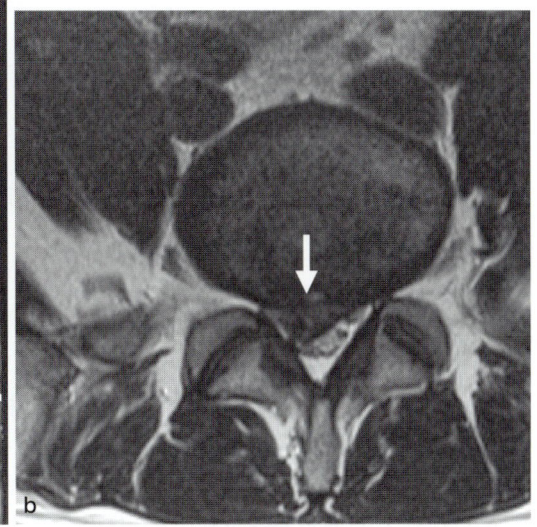

図 21-7　腰椎ヘルニアの MRI
a：矢状断，b：水平断．矢印が突出した椎間板ヘルニアを示している．

成分を見るために，あえて単純 CT を撮影して比較することもある．

5. 治　療

　典型的には，腰痛やいわゆる「ぎっくり腰」のような症状が数日みられ，これに続いて一側の下肢へと放散する激しい痛みが生じる．この痛みは激烈なものが多く，数日はほとんど満足に動けないことも多く，睡眠も妨げられるほどである．しかしながらこの痛みは 2～3 週間でピークを迎えることが多く，その後は下肢へと放散する鈍痛がみられ，徐々にこれが薄らぐという経過をとる．腰椎椎間板ヘルニアは自然経過で軽快するものが多いといわれ，現在までの研究では腰椎椎間板ヘルニアのおよそ 80～85％ の症例は自然経過で軽快すると報告されている．よく新聞広告などで，「ヘルニアは切らずに治す」などと謳う医療機関があるが，そもそも腰椎ヘルニアは切らなくても大部分が自然に治るのである．

　無症状の椎間板ヘルニアが知られているように，椎間板ヘルニアはその症状によって治療法が決まるのであり，画像上単に存在していることが治療の対象にはならない．椎間板ヘルニアの治療は，原則的には**保存療法**である．これには，鎮痛薬，安静や温熱療法などが含まれる．さらに，**神経ブロック療法**が適応となることがある．神経根ブロック，硬膜外ブロックなどがある．

　保存療法で奏効しない場合，手術が考慮される．手術適応は確立されていないが，一般に排尿障害が生じている場合が絶対的手術適応とされている．さらに，筋力低下，激しい痛みを伴う場合などに手術が考慮される．また，強い症状がなくとも，3 カ月以上症状が持続する場合は適応とされることが多い．手術法は，多くの方法がある．古典的かつ現在も主流なのは，ラブ Love 法である．肉眼で行う方法，内視鏡や顕微鏡を用いた方法もあるが，基本は椎間板ヘルニアを摘出し，神経への圧迫をとることである．本邦の脳神経外科医の間で

は，**顕微鏡下にヘルニアを摘出する方法（microdiscectomy）**が一般的である．さらに，レーザー治療や経皮的椎間板ヘルニア摘出法があるが，適応が限られる．

6．再　発

手術例の5〜10％で再発するとされている．再発例の改善率は，一般に初回例より劣る．

〈川西昌浩〉

E 腰部脊柱管狭窄症

1．病態を理解するための解剖

脊柱管は，前方（腹側）は椎体と椎間板，側方は椎弓根，後方（背側）は椎間関節と椎弓，棘突起から成り立っている．これら前方・側方・後方の各要素に取り囲まれた内部スペースが脊柱管である．脊柱管内を内張りする支持組織として，前面（腹）には**後縦靱帯**，後面（背側）には**黄色靱帯**があり，脊椎の安定性を維持している．このうち，一般的に腰部脊柱管狭窄症では黄色靱帯の肥厚が関連している．脊柱管内には，馬尾神経，神経根が硬膜に包まれて走行している．

2．基本病態と特徴

脊柱管を構成する脊椎や黄色靱帯が変性肥大したり，椎間板ヘルニアが突出して，その中に収められている馬尾や神経根などの神経組織が圧迫を受けて症状を呈するようになった状態が脊柱管狭窄症である．本症は加齢に伴って増加し，老人に多いのが特徴である．一方，生まれつき（先天的に）脊柱管の狭い人がおり，このような人では加齢に伴う椎間関節や黄色靱帯の変性肥大や椎間板の膨隆などによって神経組織が容易に圧迫を受けるため，30〜40歳代の比較的若年で発症する場合がある．このように脊柱管狭窄症は脊椎や黄色靱帯の非可逆的な進行性の形態変化に基づく神経の圧迫症であるため，症状は加齢に伴って次第に進行する傾向を示し，一般臨床では高齢者に圧倒的に多い．

3．病型分類と症状

特徴的な症状は「**間欠性跛行**」である．間欠性跛行とは，歩き始めはとくに症状が強いわけではないが，しばらく歩くと脚が痛くなったり，しびれたり，こわばったりして歩くことができなくなる状態を指す．重症の場合は50mも歩かないうちに症状が強くなって歩けなくなったり，数分程度立つだけでも症状が出たりするようになる．これは立つことで構造上，脊柱管がいっそう狭くなり神経を圧迫するためで，体が前かがみになると脊柱管がやや広くなり，神経圧迫は解除されて症状はなくなるからである．50歳以上の年齢の人で，このような立位で増強する腰痛，下肢痛，しびれによる歩行困難，または排尿障害，便秘を訴えたら，腰椎椎間板ヘルニアより腰部脊柱管狭窄症を疑う．図21-8は第4/5腰椎にり症による脊柱管狭窄で，MRIで同部の脊柱管の狭窄，硬膜嚢の圧迫所見がみとめられる．ミエログラフィー（図21-9）では同部の造影剤欠損（ブロック）がみとめられる．

腰部脊柱管狭窄症は，狭窄の存在部位から内側型と呼ばれる中心管狭窄症と外側型と呼ば

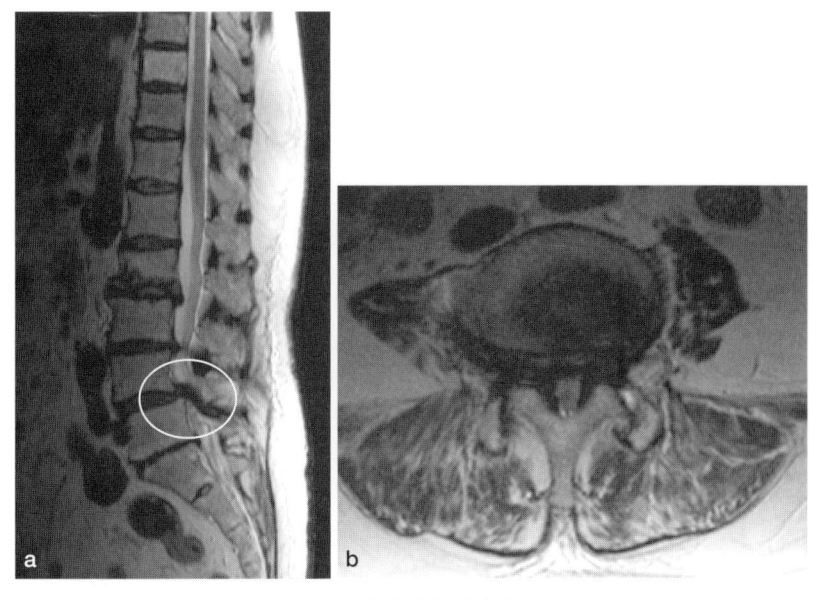

図 21-8 腰部脊柱管狭窄症の MRI
a：矢状断面で第 4/5 腰椎のこりによる脊柱管の狭窄を認める．
b：水平断で硬膜嚢の著明な圧迫を認める．

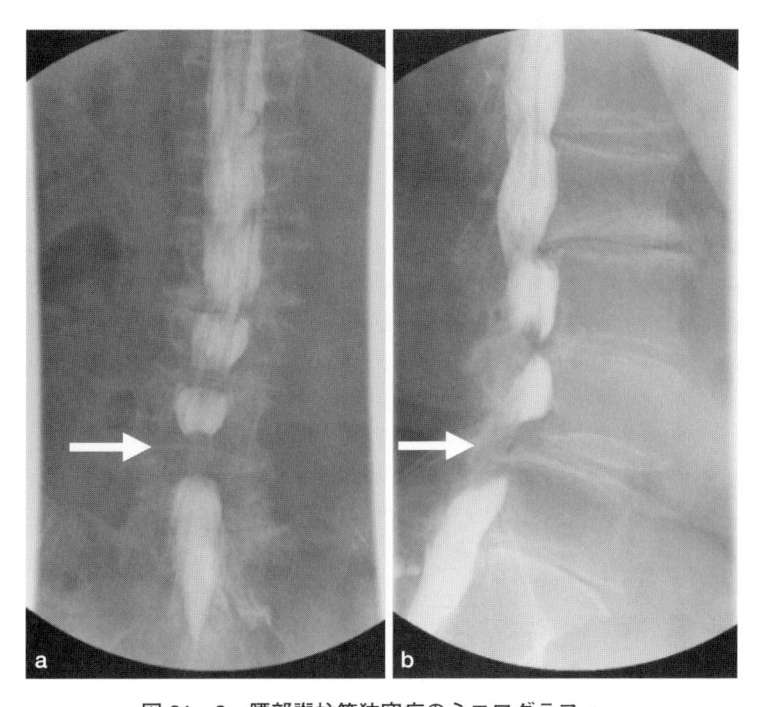

図 21-9 腰部脊柱管狭窄症のミエログラフィー
白くなっている部分が硬膜内に入れた造影剤を示している．矢印部分で造影剤の欠損（ブロック）があり，この部分で硬膜は著明に圧迫を受けているのがわかる．

れる外側陥凹狭窄症，椎間孔の狭窄による椎間孔狭窄症の3型に分けられる．通常はこれらが単独あるいは複合して神経症状が発現する．圧迫を受ける神経組織は，内側型では馬尾のため両側性の間欠性跛行が発現する．一方，外側陥凹狭窄症や椎間孔狭窄症では神経根が圧迫されるため根性下肢痛（坐骨神経痛など）や一側性の間欠性跛行が発現する．

4．自然経過

　本患者の自然経過についての報告は少ないが，諸家らの報告をまとめると，1/3が不変，1/3が悪化，1/3が軽快するとされ，「経過観察」も重要な治療選択肢の1つである．また，5年以上の経過観察で，自覚症状の不変例57%，他覚所見悪化55%と，神経症状が悪化しても患者は不変と感じているのは慣れや患者自身の工夫によると考えられる報告もある．悪化するものは少ないが，馬尾型，混合型は予後不良例が多いと報告されている．

5．治　療

　経過とともに悪化する例は約1/3に過ぎないことより，心肺機能低下している高齢者などでは，保存的治療が第一選択とされる．神経を圧迫するような動作や姿勢を避けるように指導する．すなわち，背中を反らせる姿勢は，脊柱管をより狭くして神経を圧迫するので，脊柱管を少し広くするためには，歩く際に前かがみの姿勢を心がけるようにする．杖やカートを使ったり自転車に乗るなど，日常生活を少し工夫することでかなり症状を軽減できる．痛みをとるためには消炎鎮痛薬や血流改善薬などが使用される．薬で痛みが改善しない場合は，神経ブロックが有効なこともある．薬や神経ブロックを中心に，さらにコルセットを装用したり，温熱慮法を併用して治療する．このような治療を3カ月ほど行っても症状が改善しない場合は，手術的治療を考える．

a．手術適応

　保存的療法に抵抗する場合，具体的には以下のような症状がある場合は手術適応となる．手術適応となる症状は，① 膀胱直腸障害を有するもの，② 筋力3以下の神経麻痺が強い症例，③ 5分以内に間欠性跛行をきたす例，④ 3カ月以上の保存的療法が無効のものである．馬尾型や混合型の症例は，保存的療法の効果が出にくく，悪化することが多いため適応となるものが多い．麻痺症状が軽度でも，間欠跛行で有益に過ごせないために手術適応となることもある．

b．手術方法

　手術的治療の基本は，狭くなっている脊柱管を広くして神経の圧迫を取り除くこと（除圧術）である．ただし，不安定性を呈している場合や，下肢痛より腰痛が主症状の場合，若年者の場合などでは固定術を併用することもある．除圧術の具体的方法には，施設により様々なバリエーションがあるが，基本的には「開窓術」が行われている．これは，後方要素である椎間関節を可能な限り残して，圧迫している部分（黄色靭帯や肥厚した骨）のみを選択的に削除することにより，古典的な椎弓切除術に比べより低侵襲な手術を目指すものである．一般的に開窓術では術後早期からの離床が可能で，早期退院が可能である．固定術には椎体間固定術（PLIF，TLIF）や後側方固定（PLF）などがある．前者は椎間板を摘出したのち，椎間腔に骨を移植し，骨癒合をはかるものである．後者は椎間関節外側面，横突起などの骨表面を削除して骨を移植，癒合をはかり，不安定性をなくすものである．何れも内固定材料

として，椎弓根スクリューが用いられることが一般的である．固定術後，骨癒合が完成するまでは充分な経過観察が必要である．

〈川西昌浩〉

F 脊髄空洞症

1．概　念

脊髄空洞症 syringomyelia は，脊髄内に生じた空洞にて多彩な神経症状・全身症状を呈する疾患である．以前は若年成人に多いとされていたが，MRI などで偶然発見されることもあり，乳幼児から高齢者まで広い年齢層での発症が報告されている．キアリ奇形に合併するもの，外傷，脊髄くも膜炎，脊髄腫瘍に合併するものがある．空洞は脊髄中心管そのものの拡大したもの，片側性のもの，双方をもち，それらに交通のみられるものなどさまざまで，単一ではない．髄液流通路に交通しているもの，していないものもある．空洞の壁にはグリオーシスが見られる．

2．症　状

筋力低下，筋萎縮，感覚障害が多いとされる．感覚障害は上半身に見られることが多く，いわゆる両側宙吊り型が典型的とされていたが，むしろ片側が多い．キアリ奇形に合併するものでは頭痛，眩暈なども伴うことがある．脳神経症状としては，顔面感覚障害，眼振，瞳孔不同，嚥下困難，舌の筋線維束攣縮が，自律神経症状としてはホルネル症候群，発汗障害などが見られる．全身所見として，キアリ奇形に伴う側彎症が見られることがある．

3．成　因

キアリ奇形に伴うものでは，大後頭孔付近での髄液通過障害が原因と考えられており，下垂した小脳扁桃の大後頭孔への拍動性陥入による髄液の脊髄中心管への送り出しに，頭蓋・脊髄腔の圧較差が起こり，髄液が吸出されるため，と考えられている．そのほか脊髄くも膜下腔の脈波がウィルヒョー・ロバン腔を介して脊髄に伝わったり，脊髄実質から髄液が移行して，空洞を形成するなどの説もある．

4．画像診断

MRI が有用で，脊髄内に空洞を認める．ミエロ CT では空洞内に髄液の流入を認める（図 21-10）．

5．臨床経過

自然経過は持続進行するものが多いが，いったん進行が停止した後，悪化するものもある．

6．治　療

手術治療が行われる．キアリ奇形に合併したものでは，大孔減圧術や，空洞-くも膜下腔短絡術，空洞-腹腔短絡術，およびそれらの組み合わせが行われることが多い．癒着性くも

434　G．脊髄血管障害

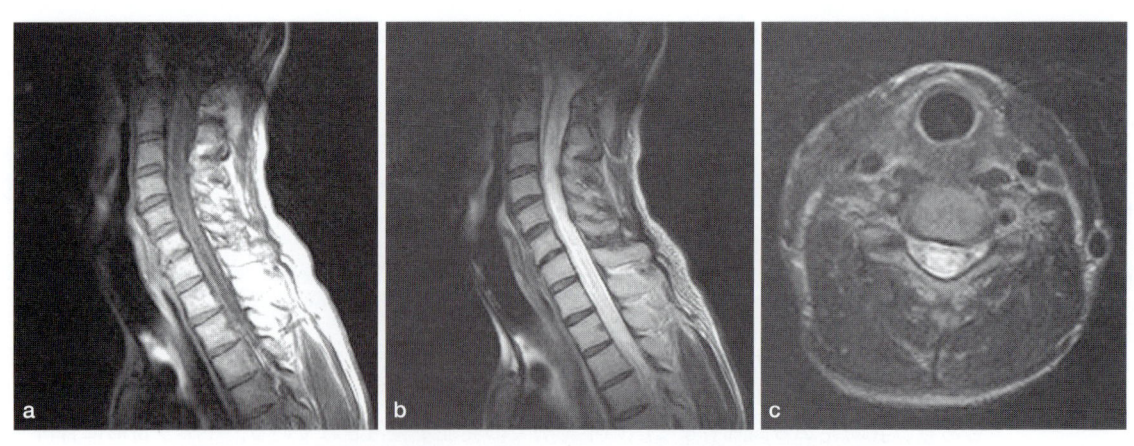

図21-10　外傷後癒着性くも膜炎に合併した脊髄空洞症（42歳男性，術前）
全脊髄にわたり空洞形成を認めた．

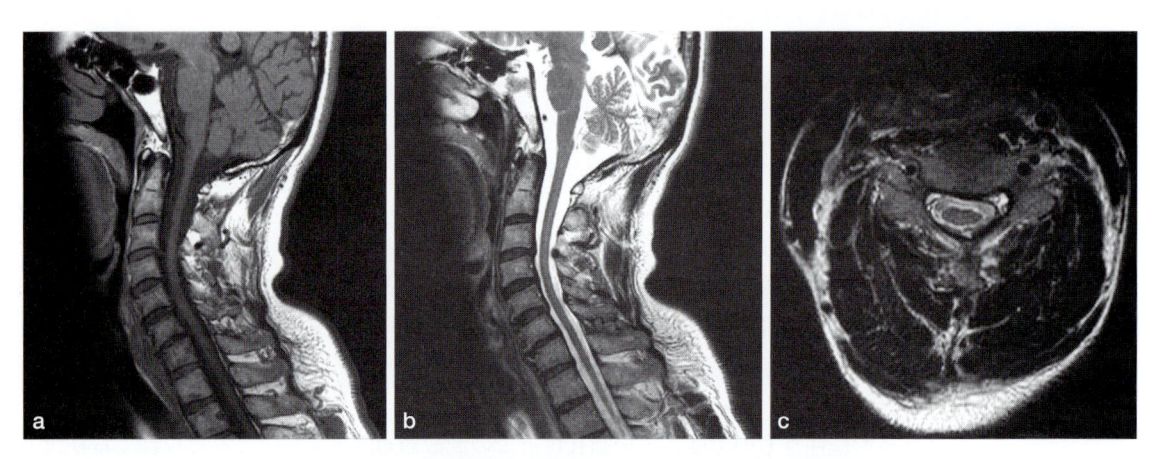

図21-11　癒着剥離，硬膜形成および腰椎腹腔短絡術後
空洞は著明に縮小している．

膜炎に合併するものでは，癒着剥離，硬膜形成術，各種短絡術またはその組み合わせが行われることがあるが，いずれの術式が最良であるかは明確ではない（図21-11）．

〈稲多正充〉

G 脊髄血管障害

脊髄血管障害も脳血管障害と同様，出血性疾患と虚血性疾患に分けられる．本項では，出血性疾患の代表である脊髄動静脈奇形と虚血性疾患の代表である脊髄梗塞につき述べる．

1. 脊髄動静脈奇形

a. 分類

1）脊髄硬膜動静脈瘻　spinal dural arteriovenous fistula（type I - AVM）

　　脊髄硬膜動静脈瘻とは硬膜の層内に異常な血管短絡（つながり）が生じ，脊髄表面を走行する静脈に動脈が流入する病態をいう．このため，脊髄表面の静脈は拡張，蛇行した静脈（まるで動脈化した静脈のよう）となり，正常の還流静脈血が脊髄内にうっ血を起こし，脊髄を傷害し，頑固な下肢のしびれ，脱力，膀胱・直腸障害，歩行障害をきたす．硬膜動静脈瘻は type I - AVM とも言われ，脊髄動静脈奇形の中で最も高頻度の病態である．中年以降（40歳以上）の男性に好発する．緩徐に進行する脊髄症，神経根症で発症し，出血することはほとんどない．運動や姿勢を変えることにより症状が悪化することもある．脊髄を栄養する動脈は脊髄から枝分かれする神経根の近傍で硬膜を貫通するが，一部は硬膜自体も栄養する．多くの症例で，シャント部位は下位胸髄，腰髄，脊髄円錐の1カ所で，神経根に伴行する栄養血管（radiculomedullary artery の硬膜枝）が nerve sleeve の硬膜でシャントをつくり，脊髄背面の静脈に導出する．この硬膜外から硬膜内に向けた静脈は，本来の radicular vein を逆流しているものである．静脈の圧が上昇し，これによる虚血性脊髄症を呈する後天性病変と考えられている．治療の効果は，症候性になってからの期間が短いほど神経学的な改善が期待できる．

　　フォア・アラジュアニン症候群 Foix-Alajouanine syndrome は，subacute necrotizing myelitis とも言われ，現在では，脊髄硬膜動静脈瘻の進行した病態であると考えられている．

2）髄内動静脈奇形　spinal intramedullary arteriovenous malformation（type II, III - AVM）

　　過去には，type II は glomus type，type III は juvenile type の AVM と言われた．type II は，1本の流入動脈・流出動脈のことが多く頸髄に好発し，多くは脊髄実質内の腹側にある小さな AVM である．type III は，頻度は低く，脊髄の横断面を占める程度の大きな AVM で前および後脊髄動脈すべてが関与することが多い．type III は，髄内病変のみならず硬膜外や脊柱管内にも AVM が存在する場合がある．硬膜動静脈瘻が胸腰部に多いのに比較して，より高位の脊髄に病変があることが多い．若年者に起こり，出血による突然の背部痛や対麻痺で発症する場合と徐々に進行する脊髄症で発症する場合がある．type II の方が type III よりも高頻度で出血する．非出血発症の場合は，静脈圧上昇が脊髄症の原因である．動脈瘤の合併や導出静脈に静脈瘤が認められることもある．妊娠によって症状の悪化を来すこともある．

3）硬膜内傍脊髄動静脈瘻　spinal perimedullary arteriovenous fistula（type IV - AVM）

　　type IV - AVM として報告された髄外動静脈瘻で，脊髄の表面でシャントをつくり，稀にくも膜下出血を起こすが，多くは静脈圧亢進によって進行性の脊髄症状を呈する．また動脈瘤の合併や拡張した静脈が静脈瘤を形成し脊髄を圧迫して症状を出す場合もある．性差はなく20～30歳台に好発する．脊髄円錐や馬尾に好発するが，他の部位にも起こる．前脊髄動脈が関与することが多い．外傷が原因と考えられる症例もあるが詳細は不明である．

4）傍脊柱動静脈瘻・動静脈奇形　paraspinal arteriovenous fistula/malformation

　　脊柱管外の筋肉，神経孔，傍脊椎部，硬膜外腔などに存在する動静脈瘻，動静脈奇形で，

シャントした血流により静脈が拡張しこれにより様々な症状を呈する．皮下の拍動性腫瘤，雑音，進行性の脊髄症状，心不全，脊髄出血，脊柱の変形などである．

b．MRI 診断

脊髄動静脈奇形において，T2 強調画像で脊髄の表面を蛇行しながら矢状方向に走行する導出静脈が無信号（黒くみえる）として描出される．流速の遅い血流は，T1 強調画像で造影剤によって造影効果を受ける．矢状断像，冠状断像は病変の部位・高さの同定に有用であり，導出静脈と脊髄の関係（腹側，背側）の描出にも優れている．横断像では髄内動静脈奇形ではナイダスが無信号として観察され，逆に硬膜動静脈瘻や硬膜内傍脊髄動静脈瘻では髄内には無信号は観察されない．脊髄の肥厚・萎縮，空洞，造影効果，占拠病変，髄内の新鮮または陳旧性出血，静脈内血栓などの描出に加え，うっ血性脊髄症が T2 強調画像で高信号，T1 強調画像で低信号として描出される．これらの変化は，治療により軽減したり消失したりする．塞栓術の効果判定や再開通現象の検出にも MRI は有効である．

c．MRI とカテーテル血管撮影の脊髄動静脈奇形の診断における役割

MRI はその非侵襲性や多方向の撮像が可能な点で脊髄疾患の診断に有用であることは言うまでもない．脊髄動静脈奇形の診断に必要な点は，脊髄動静脈奇形の存在診断，他疾患との鑑別，血管構築の診断（矢状方向，横断面での部位診断，脊髄動静脈奇形の分類，栄養血管の同定，導出静脈の同定，血行動態：動静脈瘻の大きさや速さ，動脈瘤や静脈瘤の合併），脊髄そのものの変化（虚血性変化，出血，脊髄空洞症）などが挙げられる．病変の存在診断のみであれば MRI は有用であるが，実際の治療に当たりカテーテル血管撮影なしで脊髄動静脈奇形の分類と栄養血管や導出静脈の同定を行うことは不可能である．逆に，脊髄実質の変化の描出は MRI でないと不可能であり，小さな動静脈シャントは血管撮影でないと描出できない．この意味で MRI とカテーテル血管撮影は相補的な役割がある．現時点では，臨床症状から脊髄動静脈奇形を疑った場合，MRI で血管病変が描出されない場合でも，カテーテル血管撮影が適応である．また，造影する血管の数が多く，検査が長時間になり不充分な血管造影で終わることもあるため，二期的に検査を行ったり，繰り返し超選択的造影を行う方が解剖学的な理解がしやすい場合もある．脊髄動静脈奇形の治療において外科的治療とならび血管内治療は重要な治療法であり，後者はカテーテル血管撮影の延長線上にある．この意味で，脊髄動静脈奇形の診断において現在でもカテーテル血管撮影は gold standard と言える．

d．治　療

脊髄動静脈奇形において，症状の発現は，① 血管の破綻による出血，② 拡張した静脈（瘤）そのものによる脊髄への圧迫，③ 静脈圧上昇による脊髄灌流障害などによる．従って治療の眼目は各々の症例においてこれらを除いていくことである．具体的には，**血管内手術（塞栓術）**によるものと，**外科的処置（摘出術や流出入血管遮断術）**によるものがある．脊髄動静脈奇形のうち，頻度の最も高い硬膜動静脈瘻は一般的には流出静脈を外科的に遮断するか，血管内手術により塞栓することにより治癒させることができる．一方，髄内に存在する血管奇形，とりわけ type III は，頻度は低いものの，外科的根治術が困難な場合が多い．

2. 脊髄梗塞

a. 概念, 特徴

脊髄梗塞というのは, 脊髄の血管（主に動脈）がつまって, その部分の組織が壊死（障害されて破壊されること）する病態である.「脳梗塞」と同じように, 症状は急に起こり, 急性期を過ぎると回復傾向となるが, 障害の範囲の広さに応じた後遺症を残す. 多くの場合, 発症時にその部位の背部痛を伴う. 脳梗塞はよく再発するが, 脊髄梗塞はほとんど再発しない. また, 急性期を過ぎて症状が悪化することは通常はない.

b. 頻度, 好発年齢

脊髄梗塞ははっきり診断をすることが困難な場合があり, 正確なデータがとりにくいが, 脳梗塞と比較すると数百分の1程度と考えられている. 脳梗塞は動脈硬化の進行する60歳以上の年齢に起こりやすいが, 脊髄梗塞は小児や若い人にも, 高齢者にも同じように発症する. このことから, 脊髄梗塞は動脈硬化以外の原因で起こる場合が多いと推測されている.

c. 診断

脊髄梗塞は, 脊髄障害が突然発症した場合に, 可能性のある病気の一つではあるが, 急性の脊髄障害を起こす病気は他にもあるため, 他の病気を除外していって初めて脊髄梗塞という診断にたどりつくという手順を踏むことになる. 臨床症状は突然の腰背部痛で発症することが多く, その後, 高度の弛緩性対麻痺, 障害レベル以下の感覚障害, 膀胱直腸障害を呈することが特徴である. 脊髄MRIにて, 脊髄を圧迫する脊髄腫瘍や, 脊髄出血, 脊髄血管奇形などを鑑別診断する. 場合によっては髄液検査や脳MRIを行って, 脊髄炎や多発性硬化症などを鑑別診断する必要がある. 脊髄梗塞は脊髄MRIで脊髄が腫れていたり, 脊髄内に信号異常を認める場合もあるが, 全く異常所見がない場合もある. また解離性大動脈瘤がないかどうかも重要な点で, それをみきわめるためには, 胸部腹部の造影CTを要する.

d. 前脊髄動脈症候群, ブラウン・セカール症候群とは？

前脊髄動脈症候群は, 前脊髄動脈に支配される, 脊髄の前方2/3が障害される症候群で特徴のある症状を呈す（急性発症の両下肢または四肢麻痺, 発症早期からの排尿障害, 解離性感覚障害: 痛覚が鈍麻するが触覚は保たれている）. 脊髄の半側のみが障害されればブラウン・セカール症候群, すなわち, 片側の麻痺が強くて, 反対側の温度覚と痛覚の障害が強いという症状になる.

e. 急性期の治療法

脊髄梗塞の急性期には, はっきりと根拠が確立した治療法はなく, 多くの場合は, 経験的に脊髄のむくみをとるために抗浮腫薬やステロイドの点滴治療を行う.

f. 予後

脊髄梗塞の程度・広がりによって, 症状も異なり, また回復の程度も異なる. 最も多い前脊髄動脈症候群の場合には, 過半数の人がまた歩行可能になるといわれ, 特に半側のみのブラウン・セカールタイプの人は歩行の回復がよいとされている. 排尿障害は, 歩行がよくなっても, 残存する傾向にある.

g. 排尿困難への対応

脊髄障害の排尿障害は大まかに以下の2種類に分けられる.
　① 膀胱に尿を貯めることができないタイプ

② 膀胱の尿を排出できないタイプ

確実に診断するためには，少なくとも残尿（自分で排尿した後に膀胱にどれぐらい尿が残っているか）を調べる必要がある．残尿が多いようならば，それを出すためには，尿道カテーテルを留置するか，間欠自己導尿が必要となる．

薬物としては，上記①の場合は，膀胱の蓄尿能を高めるためにポラキス®または，バップフォー®等を処方し，②の場合は，膀胱の収縮力を高めるウブレチド®，または尿道括約筋の圧を低下させるエブランチル®などを処方する．

h．脊髄梗塞後の腹部や下肢の痛みへの対応

痛み，しびれなどの**感覚障害**は回復過程でむしろ悪化してくることがある．通常の痛み止めは効かないことが多く，テグレトール®，トフラニール®，ルボックス®，ガバペン®などによって軽快することがある．

〈川西昌浩〉

H 脊髄腫瘍

1．概念，分類

脊髄およびその周囲組織にできる腫瘍をさし，具体的には，脊髄，神経根（脊髄から出る細い神経の根元），あるいは脳脊髄を包む硬膜，さらにその周囲にある脊椎から発生する．発生する頻度は10万人あたり1～2人で，脳腫瘍の1/5～1/10程度と比較的珍しい病気である．脊髄腫瘍は発生する場所により，硬膜の外側（脊椎を含める）にできて硬膜の外から脊髄を圧迫するもの（**硬膜外腫瘍**），硬膜の内側で脊髄と硬膜の間に腫瘍ができて脊髄を圧迫するもの（**硬膜内髄外腫瘍**），脊髄の中から発生するもの（**髄内腫瘍**）の3つに分類される．

2．種　類

硬膜外腫瘍で最も頻度が高いものは転移性腫瘍である．これは体の他の場所にできた癌が脊椎などに転移したもので，脊椎（骨）を壊しながら大きくなり，脊髄を圧迫する．肺癌，乳癌，前立腺癌，消化器癌などが脊椎に転移しやすい癌として知られている．原発巣が発見される前に脊椎に転移し，背骨のひどい痛みのために転移巣が硬膜外腫瘍として先に発見されることもある．

硬膜内髄外腫瘍で頻度が高いものは，**神経鞘腫**と**髄膜腫**である．日本人では神経鞘腫対髄膜腫が4：1と神経鞘腫が多い．神経鞘腫は，神経根（脊髄から枝分かれした枝のような細い神経）から発生し，脊髄を圧迫する（図21-12）．髄膜腫は硬膜から発生し，腫瘍の増大とともに脊髄を圧迫する．いずれも通常は良性でゆっくり発育し，脊髄との境界は比較的はっきりしている．

髄内腫瘍は，**上衣腫**と**星細胞腫**が大部分を占める．これらの腫瘍は脳の中にも発生するが，脳内と比較して，脊髄では上衣腫の割合が高いという特徴がある．これらは一括して神経膠腫と呼ばれるが，脊髄組織を形成する細胞である神経膠細胞から発生する．脊髄の中から発生し周囲の脊髄組織に浸潤するため，腫瘍と脊髄の境界は不明瞭である．比較的良性の

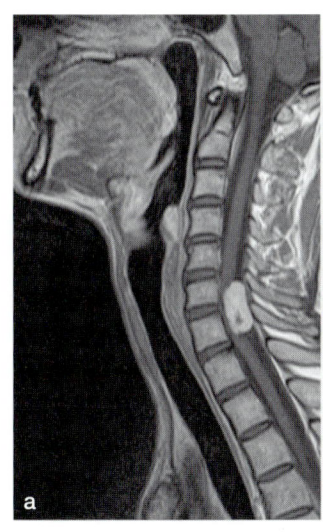

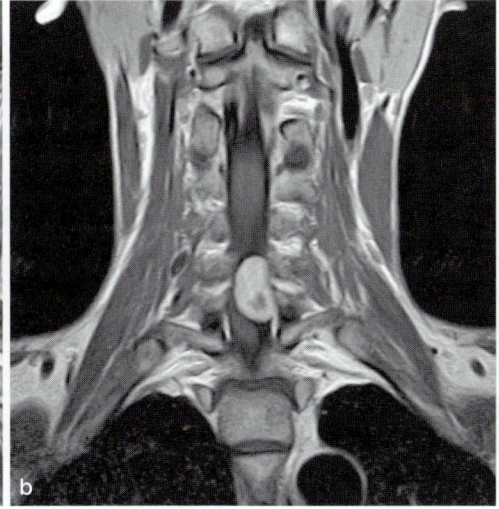

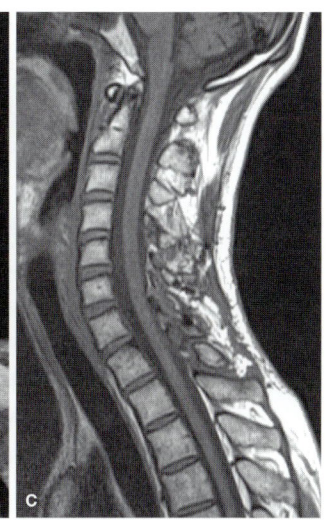

図 21-12 硬膜内髄外腫瘍（神経鞘腫）例
a, b：術前 MRI（a：矢状断，b：冠状断）．C6 神経根から発生した神経鞘腫である．
c：術後 MRI で腫瘍は全摘されている．

ものもあるが，悪性の場合，治療は困難となる．

3．症　状

　脊髄腫瘍の多くを占める良性の腫瘍の場合，数カ月から数年の経過で症状が進行し，悪性の場合は症状が早く進行する．一般的には，はじめ手足の感覚が障害され，局所の痛みが出現する場合もある．腫瘍が増大して脊髄の圧迫がひどくなるにつれて，手足の麻痺が出現し，さらに進行すると膀胱直腸障害が生じることもある．

4．診　断

　MRI 検査でほとんどの脊髄腫瘍は診断することができる．腫瘍が周囲の骨を壊したり，腫瘍自体に骨のような硬い組織を含む場合，あるいは神経や硬膜ではなく脊椎から出た腫瘍を疑う場合には，CT スキャンや脊椎の X 線撮影を行う．腫瘍に血管が豊富に含まれている場合，あるいは腫瘍か血管由来の病気か診断が難しい場合には，血管撮影を行うこともある．

5．治　療

　硬膜外腫瘍の多くは，腫瘍摘出術を原則とし，摘出後，脊椎の再建術（脊椎に骨を移植して，立て直す）を必要とすることになる．最も頻度の多い転移性腫瘍を例にとると，通常脊椎を破壊するように発育して脊髄を圧迫しているので，患者の状態がよければ手術をして腫瘍を摘出する．しかし通常原発巣に癌が残存しているため，脊椎の転移巣を手術しても病気を完治することはできない．手術により脊髄の圧迫を取り除き日々の生活の質を保つことが目的である．また体を支える機能をもつ脊椎も破壊されているため，同時に脊椎の再建も行わなければならない．一般的に外科的治療の対象となるのは，6 カ月以上の生命予後が期待

でき，急激な神経症状の進行がある場合である．また脊椎の不安定性（ぐらぐらしていること）も外科的治療の対象となる．一般的には前立腺癌・乳癌・腎癌・甲状腺癌からの転移が，生命予後が比較的よいため，外科的治療対象となりやすい．逆に急激な神経症状の進行がなく，疼痛のみが主症状で，脊椎の不安定性がない場合は放射線治療が優先されることが多い．

　硬膜内髄外腫瘍は，手術顕微鏡を用いて摘出する．圧迫によって弱っている脊髄を傷つけないように慎重に腫瘍と脊髄との境界を分けて腫瘍を摘出する．摘出した腫瘍の病理標本で良性であることが確認されれば，放射線や薬物による治療は必要ない．また腫瘍が全摘出されれば再発は稀である．

　髄内腫瘍は，腫瘍と脊髄の境界が不明瞭なため，腫瘍をとるためには手術顕微鏡を用いた精密な手術が必要となる．上衣腫は比較的境界がはっきりしていることが多く摘出できる場合が多いが，星細胞腫は境界が不明瞭な場合が多く，その場合腫瘍の全てを摘出することは困難となる．手術中の所見で境界がはっきりしない場合は，ある程度腫瘍の容積を減らすか，あるいは腫瘍のごく一部をとって病理診断をつける生検に終わる場合もありえる．残った腫瘍に対して，放射線照射や抗癌剤による化学療法を行うことがある．特に腫瘍が悪性であった場合，脳内の悪性腫瘍と同様にこれら補助療法が必要と考えられている．ただし，悪性髄内腫瘍の予後はいまだ不良である．

〈川西昌浩〉

脳神経外科に関連する症候群 22

　以下に脳神経外科領域に関連する症候群を列挙する．症候群は多岐にわたり，すべてを網羅するのは困難である．代表的な症候群を項目別に概説する．他章にて既に解説され，重複しているものもあるが，本章を辞書的な役割として利用いただければ幸いである．

1．神経眼科学に関する症候群

a．アディ　Adie 症候群

　節後性の副交感神経の障害による瞳孔径異常を来す症候群．20〜40歳代女性に多いとされ，従来は梅毒感染に特異的とされたが現在はウイルス感染によるものが大半を占めるものと考えられている．一側性の障害であることが多く，障害側は散瞳し，対光反射は普通の方法では直接・間接反射ともに消失しているが，強い光ではゆっくりと反応する．物体を注視したときに縮瞳する調節反射は非常にゆっくり出現する．

b．アーガイル ロバートソン　Argyll Robertson 症候群

　縮瞳，対光反射消失，輻輳反射正常を3徴とする症候群．両側障害が大半を占める．中脳の視蓋前核からエディンガー・ウェストファル　Edinger-Westphal 核までの線維の障害とされている．

c．ホルネル　Horner 症候群

　一側の眼瞼下垂，同側顔面の発汗障害，縮瞳，眼球陥凹を呈するものをホルネル症候群という．交感神経の障害で起こるが，交感神経遠心路は視床下部より脳幹を経て上位胸髄まで下行し，ニューロンを変えて頸部交感神経節まで至り，さらにニューロンを変えて末梢へ至る．このどの経路が障害されてもホルネル症候群を呈する．例えば，ワレンベルグ症候群ではこのうち延髄のレベルで，パンコースト腫瘍でも起こるが，この場合は脊髄から頸部交感神経節に至る経路で障害されてホルネル症候群を呈する．

2．大脳障害に関する症候群

a．バリント　Balint 症候群

　両側の頭頂葉が障害を受けた場合に出現する症状をバリント症候群という．視覚性注意障害，精神性注視麻痺，視覚失調が出現する．両側頭頂葉といっても正確には頭頂葉から後頭葉に至る境界域が障害を受けたときに典型的症状が出現するとされている．

b．フォスター ケネディー　Foster Kennedy 症候群

　前頭葉下面（前頭蓋窩）に比較的大きな病変があると，病側の嗅覚障害，病側の視神経萎縮，対側のうっ血乳頭が出現する．これをフォスター ケネディー症候群という．前頭蓋窩の腫瘍が原因の2/3を占めるとされ，嗅溝部髄膜腫が典型的な原因病変である．嗅覚障害，

視神経萎縮は神経への直接圧迫により，うっ血乳頭は腫瘍のための頭蓋内圧亢進による．

c．ゲルストマン Gerstmann 症候群

優位半球頭頂葉の障害で起こる．特に典型的には角回が障害を受けた場合に出現するとされている．手指失認，左右失認，失算，失書を 4 徴候とする．これら 4 つ全てもしくは一部の症状があれば優位半球角回に病変が存在しているものと考えてよい．

d．クリューバー・ビューシー Klüver-Bucy 症候群

両側の側頭葉切除にて出現する症候群．全てのものを口へ持っていく口運び傾向，目に入るもの全てに触れようとする抑え難い衝動，情動行為の変化，性行動の亢進，大食い，異食を認める．

e．アントン Anton 症候群

両側の視覚中枢皮質（後頭葉）が障害されると完全な盲になるが，患者によっては目が見えないことを否定することがある．この状態をアントン症候群（皮質盲）という．この盲状態は長続きせず，徐々に光覚をわずかに感じるようになり，ぼんやりとした視覚が戻ってくることが多いようである．

f．コルサコフ Korsakoff 症候群

健忘，近時記憶障害，失見当，作話を呈する症候群で，アルコール中毒患者で発見された．視床下部から乳頭体の障害といわれている．脳神経外科手術で前交通動脈動脈瘤手術の際に問題になる．前交通動脈より分枝する穿通枝が乳頭体，視床下部を栄養するため，この穿通枝を障害したときに同症候群を発症することがあり，同動脈瘤処置の際には注意を要する．

g．モナコウ Monakaow 症候群

内頸動脈より分岐する前脈絡叢動脈の起始部の閉塞により起きる．反対側の下肢に強い片麻痺，知覚障害，半盲もしくは 1/4 盲が主な症状である．前脈絡叢動脈は内包後脚後ろ 2/3 および大脳脚，外側膝状体および視放線，脈絡叢および扁桃体を栄養する．片麻痺，感覚障害は内包後脚の障害によるが，内方後脚後ろ 2/3 には下肢への線維が多く通るために，下肢に強い症状が出るのが特徴である．半盲は外側膝状体・視放線の障害による．

h．脳底動脈先端部症候群

脳底動脈先端部より分枝する穿通枝の障害による脳梗塞で起きる症候群．頭部 CT・MRI では視床に両側に広がる蝶形の，中脳では傍正中部に脳梗塞巣を認める．特徴的な臨床症状としては垂直注視麻痺，動眼神経麻痺に加えて，刺激を与えないと閉眼した状態が続く．よって，脳底動脈先端部動脈瘤の処置（開頭動脈瘤クリッピング，コイル塞栓術）の際には，この脳底動脈先端部より発生する穿通枝は絶対に温存しなければならない動脈のひとつであるということになる．

3．脳幹障害による症候群

a．延髄外側症候群（ワレンベルグ Wallenberg 症候群）

文字通り延髄背側・外側が障害を受けたときに起こる症候群．同部位には外側脊髄視床路，前脊髄視床路，下小脳脚，三叉神経脊髄路および核，舌咽神経および核，蝸牛神経核，前庭神経核が存在するため，対側の体幹・上下肢の温痛覚障害，病側の小脳失調，顔面のしびれ感，温痛覚障害，軟口蓋・咽頭・喉頭の麻痺（すなわち嚥下困難，嗄声，構音障害），

ホルネル症候群，聴力障害を呈する．しかしながらこれら全ての症状を呈するのは少なく，これらの症状の組み合わせと，画像上の病変部の組み合わせで同症候群と診断することが多いようである．

b. デジェリーン Dejerine 症候群（延髄内側症候群）

延髄外側症候群（ワレンベルグ症候群）に対して延髄内側症候群ともいう．延髄腹側傍正中に存在する錐体，内側毛帯，舌下線維が障害をうける．よって，顔面を除く対側の片麻痺および触覚と深部感覚障害，同側の舌の萎縮・麻痺を呈する．

c. バビンスキー・ナジオッティ Babinski-Nageotti 症候群

デジェリーン症候群（延髄正中症候群）およびワレンベルグ症候群（延髄外側症候群）を合わせた症状を呈するものをいう．

d. 閉じ込め症候群（ロックドイン locked-in 症候群）

意識は清明であるが，眼球運動，開閉眼以外に意思を伝える方法がなく，四肢，体幹を動かすことができないし，自発的に発語もできない，いわゆる"閉じ込められた"状態となる．一般的に両側橋の上2/3の腹側（橋底部）の障害で起こるが，両側大脳脚の外側2/3の障害でも起こる．

e. 内側縦束 medial longitudinal faciculus（MLF）症候群

健側への側方眼球運動の際に病側の眼球は健側を向くことができない（内転できない）が，輻輳しようとしたときは病側眼球も内転が可能である．また側方注視の際に病側眼球は眼振を呈する．脳幹特に橋背側に走行する内側縦束が障害された場合に出現することから内側縦束症候群という（図22-1）．多発性硬化症，脳血管障害が原因疾患となる．

f. ミヤール・ギュブレール Millard-Gubler 症候群

橋腹側が障害を受けた場合に起こる症候群．皮質脊髄路，外転神経線維，顔面神経核が障害を受けるため，対側の片麻痺，同側の外転神経麻痺，末梢性顔面神経麻痺を呈する．病変が背側正中側へ及ぶと内側縦側が障害されるため病巣側への側方注視麻痺を加えて呈することがあり，この場合フォバイル・ミヤール・ギュブレール Foville-Millard-Gubler 症候群という．

g. 一眼半水平注視麻痺 one-and-a-half 症候群

健側への眼球運動は健側眼球のみ可能で，病側への眼球運動は両側眼球ともに不可能にな

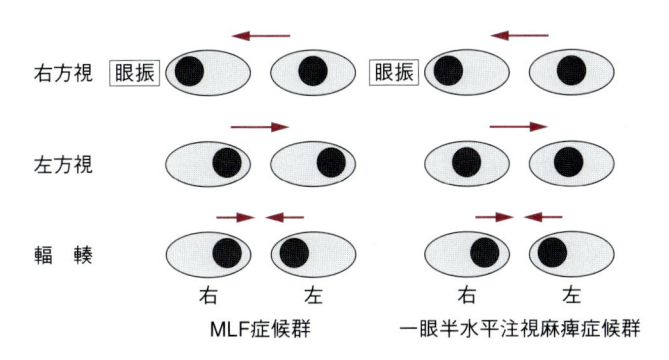

図22-1 MLF症候群と一眼半水平注視麻痺症候群における眼球運動
共に左を病側とする．

る症候群．つまり病側は正中固定位で水平には動かず，健側の外転のみ可能なことになる．輻輳，垂直性注視（上下運動）は可能である．内側縦束の障害に加えて，傍正中橋網様体 paramedian pontine reticular formation（PPRF）の障害によって起こるとされる（図 22-1）．

h．パリノー　Parinaud 症候群
上方注視麻痺（垂直注視麻痺）に加えて輻輳麻痺および対光反射消失を伴うものをいう．原因病巣としては明らかにはなっておらず，古くは四丘体が考えられていたが，中脳腹側傍正中に存在する iMLF 核ではないかとされている．垂直注視麻痺が下方注視麻痺であった場合は中脳水道周囲が原因病巣であることが多く，中脳水道症候群という．

i．ウェーバー　Weber 症候群
病側の動眼神経麻痺と対側の片麻痺を呈する症候群．責任病巣は中脳の腹側傍正中部に存在する動眼神経線維および大脳脚である．これらが同時に障害された場合に同症候群となる．

j．ベネディクト　Benedikt 症候群
病側の動眼神経麻痺と対側片麻痺に加えて対側上下肢不随意運動を呈するものをいう．つまり前述のウェーバー症候群に対側上下肢不随意運動を加えたものをいう．ベネディクト症候群では，ウェーバー症候群で中脳腹側傍正中部に存在する動眼神経線維および大脳脚が障害されるのに加えて，そのやや背側に存在する赤核が障害される．

4．脳神経障害による症候群

a．トロサ・ハント　Tolosa-Hunt 症候群
海綿静脈洞およびその周囲に起こる非特異的肉芽腫（腫瘍ではないことに注意．亜急性－慢性炎症病変と考えた方がよい）による症候群．一側眼球後部の痛みより始まり，上眼窩裂，海綿静脈洞を通る脳神経（動眼神経，滑車神経，三叉神経，外転神経）の障害を来す．MRI で海綿静脈洞の造影を受ける腫瘤性病変として描出される．脳血管撮影で内頸動脈海綿静脈洞部の狭窄所見および海綿静脈洞の描出不良所見をみることがある．治療はステロイド投与で，痛みは 48 時間以内に消失して，神経症状もやや遅れて劇的に改善する．

b．海綿静脈洞症候群
海綿静脈洞内を走行する脳神経・動眼神経・外転神経・滑車神経・眼神経（三叉神経第 1 枝）の障害による症状が出る．すべての神経障害が伴わなくてもよい．下垂体腫瘍をはじめとする傍トルコ鞍部腫瘍が原因の大半を占める．その他動脈瘤，外傷，内頸動脈－海綿静脈洞瘻が原因となる．

c．レイダー　Raeder 症候群
三叉神経節は頭蓋内内頸動脈と近接して走行しており，加えて内頸動脈に存在する交感神経叢に連続する，眼球に至る交感神経線維が伴走する．三叉神経節周囲の炎症，腫瘍，骨折，動脈瘤などによって，特に神経第 1 枝の感覚障害および部分的ホルネル症候群（通常のホルネル症候群と異なり発汗障害を認めない）を伴う症候群をレイダー症候群と呼ぶ．

d．グラデニーゴ　Gradenigo 症候群
中耳炎などで錐体先端に炎症が及ぶ場合に，外転神経障害と三叉神経障害を同時にみることがある．錐体先端部は外転神経が海綿静脈洞へと進入する入り口にあたる部分であり，三

叉神経本幹も近傍を通過するため，それぞれの脳神経が障害を受ける．現在は抗生物質の発達により極めて稀な病態である．

e．頸静脈孔症候群

舌咽神経・迷走神経・副神経（第 IX・X・XI 脳神経）障害の組み合わせがある場合，これらの神経が通る（集まる）頸静脈孔に責任病巣が存在する可能性をまず考える．これらの下位脳神経障害を呈する組み合わせを頸静脈孔症候群という．頸静脈孔症候群を呈する腫瘍で代表的なものとして，グロムス腫瘍 glomus juglare tumor がある．

f．小脳橋角部症候群

前庭神経鞘腫は内耳道内の前庭神経より発生することが多いために小さい時は内耳道内にとどまる．しかし，大きくなると内耳道より小脳，脳幹側すなわち小脳橋角部へ飛び出すようになる．すると聴神経障害による聴力障害，耳鳴り，めまいのみならず，小脳症状，顔面神経麻痺（第 VII 脳神経症状），第 V 脳神経症状として顔面の知覚障害など第 VIII 脳神経症状以外の脳神経症状を呈するようになる．前庭神経鞘腫など小脳橋角部病変による症状を小脳橋角部症候群という．前庭神経鞘腫以外に同症候群を呈するのは，小脳橋角部髄膜腫（錐体骨髄膜腫，小脳テント髄膜腫など），真珠腫などの他の腫瘍の他，動脈瘤などの血管病変などいかなる占拠性病変によっても起こる．

g．上眼窩裂症候群

上眼窩裂を通過する動眼神経・滑車神経・外転神経・眼神経（三叉神経第 1 枝）の障害の組み合わせを上眼窩裂症候群と呼ぶ．上眼窩裂の病巣によって起こるが，原因は同部位の脳腫瘍，動脈瘤（内頸動脈海綿静脈洞部動脈瘤），外傷，炎症などがある．眼球後部の痛みを伴うこともあり，さらに上眼窩裂近傍には視神経管が存在しているので病変が及べば言うまでもなく視力障害も加わることとなる．このような病態を眼窩先端部症候群と分けることもある．

5．脊髄・脊椎・末梢神経障害に関する症候群

a．ブラウン・セカール Brown-Séquard 症候群

脊髄横断面で，右左どちらか半分側が障害された場合に出現する．深部覚，識別のある触覚は同側を上行し，温痛覚，識別のない触覚は脊髄に入ったのち同レベルで対側へ進んで対側の脊髄視床路を上行する．運動線維（錐体路）は錐体交叉にて交叉したのち対側脊髄を下行する．よって，ブラウン・セカール症候群の患者は複雑な神経症状を呈することとなる．すなわち，障害レベルの同側は全感覚が消失する．障害レベル以下，同側では深部感覚消失および運動麻痺，対側では温痛覚が障害される．

b．クリッペル・フェール Klippel-Feil 症候群

2 つ以上の頸椎の先天性癒合を起こす症候群．しばしば無症候性である．椎体のみの癒合から椎弓など椎骨全体に癒合が及ぶ場合まである．古典的 3 徴は毛髪線の低位，短頸，頸の運動制限とされるが，すべてがそろうのは 50％未満である．その他の合併奇形としては 60％に側彎症，顔面非対称，斜頸，水かき状の頸（頸膜），25〜35％に肩甲骨の挙上（Sprengel's derformity）を認める．腎臓の一側欠損などの全身の先天異常も生じる．30％に内耳の欠損による聴力障害を認める．

c. ギラン・バレー　Guillain-Barré症候群

急性に発症する末梢神経障害で進行性の筋力低下を呈し，腱反射は低下ないし消失する．先行性にウイルス感染，免疫処置，手術があることが多く，この場合，3日から5週間で同症候群を発症する．発症から3日から3週間で症状は最大限に達する．感覚障害は呈さない．髄液所見が特徴的であり，タンパクは増加するが細胞数は増加しないタンパク細胞解離を認める．両下肢末梢の筋力低下で始まることが多く，上肢，顔面へと進行する．重症例では呼吸筋麻痺を呈する．

治療は重症例においては血漿交換療法が行われる．ステロイド投与の効果は否定的な報告が多い．

外眼筋麻痺（眼球運動麻痺）と運動失調を主症状とする亜型を**フィッシャー　Fisher症候群**という．

d. シャイ・ドレーガー　Shy-Drager症候群

著しい起立性低血圧と失神発作，膀胱直腸障害，インポテンス，無汗症などの強い自律神経症状に加えて，パーキンソン症候群，錐体路症状，小脳性運動失調などを呈する症候群．つまり，高度な自律神経障害を中心に，錐体路障害，錐体外路障害，小脳失調，末梢神経障害と，びまん性障害をきたすが感覚障害がないのが特徴である．40〜60歳で発症する．

e. 胸郭出口症候群

腕神経叢は前斜角筋と第一肋骨部の間（腕神経叢の生理的狭窄部位）で圧迫されることがある．時に圧迫が強ければ神経症状を呈することがあり，胸郭出口症候群とよぶ．このとき，手掌のうち短母指外転筋，母指対立筋に目立つ筋萎縮が起きる．そのかわりに，骨間筋，小指球筋はおかされない．C8-T1領域の痛みやしびれが遅れて出てくる．近くを走行する鎖骨下動脈や静脈が圧迫され手のチアノーゼが起こることもあるようである．

f. 手根管症候群

正中神経が手根管を通過する部分で圧迫されることにより発生する症候群．中年女性に多く発症し，利き手で多いが，両側性であることが半数以上である．リウマチ，糖尿病，肥満，外傷，妊娠が原因となる．正中神経支配領域（母指，示指，中指，環指親指側半分）の疼痛を伴うしびれ感を訴え，手を振ったり指をこすったりすることで症状は軽減する．手の脱力，握力低下を認め，母指球の萎縮も認める．ファーレン検査（手関節を完全に屈曲すると痛みが誘発される），ティネル徴候（手根管を弱くたたくと正中神経領域の痛み，異常感覚が誘発される）が陽性となる．軽症例では非ステロイド系消炎鎮痛薬，ステロイド注入が行われる．重症例，内科的治療抵抗例には正中神経剥離術が行われる．

〈池田直廉〉

リハビリテーション 23

1. リハビリテーションの定義

リハビリテーションとは「障害を負った人 impaired person に対して精神的，身体的かつ，また社会的に最も適した機能水準の達成を可能にすることにより，各個人が自らの人生を変革するための手段を提供していくことを目指す目標指向的かつ時間を限定した過程」（国連世界行動計画．1982）と定義されている．すなわち，リハビリテーション＝運動機能訓練と考えられがちではあるが，リハビリテーションとは「単に疾病の軽減や機能の改善のみを目指すものではなく，現存する障害を適切に評価し，その障害を解決することによって，より高い QOL を患者に提供するために行われる一連の介入のこと」を意味している．

2. 障害の評価

障害の評価には，国際障害分類 International Classification of Impairment, Disability and Handicaps（ICIDH）〔世界保健機構（WHO）．1980〕が有用である（図 23-1）．これは，障害を臓器・組織レベル：機能・形態障害（impairments），人間固体レベル：能力低下（disability），社会レベル：社会的不利（handicaps）の三相に分けて評価する方法である．

具体的には，脳神経外科疾患でよく遭遇する片麻痺の障害評価では，機能・形態障害レベルとしては，筋力低下，運動麻痺，筋固縮，関節拘縮，疼痛，感覚鈍麻などの様々な運動・感覚障害があり，そのため歩行障害という能力低下が生じる．さらに社会的不利として，患者は，通学・通勤障害といった就学・就労の制限を余儀なくされるという具合である．

しかし，ICIDH は身体機能のマイナス側面ばかりを評価していたため，プラス側面，たとえばバリアフリーなどの環境も評価できるように，2001 年には国際生活機能分類 International Classification of Functioning, Disability and Health（ICF）に改訂された（図 23-2）．

疾病（disease）→ 機能・形態障害（impairments）→ 能力低下（disability）→ 社会的不利（handicaps）

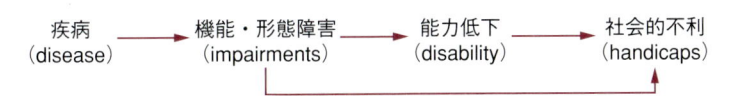

図 23-1 国際障害分類（ICIDH）

機能・形態障害：形態異常を含む臓器機能あるいは外観の異常．
能力低下：機能障害に応じて，能力や活動が低下した状態．
社会的不利：機能障害や能力障害の帰結として，社会生活を営む上でこうむる職業上，また社会的な不利益．

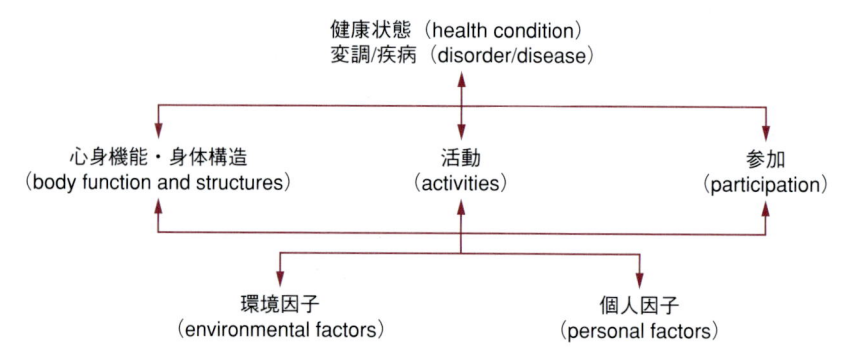

```
                    健康状態（health condition）
                    変調/疾病（disorder/disease）
                              ↕
     ┌────────────────────────┼────────────────────────┐
     ↕                        ↕                        ↕
 心身機能・身体構造          活動                     参加
(body function and structures)  （activities）       （participation）
     ↕                        ↕                        ↕
                    ┌─────────┴─────────┐
                    ↕                   ↕
                 環境因子             個人因子
         （environmental factors）  （personal factors）
```

図 23-2　国際生活機能分類：国際障害分類改訂版（ICF）

心身機能：身体系の生理的機能（心理的機能を含む）．
身体構造：器官・肢体とその構成部分などの，身体の解剖学的部分．
活動：課題や行為の個人による遂行．
参加：生活・人生場面への関わり．
環境因子：人々が生活し，人生を送っている物的な環境や社会的環境，人々の社会
　　　　　的な態度による環境を構成する因子．
個人因子：個人の人生や生活の特別な背景で，健康状態や健康状況以外のその人の
　　　　　特徴．

3．リハビリテーション医療

　リハビリテーション医療は，患者を中心に医師やナース，各専門職種が連携して行うチーム医療である．共有された情報をもとに，チーム全体会議（カンファレンス）にて，ゴール設定や治療プログラムを立案し，治療/介入を進める．このリハビリテーションチームを構成するのは，一般に以下の職種である．

- リハビリテーション医：障害と疾患について評価・診断し，リスク管理を行いながら，チームを指揮する．
- ナース：後述．
- 理学療法士（PT）：基本動作や移動動作自立に向けた機能評価と運動訓練を行う．
- 作業療法士（OT）：作業能力を向上させる訓練を行い，日常生活動作（ADL）の改善を図る．
- 言語聴覚士（ST）：失語症，構音障害，摂食・嚥下障害に対し評価と治療を行う．
- 医療ソーシャルワーカー（MSW）：社会資源を最大限に有効利用することで，入院中のみならず退院後も経済的，社会的に不安なく治療および生活，療養ができるように調整する．
- 義肢装具士（PO）：主に歩行補助のための装具作成を行う．
- 臨床心理士：心理学的技法を用いて，障害をもった患者の心の悩みや問題の解決を図る．また，高次脳機能障害患者の障害評価を行う．
- 介護支援専門員（ケアマネージャー）：介護保険制度を利用した介護サービス計画（ケアプラン）を作成する．
- ホームヘルパー：家事援助や在宅療養の介護を行う．

4. リハビリテーションナース

　米国リハビリテーション看護師協会は，リハビリテーションチームにおいて中心的な役割を担うリハビリテーションナースを「身体的，あるいは精神的障害，慢性疾患，高齢化などに伴い，生活様式を変化しなければならなくなった人々が，そのような変化に対応し，できる限りの自立と健康を維持する手助けをするために必要な専門知識をもった専門職」と定義（1997）し，その役割を，① ケア提供者，② コーディネーター，③ 協力者，④ カウンセラー，⑤ 患者の代弁者とした．

　すなわち，リハビリテーションナースは他の専門職と異なり，ある時には患者や家族に教育を行う医師の役割，またある時はADL拡大・自立のための援助を行う訓練士の役割，そしてある時は患者の心理的なサポートや代弁を行う家族の役割というように，状況や対象者に応じて臨機応変にその役割や専門性を変化させなければならない．

5. 脳神経疾患におけるリハビリテーション看護のポイント

　脳神経疾患では損傷部位に応じて，意識障害，呼吸障害，嚥下障害，運動障害（片麻痺），言語障害（構音障害/失語症），排尿障害（神経因性膀胱），高次脳機能障害（失語/失行/失認）など，様々な機能障害を伴う．これらの障害に対する看護介入の詳細は他書に譲るが，FIM（functional independent measure）やバーテルインデックスなどのADL評価法を用いながら，機能障害および能力低下の程度を適切に把握し，その対応を検討しなければならない．

　一般に脳神経疾患におけるリハビリテーションナースの役割は，急性期−回復期−維持期のステージに分類して考えると理解しやすい．

a．急性期

　急性期には医学管理に基づき，可能な限り早期より，機能障害の進行を予防し，二次的合併症の発症を予防することが重要である．二次的合併症の代表である「廃用症候群」とは，過度の安静による不動や運動量の低下に伴う心身機能の低下である（表23-1）．

　過度あるいは長期にわたる安静（寝かせきり）によって生じた機能障害（廃用症候群）は

表23-1　廃用症候群

骨	骨萎縮（骨粗鬆症）→ 脆弱性骨折，腰痛
関　節	拘縮，強直 → 可動域制限，関節変形
筋　肉	筋萎縮 → 筋力低下，筋持久力低下
皮　膚	皮膚萎縮，褥瘡，浮腫
心　臓	心拍出量低下，起立性低血圧，最大酸素摂取量低下
呼吸器	肺活量減少，無気肺，沈下性肺炎
消化器	食欲不振，便秘，イレウス，逆流性食道炎
泌尿器	尿失禁，尿閉，尿路感染症，尿路結石
血　管	深部静脈血栓 → 肺塞栓症
精　神	精神活動性低下，昼夜逆転（不眠/傾眠），不安，うつ，せん妄，見当識障害，認知症
内分泌	基礎代謝量減少
口　腔	歯周疾患，舌苔 → 誤嚥性肺炎

容易にADLを低下させ，この低下したADLがさらに機能障害（廃用症候群）を増悪させるといった悪循環を生じる．そしてその結果として，著しいQOLの低下を伴う重度の寝たきりに陥る危険性が非常に高いので，ナースは廃用症候群の発症とその危険性を常に念頭に置き，早期離床をはかるための看護計画を立案しなければならない．

b．回復期

　回復期は，病状が安定してから地域社会（自宅，施設など）へ復帰するまでの時期である．疾病の再発や合併症への注意を払いながら，現状のADL能力を把握する．ADLには「できるADL」と「しているADL」がある．「できるADL」とは，「訓練や評価場面においてはできているADL」のことであり，「しているADL」とは「病棟や在宅環境で実際に行っているADL」のことである．

　しかし，この「できるADL」と「しているADL」は必ずしも一致せず，訓練場面ではできる能力があるにもかかわらず，それが病棟などでの日常生活場面で汎化されていないことが多い．そして，この状態を評価し「できるADL」を「しているADL」へと昇華させる仕事は，訓練士のみでは限界がある．そのため，病棟という生活の場において，障害をもった患者に対してケア提供者あるいは家族の視点で24時間対峙することが可能なナースに期待される役割は非常に大きいと考えられる．

　また，この時期，患者や家族の障害に対する理解度・受容の程度を把握しながら，訓練参加あるいは介護指導などへの参加，動機付けを促すこともナースの大切な役割である．

　リハビリテーションとは「各個人が自らの人生を変革する」こと，すなわち自らの今後の人生を，どう生きるかを考え，設定したゴールに向かって努力する過程である．「人に言われたから，訓練している」という態度では，その効果も縮小されてしまうであろう．ナースは，その専門性を生かし，患者や家族に対して機会あるごとに，リハビリテーションの目的・方法を説明しながら患者，家族自らが積極的に訓練や介護に取り組んでいけるように支持的に関わってほしい．

c．維持期

　維持期とは，訓練によって再獲得した機能を退院あるいは転院後も維持し，新しい生活に適応していく時期である．そのためには，機能訓練や生活関連動作（APDL）*訓練の継続が必要なので，残存する障害の程度や生活環境，家族などの介護状況に応じて訓練内容を選択し，訪問リハやデイサービス・デイケア（通所リハ）の利用も検討しながら，長期間，無理なく訓練を継続できるように指導する．また，介護保険を利用し，家屋改修のプランニングや日常生活用具の導入も検討する．

　この時期には，患者が不安なく精神的に安定した生活を送ることができるように，また，疾病の再発予防のための生活や基礎疾患の管理方法を患者，患者家族に指導し，必要に応じて社会資源（訪問看護など）を利用できるように援助していくことが重要である．

　*生活関連動作（APDL）：在宅独居を自立して行うために必要な動作．電話，買い物，食事の支度，家事，洗濯，外出時の交通手段の利用，服薬，家計管理などが含まれる．

〈田中一成　佐浦隆一〉

在宅医療 24

　急性期を乗り切った脳神経外科患者は，回復期にリハビリテーションを行い，在宅復帰を目指す．しかし後遺症を残して帰らなければならない患者は少なくない．後遺症には，片麻痺，失語症，嚥下障害，神経因性膀胱，高次脳機能障害などがあり，その程度もさまざまである．このような患者が在宅で生活するには，個々に応じて，いろいろな援助や工夫が必要となる．世話をすることになる家族の不安も非常に大きい．たとえば，片麻痺患者が退院して家に帰る場合，まずベッド，手すり，車椅子など，住宅改修を含めた福祉用具を準備することが必要になる．帰ってからは，医師によって行われる訪問診療や，訪問看護，訪問リハビリテーション，訪問入浴，訪問介護，デイサービス，ショートステイなどが，適宜提供される．これらの中心となるのが介護保険である．医療と介護が緊密に連携することによって，質の高い在宅医療が可能になる（図24-1）．通院困難という観点からすると，脳神経外科患者が最も多く在宅医療の適応となると考えられる．

1．介護保険

　まず，利用者が介護認定をうける．介護支援専門員（ケアマネージャー）は，介護度の範囲内で，利用者の受ける介護保険のサービス（福祉用具，訪問看護，訪問リハビリテーション，訪問入浴，デイサービス，デイケア，ショートステイ）を決定し，ケアプランを作成し，これに基づいてサービスが提供されるというものである．

2．訪問診療

　「一回の往診は，千回の外来診療に値する」といわれるように，訪問により，患者の経済

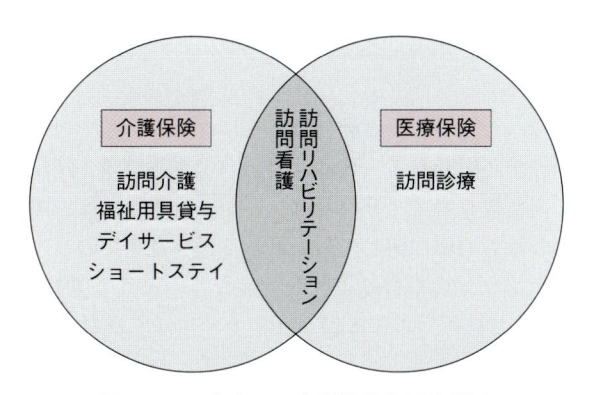

図24-1　在宅での介護保険と医療保険

状態・衛生状態・家族環境・居住環境・趣味・価値観などの把握が可能となる．在宅での医療技術・医療器具の進歩により，寝たきり状態の患者でも，さらに人工呼吸器使用の患者でも在宅を選択することができるようになってきている．2007年4月より「在宅療養支援診療所」が新設され，24時間体制の連携，在宅での看取りが診療報酬で評価されるようになった．

a．経管栄養

嚥下困難や栄養摂取不良の場合，病院では経鼻胃管が一般的であるが，在宅では経胃瘻栄養が行われる．これは，設置期間が長期にわたることと，管理が容易であることによる．最近では，ボタン式やバルーン型など入れ替えも容易になっている．

b．高カロリー輸液

何らかの理由で経管栄養もできない患者では，ポートを留置することによって長期にわたる高カロリー輸液が在宅でも可能になっている．輸液ポンプも用意されている．

c．在宅酸素

慢性閉塞性肺疾患（COPD）や心不全によって持続性に低酸素血症がある場合には，在宅酸素療法が行われる．酸素濃縮器型が主流だが，停電時の問題がないことや，長時間携帯が可能などの利点により，液体酸素が見直されてきている．

d．気管切開，人工呼吸器

気管切開や吸引，筋萎縮性側索硬化症（ALS）の場合には，人工呼吸器も利用可能である．

e．尿道カテーテル，膀胱瘻

自己導尿も含め，在宅での管理は充分可能である．

f．腹膜灌流

連続携行式腹膜透析（CAPD）システムが供給され，見直されてきている．

3．訪問看護

在宅医療の活動の中心的役割を果たし，医師の指示のもとに医療的処置を行うことはもちろん，バイタルチェック，リハビリテーション，入浴介助，清拭，整容などさまざまなことを行う．さらに，患者家族にとっても，介護上の技術的不安，精神的不安を乗り越えるために最も支えとなる存在となる．点滴については，介護保険では原則としてできないが，医療保険に切り替えることによって，1カ月のうち2週間以内に限って可能である．

4．訪問リハビリテーション

後遺症として片麻痺などが残った場合，少し動けるようになれば，家での生活に慣れるために，早期に退院することが理想と思われる．各個人の家の広さや段差，階段の有無，トイレ，周囲の道路状況に応じて，目標を立ててリハビリテーションを行えば，モチベーションも保たれる．福祉用具や住宅改修も必要に応じて行われる．最も在宅でのリハビリテーションが必要とされるのは，パーキンソン病や脊髄小脳変性症などのような神経内科的疾患で，緩徐進行性のため，ADLの維持に努め，できる限り在宅での生活を継続できるようにしなければならない．

5. 問題点

　病院入院中は，医療が優先され，1カ所からサービスを受けるのであるが，在宅では，医療は医師が，介護はケアマネージャーが受け持つことになる．医療を優先するか介護を優先するか，どのようなサービスを優先するかなど，医師とケアマネージャーの意思疎通が非常に重要であるが，そうなっていないことも多い．特に，訪問看護，訪問リハビリテーションのように，医師との連携が不可欠なものまでケアマネージャーが権限を持つために，医療的に重症な患者を在宅で診るためには，困難なことも多い．また，多数の事業所がかかわるため，連携が取りにくいことも多い．さらに，訪問看護での点滴の制限も問題である．リハビリテーションは，介護保険で受けていれば，医療保険では受けられないこと，日数制限の強化も問題点と思われる．まだ整備途中という感のある在宅医療であるが，大きく見直されつつあるところである．

〈保田晃宏〉

索引

あ

アーガイル ロバートソン症候群	441
アスピリン	256
アセタゾラミド負荷テスト	124
アセチルコリン	375
アテトーゼ	374
アテローム血栓性脳梗塞	275
アディ症候群	441
アペール症候群	386
アミロイドアンギオパチー	274
アルキル化薬	314
アルツハイマー型認知症	63
アントン症候群	442
亜急性硬化性全脳炎	374, 409
亜酸化窒素	224
悪性神経膠腫	170, 176
圧可変式バルブ	211
圧迫包帯	228
荒木分類	338
鞍結節部髄膜腫	317

い

イソフルラン	223
インスリン低血糖試験	136
インフォームドコンセント	247
位置覚	19
意識清明期	344
意識内容	90
遺伝子異常	294, 335
遺伝性脳腫瘍	294
一眼半水平注視麻痺症候群	443
一次性脳損傷	243, 337
一過性脳虚血発作	251, 253, 276, 282
咽頭反射	46

う

ウイルス性髄膜炎	404, 407
ウイルス性脳炎	408
ウィルソン病	374, 376
ウインドウ値	108
ウインドウ幅	108
ウェアリング-オフ現象	376
ウェーバー試験	50
ウェーバー症候群	83, 444
ウエスト症候群	78, 367
ウェルニッケ失語	86
ウェルニッケ野	9
ウロキナーゼ	255, 279
うっ血乳頭	41, 90, 293
運動機能	50
運動失調性発語	58
運動性失語	7
純粋―	86
超皮質性―	86
運動麻痺	50
運動野	7
運動誘発電位	155, 223

え

エディンガー・ウェストファル核	441
エマージェンシー コーマ スケール	38
エンテロウイルス	404, 408
栄養サポートチーム	240
円蓋部髄膜腫	316
延髄	12, 83
延髄外側症候群	442
延髄内側症候群	443
嚥下性肺炎	232

お

オピオイド	224
オン-オフ現象	376
黄色靱帯	430
嘔吐	315
噴出性―	89
横・S状静脈洞の硬膜動静脈瘻	271
音響過敏症	71
温・痛覚	18
温度試験	45, 93

か

カーテン徴候	46
カーノハン・ウォルトマン圧痕	83
カーペンター症候群	386
カウザルギー	81
カルバマゼピン	370
カロリックテスト	45
カンジダ脳炎	414
ガンマナイフ	171, 177, 268, 294, 319, 371
下顎骨	1, 5
下垂体機能検査	134
下垂体後葉ホルモン	136
下垂体腫瘍	148, 163
下垂体腺腫	176, 197, 320
下垂体前葉ホルモン分泌刺激試験	135, 322
下垂体前葉ホルモン分泌抑制試験	136, 323
下垂体卒中	137
下鼻甲介	1
化学療法	295, 313
化学療法薬	313
化膿性髄膜炎	403
可溶性IL-2受容体	294
仮性球麻痺	50
過換気	225
過灌流症候群	222

蝸牛神経	45	感音性難聴	49	急性硬膜外血腫	343, 353
介護支援専門員	451	感覚解離	83	球海綿体反射	55
介護保険	451	感覚性失語	9	球麻痺	50
回内・回外検査	58	純粋—	86	嗅覚系	20
改訂版長谷川式知能評価スケール	63	超皮質性—	86	嗅溝（窩）部髄膜腫	187, 317
海馬	9	感覚野	8	嗅神経	40
海綿状血管奇形	271, 272	感覚路	18	虚血性ペナンブラ	121
海綿状血管腫	271	環椎	392	共同運動不能	60
海綿静脈洞症候群	444	環椎後弓形成不全	394	協働運動	12
海綿静脈洞の硬膜動静脈瘻	271	環椎癒合	394	協働運動異常	60
海綿静脈洞部髄膜腫	317	眼振	72	橋	13, 83
開窓術	432	固視—	73	橋（脳幹）出血	274
開頭術	145	視動性—	72	強度変調放射線治療	179, 294
開頭術中エコー	152	失調性—	73	胸郭出口症候群	446
開頭用器具	146	生理的—	72	頬骨	1
外傷後症候群	356	先天性—	73	局所症状	293
外傷初期診療ガイドライン	358	前庭性—	73	局所性脳損傷	338
外傷初期評価	358	注視—	73	局所線溶療法	219
外傷性拡延性抑制症候群	353	病的—	73	筋弛緩薬	98
外傷性くも膜下出血	355	迷路性—	73	筋電図	156
外傷性動静脈瘻	352	薬剤性—	73	筋力テスト	50
外傷性動脈瘤	351	誘発—	72	緊張型頭痛	69
外傷性脳血管閉塞	351	眼窩吹き抜け骨折	341	緊張性気脳症	342
外側陥凹狭窄症	432	眼底	41		
外側後頭下開頭	194	癌性髄膜炎	310	**く**	
外転神経	25, 41	癌性疼痛	79	クエッケンシュテット試験	133
外転神経麻痺	44, 74	癌抑制遺伝子	294	クッシング現象	88
踵膝試験	58	顔面痙攣	369, 371	クッシング三徴	239
角膜反射	44	顔面神経	26, 44	クリッピング術	160, 263
拡散強調画像	111	顔面神経麻痺	42	クリッペル・フェール症候群	445
核下性障害	50			クリプトコッカス髄膜炎	414
核間性眼球運動麻痺	44	**き**		クリューバー・ビューシー症候群	442
核上性障害	50	キアリ奇形	388, 433	クルーゾン病	386
核性障害	50	ギラン・バレー症候群	446	クロイツフェルト・ヤコブ病	374, 409
覚醒	37, 39, 90	ぎっくり腰	429	クローバー様頭蓋症候群	387
覚醒下手術	191	企図振戦	12, 60	グラスゴー コーマ スケール	38, 358
割髄症	383	気道確保	358	グラデニーゴ症候群	444
滑車神経	23, 41	気脳症	342	グラム陰性桿菌	403
滑車神経麻痺	44, 74	希突起膠腫	298	グリセロール	360
完全麻痺	81	奇形腫	303	グレイスケール	108
冠状縫合	1	拮抗性麻薬	96	くも膜	6
陥没骨折	340, 352	吸引性肺炎	232	くも膜下出血	253, 255, 264
間欠性跛行	428, 430	吸気時休止性呼吸	89	外傷性—	355
間質性肺炎	233	吸入麻酔薬	223		
間脳	90	急性期再開通療法	218		
		急性硬膜下血腫	344, 353, 355		

くも膜嚢胞	384
群発頭痛	69

け

ケアマネージャー	451
ケタミン	224
ケルニッヒ徴候	403
ゲルストマン症候群	8, 442
経管栄養	250
経眼窩頬骨法	200, 201
経シルビウス裂アプローチ	189
経錐体法	197
経蝶形骨洞手術	148, 195, 323
経脳梁アプローチ	190
経皮的カテーテル血栓除去	228
経皮的脳血管形成術	219
経鼻経蝶形骨洞手術	195
経迷路到達法	327
蛍光色素	294
痙攣	367
痙攣発作	76
頸静脈孔症候群	445
頸髄損傷	422
頸椎症	419
頸椎椎間板ヘルニア	423
頸椎捻挫	134
頸動脈ステント留置術	205, 220
頸動脈洞反射	55
頸動脈内膜剝離術	205
頸部超音波検査	128, 257
血液脳関門	35
血管芽腫	311
血管腫	333
血管内超音波	130
血行再建術	252
血行力学性脳梗塞	252
血色素減少	315
血小板減少	315
結核性髄膜炎	404
結節性硬化症	336
見当識	38, 39, 90
健忘性失語	87
腱反射	54
顕微鏡	147
顕微鏡下手術器具	148
幻肢感	80

幻肢痛	80
言語機能検査	55
言語タスク	192
原発性中枢神経リンパ腫	413
原発性脳幹部損傷	349
原発性脳腫瘍	291

こ

コイル塞栓術	263
コルサコフ症候群	442
コンピューター断層撮影	107, 293
固視眼振	73
固有感覚	19
誤嚥性肺炎	232
口蓋骨	1
光覚弁	48
交叉性失語	87
交叉性片麻痺	17, 83
交代性片麻痺	17, 51
好酸球性肉芽腫	334
抗うつ薬	97
抗痙攣薬	97
抗コリン薬	376
抗腫瘍性抗生物質	314
抗てんかん薬	99, 360
抗認知症薬	102
抗不整脈薬	97
抗利尿ホルモン	236
抗利尿ホルモン不適合分泌症候群	137
拘禁症候群	237
後縦靱帯	430
後縦靱帯骨化症	141, 421
後側方固定	432
後天性免疫不全症候群	412
後頭蓋窩到達法	327
後頭経テントアプローチ	191
後頭骨	1
後頭葉	9
降圧薬	95
高次脳機能障害	356
高周波手術装置	166
高張食塩水試験	137
項部硬直	403
硬性鏡	160
硬膜	5

硬膜下電極	192
硬膜下膿瘍	407
硬膜外腫瘍	438
硬膜外膿瘍	407
硬膜動静脈瘻	268
横・S状静脈洞の―	271
海綿静脈洞の―	271
硬膜動静脈瘻塞栓術	218
硬膜内髄外腫瘍	438
鉤ヘルニア	337
膠芽腫	295, 297
国際障害分類	447
国際生活機能分類	447
骨腫	332
骨条件	108
骨髄抑制	315
昏睡	38
昏迷	38
根性坐骨神経痛	427

さ

サイバーナイフ	177
サイフォンコントロールバルブ	211
坐骨神経	428
細菌性髄膜炎	403
最小意識状態	92
催吐反射	46
三叉神経	25, 44
三叉神経痛	81, 369
3次元血管写	110, 257
三次元CT	109
散瞳	42

し

シェル	169
シデナム舞踏病	374
シャイ・ドレーガー症候群	446
シャント感染	401
シャント手術	209, 397
シュワン細胞	326
シルビウス溝	6
シンプソングレード	319
ジスキネジー	374
ジストニー	375
ジフェニルヒダントイン試験	137

ジャーミノーマ	303	舟状頭蓋	386	神経血管減圧術	163, 373
ジャパン コーマ スケール	37	終脳	379	神経溝	379
ジャルゴン失語	86	就下性肺炎	233	神経根	430
しびれ感	316	絨毛癌	303	神経根症	419, 424
四肢麻痺	51, 81	縮瞳	42	神経根造影	428
矢状縫合	1	出血傾向	315	神経刺激装置	156
指数弁	48	術中 MRI	160, 164	神経鞘腫	326, 438
視覚路	21	術中 CT	164	神経上皮由来腫瘍	291
視床出血	273	術中超音波装置	151	神経線維腫症	335
視床痛	85	純粋運動性失語	86	1 型	294, 335
視神経	41	純粋感覚性失語	86	2 型	294, 335
視神経管骨折	341	初期輸液療法	358	神経内視鏡	160
視動性眼振	72	除脳硬直	88	神経梅毒	413, 416
視野	41	除皮質硬直	88	神経板	379
視野障害	74	鋤骨	1	神経ヒダ	379
視力	41	小字症	375	神経皮膚疾患	335
視力障害	74	小脳	11	振戦	60, 373
歯状核赤核淡蒼球ルイ体萎縮症		小脳機能	57	企図—	12, 60
	374	小脳橋角部	194	本態性—	374, 376
歯状突起骨	393	小脳橋角部腫瘍	326	振動覚	19
篩骨	1	小脳橋角部症候群	445	浸透圧利尿薬	239
篩骨洞	4	小脳橋角部髄膜腫	318	真菌性髄膜炎	404, 414
軸椎	392	小脳出血	274	進行性多巣性白質脳症	409, 413
失外套症候群	92	小脳テント髄膜腫	318	進行性頭蓋骨骨折	352
失見当識	37	小脳扁桃ヘルニア	337	深部感覚	51
失語（症）	56, 81, 85	症候性正常圧水頭症	395	深部静脈血栓症	227, 249
ウェルニッケ—	86	症候性てんかん	76, 367	人工呼吸器関連肺炎	230
運動性—	7, 86	笑気	224	**す**	
感覚性—	9, 86	上衣腫	299, 438		
健忘性—	87	上顎骨	1	スタージ・ウェーバー症候群	336
交叉性—	87	上顎洞	4	スチュアート・ホームズ反跳現象	
ジャルゴン—	86	上眼窩裂症候群	445		60
失名詞—	87	上行性網様体賦活系	90	ステロイド	360
全—	86	静脈血管腫	272	すくみ足	375
伝導性—	86	静脈性壊死	227	頭痛	66
ブローカ—	85	静脈性梗塞	285	緊張型—	69
失語症鑑別診断検査	56	静脈麻酔薬	223	群発—	69
失調性眼振	73	食事介助	250	早朝—	89, 293
失調性呼吸	89	植物症	92	片—	68
失名詞失語	87	触覚	52	水頭症	209, 395, 398
斜頭蓋	386	心原性脳塞栓症	252, 276	正常圧—	395
手根管症候群	446	心房腹腔シャント術	211	閉塞性—	163
手術台	145	侵害性疼痛	79	水泡状骨変化	317
手術補助装置	148	神経因性疼痛	79	水無脳症	379
手動弁	48	神経管	379	錐体交叉	12
腫瘍マーカー	294	神経血管圧迫症候群	369	錐体骨	198

錐体斜台部髄膜腫	318	生活関連動作	450	前脊髄動脈閉塞	83
錐体路	12, 16	生理的眼振	72	前庭神経	45
髄液耳漏	343	生理的石灰化	108	前庭神経炎	71
髄液循環	399	制吐薬	103	前庭神経鞘腫	176, 326
髄液排除試験	396	星(状)細胞腫	438	前庭性眼振	73
髄液鼻漏	343	赤痢アメーバ症	416	前庭性めまい	70
髄液鼻瘻閉鎖術	187	脊索腫	330	前頭開頭術	187
髄液漏	235, 343, 423	脊髄	15	前頭骨	1
髄芽腫	170, 300	脊髄空洞症	433	前頭側頭開頭術	188
髄核	427	脊髄係留症候群	383	前頭洞	4
髄腔内播種	182	脊髄梗塞	437	前頭葉	6
髄内腫瘍	438	脊髄硬膜動静脈瘻	435	前脳	379
髄膜	5	脊髄脂肪腫	383	前方経錐体法	199
髄膜炎	402	脊髄腫瘍	149, 438	前方除圧固定術	426
ウイルス性─	404, 407	転移性─	438		
化膿性─	403	脊髄症	419, 424	**そ**	
癌性─	310	脊髄神経	28	ソマトメジンC	136
クリプトコッカス─	414	脊髄髄膜瘤	383	粗大な触覚	20
結核性─	404	脊髄の動脈	35	組織プラスミノーゲン	
細菌性─	403	脊柱管	430	アクチベーター	219, 255, 278
真菌性─	404, 414	脊柱管拡大術	149	早期てんかん	360
モラーレー	409	脊柱管狭窄症	430	早朝頭痛	89, 293
良性再発性無菌性─	409	脊椎すべり症	141	創部感染	401
髄膜刺激症状	403	脊椎前方固定	149	側頭下アプローチ	189
髄膜腫	316, 438	切迫性尿失禁	395	側頭開頭術	189
鞍結節部─	317	切迫脳ヘルニア	359	側頭骨	1
円蓋部─	316	舌咽神経	27, 46	側頭葉	9
海綿静脈洞部─	317	舌咽神経痛	81, 369	側脳室髄膜腫	317
嗅溝(窩)部─	187, 317	舌下神経	28, 47	測定障害	59
小脳橋角部─	318	舌骨	1	続発性正常圧水頭症	395
小脳テント─	318	先天性眼振	73		
錐体斜台部─	318	尖頭蓋	386	**た**	
側脳室─	317	浅側頭動脈・中大脳動脈		タップテスト	212
大脳鎌─	187, 190, 316	血管吻合術	207	ダンディー・ウォーカー奇形	390
大脳鎌小脳テント部─	318	穿頭術	145, 151, 201	ダンディー・ウォーカー症候群	
蝶形骨縁─	188, 317	閃輝暗点	75		381
傍矢状洞─	316	遷延性植物状態	92, 357	ダンディー・ウォーカー	
杉田式4点頭部固定台	145	線維輪	427	バリアント	390
		線状骨折	340	多系統萎縮症	376
せ		線引き試験	58	多剤併用療法	315
セボフルラン	223	全失語	86	多発性硬化症	82
正常圧水頭症	395	全身性エリテマトーデス	374	多目的ヘッドフレーム	145
症候性─	395	全前脳胞症	380	多列検出器CT	109
続発性─	395	全般発作	76	大量メトトレキサート療法	306
特発性─	395	前交通動脈瘤	187, 188	代謝拮抗薬	313
正中後頭下開頭	193	前脊髄動脈症候群	437	体性感覚誘発電位	155, 223

対光反射	42	超皮質性感覚性失語	86	てんかん国際分類法	76
対側損傷	337	蝶形骨	1	低酸素血症	358
退形成星状細胞腫	295, 297	蝶形骨縁髄膜腫	188, 317	低体温療法	360
胎児性癌	303	蝶形骨洞	4	定位手術的照射	174, 179
胎盤性アルカリホスファターゼ	294	調節反射	42	定位的血腫吸引術	204
		聴覚脳幹反応	154	定位的放射線外科療法	294
帯状回ヘルニア	337	聴覚誘発電位	154	定位脳手術	202, 275, 375, 376
大脳鎌下ヘルニア	337	聴神経	26, 45	定位放射線照射	174, 176
大脳鎌小脳テント部髄膜腫	318	直撃損傷	337	定位放射線照射システム	177
大脳鎌髄膜腫	187, 190, 316	直後てんかん	360	定位放射線治療	174, 179
大脳基底核	10	直接吻合術	282	転移性骨腫瘍	334
大脳脚	83	沈下性肺炎	233	転移性脊髄腫瘍	438
大脳半球間裂アプローチ	188	鎮静薬	97	転移性脳腫瘍	170, 176, 291, 307
大脳辺縁系	90	鎮痛薬	96	転倒後症候群	354
大網移植術	282			伝音性難聴	49
第三脳室底開窓術	160, 163	**つ**		伝達性海綿状脳症	410
第三脳室内腫瘍	187	対麻痺	51, 81	伝導性失語	86
単純ヘルペスウイルス脳炎	408	椎間孔狭窄症	432		
単純発作	78	椎間板	427	**と**	
単麻痺	51, 81	椎間板ヘルニア	149, 427	トキソプラズマ症	413, 416
炭素線	185	椎弓形成術	427	トッド麻痺	79
短頭蓋	386	椎弓根スクリュー	433	トポイソメラーゼ阻害薬	314
断綴性発語	58	椎弓切除術	432	トロサ・ハント症候群	444
弾性ストッキング	228	椎体間固定術	432	ドーパミン	375
		通過症候群	92	ドーパミン受容体遮断薬	375
ち				ドレナージ術	275
チーム医療	448	**て**		ドロキシドパ	376
チェーン・ストークス呼吸	89	ティネル徴候	446	閉じ込め症候群	93, 443
チオペンタール	223	テモゾロミド	295, 298	塔状頭蓋	386
チック	374	テント切痕ヘルニア	337	橈骨動脈バイパスグラフト	208
チャドック徴候	55	ディスコグラフィー	428	頭蓋咽頭腫	187, 328
中心管狭窄症	430	デカルトの瞬目反射	55	頭蓋冠	1
中心溝	6	デキサメタゾン抑制試験	136	頭蓋頸椎移行部	392
中枢神経性過呼吸	89	デジェリーン症候群	443	頭蓋骨	1
中枢性神経細胞腫	310	デジタルサブトラクション		頭蓋骨腫瘍	332
中枢性疼痛	80	脳血管撮影	257	頭蓋骨早期癒合症	385
中枢性めまい	71	デルマトーム	29, 83	頭蓋単純X線撮影	105
中性子捕捉療法	294	てんかん	76, 367	頭蓋直達牽引	364
中大脳動脈瘤	188	症候性—	76, 367	頭蓋底	1, 198
中頭蓋窩到達法	327	早期—	360	頭蓋底陥入症	394
中脳	14, 379	直後—	360	頭蓋底外科	197
中脳水道	163	特発性—	76, 367	頭蓋底骨折	341
中脳水道症候群	444	晩期—	360	頭蓋内圧	223, 359
注視眼振	73	良性ローランド—	367	頭蓋内圧亢進	238, 293, 337
超音波吸引装置	166	レノックス—	367	頭蓋内外血管吻合術	206
超皮質性運動性失語	86	てんかん原性焦点	76	頭蓋内原発悪性リンパ腫	304

頭頂骨		1
頭頂葉		8
頭部 CT		107
同名性半盲		48, 75
動眼心臓反射		55
動眼神経		23, 41
動眼神経麻痺	42, 43, 48, 73, 83	
動脈血酸素分圧		358
動脈血酸素飽和度		358
動脈血炭酸ガス分圧		358
動脈硬化のリスクファクター		252
動脈瘤		253
外傷性—		351
動揺視		72
瞳孔反射		54
瞳孔不同		42
特発性正常圧水頭症		395
特発性てんかん		76, 367

な

ナイダス		265, 436
ナビゲーションシステム		
	148, 151, 158, 294	
内頸動脈瘤		188
内臓反射		54
内側縦束		44
内側縦束症候群		443
内膜中膜複合体		128
内膜剥離術		220
75g ブドウ糖負荷試験		136
軟性鏡		161
軟膜		6

に

二次性脳損傷		243, 337
二分脊椎		383
二分頭蓋		383
乳頭体		163
乳幼児意識レベルの点数評価		40
尿崩症		136, 236
人形の目現象		93
妊娠性舞踏病		374
認知症		61
アルツハイマー型—		63
脳血管性—		66

ね

粘膜反射		53

の

脳アスペルギルス症		415
脳圧迫		338
脳幹		12
脳灌流圧		88, 224, 359
脳虚血		275
脳血管撮影		118
脳血管障害		251
閉塞性—		275
脳血管性認知症		66
脳血管攣縮		265
脳血栓症		252
脳血流検査		121, 257
脳血流量		224
脳挫傷		338, 346, 353
脳酸素消費量		121, 224
脳酸素摂取率		121
脳死		93
脳磁図		132
脳室ドレナージ		213
脳室内腫瘍		163
脳室内出血		163
脳室腹腔シャント術		209, 397
脳実質外発生腫瘍		291
脳実質内発生腫瘍		291
脳腫脹		87, 243
脳出血		253
脳静脈血栓症		285
脳神経		20
脳深部刺激		377
脳震盪		338
脳脊髄液		35
脳脊髄液減少症		134
脳槽造影		127
脳塞栓症		252
脳卒中		252, 257
脳低温療法		243
脳底動脈先端部症候群		442
脳底動脈先端部動脈瘤		188, 189
脳ドック		255
脳頭蓋		1
脳動静脈奇形	176, 253, 265, 272	

脳動静脈奇形塞栓術		217
脳動脈瘤		215
未破裂—		261
脳動脈瘤塞栓術		215
脳内血腫		355
脳内出血		163, 253
脳の静脈		34
脳の動脈		32
脳膿瘍		404
脳波		131, 153
脳表マッピング		192
脳浮腫		87
脳ヘルニア		87, 337
切迫—		359
脳梁欠損症		382
脳裂傷		338
嚢虫症		415

は

ハーディー法		323
ハイドロキシアパタイト		150
ハリス・ベネディクト公式		241
ハローベスト外装具固定		364
ハンチントン病		373, 374
バイポーラ		148
バディーハローヘッドフレーム		
		145
バトル徴候		341
バビンスキー徴候		55
バビンスキー・ナジオッティ		
症候群		443
バリズム		374
バリント症候群		441
バルーン併用コイル塞栓術		216
バルビツレート療法		360
パーキンソン症候群		375
パーキンソン病		375
パリノー症候群		444
パリノー徴候		87
パワードリルシステム		147
パンダの目		341
パンチドランク症候群		356
吐き気		315
馬蹄型頭部固定台		145
馬尾症状		428
馬尾神経		430

索引

胚細胞腫瘍	302
肺炎球菌	403
肺塞栓症	227
排尿障害	429, 437
廃用症候群	449
梅毒トレポネーマ	416
白金製剤	314
白血球減少症	315
反射性交感性萎縮症	81
半側空間無視	9
晩期てんかん	360

ひ

ヒト絨毛性ゴナドトロピン	294
ヒト免疫不全ウイルス	412
ヒプスアリスミア	78
ビールショウスキー斜頸試験	74
ビールショウスキー徴候	49
びまん性軸索損傷	338, 348
びまん性星状細胞腫	295, 296
びまん性脳損傷	338
皮質下出血	274
皮質核路	17
皮質脊髄路	16
皮膚洞	383
皮膚反射	54
皮膚分節	29, 83
非侵襲的定位技術	179
非ステロイド抗炎症薬	96
非前庭性めまい	72
被殻出血	273
被虐待児症候群	354
微小管阻害薬	314
微小血管減圧術	81
鼻骨	1
膝打ち試験	58
表在感覚	51
表在反射	53
標準失語症検査	56
病的眼振	73
病的反射	55
貧血	315
貧困灌流	122

ふ

ファーレン検査	446
フィッシャー症候群	446
フェニトイン	78
フェンタニル	223
フォア・アラジュアニン症候群	435
フォスター ケネディー症候群	317, 441
フォバイル・ミヤール・ギュブレール症候群	443
フォン ヒッペル・リンダウ症候群	294
フォン ヒッペル・リンダウ病	311, 336
フォン レックリングハウゼン神経線維腫症	335
フットポンプ	228
フランケル分類	361
ブースト	170, 176
ブラウン・セカール症候群	83, 437, 445
ブラックアイ	341
ブローカ失語	85
ブローカ野	6
プリオン	410
プリオン病	410
プロスタグランジン製剤	97
プロトン強調像	111
プロポフォール	191, 223
ぶどう酒様血管腫	336
不随意運動	373
不全麻痺	81
部分発作	76
舞踏運動	374
副神経	27, 47
複雑発作	78
複視	73
複聴	71
輻輳反射	42
噴出性嘔吐	89
分割照射	177
分子標的薬	314

へ

ヘリカル CT	109
ヘルペス後神経痛	80
ベクロニウム	223
ベネディクト症候群	444
ベル現象	49
ペニシリン G	417
平均血圧	225
閉塞試験	216
閉塞性ショック	358
閉塞性水頭症	163
閉塞性脳血管障害	275
壁在結節	312
片頭痛	68
片麻痺	51, 81
交叉性―	17, 83
交代性―	17, 51
変換運動障害	59
変形性脊椎症	141
扁平頭蓋底症	394

ほ

ホッフマン徴候	55
ホルネル症候群	48, 74, 441
ホルモン補償療法	324
ボツリヌス毒素治療	373
歩行障害	395
母血管閉塞術	216
母斑症	335
包虫症	415
放射線治療	169, 294
有害事象	170
訪問看護	452
訪問リハビリテーション	452
硼素中性子捕捉療法	180
傍矢状洞髄膜腫	316
傍正中橋網様体	444
傍中心暗点	75
膀胱・直腸反射	55
本態性振戦	374, 376

ま

マイクロカテーテル	215
マイヤーループ	75
マニトール	360
マリオット盲点	75
麻酔	223
麻薬	96
末梢性筋弛緩薬	98
末梢性前大脳動脈瘤	187

| 末梢性めまい | 70 |
| 慢性硬膜下血腫 | 201, 349, 353, 355 |

み

ミエログラフィー	428
ミオクローヌス	374
ミニメンタルテスト	64
ミヤール・ギュブレール症候群	443
未破裂脳動脈瘤	261
未分化神経外胚葉性腫瘍	300
水制限試験	137
水中毒	137
水負荷試験	137
脈絡叢乳頭腫	312

む

むち打ち症	134
無呼吸テスト	93
無動性無言	92

め

メイフィールド式3点頭部固定台	145
メズサの頭	272
メチシリン耐性黄色ブドウ球菌	231, 402, 403
メニエール病	71
めまい	70
前庭性―	70
中枢性―	71
非前庭性―	72
末梢性―	70
良性発作性頭位―	70
迷走神経	27, 46
迷路性眼振	73
酩酊歩行	58

も

モナコウ症候群	442
モニタリング	223
モノポーラ	148
モラーレ髄膜炎	409
もやもや病	280
毛細血管拡張症	272
毛様性星状細胞腫	295
毛様脊髄反射	43, 93

や

| 夜間譫妄 | 238 |
| 薬剤性眼振 | 73 |

ゆ

有棘赤血球症	374
有鉤条虫症	415
有痛性白股症	227
誘発眼振	72
誘発筋電図	156
誘発電位	131
指鼻試験	58

よ

よろめき歩行	58
予防しえた外傷死	358
陽子線	184, 185, 294
腰椎くも膜下ドレナージ	212
腰椎脊柱管狭窄症	141
腰椎穿刺	133
腰椎椎間板ヘルニア	141, 427
腰部くも膜下腔腹腔シャント術	211, 397
腰部脊柱管狭窄症	430

ら

ライナック治療装置	169
ラクナ梗塞	252, 276
ラブ法	429
ラムダ縫合	1
ラリンゲルマスク	191
卵黄嚢腫瘍	303

り

リスクマネジメント	247
リニアック治療装置	169
リハビリテーション	447
リンネ試験	49
離脱型コイル	215
立体認知	19
流入動脈	265
粒子線	183
粒子線療法	294

両耳側半盲	48
両麻痺	51
良性再発性無菌性髄膜炎	409
良性発作性頭位めまい症	70
良性ローランドてんかん	367
菱脳	379
緑膿菌	403
臨床的脳死	93

る

涙骨	1
類上皮腫	331, 333
類皮腫	331, 333

れ

レイダー症候群	444
レノックスてんかん	367
レミフェンタニル	223
レンノックス・ガストー症候群	78

ろ

ロックトイン症候群	93, 443
ロンベルグ試験	46
老人性舞踏病	374

わ

| ワルファリン | 256 |
| ワレンベルグ症候群 | 85, 442 |

A

α-フェトプロテイン	294
ABCDEs アプローチ	358
Aδ 線維	79
AFP	294
AIDS (acquired immunodeficiency syndrome)	412
antidiuretic hormone (ADH)	236
APDL	450
arteriovenous malformation (AVM)	265
ASIA 分類	361

B

| β遮断薬 | 375 |
| β2-マイクログロブリン | 294 |

blistering	317	
boron neutron capture therapy（BNCT）	180, 294	
brain abscess	404	
BRW ヘッドリング	175	

C

C 線維	79
caput Medusae	272
carotid endarterectomy（CEA）	205, 220
carotid stenting（CAS）	205, 220
cerebral blood flow（CBF）	224
cerebral metabolic rate of oxygen（CMRO$_2$）	224
cerebrospinal fluid（CSF）	35
Children's Coma Scale（CCS）	40
chordoma	330
CLIP	427
cord sign	287
craniopharyngioma	328
CRH 試験	136
CT（computed tomography）	107, 293
ヘリカルー	109
術中ー	164
三次元ー	109
多列検出器ー	109
頭部ー	107
CT シミュレータ	170

D

D-ダイマー	227
deep brain stimulation（DBS）	377
dermatome	29, 83
dermoid	331
diabetes insipidus（DI）	236
DSA（digital subtraction angiography）	118, 257
dural tail sign	318

E

eloquent area	191
Emergency Coma Scale（ECS）	38
empty delta sign	287
epidermoid	331
epidural abscess	407

F

FLAIR 画像	111
functional MRI	115

G

Gennarelli 分類	338
germ cell tumor	302
Glasgow Coma Scale（GCS）	38
GRH 試験	136
GTC フレーム	175

H

HCG	294
high intensity transient signal（HITS）	130
Hounsfield unit	107
human immunodeficiency virus（HIV）	412
hyperostosis	318

I

ICE	295
ICF	447
ICIDH	447
ICU 症候群	237
intensity modulated radiotherapy（IMRT）	179, 294
intima-media thickness（IMT）	128
intracranial pressure（ICP）	223
intravascular ultrasound（IVUS）	130
inverse planning	180

J

Japan Coma Scale（JCS）	37
JATEC	358

K

KTP レーザー	167

L

L ドーパ	374, 376
Le Fort 分類	342
LH-RH 試験	136

M

medulloblastoma	300
MELT Japan	219
meningioma	316
microdiscectomy	430
microembolic signal（MES）	130
motor evoked potential（MEP）	223
MR tractography	116
MRA（magnetic resonance angiography）	113
MRI（magnetic resonance imaging）	111, 293
functional ー	115
術中ー	160, 164
MRS（magnetic resonance spectroscopy）	116
MRSA	231, 402, 403
MTX	295, 306

N

NINDS 分類	251
nutrition support team（NST）	240

O

ocular bobbing	274
os odontoideum	393

P

PaCO$_2$	224
PCV	295
PE	295
perfexion	173
PET（positron emission tomography）	123, 125, 257
pinpoint pupil	274
PLAP	294
PNET	300
preventable trauma death	358

PVB 295	stereotactic radiotherapy (SRT) 174, 176, 179	Traumatic Coma Data Bank (TCDB) 339
R	subdural empyema 407	TRH 試験 136
root entry zone 369	sun-burst appearance 319	**U**
S	syringomyelia 433	UCAS Japan 255, 261
SLR テスト 427	**T**	**W**
somatosensory evoked potential（SEP） 223	T1 強調画像 111	WAB（Western Aphasia Battery）失語症検査 57
SPECT（single photon emission tomography） 124, 257, 293	T2 強調画像 111	**X**
	t-PA 219, 255, 278	
Sprengel's derformity 445	talk and deteriorate 347, 354	X ナイフ 175, 177, 268, 294
Standard Language Test of Aphasia（SLTA） 56	3 dimension CT angiography （3DCTA） 110, 257	
stereotactic radiosurgery（SRS） 174, 176, 179	transcranial color flow imaging （TCCFI） 129	
	transcranial Doppler（TCD） 129	

ナースの脳神経外科学		Ⓒ	
発　行	2008年10月1日　初版1刷		
編著者	黒　岩　敏　彦		
発行者	株式会社　中 外 医 学 社		
	代表取締役　青　木　　　滋		
	〒162-0805　東京都新宿区矢来町62		
	電　話　　03-3268-2701（代）		
	振替口座　　00190-1-98814番		

印刷・製本/三和印刷㈱　　＜TO・HU＞
Printed in Japan

JCLS ＜（株）日本著作出版権管理システム委託出版物＞
ISBN978-4-498-07574-0